1167 vor Rom

Medizingeschichte im Kontext

Herausgegeben von Karl-Heinz Leven, Mariacarla Gadebusch Bondio, Hans-Georg Hofer, Livia Prüll und Nadine Metzger

Begründet als Freiburger Forschungen zur Medizingeschichte von Ludwig Aschoff, fortgesetzt von Eduard Seidler

Band 28

Monja K. Schünemann

1167 vor Rom

Studien zum Krankheitsausbruch auf dem vierten Italienzug
Kaiser Friedrichs I. Barbarossa

PETER LANG
Berlin · Bruxelles · Chennai · Lausanne · New York · Oxford

Bibliografische Information der Deutschen Nationalbibliothek
Die Deutsche Nationalbibliothek verzeichnet diese Publikation in der Deutschen Nationalbibliografie; detaillierte bibliografische Daten sind im Internet über http://dnb.d-nb.de abrufbar.

Zugl.: Berlin, Humboldt-Univ., Diss., 2024

DE-11

ISSN 1437-3122
ISBN 978-3-631-93918-5 (Print)
ISBN 978-3-631-93914-7 (E-PDF)
ISBN 978-3-631-93915-4 (E-PUB)
DOI 10.3726/b22985

Verlegt durch Peter Lang GmbH, Berlin (Deutschland)

info@peterlang.com

Diese Publikation wurde begutachtet.

www.peterlang.com

Inhaltsverzeichnis

Vorwort

Während meines Masterstudiums der Geschichtswissenschaften an der Freien Universität Berlin belegte ich ein Seminar zur kurialen mittelalterlichen Geschichte bei Prof. Dr. Matthias Thumser, nicht ahnend, dass ein Teilaspekt dieses Seminars, der Ausbruch der Erkrankung innerhalb des Trosses Barbarossas auf seinem vierten Italienzug im Jahre 1167, mich in den kommenden Jahren intensiv beschäftigen würde. Professor Thumser verdanke ich darüber hinaus die Empfehlung für den Studienkurs am DHI Rom, in dessen Rahmen ich nicht nur eine Sommernacht allein auf dem Monte Mario zubringen und den Sternenhimmel wissenschaftlich beobachten, sondern auch die nächtliche Erfahrung des dort in den Sommermonaten üblichen plötzlichen Starkregens machen durfte, der wohl dem ähnelte, der bekanntlich zu der sogenannten »Katastrophe vor Rom« geführt haben soll, die diese Arbeit in den Blick nimmt. Unter dem Eindruck dieses teilweise unfreiwilligen Reenactments, das seinen Höhepunkt noch dazu wohl in den Auswirkungen eines *Semifreddo* aus dem dortigen Café *Lo Zodiaco* fand, konnten keine Zweifel mehr bestehen, dass mein Untersuchungsgegenstand und ich endgültig zusammengefunden hatten: Auch wenn das den Einwand einer retrospektiven Verklärung hervorrufen könnte, der mich verdächtigte, mit dem Forschungsgegenstand lebensweltlich durch romantische Sternennächte verbunden zu sein: Ich bin dieser Zeichenhaftigkeit, in erster Linie aber meinem Interesse gefolgt.

Die vorliegende Arbeit wurde im Wintersemester 2023/2024 vom Institut für Geschichtswissenschaften der Humboldt-Universität zu Berlin als Dissertation angenommen und am 06.06.2024 verteidigt. Für die

Drucklegung wurden geringfügige Umarbeitungen vorgenommen. Es ist mir angenehme Pflicht zu danken. Dieser Dank richtet sich zunächst an meine Betreuerinnen, Prof. Dr. Barbara Schlieben und PD Dr. Laury Sarti, dafür, dass sie mich durch das Projekt hindurch gefordert, gefördert sowie ermutigt haben. Zu danken habe ich auch Prof. Dr. Wolfgang Uwe Eckart, der das Dissertationsvorhaben bis kurz vor seinem Tod als Zweitbetreuer noch intensiv begleitete. Bereits meine ersten Überlegungen begleitete noch Prof. Dr. Gerhard Baader während meines Studiums. Die Fertigstellung der Dissertation wurde im Rahmen einer Mitarbeiterstelle am Lehrstuhl für die Geschichte Europas im Mittelalter und in der Frühen Neuzeit von Prof. Dr. Martin Clauss an der Technischen Universität Chemnitz sowie einer Mitarbeiterstelle am Lehrstuhl für Geschichte, Ethik und Theorie der Medizin von Prof. Dr. Bettina Hitzer an der Otto-von-Guericke-Universität Magdeburg ermöglicht. Für den gewährten Freiraum danke ich Prof. Clauss und Prof. Hitzer herzlich.

Meinen Dank schulde ich ebenfalls den Mitarbeitern der Handschriftenabteilung der Staatsbibliothek Bamberg unter der Leitung von Prof. Dr. Bettina Wagner für die unkomplizierte und freundliche Bereitstellung von Detailaufnahmen und Digitalisaten. Interdisziplinäre Ermutigung erfuhr ich durch Prof. Dr. Horst Bredekamp, dem ich dafür herzlich danke. Dr. Klaus Jäger vom Max-Planck-Institut für Astrophysik schulde ich Dank für die Überprüfungen meiner Berechnungen in der Computersimulation der Sternenkonjunktionen und für Informationen zu historischen Sternbildgrenzen.

Des Weiteren möchte ich Dr. Ralf Lützelschwab und Dr. Stephan Waldhoff von Herzen für jede Kritik und auch für ihre emotionale Unterstützung danken. Vor allem Dr. Lützelschwab legte den Grundstein für mein Interesse an der Epoche des Mittelalters, das mich nun schon so viele Jahre trägt und leitet. Dr. Waldhoff stellte und stellt grundsätzlich immer die richtigen drei Fragen. Ein Dissertationsvorhaben, noch dazu in den Zeiten einer Pandemie, birgt so manche Momente und Herausforderungen aller Art, in denen eine Selbstmotivation nur durch ein Schokoladeneis und/oder einen Kaffee erreicht werden kann. Für sehr viel davon, und alles, was sich damit verbindet, danke ich Friedrich Haufe und Dr. Stefanie Bellach, während ich Jana Langer für so einige Päckchen und Karten zu herzlichstem Dank verpflichtet bin, über deren Inhalte sich öffentlich nur aussagen lässt, dass sie sehr kohlehydrathaltig waren und mich mit der Tatsache konfrontierten, dass neuronale Organe als textile Erzeugnisse sich in ernsten Situationen äußerst stressbewältigend auswirken können.

Ich widme diese Arbeit meinem Mann Volker, meinem Sohn Yannick und seiner Frau Helene aus den Gründen, die jede Familie nachvollziehen kann, die je aus nächster Nähe ein Dissertationsprojekt miterleben und mit-leben durfte. Für Alles und auch für viele, für sie nicht so spannende Kilometer zu Fuß auf der weiteren Romreise seit meiner ersten Nacht auf dem Monte Mario meinen innigsten Dank und meine Liebe.

Berlin im Oktober 2024 Monja Katja Schünemann

Einleitung

Bei den Vatikanischen Museen zweigt von der *Via Leone IV* die *Via Trionfale* nach links ab und bringt denjenigen, der sie geht, auf den Monte Mario im Nordwesten Roms; den größten Hügel der Stadt. Wer die 139 Meter überwindet und in der Nähe des *Osservatorio Astronomico di Roma* das Naturreservat auf dem Berg betritt, dem liegt ganz Rom in einer atemberaubenden Aussicht buchstäblich zu Füßen. Mit dem Genuss des phänomenalen Panoramas befindet der Betrachter sich historisch in bester Gesellschaft: Raffael (1483–1520) entwarf für diesen Ort den Plan der Villa Madama, Künstler wie Ernst Ferdinand Oehme (1797–1855) haben hier gezeichnet; und auch Goethe (1749–1832) war auf seiner italienischen Reise dort.[1]

Der Blick auf die Stadt gab dem Berg seinen mittelalterlichen Namen. *Mons gaudii*, Freudenberg, nannten ihn die Pilger, die die *Via Francigena* von Norden her bis an diesen Punkt getragen hatte, an dem alle Strapazen vorbei waren und der lange, beschwerliche Weg endlich endete.[2] Sönke Wortmann hielt diesen Moment des Ankommens, Rom-Sehens auf dem Berg in seiner

---

1 Vgl. Luigi PALLOTTINO: *Monte Mario tra cronaca e storia*, Rom 1991; vgl. Ernst BATTA: *Römische Paläste und Villen. Annäherung an eine Stadt*, Frankfurt a. M./Leipzig 1992, S. 176-186; vgl. Ulrich BISCHOF: *Ernst Ferdinand Oehme*, Dresden 1997, S. 83; Johann Wolfgang von GOETHE: *Italienische Reise*[15], München 2017, S. 164.

2 Vgl. Arnold ESCH: *Wege nach Rom. Annäherungen aus zehn Jahrhunderten*, München 2003, S. 9–25.

Romanverfilmung »Die Päpstin« fest.[3] Doch nicht nur die Aussicht auf dem Berg ist historisch, sondern auch er selbst ist geschichtsträchtig. Nichts erinnert den heutigen Besucher daran, dass er sich an dem Ort aufhält, an dem sich über Jahrhunderte das traditionelle Heerlager der Kaiser befand, wenn diese auf ihren Italienzügen, vor allem zu ihren Kaiserkrönungen, nach Rom kamen.[4]

Der Berg mit seinem phänomenalen Panorama kennt jedoch nicht nur Freude und Erleichterung, sondern auch Tod, Schmerz und Verzweiflung. Das geflügelte Wort »Rom sehen und sterben«[5] wurde hier im Sommer des Jahres 1167 für Tausende im Gefolge des vierten Italienzuges Kaiser Friedrichs I. Barbarossa (1122–1190) grausame Wirklichkeit.[6] Anscheinend plötzlich starben an einer mysteriösen Erkrankung vor Rom Männer aller hierarchischen Positionen. Bischöfe und Edle aus dem kaiserlichen Tross traf die Krankheit genauso wie unzählige Menschen, deren Namen heute vergessen sind, nachdem Kaiser Friedrich I. Paschalis III. (1164–1186) gewaltsam in Rom inthronisiert und Papst Alexander III. (1159–1181) aus der Stadt vertrieben hatte.[7] Die Auflistung der prominentesten Opfer der Erkrankung liest sich denn auch wie ein *Who's who* des Reiches des 12. Jahrhunderts: Bischof Daniel von Prag starb am 9. August, Alexander II. von Lüttich am selben Tag oder einen Tag später, Hermann von Verden am 10. August, der Erzbischof von Köln, Rainald von Dassel, am 14. August.[8]

Nachdem der kaiserliche Tross aus Rom abgezogen war, begleitete der Tod ihn durch die Toskana, wo ihm am 19. August Friedrich von Schwaben, der

---

3 Der Film, der sich mit dem Leben der ahistorischen Person der Päpstin Johanna befasst, fußt auf dem Roman von Donna WOOLFORK CROSS: *Pope Joan: A Novel*, New York 1996.

4 Peter HERDE: *Die Katastrophe von Rom im August 1167: eine historisch epidemiologische Studie zum vierten Italienzug Friedrichs I. Barbarossa* (= Sitzungsberichte der wissenschaftlichen Gesellschaft an der Johann Wolfgang-Goethe-Universität Frankfurt am Main, Bd. XXVII), Stuttgart 1991, S. 143.

5 Vgl. Susanne KNORR/Kai Uwe SCHIERZ (Hg.): *Rom sehen und sterben…: Perspektiven auf die Ewige Stadt. Um 1500–2011*, Bielefeld/Leipzig/Berlin 2011.

6 Die Angaben dazu variieren, Leonard ENNEN: *Geschichte der Stadt Köln, meist aus den Quellen des Kölner Stadt-Archivs*, Köln/Neuß 1863, S. 398, beziffert die Verluste positivistisch »bei fünf und zwanzig Tausend Menschen«.

7 HERDE, Katastrophe vor Rom, S. 140 f.

8 Ibid., S. 139 f.

Sohn König Konrads III., am 21. August Graf Berengar von Sulzbach, Bischof Eberhard von Regensburg am 24. August, Welf VII. am 12. September und der Historiograph Acerbus Morena am 18. Oktober – dieser in Siena – zum Opfer fielen. Graf Heinrich von Nassau, Graf Ludolf I. von Dassel, Heinrich von Lippe, Markward von Leuchtenberg und Herzog Diethold von Böhmen verloren ihr Leben ebenso, doch ist deren genaues Todesdatum nicht überliefert, während Kaiser Friedrich I. Barbarossa überlebte.[9]

Der Umgang mit den vielen Toten erwies sich nicht nur bezüglich der Totenfürsorge, sondern auch mental als eine Herausforderung für den Tross, der das Sterben buchstäblich immer vor Augen hatte. Einer der Augenzeugen der Ereignisse, der kaiserliche Kaplan Gottfried von Viterbo (1125/1191) überliefert, wie sich zwei Knappen während der Reise ihren Bestattungsort aussuchen und Gottfried einen von ihnen deshalb heftig anfährt: „Weshalb, Du Narr, verlangst Du, während Du noch lebst, nach Gräbern?" Die Antwort des Knappen, die Gottfried überliefert, zeugt von der eschatologischen Sorge. Es sei besser, den Lebenden Gräber zu geben, als dass die unterwegs dahingesunkenen Leiber keine bekämen.[10] Die Befürchtung war nicht unberechtigt. Die Leichen der Edlen wurden auf dem Weg ausgekocht (*mos teutonicus*), und die Knochen den Angehörigen zur Bestattung übergeben. Unklar ist bis heute, was mit den toten Körpern der Namenlosen geschah.[11]

Die Nachricht vom Krankheitsausbruch im kaiserlichen Tross und den daraus resultierenden Todesfällen muss sich wie ein Lauffeuer verbreitet haben. In Frankreich löste sie, bedingt durch die proalexandrinische Obödienz der Franzosen im Alexandrinischen Schisma, auch Hoffnung und Freude aus. Bereits knapp acht Wochen nach den Ereignissen auf dem Monte Mario

9 Ibid.

10 *Alter ait socio: Tumolo sumus hic carituri, Suscipe iam tumuli tu tibi fata tui. Mors sedet in prora, iam nullus vivimus hora. Nil valet ergo mora tumuli, que nec dabet horam. Spiritus aut anima gestit abire foras. Tunc ego: Dum vivis, cur, stulte, sepulcra requiris? Ille refert, tumulus melius forte tunc dare vivis, Quam careant tumulis corpora lapsa viis*, Gottfried von Viterbo, GF, ed. Waitz, in: MG. SS. XXII, Z. 695–702; zur Augenzeugenschaft vgl. Herde, Katastrophe vor Rom, S. 143.

11 Vgl. Dietrich Schäfer: „Mittelalterlicher Brauch bei der Überführung von Leichen", in: *Sitzungsberichte der Preußischen Akademie der Wissenschaften*, 26 (1920), S. 478–498; vgl. Romedio Schmitz-Esser: *Der Leichnam im Mittelalter. Einbalsamierung, Verbrennung und die kulturelle Konstruktion des toten Körpers* (= Mittelalter-Forschungen, Bd. 48), Ostfildern 2016, S. 235–245.

berichtete Johann von Salisbury (1115–1180) in einem Brief an Peter den Schreiber von den Vorkommnissen vor Rom – und das voller Hoffnung. Wir ertappen den bedeutenden Theologen und zukünftigen Bischof von Chartres[12] beim Verbreiten astrologischen Tratsches, der seinen Weg zu Peter den Schreiber nach England nahm:

> Gott hat bereits damit begonnen, seiner Kirche Trost in ihrem Haupt zu spenden, und durch seine Barmherzigkeit wird er auch ihre Glieder stärken. Er hat den deutschen Tyrannen, den Fürsten der Schismatiker, gezwungen, sich in Verwirrung aus Rom zurückzuziehen. [...] Wenn man den Astrologen Glauben schenkt (und ich für meinen Teil schenke ihnen keine große Beachtung), so wird dieses Jahr von der Anordnung der Sterne her als ein wunderbares Jahr gerechnet. [...]. Ich halte diese Art von Träumen für bedeutungslos, obwohl ein Teil davon wahr zu sein scheint. Des Kaisers Räte sind gestorben, Rainald, der Erzbischof von Köln, der Usurpator von Mainz,[13] die Bischöfe von Lüttich und Regensburg und viele schismatische Fürsten.[14]

Die zeitgenössische Auseinandersetzung mit dem Ereignis eines großen Sterbens in einem kaiserlichen Heer, die in einer, für mediävistische Verhältnisse, übergroßen Quantität an Quellen auf uns gekommen ist, hatte begonnen. Bislang sind jedoch das Sterben im Heer des Kaisers in einer Gesamtbetrachtung, und die Frage nach der zeitgenössischen Aufarbeitung des Ereignisses ein Desiderat der Forschung geblieben.

---

12 Vgl. Hans-Werner GOETZ: „Johannes von Salisbury“, in: *LexMA*, Bd. 5, Zürich 1991, Sp. 599 ff.

13 Gemeint ist wohl Christian von Mainz, der dem proalexandrinisch gesonnenen und nach den Würzburger Eiden geflüchteten Konrad von Mainz nachfolgte; allerdings war Christian von Mainz nicht unter den Opfern, sondern folgte Rainald von Dassel, der an der Erkrankung verstarb als Erzbischof von Köln, vgl. Sieglinde OEHRING: „Konrad I. von Wittelsbach“, in: *NDB*, Bd. 12. Berlin 1980, S. 510 f.

14 *Deus autem, qui jam incepit ecclesiam suam in capite consolari, per misericordiam suam consolidabit et membra: et qui Teutonicum tyrannum schismaticorum principem coegit ab urbe recedere confusum* [...] *Et, si astrologis creditur (quos tamen ego non multum audire dignor) annus iste ex forma constellationis dicitur esse mirabilis* [...] *Ego tamen haec somnia vana puto, licet pro parte verum dixisse videantur. Obierunt enim consiliarii imperatoris, Raginaldus Coloniensis archiepiscopus, et Magontinus intrusus, Leodiensis, et Ratisponensis episcopus, et plures schismatici principes*, Ep. CCXXV, Joannis Saresberiensis, Opera omnia, Bd. 2, Epistolae, ed. J. A. GILLES, Berlin 1969 [zuerst London 1848], S. 83.

1.1 Forschungsstand

Das Phänomen Krankheit bedarf bis in unsere Gegenwart in mehrfacher Hinsicht der Deutung. Zunächst zu nennen wäre die Deutung von Krankheitssymptomen als Ausdruck einer Krankheitserkennung und -benennung durch den Mediziner, die darauf abzielt, einen medizinischen Befund zu erheben, eine Diagnose zu stellen, die die Grundlage zur nachfolgenden Behandlung der Erkrankung bildet.[15] Daneben existierte und existiert die theologische Deutung, die bis heute Krankheit als Zeichen Gottes, als Infragestellen des individuellen Lebenswandels oder als Ruf zur Umkehr, als Gottesstrafe, und die Heilung als Gottes Segen versteht.[16] Seit der Antike existieren diese beiden Zugänge zu keiner Zeit unabhängig voneinander, sondern sind eng miteinander verschränkt und verzahnt.

Auch im Mittelalter, so Kay Peter Jankrift, waren Krankheitskonzepte und -erklärungen eingebettet zwischen zeitgenössischen medizinischen Theorien und religiösen Vorstelllungen, die der Deutung bedurften und auch gedeutet wurden. Krankheiten waren im religiösen Kontext Ausdruck einer Strafe Gottes, die den Sünder für sein Verhalten in der Welt traf, wurden aber auch verbunden mit unheilvollen Kräften und schwarzer Magie, wobei sich Medizin, Religion und Aberglauben eng verweben konnten.[17] Gedeutet wurden Krankheiten also im Spannungsfeld zwischen Sündenstrafen, schwarzer

---

15 Vgl. Horst Kremling: „Zur Entwicklung der klinischen Diagnostik", in: *Würzburger medizinhistorische Mitteilungen*, 23 (2004), S. 233–261 (hier S. 233 f.).

16 Vgl. Günter Thomas/Isolde Karle: „Krankheitsdeutung in der postsäkularen Gesellschaft", in: dies.: *Krankheitsdeutung in der postsäkularen Gesellschaft. Theologische Ansätze im interdisziplinären Gespräch*, Stuttgart 2009, S. 9–22; die Autoren verstehen dabei die Verweigerung einer religiösen Deutung ebenfalls als Ausdruck einer religiösen Deutung, die Klage über Krankheit hingegen als nicht positives religiöses Coping. Medizin und Religion können sich dabei überblenden, haben Schnittmengen, da in unserer Zeit auch Kliniken in kirchlicher Trägerschaft existieren, in denen Christen arbeiten und dort mit medizinischem Heil und Unheil einerseits, andererseits aber auch mit religiös konnotiertem Heil und Unheil konfrontiert sind, vgl. ibid., S. 11, S. 18.

17 Vgl. Kay Peter Jankrift: „Kräfte zwischen Himmel und Erde. Magie in mittelalterlichen Krankheitskonzeptionen", in: Walter Bruchhausen (Hg.): *Hexerei und Krankheit. Historische und ethnologische Perspektiven* (= Medizin und Kulturwissenschaft. Bonner Beiträge zur Geschichte, Anthropologie und Ethik der Medizin, 1), Münster 2003, S. 23–46; vgl. ders.: *Mit Gott und schwarzer Magie. Medizin im Mittelalter*, Darmstadt 2005, S. 15 f.

Magie und medizinischer Lehrmeinung.[18] Jankrift betont, dass mittelalterliche Verfasser das Motiv der gottgesandten Krankheiten als Sündenstrafen in vielen literarischen Gattungen verarbeiteten, es Eingang in die Hagiographie genauso wie in die Historiographie fand.[19]

Forschungsgeschichtlich verbanden sich in der positivistischen Geschichtsschreibung zunächst die beiden Deutungsvarietäten Theologie und Medizin zu einer Gesamterklärung des Ereignisses. Nach Wilhelm von Giesebrecht (1814–1889) sahen die Zeitgenossen in dem Ausbruch der Erkrankung »[...] nichts Anderes, als eine unmittelbare Strafe Gottes für die Eingriffe, welche der Kaiser und seine Rathgeber sich in die kirchlichen Angelegenheiten erlaubten, man meinte darin auch die Rache des heiligen Petrus für alle Frevel, welche die Deutschen an seinem Heilthume begangen, zu erkennen«.[20] Die Folge, die sich aus dem Handeln im Schisma seitens des Kaisers ergab, war nach von Giesebrechts positivistischer Lesart der Ausbruch der Pest. Vor allem durch das Sterben der Eliten stellte sich für von Giesebrecht das Ereignis als »Katastrophe von Rom« dar – ein Begriff, der durch ihn geprägt und forschungsgeschichtlich weiter tradiert wurde.[21] Seien doch unter den Opfern »hochangesehene Fürsten und Männer [gewesen], welche bisher die ersten Stellen in seinem [Barbarossas] Rathe eingenommen hatten«,[22] die von Giesebrecht dann seitenlang rühmt.[23]

Doch folgt man Knut Görich, ist die Bewertung der Ereignisse auf dem Monte Mario als Katastrophe des Reiches durch den Untergang seiner Eliten aus politischer Sicht unzutreffend, so fest die Begrifflichkeit der Katastrophe

18 Jankrift, Mit Gott und schwarzer Magie, S. 15; vgl. Ulrike Kostka: „Krankheit und Heilung. Zum theologischen Verständnis von Gesundheit und Krankheit und zur therapeutischen Konsequenz der Theologie“, in: *Jahrbuch für christliche Sozialwissenschaft*, 47 (2006), S. 051–076.

19 Jankrift, mit Gott und schwarzer Magie, S. 15.

20 Vgl. Wilhelm von Giesebrecht: *Geschichte der Deutschen Kaiserzeit*, V, 2, Leipzig 1888, S. 562.

21 Ibid., S. 544 ff.; so nutzt den Begriff Herde, Katastrophe vor Rom als Überschrift für seinen Aufsatz und Schmitz-Esser, Leichnam im Mittelalter, S. 242 bezeichnet die Ereignisse als »große Katastrophe«, und konstatiert »Am Ausmaß der Katastrophe selbst wird trotz quellenkritischer Überlegungen nicht zu zweifeln sein [...],« ibid., S. 244.

22 Ibid., S. 555.

23 Ibid., S. 555–562.

vor Rom geschichtswissenschaftlich auch verankert erscheinen mag. So sei nicht bekannt, unter welchen Gesichtspunkten Barbarossa die Nachfolge der durch die Todesfälle frei gewordenen Positionen im Reich neu besetzte,[24] doch sind keinerlei Lücken in der Besetzung der Vakanzen im Reich bekannt. Knut Görich kommt sogar zu dem Schluss, dass infolge der vielen Todesfälle unter den Eliten Barbarossa die »größte Hausmacht zufiel, über die ein deutscher König bis dahin im Südwesten des Reiches jemals verfügt hatte.«[25] Zwar seien die oberitalienischen Kommunen durch das Ereignis stärker geworden, insbesondere der Lombardische Städtebund habe einen Machtzuwachs verzeichnen können, doch die Städte an der ligurischen Küste, in der Toskana, der Romagna, Städte in Umbrien, den Marken, Mittelitalien, und nicht zuletzt Rom, seien kaisertreu geblieben.[26] Politisch lässt sich also keine Katastrophe erkennen, wenngleich Alberto Spataro anhand dreier Augenzeugenberichte davon ausgeht, dass das Sterben der Eliten die Struktur am kaiserlichen Hof so drastisch veränderte, dass von einem kulturellen und institutionellen Schock der Zeitgenossen gesprochen werden könne, und die Expedition von Urkunden aus der kaiserlichen Kanzlei um 70 % bis 1169 zurückging.[27] Es seien vor allem die Verluste an Mitgliedern des Hofes gewesen, die zu diesem Schock geführt hätten, und nicht so sehr die Epidemie selbst; »[…] del resto malattie improvvise e circoscritte non erano di certo rare fino all'inizio del secolo scorso […]«.[28] Anders als am kaiserlichen Hof aber, so Stephan Pongratz, habe die Epidemie für Papst Alexander III., abseits seiner Vertreibung aus Rom, keine weiteren Folgen gehabt.[29] Doch ist der

---

24 Matthias Weber hielt am 5. Juli 2023 einen Vortrag auf dem IMC Leeds: »The Vacancies after the Roman Catastrophe in 1167 and the Role of Frederick Barbarossa«, was darauf schließen lässt, dass auch diese Lücke demnächst geschlossen wird.

25 Vgl. Knut Görich: *Friedrich Barbarossa. Eine Biographie*, München 2011, S. 370.

26 Vgl. ibid., S. 371.

27 Alberto Spataro: „La Catastrophe romana del Barbarossa (1167): interpretazioni culturali di uno shock istituzionale", in: Guido Cariboni (Hg.): *Dopo l'apocalisse: rappresentare lo shock e progettare la rinascita (secoli X–XIV): atti del convegno internazionale, Brescia, 14–16 settembre 2021*, Mailand 2023, S. 357–366.

28 Ibid., S. 365.

29 Stephan Pongratz: „Frieden um jeden Preis? Beobachtungen zum Agieren Papst Alexanders III. in den Verhandlungen mit Kaiser Friedrich Barbarossa (1159–1177)", in: *QFIAB* 103 (2023), S. 183–202 (hier S. 186).

Katastrophenbegriff in diesem Kontext überhaupt weiterhin anschlussfähig und fruchtbar, um die Auswirkungen auf dieser Basis zu beurteilen?

In der mediävistischen Umwelt- und Klimageschichte wird der Katastrophenbegriff lediglich auf extreme Naturereignisse angewendet.[30] Doch eine mittelalterliche Infektionskrankheit ist eben keine Flut und auch kein Erdbeben oder ein Vulkanausbruch. Aus der historischen Perspektive lässt sich ein massenhaftes Auftreten einer Infektionskrankheit auch nicht unter einem Massenphänomen einordnen, denn im zeitgenössischen Spannungsfeld von Gesundheit und Krankheit stand immer das jeweilige Individuum an sich, das durch seine Krankheit von Gott geprüft oder gestraft wurde, wobei nach der (hoch)mittelalterlichen Krankheitsvorstellung eine Kollektivstrafe nicht vorgesehen war, da es dabei um die Gesundheit und um die Seele des Einzelnen mitsamt den jeweiligen individuellen eschatologischen Konsequenzen ging.[31] Das Ereignis, welches wir heute aus epidemiologischer Sicht als *Großschadensereignis* oder *Massenanfall von Verletzten* (MANV) klassifizieren, das auch Infektiologie und somit Erkrankungen mit

---

30 Auch dem Mediävisten Christian Rohr ist keine allgemeingültige Definition des Katastrophenbegriffes aus historischer Perspektive gelungen, jedoch plädiert er dafür, extremen Naturereignissen von einem mentalitätsgeschichtlichen Zugang her zu begegnen und formulierte Kriterien, die für eine Katastrophenwahrnehmung ausschlaggebend seien, von denen drei bis vier zutreffen müssten, vgl. Christian ROHR: *Extreme Naturereignisse im Ostalpenraum: Naturerfahrungen im Spätmittelalter und am Beginn der Neuzeit,* Köln 2007, S. 55–62.

31 Zwar führte der Ausbruch der Pest im 14. Jahrhundert zu Maßnahmen, die in Gruppen als Geißlerzüge durchgeführt wurden, doch auch sie sind individuell zu nennen, da in diesen Zügen vorwiegend der Einzelne seine Sünden büßte, vgl. Walter HARTINGER/Winfried HELM: *„Die laidige Sucht der Pestilenz". Kleine Kulturgeschichte der Pest in Europa*, Passau 1986, S. 80–84, zu den Geißlerzügen vgl. Franz-Reiner ERKENS: „Buße in Zeiten des Schwarzen Todes: Die Züge der Geißler", in: *Zeitschrift für historische Forschung*, 26, 4 (1999), S. 483–513; vor allem präventive Maßnahmen, wie das Einhalten einer individuellen Diätetik oder einer geeignet scheinenden individuellen Lebensführung lagen noch immer in der Hand des Einzelnen, vgl. dazu, speziell zu den medizinischen Bemühungen in Frankreich, dort unter anderem durch Papst Clemens VI.: Ralf LÜTZELSCHWAB: *Flectat cardinales ad velle suum? Clemens VI. und sein Kardinalskolleg. Ein Beitrag zur kurialen Politik in der Mitte des 14. Jahrhunderts*, München 2007, S. 290 f.; Philip ZIEGLER: *The Black Death*, Gloucestershire 2010 [zuerst 1966], S. 46–64.

einschließt, und nicht nur auf Unfallgeschehen angewendet wird, war dem Hochmittelalter fremd.[32]

Im 20. Jahrhundert stand die Frage, an welcher Erkrankung das Heer Barbarossas verstorben sei, im Vordergrund der geschichtswissenschaftlichen Betrachtungen, was, wie später gezeigt werden wird, zu einer Verengung der historischen Perspektive auf das Erstellen einer retrospektiven Diagnose führte, die dem jeweiligen gegenwärtigen medizinischen Forschungsstand fortwährend angepasst wurde.[33] Diagnostizierte der Malariaforscher Angelo Celli (1857–1914) noch Malaria, attestierte der Mediävist Peter Herde eine epidemiologische Melange aus Malaria und Ruhr.[34]

Die retrospektive Diagnose Ruhr setzte sich im Weiteren in den Geschichtswissenschaften durch, wobei wiederum Görich vereinzelte Quellen auch im Hinblick auf ihre Oboedienz las, und zu dem Schluss kam, die Anhänger Alexanders III. hätten im Ausbruch der Erkrankung ein Gottesurteil gesehen.[35]

Ob die medizinische Deutung jedoch im 12. Jahrhundert dieselbe Relevanz hatte, die die heutige Zeit in ihr sieht, darf zunächst vorsichtig bezweifelt und im Folgenden untersucht werden, wenngleich im 12. Jahrhundert vorwiegend männliche medizinische Autoritäten in den Vordergrund rückten, wie Green nachwies.[36] Jana Madlen Schütte zeigte auf, dass die Autorität

---

32 Vgl. Johann Wilhelm Weidringer/Wolfgang Weiss/Peter Sefrin: „Massenanfall von Verletzten und Erkrankten“, in: *Schutzkommission beim Bundesminister des Innern* (Hg.): *Gefahren und Warnungen. Drei Beiträge*, Bonn 2009, S. 9–26; zu spätmittelalterlichen Deutungsmustern im Rahmen eines Tun-Ergehen-Zusammenhangs im Kriegskontext vgl. Monja Schünemann: „Überlegungen zu den Funeralien König Heinrichs V. von England († 1422)“, in: *Francia*, 48 (2021), S. 279–292.

33 Eine kritische Auseinandersetzung mit den vorangegangenen Studien und eine detaillierte Forschungsgeschichte sind dem Kapitel zur retrospektiven Diagnose vorangestellt.

34 Vgl. A. Celli: „La malaria nella storia medievale di Roma“, in: *Archivio della Reale Società Romana di storia patria*, 47 (1924), S. 5–44 (insbes. S. 5 ff.); ders.: *Storia della malaria nell'Agro romano*, Città di Castello 1925; seine Werke wurden posthum von seiner Frau Anna verlegt; vgl. Herde, Katastrophe vor Rom, S. 16, S. 146.

35 Görich, Barbarosssa, Biographie, S. 419.

36 Monica Helen Green: *Making women's medicine masculine: the rise of male authority in pre-modern gynaecology*, Oxford 2008, wobei laut Green vor allem Frankreich und England medizinisch prosperierten, vgl. dies.: “Medicine in France and England in the Long Twelfth Century: Inheritors and Creators of European Medicine”, in:

Arzt als solche noch im 16. Jahrhundert um die Durchsetzung ihrer eigenen Hegemonie auf dem Gebiet der Medizin bemüht sein musste, da sich Ärzte einen medizinischen Markt mit Laienärzten, Barbieren, Badern und Apothekern teilten. Sie bildeten als Universitätsabsolventen erst zu dieser Zeit einen gelehrten Habitus aus, standen aber als Gelehrte der *ars mechanica* hinter den anderen universitären Absolventen wie den Theologen oder den Juristen zurück.[37]

Der Ausbruch einer Krankheit in einem Tross des Kaisers, der sich als gottunmittelbar verstand, leitet den Blick in die zeitgenössische Verflechtung von Heil und Heilung sowohl in hierarchischer als auch in herrscherlicher Hinsicht. Zwar ist bekannt, dass es im Tross Mediziner gab,[38] doch war deren Handlungsspielraum auch theologisch begrenzt, was den kaiserlichen Handlungsrahmen tangiert haben könnte. Noch über dem Arzt als Heiler stand Christus. Die Tradition des *Christus medicus* als holistisches Konzept geht zurück auf den Asklepios-Kult und die jüdische Tradition. Körperliche Gesundheit konnte einzig durch die seelische Gesundheit erlangt werden, wodurch sich Schnittmengen zwischen der Medizin und der Theologie ergaben. Outhwaite wies eine Umdeutung des tradierten Motivs im spätmittelalterlichen Kontext der Hospitäler nach, wo die Pflegerinnen als Stellvertreterinnen der Muttergottes in der Rolle als *Maria medica* das Werk Christi vollbrachten und somit gleichsam eine *imitatio Christi* vollbringen konnten.[39] Diese Diskurse um das *Christus medicus* Motiv, vor allem im Hinblick auf sakramentale Heilmethoden, hatten einen internationalen Charakter. Ärzte wurden dabei auch zu Rettern des Seelenheils, so wie Geistliche durch die Errettung der Seelen ebenso in die Nähe von Ärzten gerückt wurden, agierten aber in

---

Charlotte Denoël/Francesco Siri (Hg.): *France et Angleterre : manuscrits médiévaux entre 700 et 1200* (= Bibliogia, Bd. 57), Turnhout 2020, S. 363–388.

37 Vgl. Jana Madlen Schütte: *Medizin im Konflikt. Fakultäten, Märkte und Experten in Deutschen Universitätsstädten des 14. bis 16. Jahrhunderts* (= Education and Society in the Middle Ages and Renaissance, 53), Leiden/Boston/Brill 2017, insbes. S. 379–383.

38 Herde, Katastrophe vor Rom, S. 145.

39 Vgl. Patrick Outhwaite: *Christ the Physician in Late-Medieval Religious Controversy. England and Medieval Europe, 1350–1434* (= Health and Healing in the Middle Ages, 7), Woodbridge/Rochester 2024, wobei sich Outhwaite vor allem den Wycliffiten und Hussiten und der schismatischen Entwicklung des Diskurses annähert, der unter dem Eindruck der Pest eine konstruktive aber territorial und national unterschiedliche Entwicklung nahm.

verschiedenen Ländern überaus unterschiedlich. So sehr unterschied sich der Blick auf die Verflechtung von Theologie und Medizin, dass Studenten aus Böhmen, wenn sie beispielsweise in Montpellier behandelt wurden, die dortigen Ärzte als „Ärzte des Fleisches" (*medicus carnalis*) apostrophierten, die sich um den spirituellen Charakter von Erkrankungen nicht sorgten.[40] Auch Heilige, so Jankrift, spielten eine nicht zu unterschätzende Rolle bei der Behandlung von Krankheiten, denn es war möglich, himmlische Mächte anzurufen und um Heilung oder Linderung zu bitten.[41]

Darüber hinaus berührte das Phänomen Krankheit aber auch das Phänomen Herrschaft an sich, was wiederum das Erkenntnisinteresse auf die kaiserliche *majestas* lenkt. Sabine Müller zeigte, dass es bereits in antiken Quellen die Idee gab, dass Krankheit von den Göttern geschickt, aber auch von ihnen geheilt werden konnte. Auf der Basis dieses Erklärungsmodells konnte ein Herrscher als göttlich auserwählt gekennzeichnet werden, wenn er durch wundersame Heilung genas. Dies galt vor allem für Alexander den Großen, dem im Traum eine Schlange mit einem Heilkraut in ihrem Maul erschien, mit dem der durch Schlangengift verwundete Kampfgefährte Alexanders errettet werden konnte, was auf thaumaturgische Kräfte Alexanders verwies.[42]

Häufig wurde von einem Ursache-Wirkungszusammenhang ausgegangen, so Stanislaw-Kemenah, um Krankheit durch göttliches Handeln, das durch das sündhafte Verhalten eines Menschen verursacht worden war, zu erklären.[43] Erkrankte ein Herrscher, dann war der Verlauf der Krankheit entscheidend für das Schicksal des Herrschers. Deshalb wurden Krankheiten oft verschwiegen oder Verletzungen verborgen, bis die Handlungsfähigkeit

---

40 Ibid., S. 67–112; S. 159–200.

41 Kay Peter Jankrift: *Krankheit und Heilkunde im Mittelalter* (= Geschichte kompakt), Darmstadt 2012 (zuerst 2003), S. 31.

42 Sabine Müller: „Alexander, Ptolemäus, Vespasian und das Motiv der göttlichen Auserwählung durch Heilkräfte", in: Michael Nagenborg/Sabine Müller/Melanie Möller/Michael Rosentreter: *Vom Geheimen und Verborgenen. Enthüllen und Entdecken in der Medizin*, Bochum/Freiburg 2017, S. 13–30.

43 Für das 13.–16. Jh. vgl. Alexandra-Kathrin Stanislaw-Kemenah: „Von der Hand Gottes berührt?! Krankheit, Alter und Armut im Spiegel von Bittgesuchen zur Aufnahme in Dresdner Hospitäler", in: Cordula Nolte: *Domo debilis. Behinderte – Kranke – Versehrte in der Gesellschaft des Mittelalters* (= Studien und Texte zur Geistes- und Sozialgeschichte des Mittelalters, 3), Korb 2009, S. 225–244 (hier S. 234); gemeint ist wohl ein Tun-Ergehen-Zusammenhang im theologischen Sinn.

des Monarchen wieder hergestellt war. Die herrscherliche Verfügungsgewalt war dabei an Gesundheit gekoppelt, wie Weise zeigte, wobei Medizin und Politik konfligieren konnten.[44]

Auch die öffentliche Gesundheit war, vor allem im römischen Kontext, seit der Antike mit der Person des Kaisers verbunden. Hatten doch vor allem die Kaiser in der numismatischen Ikonographie eine Verflechtung zwischen *Salus* als Ausdruck der öffentlichen Gesundheit (*Salus populi Romani*) und der kaiserlichen Wohlfahrt (*Salus Augusti*) angestrebt, und noch Papst Gregor der Große (540–604) die berühmte Ikone *Salus populi Romani* in den Zeiten der Pest während der Prozession zur Kirche Santa Maria Maggiore getragen.[45]

Das Geschick der Natur hing, wie Jankrift zeigte, vom Handeln des Herrschers ab. Ein ungerechter König war in der Lage, das Volk durch Krankheiten und Hungersnöte zugrunde zu richten, »[...] ein ungeeigneter Herrscher, der seiner Aufgabe nicht gerecht wurde, rief mithin den Zorn Gottes hervor, der sich in der Entfesselung der Naturgewalten, Hunger, Seuchen wie auch in Kriegen manifestierte«.[46] Vor allem dem päpstlichen Gegenspieler Friedrichs I., Alexander III., war die Verbindung zwischen herrscherlicher Gesundheit und herrscherlicher Legitimität durchaus bekannt, und er nutzte sie in seiner Enzyklika *Cor nostrum*, wie Jankrift darlegte, um Balduin IV. (1161–1185) als König von Jerusalem zu delegitimieren, der an

---

44 Anton Weise: „Krankheiten im Mittelalter. Was verbargen sie und warum wurden sie geheim gehalten?" in: Michael Nagenborg/Sabine Müller/Melanie Möller/Michael Rosentreter: *Vom Geheimen und Verborgenen. Enthüllen und Entdecken in der Medizin*, Bochum/Freiburg 2017, S. 31–42.

45 Antoni Conejo da Pena: „Without You, no One is Happy. The Power of the Image of Health from Ancient Rome to Early Middle Ages", in: ders./Pol Bridgewater Mateu: *The Medieval and Early Modern Hospital. A Physical and Symbolic Space* (= IRCVM-Medieval Cultures, 15), Rom 2023, S. 17–44.

46 Kay Peter Jankrift: Zur Einführung: Vom Tohuwabohu zum irdischen Abbild des Gottesreiches. Die Physis des Herrschers in ihrer Bedeutung für das Naturgeschehen, in: ders./Alexander Kargerer/Christian Kaiser/Maria Ángeles Martin Romera: *Natur und Herrschaft. Analysen zur Physik der Macht*, Berlin/Boston 2016, S. 1–24; ähnlich ders.: „Cor nostrum. Der leprakranke Herrscher und die Vorstellungen über den ‚Aussatz' in der mittelalterlichen Medizin", in: Mariacarla Gadebusch Bondio/Beate Keller/Ulrich Pfisterer (Hg.): *Macht der Natur – gemachte Natur: Realitäten und Fiktionen des Herrscherkörpers zwischen Mittelalter und Früher Neuzeit*, Florenz 2019, S. 235–254.

Aussatz erkrankt war.[47] Die herrscherliche Physis stand somit auch sinnbildlich gleichsam für eine gute Herrschaft.[48]

Dieses Deutungsmuster im Hinblick auf Krankheit und im erweiterten Sinn auch auf den Tod wurde im zeitgenössischen Kontext ebenfalls auf Barbarossa angewandt, wie Jennifer Marie Liebsch zeigte.[49] Es ist zudem eng verwoben mit der Vorstellung, dass ein Herrscher neben seinem natürlichen Körper auch einen politischen und einen heiligen Körper mit überzeitlichem Machtanspruch habe, der gleichsam für seine Dynastie galt.[50] Liebsch nahm den plötzlichen Tod des Kaisers auf dem Kreuzzug ins Heilige Land im Fluss Saleph in den Blick, der dazu geführt habe, dass dieser als Gottesstrafe verstanden wurde und den Zeitgenossen einen Deutungszwang auferlegt habe. Das Fehlen eines materiellen Leichnams führte so zu einer posthumen Karriere des Herrschers, die sich Mythen- und Sagenbildungen immateriell ausdrückte.[51]

1.2 Fragestellung und Methoden

Im Dezember 2019 kam es zum Ausbruch einer noch nie aufgetretenen Krankheit, verursacht durch die Infektion mit einem bis dahin unbekannten Virus der SARS (Severe Acute Respiratory Syndrome)-Corona-Familie, dem SARS-CoV-2. Die Infektion trat erstmals in der chinesischen Metropole Wuhan auf und verursachte schwere respiratorische Atemwegssyndrome, die als *Coronavirus Disease* (COVID/umgangssprachlich auch *Corona* genannt) bezeichnet werden. Verantwortlich für die neuartige Infektionskrankheit

---

47 Jankrift, Cor nostrum.

48 Jankrift, Tohuwabohu, S. 16.

49 Jennifer Marie Liebsch: „Friedrich Barbarossa – Zur imaginären Präsenz eines verschollenen Kaisers“, in: Romedio Schmitz-Esser/Katharina Zeppezauer-Wachauer: *Death Matters – Dead Matter. Materialität und Immaterialität des Todes im Mittelalter*, (= Beihefte zur Mediävistik, Band 28), Lausanne/Berlin/Brüssel/New York/Oxford 2023, S. 93–106.

50 Zum politischen Körper vgl. Ernst H. Kantorowicz: *Die zwei Körper des Königs. Eine Studie zur politischen Theologie des Mittelalters*, München 1990 [zuerst Princeton 1957]; diese Zwei-Körper-Theorie wurde durch Horst Bredekamp: *Thomas Hobbes „Der Leviathan“. Das Urbild des modernen Staates und seine Gegenbilder (1651–2001)*, Berlin 2003 [zuerst 1999] und Kristin Marek: *Die Körper des Königs. Effigies, Bildpolitik und Heiligkeit*, Paderborn 2009 um den heiligen Körper erweitert.

51 Liebsch, Barbarossa.

war eine Zoonose, eine Erregerübertragung von Tieren auf den Menschen, die ihren Ursprung auf dem Huanan Seafood Market in Wuhan gehabt haben soll. Die Krankheit, so hatte es zuerst den Anschein, nahm in der chinesischen Provinz Hubei epidemische Ausmaße an, doch entwickelte sie sich, begünstigt durch den globalen Waren- und Personenverkehr, zu einer weltweiten Pandemie. Was als privater Verkauf von Lebensmitteln begann, wurde von politischen Akteuren schnell instrumentalisiert, und die Schuld am Ausbruch der Pandemie China zugewiesen. »Made in China« sei das neuartige Virus, titelte der Spiegel im Februar 2020.[52]

Das Virus traf auf eine bereits vorgespaltene Gesellschaft, in der es die bestehenden Gräben vertiefte: auf der globalen Makroebene diejenigen zwischen den USA und das sich als zweite Supermacht positionierende kommunistische China. Aber auch in den Ländern selbst wurden gesellschaftliche Gräben sichtbarer, vor allem an den politischen Rändern, die ihren Fokus vor allem darauf lenkten, dass die Regierung und ihr Umgang mit der Infektionskrankheit und den Schutzmaßnahmen verantwortlich für das Auftreten und den Verlauf der Erkrankung seien.[53] Durch das Schließen von Institutionen wie Universitäten, Kindergärten und Schulen bis hin zur Undurchführbarkeit von Gottesdiensten, das polizeiliche Auflösen von Kindergeburtstagen und Besuchsverboten in Kliniken, in denen Menschen alleine starben, zog sich das Phänomen durch alle Ebenen, war sowohl politisch, als auch religiös sowie inter- und intrafamiliär geprägt.[54] Die Krankheit war dabei letztendlich oftmals nur das Motiv, vor dessen Hintergrund massive Regierungskritik geübt wurde. Krankheit wurde dabei argumentativ an Herrschaft gebunden und festgemacht.

Der Historiker Malthe Thießen bezeichnete Seuchen deshalb als »die sozialste aller Krankheiten«,[55] sie träfen nie nur den Einzelnen, sondern immer

---

52 *Der Spiegel* 6 (01.02.2020).

53 Die Bundeszentrale für politische Bildung musste deshalb eine Homepage einrichten (https://www.bpb.de/lernen/digitale-bildung/medienpaedagogik/309843/verschwoerungstheorien-ums-coronavirus, 22. Juli 2020, 11:20).

54 Vgl. Michael VOLKMER/Karin WERNER (Hg.): *Die Corona-Gesellschaft. Analysen zur Lage und Perspektiven für die Zukunft*, Bielefeld 2020.

55 Malte THIESSEN: „Seuchen sind die sozialsten aller Krankheiten", in: *Newsportal der Uni Münster* vom 15. April 2020 (https://www.uni-muenster.de/news/view.php?cmdid=10952, zuletzt aufgerufen am 17.11.2023).

die Gesellschaft als Ganzes. Es gehe deshalb in den Aushandlungsprozessen nicht nur um Gesundheit und Krankheit, sondern um die Grundsätze der Gesellschaft.[56] Das Sicherheitsgefühl sei erschüttert.[57]

Beim Blick zurück auf die Ereignisse auf dem Monte Mario ins Jahr 1167 zeigen sich einige Parallelen mit den historischen gesellschaftlichen Bedingungen, die in den Pandemiezeiten sichtbar wurden. Die Christenheit war im 12. Jahrhundert bereits gespalten und in ihrem Sicherheitsgefühl erschüttert, denn als die Erkrankung im kaiserlichen Lager Barbarossas ausbrach, gab es ebenfalls zwei sich konträr gegenüberstehende Lager, zwei Supermächte im wahrsten Sinne des Wortes, die sich in den beiden Päpsten Alexander III. (1159–1181) und Paschalis III. (1164–1168) personifizierten. Diese wurden jeweils durch die Obödienz des französischen Königs und die des Kaisers unterstützt, sodass sich die Lagerbildung nicht allein in der christlichen, sondern im Verbund mit der weltlichen Herrschaft zeigte.[58] Das Alexandrinische Schisma spaltete die gesamte Christenheit und betroffen war dadurch auch und vor allem das Seelenheil jedes Einzelnen. Insofern ging es auch im Jahr 1167 um nichts weniger als um die Grundsätze der gesamten Christenheit. Eine in Rom aufgetretene massenhafte Erkrankung musste demnach die Aufmerksamkeit aller auf sich ziehen, betraf sie doch, da es um das Papsttum ging, eventuell auch den Einzelnen oder dessen (klösterliche) Institution vor dem Hintergrund der jeweiligen eigenen Obödienz und der mit dieser zusammenhängenden und sich aus ihr ergebenen hierarchischen Deklination bis in jedes Kirchspiel hinein.

Der bereits von von Giesebrecht vorgetragene Zusammenhang zwischen dem Schisma, für das Gott den Tross des Kaisers gestraft haben soll, und der Krankheit blieb dabei das geschichtswissenschaftliche Hauptcharakteristikum des Ereignisses. Der Mediävist Knut Görich konstatiert zu den zeitgenössischen

---

56 Ibid.

57 Jörn Leonhard äußerte sich dazu in einem Interview mit der *Oldenburger Onlinezeitung*, vgl. N. N: „Historiker sieht Coronakrise als Zäsur" (https://www.oldenburger-online-zeitung.de/nachrichten/historiker-sieht-coronakrise-als-zaesur-37340.html, 22. Juli 2020, 11:41, zuletzt aufgerufen am 17.11.2023).

58 Dass es innerhalb der Herrschaftsideologie der Zwei-Schwerter-Lehre auch zu schweren Aushandlungsprozessen zwischen Alexander III. und Friedrich I. Barbarossa gekommen war, zeigt sich in der von Gottfried konstruierten *imperialis prosapia* genauso wie bei Otto von Freising, vgl. Maria Endreva: *Kulturgeschichte des deutschen Mittelalters*, Haskovo 2014, S. 165 f.

Beurteilungen der Erkrankung so auch: »Die Anhänger Alexanders III. erkannten darin ein Gottesurteil.«[59] Als ein solches wurde jedoch im zeitgenössischen Kontext, wie bereits ausgeführt, jede Krankheit für jedes einzelne Individuum betrachtet, vor allem, wenn man verstarb, und dann hätte dem massenhaften Versterben im Tross Barbarossas in der zeitgenössischen Beurteilung zunächst nichts Außergewöhnliches angehaftet, außer der Paradoxie, dass Gott Anhänger Paschalis III. sterben haben lassen sollen, während Paschalis III. und Barbarossa selbst unversehrt blieben – was argumentativ verwundert. Doch lässt sich eine homogene zeitgenössische Erzählung tatsächlich bestätigen? Wie wurde das massenhafte Auftreten von Todesfällen eingeordnet? Für welches Agieren genau soll Gott demnach für wen eine individuell eschatologisch ausgerichtete Strafe verhängt haben, wenn an eine Kollektivstrafe nicht zu denken ist? Wie wurde die individuelle Schuld an der Erkrankung konstruiert? Wem wurde sie gegeben und mit welchen Argumenten? Welche politischen Implikationen lassen sich ableiten und wie wurde vor dem Hintergrund des Versterbens als Gottesurteil dann das Überleben des Kaisers und das Paschalis' III. erklärt? Da die Hauptakteure des Schismas überlebten: worin soll dann die göttliche Strafe bestanden haben? Welche Rolle spielte die Obödienz der Autoren bei der narrativen Konstruktion der Gottesstrafe? Welchen Anteil an den jeweiligen Narrationen kam dem hochmittelalterlichen Medizinverständnis zu, und – da im 12. Jahrhundert verschiedene Medizintheorien nebeneinander existierten – woher nahmen die Autoren ihr Wissen zur Erkrankung im kaiserlichen Tross? Kurz: Wie wurde Krankheit erzählt?

Die Frage, wie Krankheit narrativ, strukturell, aber auch retrospektiv zu erzählen ist, stellt einen wissenschaftlichen Diskurs dar, der bislang auf die Zukunft gerichtet wurde.[60] Die Frage kann ich jedoch auch rückwärts stellen. Im Folgenden geht es daher um die Frage, wie die zeitgenössischen Berichte die Krankheit erzählten und sie historiographisch bewältigten. Diese Arbeit lehnt sich damit an eine These des Mediävisten Helmut Beumanns aus der Hagiographie an. In den von ihm untersuchten

---

59 Görich, Barbarossa, Biographie, S. 419.

60 Vgl. E-Journal für Erzählforschung *DIEGESIS* 6, 1 (2017) – Krankheit erzählen I: Literatur (https://www.diegesis.uni-wuppertal.de/index.php/diegesis/issue/view/15, zuletzt aufgerufen am 17.11.2023).

Viten sah er eine Bewältigung der Unterwerfung und Christianisierung der Sachsen, die sich darin ausdrückte, dass das gemeinsame Erleben aus den konträren Positionen der Unterwerfer und der Unterworfenen vor dem gemeinsamen Hintergrund der Autorität Gregors des Großen narrativ bewältigt wurde.[61] Beumanns These erwies sich im Rahmen militärischer und theologischer Aushandlungsprozesse sowie für die Konfliktforschung als sehr anschlussfähig und wurde in den letzten Jahren für diese Bereiche angewandt.[62] Eine Ausweitung auf die Themenfelder Katastrophen und Krisen, auch aus kunsthistorischer Perspektive, fand bereits in Ansätzen statt. Im Vordergrund standen dabei die Bewältigung von Umweltkrisen sowie die bildprogrammatische Individualbewältigung von Krankheit im Sinn der Theodizee.[63] Dass die Bewältigungs-These auch für die Aushandlungsprozesse um den Krankheitsausbruch im Jahr 1167 anschlussfähig ist und fruchtbar gemacht werden kann, deutet sich bereits bei einem Vergleich der Untersuchungsvoraussetzungen an, die bei Beumann einerseits in heterogenen Positionen zweier Lager und andererseits in einem gemeinsamen und anerkannten Verständnis der Situation vor einem gemeinsamen und anerkannten (Wissens)Hintergrund fußen.[64]

---

61 Vgl. Helmut BEUMANN: „Die Hagiographie »bewältigt« Unterwerfung und Christianisierung der Sachsen durch Karl den Großen“, in: ders. (Hg.): *Ausgewählte Aufsätze aus den Jahren 1966–1986*, Sigmaringen 1987, S. 289–323.

62 Evelien TIMPENER: *Diplomatische Strategien der Reichsstadt Augsburg. Eine Studie zur Bewältigung regionaler Konflikte im 15. Jahrhundert*, Köln 2017; Laury SARTI: „Die langsame Scheidung vom Imperium. Wahrnehmung und Bewältigung im Zeugnis gallo-fränkischer Briefe (476–800), in: Matthias BECHER/Hendrik HESS (Hg.): *Kontingenzerfahrungen und ihre Bewältigung zwischen Imperium und regna: Beispiele aus Gallien und angrenzenden Gebieten vom 5. bis zum 8. Jahrhundert*, Göttingen 2021, S. 375–404; Martin CLAUSS: *Kriegsniederlagen im Mittelalter: Darstellung-Deutung-Bewältigung*, Paderborn 2020.

63 Vgl. Detlef GRONENBORN/Rainer SCHREG: „Krisen und ihre Bewältigung – Aspekte einer Bilanz“, in: dies./Falko DAIM (Hg.): *Strategien zum Überleben: Umweltkrisen und ihre Bewältigung. Tagung des Römisch-Germanischen Zentralmuseums, 19./20. September 2008*, Mainz 2011, S. 303–310; Felix PRINZ: „Das Retabel aus dem Trinitatis-Hospital in Hildesheim: Ein Bildobjekt zur Bewältigung von Krankheit und Gebrechen“, in: ders./Claudia HÖHL/Gerhard LUTZ (Hg.): *ZeitenWende 1400: Hildesheim als europäische Metropole*, Regensburg 2019, S. 215–228.

64 Der Begriff der Gruppe scheint hier ungeeignet, weil sich eine Gruppe ihres Zusammenhangs bewusst und ihr eine Rollenverteilung immanent ist, vgl. Bernhard SCHÄFERS (Hg.): *Einführung in die Gruppensoziologie. Geschichte – Theorien – Analysen*,

Konträre gesellschaftliche Positionen finden wir für 1167 in dem seit 1159 bestehenden Schisma, das mit zum vierten Italienzug Barbarossas führte,[65] während der gemeinsame Hintergrund, vor dem die Krankheit im kaiserlichen Heer betrachtet wurde, im hochmittelalterlichen Krankheitsverständnis gründet, das, wie bereits ausgeführt wurde, Erkrankung nicht als göttliche Kollektivstrafe ansah. Unterstellen wir ein gemeinsames gesellschaftliches Erleben der Erkrankung, wenngleich aus höchst unterschiedlichen politischen und theologischen Positionen, dann lassen sich Beumanns Voraussetzungen für den hagiographischen Bewältigungsbegriff auf die Begrifflichkeit einer hochmittelalterlichen historiographischen Krankheitsbewältigung übertragen und durch quellenkritische Interpretation betrachten.

Insgesamt zeigen sich methodisch demzufolge zunächst Schnittmengen zwischen der Mediävistik und der mittelalterlichen Medizingeschichte, denn ohne die medizinhistorische zeitgenössische Perspektive auf das Krankheitsverständnis mit in die Überlegungen einzubeziehen, ist Beumanns These für die vorliegende Studie nicht anschlussfähig. Gerade diese Schnittmenge der Frage nach einer historiographischen Krankheitsbewältigung mit der Medizingeschichte zu verflechten, macht eine Abgrenzung notwendig, weil der Blick auf den Begriff der Bewältigung durch unser emotionales, soziales und modernes Verständnis der gesellschaftlichen Bedeutung, sozialen Praktiken und Vorstellungen von Krankheitsbewältigung im Sinne von *Coping* sonst verstellt ist, von dem er aber getrennt betrachtet werden muss.

Es ließe sich vermuten, dass die Bewältigung von Krankheit, insbesondere wenn ihr keine hohe medizinische Kontrollierbarkeit immanent ist, eine zutiefst persönliche, individuelle Angelegenheit sei, die sich abseits ihrer pathologischen Komponenten allein im Betroffenen emotional vollzöge. Doch von Krankheit ist nie lediglich allein der Erkrankte betroffen, sondern auch sein soziales Umfeld. Beide, sowohl der Betroffene als auch sein Umfeld, müssen lernen, mit der Krankheit umzugehen, sie zu bewältigen.

Wiesbaden 1999, S. 20, was für die verschiedenen Quellen in sich nicht zutrifft, da sie sich durch ihre territoriale Streuung nicht bewusst waren, eine Gruppe zu sein und sich mehrheitlich nicht kannten.

65 Vgl. Jürgen PETERSOHN: *Kaisertum und Rom in spätsalischer und staufischer Zeit. Romidee und Rompolitik von Heinrich VI. bis Friedrich II.* (= MGH-Schriften, Bd. 62), Hannover 2010, S. 182–185.

Die Psychologie spricht bei diesem Prozess der Krankheitsbewältigung von *Coping*.[66] Auf die Offenbarung, krank zu sein, erfolgt demnach immer auch eine bewertende Reaktion, die ganz unterschiedliche Ausprägungen haben, zutiefst emotional sein kann und sich in Phasen vollzieht. Vor allem terminale Krankheiten lassen, nach dem Tod der Betroffenen, mit den Hinterbliebenen Menschen zurück, die diese Situation wiederum selbst in verschiedenen Quellen aufarbeitend ausdrücken können.[67]

Die Reaktionen auf eine Erkrankung sind in ihren Bewältigungsstrategien dabei keineswegs auf das nahe soziale Umfeld beschränkt. Vor allem wenn Personen des öffentlichen Lebens erkranken und eine Stigmatisierung befürchtet wird, wird Krankheit bis zum heutigen Tag auch verschwiegen und kann schamvoll besetzt sein. Als ein Beispiel der Zeitgeschichte kann Ofra Haza (1957–2000) genannt werden, eine israelische Sängerin, von der erst posthum bekannt wurde, dass sie nach einer HIV-Infektion an AIDS starb; ein Umstand, der bis heute im feministischen Diskurs vor allem des Verschweigens wegen immer noch präsent ist.[68] Dass Krankheit ein soziales Phänomen darstellt, ist in den Geschichtswissenschaften nicht unbekannt. Viele Krankheiten wurden im Laufe der Jahrhunderte umbenannt, definiert, dazu genutzt, kulturell resonante Verhaltensweisen aufzuzeigen, und negativ gerahmt.[69]

Es liegt auf der Hand, dass die Frage nach einer historiographischen Bewältigung von Krankheit in der Mediävistik sich begrifflich von *Coping*, aber auch von *Framing* abgrenzen muss. Für Ersteres ist hier eine Trennschärfe

---

66 Vgl. Meinrad PERREZ/Gisela MICHEL: „Verarbeitung somatischer Krankheiten", in: R. SCHWARZER (Hg.): *Gesundheitspsychologie* (= Enzyklopädie der Psychologie, Serie Gesundheitspsychologie, Bd. 1), Göttingen 2005, S. 283–301.

67 So malte Ferdinand Hodler einen mehr als fünfzig Ölgemälde umfassenden Bildzyklus, der das Sterben seiner an Krebs erkrankten Geliebten ausdrückt. Je weiter in diesem Bildzyklus der Sterbeprozess dokumentiert wurde, desto weiter entfernten sich räumlich Maler und Modell, entzog sich der Blick der Sterbenden dem Betrachter, vgl. Bettina HITZER: *Krebs fühlen. Eine Emotionsgeschichte der Krebserkrankung im 20. Jahrhundert*, Berlin 2017, S. 9–11.

68 Anita L. ALLEN: *Why Privacy isn't Everything: Feminist Reflections on Personal Accountability*, Lanham 2003, S. 32.

69 Vgl. Charles E. ROSENBERG/Jane GOLDEN (Hg.): *Framing Disease. Studies in Cultural History*, New Brunswick/New Jersey 1997, wobei die Aufsätze dieser Studien erst mit der Frühen Neuzeit ansetzen.

herzustellen, weil *Coping* einen aktiv therapeutisch begleiteten und initiierten Prozess voraussetzt, der sich der Strategien bewusst sein muss und dem ein soziales Lernen in einem Umfeld immanent ist. Auf keinen Menschen, der sich im Mittelalter mit der Kunst des Sterbens, der *ars moriendi*, beschäftigte, könnten wir demzufolge beispielsweise die Sterbephasen nach Kübler-Ross übertragen, da diese einer therapeutisch begleiteten Beobachtung im Rahmen einer palliativen Behandlung und Begleitung des Sterbeprozesses unterliegen.[70]

Obwohl zu erwarten ist, dass uns aus den Quellen auch Überlieferungen entgegentreten, die die Krankheit und den Tod negativ darstellen, darf die historiographische Bewältigung, die diese Arbeit meint, keinesfalls mit dem Begriff des *Framings* verwechselt oder durch ihn kontaminiert werden. Dies ergibt sich aus dem mediävistischen Bezugsrahmen der Arbeit, denn um eine Krankheit durch die Ausbildung eines Begriffes zu framen, muss eben ein bestimmter Krankheitsbegriff, eine Benennung, vorhanden sein, dem die negative Bewertung unterliegt und dessen Veränderung sich nachverfolgen ließe.[71] Gerade diesem aber ermangelt es für das Jahr 1167, da in den Quellen kein gemeinsamer Krankheitsbegriff vorliegt, der eine einheitliche gesellschaftliche Bewertung nach sich gezogen haben könnte. Dieses Fehlen eines Krankheitsbegriffes lässt sich auch durch eine retrospektive Diagnose nicht ersetzen, denn unser Begriffsverständnis lässt sich auf die Quellen nicht übertragen. Da darüber hinaus aber auch eine Auseinandersetzung mit der derzeit bestehenden retrospektiven Diagnose und somit mit der Studie Herdes stattfinden muss, ist die Arbeit nach der Einführung in die historischen Vorbedingungen und in die zeitgenössischen Medizintheorien in drei Analyseabschnitte gegliedert.

---

70 Wenngleich die Entwicklung der Sterbebegleitung einem historischen Prozess unterliegt, vgl. Michael Stolberg: *Die Geschichte der Palliativmedizin. Medizinische Sterbebegleitung von 1500 bis heute*, Frankfurt/Main 2011, S. 44 f., S. 104–111; Elisabeth Kübler-Ross führte Ende der 1960er Jahre Gespräche mit Sterbenden in der Universitätsklinik Chicago, aus denen sie das Fünf-Phasen-Modell entwickelte und in ihrem Buch Elisabeth Kübler-Ross: *On Death and Dying*, New York 1969; die Klinik in Chicago führte allerdings bereits seit 1935 protokollierte Gespräche, vgl. Dietrich Stolberg: *Die amerikanische Seelsorgebewegung. Darstellung und Kritik. Mit einer Dokumentation*, München 1970, S. 18–59.

71 Bereits bei Charles E. Rosenberg: „Disease in History: Frames and Framers“, in: *The Milbank Quarterly*, 67 (1989), S. 1–15 (hier S. 1–3).

Der erste Teil der Arbeit nimmt die Studie Herdes neu in den Blick und befasst sich kritisch mit dessen Studiendesign. Im Rahmen dieser interdisziplinären epidemiologischen Studie zeigte Herde auf, dass es sich bei der im Tross Barbarossas ausgebrochenen Erkrankung um Ruhr und Malaria gehandelt haben soll.[72] Die Forschungsgeschichte wird dem Kapitel vorangestellt. Da Herdes Studie die Historizität der zugrunde gelegten Erkrankungen ignorierte und auch nicht alle in den Quellen genannten Symptome in seine Untersuchung mit einfließen ließ, wurde die epidemiologische Untersuchung mit neuen Parametern revidiert und um sinnesgeschichtliche Fragestellungen erweitert. Demnach sind Herdes Ergebnisse zurückzuweisen. Sie beruhen auf einem Zirkelschluss, medizinischen Missverständnissen und sinnesgeschichtlichen Fehldeutungen. Die von ihm zugrunde gelegte Methode ist für historische gastrointestinale Erkrankungen in ihrer Gesamtheit ebenfalls zurückzuweisen, denn sie führt, auch abseits der bekannten Problematisierungen retrospektiver Diagnosen, zu keinem Ergebnis, außer dem, dass es mit an Sicherheit grenzender Wahrscheinlichkeit nach keine Krankheit, die Schnittmengen mit der uns als Ruhr bekannten Infektionskrankheit hat, gewesen sein kann, an der die Menschen in Kaiser Friedrichs I. Gefolges starben. Dies ist auch darin begründet, dass eine Scheidung gastrointestinaler Erkrankungen, wie sie die vorliegende Fallstudie erforderlich machen würde, abseits mikrobiotischer Diagnostik ahistorisch ist und in diesem Bezugsrahmen unmöglich. Das Erkenntnisziel liegt damit auf der Falsifizierung des Ergebnisses der Vorgängerstudie und einer Neubetrachtung einzelner Quellenaussage durch sinnesgeschichtliche Implikationen, die Erkenntnisse im Hinblick auf das Verbergen von Krankheiten im höfischen Kontext bieten. Ziel ist es somit dezidiert nicht, eine erneute retrospektive Diagnose zu stellen, sondern lediglich in einem Gedankenexperiment die historisch überlieferten Symptome neu zu betrachten und einzuordnen, da sich daraus im Ergebnis auch sozialgeschichtliche Implikationen ergeben, die zu vernachlässigen den Erkenntnisgewinn deutlich schmälern würde.

Für den zweiten und dritten Analyseabschnitt besteht bezüglich der Frage nach der zeitgenössischen historiographischen Bewältigung eine erste Herausforderung darin, dass die Überlieferungen in einer überaus

---

72 Herde, Katastrophe vor Rom.

reichen Quantität vorhanden sind.[73] Es zeigt sich, dass, mit Ausnahme der voneinander abhängenden Quellen,[74] kaum eine Argumentation in einer Quelle einer anderen gleicht. Dieses Nebeneinander verschiedener zeitgenössischer Bewältigungsmuster und -strategien bedarf eines breiten methodischen Zugangs, denn die Autoren bewältigten die Erkrankung jeweils aus ihrer individuellen Perspektive, von der aus sie, mit ebenso verschiedenen Intentionen, ihre Historiographie konstruierten. Dies macht es notwendig, die Quellen sowohl einzeln als auch repetitiv auf die Frage nach ihren Bewältigungsstrategien hin zu untersuchen und bei Bedarf mehrere für die Fragestellung relevante Methoden anzuwenden oder sie zu kombinieren.

Wenn im Folgenden also nach den Formen und Praktiken der Krankheitsbewältigung und -deutung gefragt werden soll, werden folgende unterschiedlich historische Ansätze produktiv für die Fragestellung mobilisiert. Dem gemeinsamen Krankheitsverständnis liegt eine Idee von Krankheit zugrunde, die auf zeitgenössisch-wissenschaftlichen Erkenntnissen einerseits fußt, andererseits versucht, das nun zumeist aus der Ferne erlebte Ereignis in diese Ideen einzuordnen und für die Nachwelt ein moraltheologisches Lernen durch das Hinterlassen von entsprechenden Vorstellungen und Deutungen zu ermöglichen. Dies adressiert zum einen die Ideengeschichte zu der Frage nach »Idee und Praxis«,[75] zum anderen die Vorstellungsgeschichte, da die Quellen das Ereignis als die von ihnen »verarbeitete Wirklichkeit«[76] darstellen, die wiederum nicht zwingend die Faktizität der Vergangenheit abbildet.[77]

Zudem berührt die Frage nach Ausdeutung von Krankheit die Mentalitätsgeschichte, die im Hochmittelalter eng mit den Vorstellungen von Krankheit verwoben ist. Krankheit, die immer dem absoluten Heil verpflichtet war, da Seele und Leib auferstehen sollten, konnte als Bewahrer vor Schaden genauso betrachtet werden, wie als göttliche Strafe oder gar dem

---

73 Vgl. RI IV, 2.

74 Wobei bereits bekannte Abhängigkeiten bestimmter Quellen zueinander interessanterweise zu 1167 teilweise nicht bestehen.

75 D. Timothy GOERING: „Einleitung“, in: ders. (Hg.): *Ideen-Geschichte heute. Traditionen und Perspektiven*, Bielefeld 2007, S. 7–54 (hier S. 51), vgl. Andreas DORSCHEL: *Ideengeschichte*, Göttingen 2010.

76 Hans-Werner GOETZ: „Vorstellungsgeschichte. Gesammelte Schriften zu Wahrnehmungen, Deutungen und Vorstellungen im Mittelalter“, Bochum 2007, S. 5.

77 Ibid.

göttlichen Ruhm durch Wunder zugeschrieben werden. Im monastischen Kontext wurde Krankheit zudem als Teil des religiösen Lebens verstanden.[78]

Zur Erfassung verschiedener Ebenen von Aushandlungsprozessen im Rahmen der historiographischen Bewältigung wird auch auf die von Historikern und Kunsthistorikern methodisch gemeinsam genutzte *Spatialität* im Sinne eines Raums, der sich immer auf die Systeme von Dingen bezieht und abhängig ist »von einem bestimmten Gebrauch«,[79] genutzt. Dieser Ansatz ist für die Medizingeschichte nicht neu. Das Handeln um Gesundheit mitsamt den jeweiligen zeitgenössischen Körperpraxen war immer auch abhängig vom Raum, in dem sich dieses Handeln vollzog. Sanitätsbaracken, spezielle stationäre Einrichtungen wie die Psychiatrien, Internetdiskurse und auch der Raum des Religiösen sind als medikale Räume für das 20. Jahrhundert bereits erforscht.[80] Für die Arbeit besonders anschlussfähig erweist sich dabei partiell der Raum als Wahrnehmungsraum, der bestimmte Funktionen innehat und in dem deshalb den in ihm handelnden Akteuren eine bestimmte Wahrnehmung zugeschrieben wird.[81]

Durch die Auseinandersetzung mit *imagines agentes*, die, neben der Kunstgeschichte, auch Untersuchungsgegenstand der Literaturwissenschaften sind, hat die vorliegende Arbeit auch Schnittmengen mit den Bildwissenschaften und der Kunstgeschichte, die das Ausgreifen auf kunsthistorische Methoden, wie dem Vergleichenden Sehen[82] und dem Bildakt, der von einem autonomen Auftreten des Bildes ausgeht und die Interaktion zwischen dem Bildbetrachter

78 Christina Vanja: „Krankheit. Mittelalter", in: Peter Dinzelbacher (Hg.): *Europäische Mentalitätsgeschichte*, Stuttgart 1993, S. 195–199.

79 Vgl. Jan Wöpking: *Raum und Wissen. Elemente einer Theorie epistemischen Diagrammgebrauchs*, Berlin 2016 (hier S. 12).

80 Vgl. zum Raumkonzept Nicholas Eschenbruch/Dagmar Händel/Alois Unterkircher (Hg.): *Medikale Räume. Zur Interdepenzenz von Raum, Körper, Krankheit und Gesundheit*, Bielefeld 2010.

81 Christina Lutter/Stefanie Kollmann/Maria Mair: „Einleitung", in: Christina Lutter (Hg.): *Funktionsräume, Wahrnehmungsräume, Gefühlsräume. Mittelalterliche Lebensformen*, Wien 2011, S. 9–16 (hier S. 9).

82 Vgl. Lena Bader/Martin Gaier/Falk Wolf (Hg.): *Vergleichendes Sehen*, Paderborn 2010; zur Kritik an der Methode, die die Beanspruchung einer analytischen Schärfe des Sehens der Kunsthistoriker zugleich infrage stellt, vgl. Peter Geimer: „Vergleichendes Sehen oder Gleichheit aus Versehen? Analogie und Differenz in kunsthistorischen Bildvergleichen", in: ibid., S. 45–69.

und dem Bild im Bildakt mit dem Sprechakt parallelisiert,[83] nötig machen. Der inter- und transdisziplinäre Ansatz der Arbeit umfasst daneben auch den Bereich der *Medical Humanities*, der die menschlichen Erfahrungen mit Krankheit multidisziplinär betrachtet und auch der Frage nachgeht, wie Menschen mit Krankheiten und Behinderungen gesellschaftlich abgewertet und ausgegrenzt wurden.[84]

Philosophische und phänomenologische Krankheitsverständnisse sind für den Untersuchungsgegenstand dabei relevant, weil sie von vornherein im zeitgenössischen Kontext mit der Idee einer göttlichen Ordnung verwoben sind. Krankheit ist, so der Philosoph Bernhard Waldenfels, ein außerordentlicher Zustand, der als Schwellenerfahrung zwischen Gesundheit und Krankheit keine scharfe Grenzziehung kennt, aber der Einordnung bedarf.[85] Überdies kann Krankheit, wenn sie sich als öffentliches Ereignis vollzieht, sowohl das individuelle Leben als auch das kollektive skandieren, was sie dann überdies zum Schlüsselereignis erhebt.[86] Die Einordnung oblag im 12. Jahrhundert den Gelehrten, die dafür nicht unbedingt das Einzuordnende gesehen haben mussten, denn Sehen wurde lediglich als Eindruck gewertet, hatte aber keinen oder kaum Einfluss auf die Produktion von Wissen und Wahrheit im Gelehrtendiskurs.[87] Da, wie gezeigt wurde, sowohl Theologie als auch Herrschaft mit Krankheit im zeitgenössischen Krankheitsverständnis eng verwoben waren, ist bei der Untersuchung zu berücksichtigen, dass die Erklärungsmuster und Bewältigungsstrategien, die die Gelehrten konstruierten, einerseits herrscherliches oder obrigkeitliches Handeln in den Blick nehmen mussten, andererseits auch auf die Göttliche Ordnung verweisen, um eine zeitgenössisch logische Wahrheit zu produzieren, die Krankheit, zumeist durch einen Tun-Ergehen-Zusammenhang, erklären konnte.

---

83 Hort BREDEKAMP: *Der Bildakt*, Berlin 2015.

84 Vgl. Deborah KIRKLIN/Ruth RICHARDSON (Hg.): *Medical Humanities. A practical Introduction*, London 2001; Christoph EGEN: *Was ist Behinderung? Abwertung und Ausgrenzung von Menschen mit Funktionseinschränkungen vom Mittelalter bis zur Postmoderne*, Bielefeld 2020.

85 Vgl. Bernhard WALDENFELS: *Ordnung im Zwielicht*, München 2013, S. 34 f.

86 Ibid., S. 142 f.

87 Frank REXROTH: *Fröhliche Scholastik. Die Wissenschaftsrevolution des Mittelalters*, München 2018, S. 253–261.

Die größte denkbare Ordnungskategorie des 12. Jahrhunderts war der Kosmos (κόσμος), der bereits als altgriechischer Terminus selbst für die Ordnung und die Weltordnung an sich steht, im Mittelalter jedoch, wie Gurjewitsch zeigte, »die hierarchische Ordnung der Welt betont«,[88] was das Verhältnis zwischen Gott und Menschheit in der Analogie von *civitas Dei* und *civitas terrena* ebenso ausdrückte wie das der Mikrokosmos-Makrokosmos-Theorie, die für die Beurteilung von Krankheitszuständen im zeitgenössischen Kontext grundlegend war.[89] Im ersten Analysekapitel des zweiten Abschnitts werden dazu die Quellenaussagen untersucht, die meteorologische Erklärungs- und Deutungsmuster anführen, wenn sie über die Krankheit Bericht geben. Es gilt dabei die Voranname, dass die Quellen nicht notwendigerweise, wie bislang in den Geschichtswissenschaften angenommen, meteorologische Empirik ausdrücken,[90] sondern es sich dabei, unabhängig von der eigenen Erfahrung, um kosmogonische und kosmologische Metaphern handelt, anhand derer die Krankheit und deren Ausbruch erzählt wird, die aber überwiegend in bislang in der Forschung unbekannter Erzählfunktion dazu dienen, soziale Distinktionen und Statusänderungen zu kennzeichnen.

Das zweite Unterkapitel widmet sich dem Zusammenhang von Gewalt und der schismatischen Situation als Erklärungs- und Bewältigungsmuster der Erkrankung als Ausdruck herrscherlichen Fehlhandelns und somit Agens des Krankheitsausbruchs. Herrscherliches Handeln beinhaltete die Aufforderung zu Gewalt gegen die konfligierende Partei als Teil einer Konfliktlösung und war fester Bestandteil des herrscherlichen Konflikthandelns; vor allem dann, wenn das Reichsoberhaupt selbst eine Partei im Konflikt bildete.[91] Jedoch waren die Formen der Gewaltmaßnahmen nicht aus sich selbst legitimiert, sondern wurden von den Zeitgenossen bewertet, wenngleich die Ausübung von Gewalt im Kampf und in kriegerischen Handlungen einer Performanz von *manheit* nahekam. Doch waren die sozialen Strukturen derjenigen, die im

88 Vgl. Aaron J. GURJEWITSCH: *Das Weltbild des mittelalterlichen Menschen*^{5}, München 1997 [zuerst Moskau1972], S. 59.

89 Ibid.

90 Vgl. HERDE, Katastrophe vor Rom, S.142f.

91 Vgl. Hendrik BAUMBACH: „Der König befiehlt Gewalt. Typologie, Aufbau und Sprache königlicher Gewaltaufforderungen in Konflikten aus dem römisch-Deutschen Reich des 15. Jahrhunderts“, in: Claudia GARNIER (Hg.): *Konzepte und Funktionen der Gewalt im Mittelalter*, Berlin 2021, S. 129–164.

idealtypischen Ritter als vorbildhafte Kriegerleitfigur eine Identifikationsfigur sahen, unscharf, bestanden aus verschiedenen sozialen Personenverbänden wie Bischöfen, Adeligen, Äbten und Geistlichen, die in sich wiederum keine homogene Gruppe bildeten,[92] was unterschiedliche Sichtweisen einzelner Protagonisten nahelegt. Da Krankheit als Gottesstrafe im zeitgenössischen Verständnis, wie bereits ausgeführt, ein verwerfliches weltliches Handeln körperlich sanktionierte, gilt es, den Zusammenhang zwischen der Gewaltanwendung Barbarossas bei der Einnahme Roms im Sommer 1167 auf die Bewältigungsstrukturen hinsichtlich des Krankheitsausbruchs zu untersuchen, der in der Forschung bereits bei von Giesebrecht positivistisch in der Zerstörung S. Marias in Turri vermutet wurde,[93] wobei der Verflechtung mit der schismatischen Situation hier im Besonderen Rechnung getragen werden soll.

In einem weiteren Unterkapitel werden dazu noch die Quellenaussagen hinsichtlich einer anderen Form der Gewaltausübung untersucht – der Kriegführung als spezieller Form der Gewalt im militärischen Kontext und ihr Zusammenhang mit der Bewältigung von Krankheit als historiographischer Bewältigungsstrategie. Die beiden Kategorien waren vor allem deshalb inhaltlich zu differenzieren, da bei der Gewaltanwendung gegen eine Kirche und der militärischen Gewalt als solcher, vor allem durch die vielgestaltigen Varietäten des Symbolgehalts des Kirchenbegriffs, ebenso unterschiedliche Symboliken vermutet werden können, die verschiedene Bewältigungsstrategien andeuten.[94]

Ein letztes Unterkapitel des zweiten Analyseabschnitts befasst sich mit den Folgen der Erkrankung für das Ansehen Barbarossas. Die Auswirkungen des massenhaften Sterbens werden in der Forschung konträr diskutiert. Für Görich

---

92 Heiner LÜCK: „‚Unrechte' und ‚rechte' Gewalt. Beobachtungen zur gegenseitigen Bedingtheit zweier zentralen Kategorien im Text und in den Glossen des Sachsenspiegels", in: Claudia GARNIER (Hg.): *Konzepte und Funktionen der Gewalt im Mittelalter*, Berlin 2021, S. 37–64; Elias FRIEDRICHS: *Manheit und Kampf in der Literatur des Mittelalters. Ritterliche Gewalt zwischen Praxeologie und Konventionalität am Beispiel des „Iwein" und der „Steirischen Reimchronik"*, Berlin 2023, S. 13–26.

93 GIESEBRECHT, Geschichte der Deutschen Kaiserzeit, S. 562.

94 Vgl. auch Frank REXROTH: „Transformation des Rituellen. Überlegungen zur ‚Disambiguierung' symbolischer Kommunikation während des langen 12. Jahrhunderts", in: Barbara STOLLBERG-RILINGER/Tim NEU/Christina BRAUNER (Hg.): *Alles nur symbolisch? Bilanz und Perspektiven der Erforschung symbolischer Kommunikation*, Köln/Weimar/Wien 2013, S. 69–94.

und Pongratz ergaben sich aus dem Ereignis für den Kaiser keine bis kaum Konsequenzen,[95] während Spataro große strukturelle Veränderungen am Hof des Herrschers in der Urkundenexpedition nachwies und anhand dreier Quellen exemplarisch aufzeigte, dass aufgrund des massenhaften Sterbens auch der *honor imperii* angetastet wurde, da mit dem Untergang des kaiserlichen Gefolges gleichsam die konsensuale Herrschaft des Kaisers als Ausdruck der Herrschaftsausübung eines *rex universorum* nicht mehr gewährleistet war.[96] Diesem Ansatz soll erweitert anhand des gesamten Quellencorpus nachgegangen werden, um die bislang durch Spataro lediglich exemplarisch erfolgte Untersuchung zu komplettieren, zumal er den dritten Analyseabschnitt unmittelbar berührt. Dazu noch erfolgt die Auseinandersetzung mit der Memoria hinsichtlich des ehrenhaften Andenkens einzelner Protagonisten, da hierdurch Erkenntnisse über Gruppenkohäsionen nach der Erkrankung im Hinblick auf die verstorbenen Berater des Kaisers gewonnen werden können.

Insgesamt ist für den zweiten Analyseabschnitt zu beachten, dass sich hinter den großen Oberthemen der zeitgenössischen Autoren nach der Quelleninterpretation oftmals ganz andere Argumentationsstränge und historiographische Bewältigungsstrategien zeigen können, als der Oberbegriff zuerst vermuten ließe, und vereinzelte Quellen mit einer ganzen Bandbreite an Strategien und Argumenten aufwarten, die den Kategorien zugeordnet und im Ergebnisteil dann wieder zusammengeführt werden. Jedem Analysekapitel geht dabei die Einordnung in den jeweiligen geschichtswissenschaftlichen Kontext voraus.

Ein letzter Analyseabschnitt widmet sich dem Gedicht Gottfried von Viterbos (1125/1192) in seinen *Gesta Friderici*.[97] Nachdem die Forschungsgeschichte zu den Schriften Gottfrieds, deren Rezeption sowie die Forschungsgeschichte zum Autor selbst betrachtet wird, wartet die Arbeit

---

95 GÖRICH, Barbarossa Biographie, S. 370; PONGRATZ, Frieden um jeden Preis, S. 186.

96 SPATARO, La Catastrophe, S. 357–366, zu konsensualer Herrschaft vgl. Bernd SCHNEIDMÜLLER: „Konsensuale Herrschaft. Ein Essay über Formen und Konzepte politischer Ordnung im Mittelalter", in: Paul-Joachim HEINIG/Sigrid JAHNS/Hans-Joachim SCHMIDT/Rainer Christoph SCHWINGES/Sabine WEFERS (Hg.): *Reich, Regionen und Europa in Mittealter und Neuzeit. Festschrift für Peter Moraw*, Berlin 2000, S. 53–87; Stefan WEINFURTER: *Das Reich im Mittelalter. Kleine deutsche Geschichte von 500–1500*, München 2008, S. 99 f.

97 Gottfried von Viterbo: *Quomodo totus exercitus imperatoris Rome egrotavit post casum Romanorum et in feretris miserabiliter rediit*, in: GF, ed. WAITZ, in: MG. SS XXII, S. 321 ff.

mit einer neuen These zum Gedicht des kaiserlichen Kaplans auf. Diese ist, dass sich in dem Gedicht fünf *imagines agentes*, aktive Bilder, nach der Rhetorikschrift *Ad Herennium* verbergen,[98] die nach den fünf Ciceronischen Circumstanzen als Bestandteile einer Gerichtsrede jeweils die Fragen: Wann und was ist geschehen? Auf welche Art und Weise ist es geschehen? Warum ist es geschehen? Welche Rolle kam dem Kaiser zu? Welche Folgen haben daraus zu entstehen? beantworten.

Es soll gezeigt werden, dass das Gedicht mnemonische Triggerworte beinhaltet, die anhand zeitgenössischer Literatur, mit solcher der Mikrokosmos-Makrokosmos-Theorie und mnemonischen Diagrammen in Verbindung gebracht werden müssen. Es handelt sich also, so wird sich herausstellen, um eine kosmologische Verteidigungsrede des kaiserlichen Kaplans für Friedrich I. Barbarossa, die der *Ars memoriae* zugeordnet werden kann. Gottfried von Viterbos *imagines agentes* sind demnach die ersten und wohl komplexesten aktiven Bilder als Ausdruck eines Kulturtransfers von Frankreich in das Reich.

Die These und die somit ihr immanent beizuordnende Methode stellt den Historiker bei der Arbeit mit Gottfrieds Gedicht vor die paradoxe Situation, dessen Gedicht als Quelle nicht aktiv befragen zu können, sondern, im Gegenteil, den mnemonischen Triggern des hochmittelalterlichen Autors folgen zu müssen, was im Wesentlichen eine Form des Meister-Schüler-Dialogs nachahmt, der vom Autor intendiert ist und somit die von diesem angestrebte hochmittelalterliche Didaktik rekonstruierbar macht. Jede *imago agens* wird einzeln betrachtet und in den historischen Kontext eingeordnet. Wo es bildwissenschaftlich geboten ist, erfolgen weitere kunsthistorische Kontextualisierungen zu einzelnen *imagines agentes*. Astronomische Simulationen, die geeignet sind, Gottfrieds astronomische Angaben auf ihren Realitätsgehalt zu überprüfen, vertiefen dabei die Auseinandersetzung mit einzelnen *imagines agentes*. Die Bezugspunkte zur Rhetorikschrift *Ad Herennium* sowie zu anderen genutzten Rhetoriken werden dabei aufgezeigt, was als Ergebnisziel hat, Erkenntnisse über das literarische Arbeiten des Autors zu gewinnen und die Komplexität der von Gottfried kreierten *imagines agentes* aufzuzeigen.

Die These ist, dass, nicht wesentlich anders als zur Zeit der Pandemie im 21. Jahrhundert, Krankheit im Wesentlichen an Herrschaft und Führung

---

98 Rhetorica ad Herennium, ed. NÜSSLEIN, Düsseldorf 1994.

gebunden wird. Die Herrschereigenschaften -tugenden und -qualitäten bzw. ein Mangel an diesen oder denen der Führer wurden, sowohl in einer Gesamtbetrachtung als auch verengt auf partielle Merkmale von Führung, im zeitgenössischen Kontext ursächlich und wesentlich für den Krankheitsausbruch und dessen Verlauf angesehen. Das Schisma und die Zerstörung der kleinen Kirche sind dabei als Katalysatoren für die Auseinandersetzung mit der Erkrankung zu betrachten, doch bilden sie keineswegs die homogene zeitgenössische Ursachenerklärung ab, als die sie bislang betrachtet wurden, und Paschalis III. selbst spielt, anders, als bislang in der Forschung vermutet, in der historiographischen Bewältigung lediglich eine untergeordnete Rolle.

1.3 Die Quellen

Die anscheinend mangelhafte Quellenlage zum Krankheitsausbruch im Jahr 1167 auf dem vierten Italienzug Kaiser Friedrichs I. Barbarossa wurde in der Forschung beklagt. Zu gering sei deren Aussagekraft, beklagte die Forschung, und biete abseits miasmentheoretischer Erzählungen keine neuen Erkenntnisse, nahm dabei in ihrer Untersuchungsfrage aber immer das Erstellen einer retrospektiven Diagnose in den Blick.[99] Tatsächlich ist die Überlieferungssituation für mediävistische Verhältnisse als überaus reichlich zu bezeichnen, über sechzig Berichte sind, die frühneuzeitlichen Überlieferungen eingeschlossen, bereits bislang bekannt (und werden im Laufe der Arbeit noch erweitert),[100] deren Wahrnehmungshorizont ist allerdings sehr unterschiedlich einzuordnen. Allein schon die Quantität der schriftlichen Überlieferungen abseits der beiden Augenzeugenberichte, Gottfrieds von Viterbo und des Lodeser Anonymus,[101] zeugt auch als historiographisches Echo von der enormen Aufmerksamkeit, die das Ereignis bei den Zeitgenossen nach sich gezogen haben muss. Dass das Schisma für dieses Echo ein Katalysator war, daran kann kaum ein Zweifel bestehen. Dem Tross Heinrich VI. ereilte im Jahr 1191 vor Neapel dasselbe Schicksal wie einst dem

---

99 HERDE, Katastrophe vor Rom, S. 145 f.

100 Die Regesta Imperii verzeichnen unter RI, IV, 2 Nr. 1697 nicht weniger als neunundfünfzig als zeitgenössisch zu bezeichnende Berichte.

101 HERDE, Katastrophe vor Rom, S. 143.

seines Vaters, hatte jedoch bei weitem nicht dieselbe historiographische und gesellschaftliche Resonanz.[102]

Die ersten Berichte zu den Ereignissen im Sommer 1167 setzen schon knapp acht Wochen nach dem Ausbruch der Krankheit in Frankreich ein und ziehen sich bis ins 13. Jahrhundert, sehen wir von Abhängigkeiten wie beim Weingartner Stifterbüchlein aus dem 16. Jahrhundert ab.[103] Es finden sich Erwähnungen in Briefen, Chroniken und Annalen, die ebenso die insulare Überlieferung berühren und neben Frankreich, der Republik Genua und Süditalien aus vielen verschiedenen Teilen des Reiches stammen.

Von den annähernd sechzig Quellen, die vom Krankheitsausbruch berichten, gelten lediglich zwei Autoren als Augenzeugen aus dem kaiserlichen Heer: Zum einen gibt es den kurzen Bericht des anonymen Fortsetzers der Chronik Acerbus und Otto Morenas, der nach Acerbus' Tod am 18. Oktober 1167 – auch dieser starb in Folge der Erkrankung im Heer – ab dem Frühjahr 1168 den *Libellus* weiterführte und daher den Notnamen »Lodeser Anonymus« trägt.[104] Die Frage nach dessen Identität ist umstritten und macht sich dabei

---

102 Peter CSENDES: *Heinrich VI. Gestalten des Mittelalters und der Renaissance*, Darmstadt 1993, S. 102 f.

103 Bei der chronologisch ersten erhaltenen Quelle handelt es sich um den Brief Johannes von Salisbury, den dieser aus seinem französischen Exil an Peter den Schreiber nach England sandte, vgl. The Letters of John of Salisbury, Epist. 235, S. 393 f., die chronologisch letzte Erwähnung bildet das Weingartner Stifterbüchlein, WLB Cod. hist. qt. 584, fol. 41r, das auf der ganzseitigen Miniatur Welf VII. (1140–1167) in einem idealisierten Ganzkörperporträt darstellt. In der unteren Rahmung ist zu lesen: *Guelffo der iung und der sibet ist tod also iung by dem kaiser fridrich als er im welschen land mit aine* [m] *grossen volck lag*; die Versoseite desselben Folianten geht näher auf seinen Tod ein, den sie [...] *verhegnusz gots* [...] nennt. Die Pergamenthandschrift ist eine Kopie der Papierhandschrift B 515 Hs. 5b, die im Hauptstaatsarchiv Stuttgart liegt, vgl. Wolfgang IRTENKAUF: „Weingartner Welfenchronik", in: *Stuttgartner Zimelien. Württembergische Landesbibliothek – aus den Schätzen ihrer Handschriftensammlung*, hg. von der Württembergischen Landesbibliothek, Stuttgart 1985, S. 78; Hans Ulrich RUDOLF: „Kostbare Buchmalerei als politisches Manifest. Das Weingartner Stifterbüchlein", in: *Im Oberland*, 1 (2008), S. 11–19.

104 Zur Chronik der Lodesen vgl. Ottos Morena und seiner Fortsetzer Buch über die Taten Kaiser Friedrichs, in: Franz-Josef SCHMALE: *Italienische Quellen über die Taten Kaiser Friedrichs I. in Italien und der Brief über den Kreuzzug Kaiser Friedrichs I.*, (= Ausgewählte Quellen zur deutschen Geschichte des Mittelalters, Bd. XVIIa), Darmstadt 1986, S. 34–239 (zu 1167 vgl. S. 228–231); zum Lodeser Anonymus vgl. SCHMALE: „Einleitung", in: ibid., S. 1–13 (hier S. 10 f.).

im Wesentlichen an den Ereignissen zum Jahr 1167 fest. Franz-Josef Schmale hält es für möglich, dass der Lodeser Anonymus mit Otto Morena identisch ist, den *Libellus* jedoch erst später weiterschrieb, was eine sich im Text zeigende Syntaxverschlechterung durch das Senium erklären würde. Jedoch hält Schmale eine Vater-Sohn-Beziehung andererseits für fraglich, da der Anonymus zum Tod des Acerbus »merkwürdig distanziert«[105] geschrieben habe.[106] Güterbock plädierte deshalb für einen dritten, anonymen Autor.[107]

Der andere Autor, der, wenngleich Mitte der 1180er Jahre erst knapp zwanzig Jahre nach den Ereignissen auf dem Monte Mario, als Augenzeuge über den Ausbruch der Erkrankung berichtete, war der uns nun schon bekannte kaiserliche Notar und Kaplan Gottfried von Viterbo.[108] Innerhalb seiner *Gesta Friderici*, die zu seinem größeren Geschichtswerk, dem *Liber universalis*, gehören, berichtet er in einem in den für ihn typischen Tristichen ausgeführten Gedicht.[109]

Bislang vernachlässigt wurde beim Aspekt der Augenzeugenschaft, dass es einen dritten Teilnehmer am vierten Italienzug Barbarossas gab, der zeitgleich Annalist war: Der Kaplan und Notar Vincenz von Prag, der Autor der zwischen 1167 und 1172 verfassten *Vincentii Pragensis Annales*.[110] Vincenz

---

105 Ibid., S. 10.

106 Ibid.

107 Vgl. Ferdinand Güterbock: „Zur Edition des Geschichtswerks Otto Morenas und seiner Fortsetzer I. Die Überarbeitung der ursprünglichen Fassung“, in: *Neues Archiv der Gesellschaft für ältere deutsche Geschichtskunde*, 48, 1/2 (1930), S. 116–147; vgl. ders.: „Zur Edition Otto Morenas II. Das Lodeser und das Mailänder Werk“, in: *Neues Archiv für ältere deutsche Geschichtskunde*, 49, 1 (1932), S. 126–149.

108 Herde, Katastrophe von Rom, S. 143.

109 Gottfried, GF, ed. Waitz, in: MG. SS XXII, S. 321 ff.; vgl. Georg Waitz: „Die Geschichtsschreiber nach der Zeitfolge geordnet, vom 5. bis zum 16. Jahrhundert. Beschreibung von Handschriften, welche in den Jahren 1839–1842 näher untersucht worden sind“, in: *Archiv der Gesellschaft für Ältere Deutsche Geschichte zur Beförderung einer Gesammtausgabe* [sic] *der Quellenschriften*, Hannover 1876, S. 242–428, hier S. 330 ff.; eine forschungsgeschichtliche Einordnung findet sich in dem ihn betreffenden Analyseabschnitt.

110 Vincentii Pragenses Annales a 1166/1167, ed. Wattenbach, in: MG. SS XVII, S. 658–686, zu den Annalen vgl. G. Grandauer: *Die Jahrbücher von Vincenz und Gerlach* (= Die Geschichtsschreiber der Deutschen Vorzeit), 2, 67, Leipzig 1889, S. V f.; zu Vincenz vgl. Christian Uebach: *Die Ratgeber Friedrich Barbarossas (1152–1167)*, Düsseldorf 2007, S. 133, Anm. 847; vgl. Marie Bláhová: „Vinzenz. 5. Vincenz von Prag“, in: *LexMA*, Bd. 8, München/Zürich 1997, Sp. 1707 f.

stand im Dienst des an der Krankheit verstorbenen Bischofs Daniels I. von Prag,[111] doch erst sein Fortsetzer, Abt Gerlach von Mühlhausen (1165–1228), sollte die Ereignisse näher beleuchten. In der Prager Annalistik sind deshalb sowohl diese als auch die *Annales Pragenses* zu berücksichtigen, die jedoch erst im 13. Jahrhundert entstanden.[112]

Es liegt auf der Hand, dass bei einer solch quantitativ ausgeprägten Überlieferungslage abseits der Augenzeugenberichte weiterhin eine ausgewogene Selektion erfolgen muss, da die Quellen repetitiv untersucht werden und Wiederholungen zu vermeiden sind. Weitere Aufnahme in das Quellencorpus fanden demnach alle zeitgenössischen Berichte, deren Narration sich einerseits in die Analysekategorien einfügt und die, bis auf eine Ausnahme, andererseits nicht später als in der zweiten Hälfte des 13. Jahrhunderts entstanden, insofern die Datierung gesichert ist. Bereits bekannte Abhängigkeiten wurden dabei vernachlässigt, da sich schon bei der Durchsicht zeigte, dass diese zu dem Krankheitsereignis von ihren Abhängigkeiten teilweise abweichen oder Besonderheiten zeigen. Die bekannte Abhängigkeit der zwischen 1340–1350 entstandenen *Chonica Reinhardsbrunnensis*[113] von der ab 1208 entstandenen *Chronica S. Petri Erfordensis moderna*[114] erweist sich, um die Ausnahme zu erklären, als Erweiterung der Erfurter Chronik, wobei die den beiden Chroniken immanente Tonalität des Textes zu den Ereignissen im Jahr 1167 beachtenswert ist.

Für die Qualität des Corpus ist gleichsam zu berücksichtigen, dass der Wahrnehmungshorizont der Quellen möglichst in kaisernahen, proalexandrinischen, territorial sowohl vom Reich entfernten als auch in ihm nahestehenden Berichten zu suchen ist, um eine möglichst ausgeprägte Vielseitigkeit der historiographischen Bewältigungsstrategien vorfinden zu können, die bei zu einseitiger Tendenz nicht gegeben wäre. Der Erkenntnisgewinn durch

---

[111] G. Grandauer, Jahrbücher von Vincenz und Gerlach, S. V f.

[112] Annales Pragenses, ed. Pertz, in: MG. SS III, S. 119–121, zu den Prager Annalen vgl. Wilhelm Wattenbach: *Deutschlands Geschichtsquellen im Mittelalter. Deutsche Kaiserzeit*, hg. von Robert Holzmann, Bd. 1, Heft 4, Berlin 1943, S. 803 f.

[113] Chronica Reinhardsbrunnensis, ed. Holder-Egger, in: MG. SS XXX/1, Hannover 1896, S. 514–656.

[114] Chronica S. Petri Erfordensis moderna, ed. Holder-Egger, in: MG. SS XXX/1, Hannover 1896, S. 354–472, zur Abhängigkeit vgl. Matthias Werner: „Cronica S. Petri Erfordensis moderna", in: *LexMA*, Bd. 3, Stuttgart 1977, Sp. 353.

das so zusammengestellte Quellencorpus besteht darin, in den einzelnen historiographischen Bewältigungsmotiven sowohl Schuldkonstruktionen als auch Schulddekonstruktionen nachweisen zu können, aus deren Betrachtung sich dann wiederum ein Vergleich zwischen den Strategien der Anklage und denen der Verteidigung Friedrichs I. Barbarossas ergeben. Dies impliziert konkludentes Gegenargumentieren der verteidigenden Quellen. Das scheint besonders geboten, da die prokaiserlichen Berichte quantitativ deutlich unterliegen.

Der Kanon der bislang bekannten Überlieferungen zu den Ereignissen im Jahr 1167 konnte im Rahmen der Arbeit erweitert werden. Bislang unbekannt war, dass die vom Historiographen Bernardo Maragone (1108–1188) in den 1180ern verfassten *Annales Pisani* Informationen zur Krankheit im Tross Barbarossas enthalten, die jedoch nicht in der Edition selbst zu finden sind.[115] Die Muratori-Edition beinhaltet jedoch zur Krankheit im kaiserlichen Tross eine in *volgare* verfasste Teiledition in einer Anmerkung, die nach dem aktuellen Forschungsstand näher am Original als der edierte Archetyp selbst ist,[116] und Aufnahme in das Corpus fand.

Vor allem die Annalistik bildet weiterhin die größte Quellengattung in den Überlieferungen, wobei Gattungsname und tatsächliche Quellengattung divergieren können. Dabei lassen diejenigen Berichte, die Opfer in ihrem unmittelbaren oder mittelbaren Umfeld zu beklagen hatten, auf eine intensive historiographische Bewältigungsstrategie schließen. Als unmittelbar betroffen kann der Vater Welfs VII., Welf VI. (1115–1191) gelten, der seinen Sohn im Rahmen des Sterbens im kaiserlichen Gefolge verlor. Wohl an seinem Hof durch einen Weltgeistlichen entstand die *Historia Welforum* nach 1167, deren Berichtszeitraum mit dem Tod seines Sohnes endet, dann aber an dessen Tod in der Steingadener Fortsetzung wieder anknüpft.[117] Matthias

---

115 Bernardo Maragone: Annales Pisani, ed. MURATORI, in: *Raccolta degli storici Italiani dal cinquecento al millecinquecento*, Bd. VI, Teil I, Città di Castelano 1936; die RI verzeichnen sie nicht; zu den Annalen vgl. Richard EGL: „Geschichte für kommunale Eliten. Die Pisaner Annalen des Bernardo Maragone", in: *Quellen und Forschungen aus italienischen Archiven und Bibliotheken*, 89 (2009), S. 63–112.

116 Für die Information danke ich Knut Görich.

117 Matthias BECHER (Hg.): Die Geschichte der Welfen mit der Steingadener Fortsetzung, in: *Ausgewählte Quellen zur deutschen Geschichte des Mittelalters* (= Freiherr vom Stein-Gedächtnisausgabe, Bd. 18), Darmstadt 2007; zur Historia Welforum und dessen anonymen Verfasser vgl. auch Erich KÖNIG: „Der Verfasser der Historia Welforum",

Becher hingegen hält es bezüglich der Abfassungszeit auch für möglich, dass die *Historia* im Umkreis Heinrichs des Löwen entstanden sein könnte, der als Anwärter auf das Erbe Welfs VI. betrachtet wurde.[118]

Auch Autoren mit politischen Beziehungen, Loyalitäten und Abhängigkeiten zum Kaiserhaus oder zu prokaiserlichen Akteuren sind in den Blick zu nehmen. Dass ganz unterschiedliche Bewältigungsstrategien vorzufinden sein können, zeigt die Regensburger Annalistik, die sich im Kloster Prüfening erhalten hat, in den bis ins Jahr 1167 verfassten *Annales Ratisponenes* und deren Supplement *Annalium Ratisponensium supplementum*.[119] Die zeitnah verfasste Annalistik ist darüber hinaus von Belang für die Untersuchung, weil eines der Opfer der Erkrankung im vierten Italienzug der Regensburger Bischof war.[120]

Klosterpolitisch interessant, weil in einem gewissen Abhängigkeitsverhältnis stehend, sind die *Annales Egmundani* aus dem Kloster Egmond.[121] Das Kloster ist eine Gründung der Grafen von Holland und Graf Florens III. (1138–1190) als Parteigänger Barbarossas bekannt.[122] Dieser ist zwar nicht unter den Opfern zu verzeichnen, seine Loyalität zu Barbarossa lässt aber vermuten, dass der Annalist sich deutlich positioniert. Nicht weniger trifft diese Loyalität zum Kaiserhaus auf Abt Isingrim von Ottobeuren († 1180) zu, der gute Beziehungen zu Otto von Freising unterhielt und die Annales *Isingrimi maiores* schrieb.[123] Auch den Annalen des Klosters Didibodenberg, *Annales S. Didibodi*[124], ist eine gewisse politische Beziehung zu Barbarossa zuzutrauen, da dieser in Kontakt

---

in: ders. (Hg.): *Historia Welforum* (= Schwäbische Chroniken der Stauferzeit, Bd. 1), Stuttgart/Berlin 1938, S. VII–XIV.

118 Matthias BECHER: „Welf VI., Heinrich der Löwe und der Verfasser der Historia welforum", in: Karl-Ludwig AY/Lorenz MEIER/Joachim JAHN (Hg.): *Die Welfen. Landesgeschichtliche Aspekte ihrer Herrschaft*, Konstanz 1998, S. 151–172; vgl. auch Hans-Werner GOETZ: *Geschichtsschreibung und Geschichtsbewusstsein im hohen Mittelalter* (= Orbis mediaevalis, Bd. 1), Berlin 2008, S. 361–370 (insbes. S. 362).

119 Annales Ratisponenses, ed. W. WATTENBACH, in: MG. SS XVII, S. 579–590; Annalium Ratisponensium supplementum, ed. F. BAETHGEN, in: MG. SS XXX/2, Leipzig 1934, S. 745–747.

120 Vgl. Josef STABER: *Kirchengeschichte des Bistums Regensburg*, Regensburg 1966, S. 36.

121 Annales Egmundani, ed. G. H. PERTZ, in: MG. SS XVI, S. 442–445.

122 Vgl. P. L. MÜLLER: „Florens III." in: *ADB*, Bd. 7, Leipzig 1877, S. 126.

123 Annales Isingrimi maiores, ed. L. WEILAND, in: MG. SS XVII, Hannover 1861, S. 312–315, vgl. Franz-Josef SCHMALE: „Isingrim", in: *NDB*, Bd. 10, Berlin 1974, S. 196 f.

124 Annales S. Didibodi, ed. WAITZ, in: MG. SS XVII, Hannover 1861, S. 6–30.

mit Hildegard von Bingen stand und das Kloster auf dem Rupertsberg sich kurz vor dem vierten Italienzug noch in Aushandlungsprozessen bezüglich seiner rechtlichen Stellung befand.[125] Die *Chronica regia Coloniensis*, die zwischen 1150–1220 verfasst wurde,[126] deutet, wohl aufgrund der territorialen Nähe, persönliche Beziehungen zum ebenfalls vor Rom verstorbenen Erzbischof von Köln, Rainald von Dassel, an und kontrastiert ihn wiederum mit Daniel von Prag. Ebenfalls aus dem kaisernahen Umfeld, dem Kanonikerstift St. Marien in Aachen, stammen die *Annales Aquenses*, die bis 1169 ursprünglich geführt sind.[127] Wattenbach bezeichnet sie zwar als »nicht sehr bedeutend«,[128] was sicher seiner positivistischen Sicht geschuldet ist, zu den Ereignissen des Jahre 1167 erweisen sie sich aber als gut informiert. Auch die durch Rahewin († 1170/1177) durch Buch III und IV fortgeführten *Gesta Friderici I Imperatoris* des Otto von Freising († 1158) enthalten Informationen zum Krankheitsausbruch, jedoch erst in der nur in einigen Handschriften überlieferten Appendix, die die Jahre 1160–1169 abdeckt und somit deutlich nach dem Tod des Bischofs verfasst wurde.[129] Giese bezeichnet sie als einen »der herausragendsten historiographischen Würfe des 12. Jahrhunderts«.[130] Die Fortführung der *Gesta* durch Rahewin entsprach dem Wunsch Otto von Freisings. Rahewin hatte dem Bischof als Notar und Kapellan gedient.[131]

---

125 Winfried Dotzauer: *Geschichte des Nahe-Hunsrück-Raumes von den Anfängen bis zur Französischen Revolution*, Stuttgart 2001, S. 143.

126 Chronica regia Coloniensis, ed. Waitz, in: MG. SS rer. Germ. in us. schol. 18, Hannover 1880, S. 1–299; Carl August Lückerath: „Coloniensis ecclesia, Coloniensis civitas, Coloniensis terra. Köln in der Chronica regia Coloniensis und in der Chronica S. Pantaleonis", in: *Jahrbuch des kölnischen Geschichtsvereins*, 71 (2000), S. 1–41.

127 Annales Aquenses, ed. Waitz, in: MG. SS XXIV, Berlin 1879, S. 34–39.

128 Wilhelm Wattenbach: *Deutschlands Geschichtsquellen im Mittelalter bis zur Mitte des dreizehnten Jahrhunderts*, Bd. 2, Berlin 1894. S. 414.

129 Rahewini Gesta Friderici I Imperatoris, ed. Waitz, in: MG. SS rer. Germ. in us schol. 46, Hannover 1912, S. 347–351.

130 Martina Giese: „Über die *Gesta Friderici* Ottos und Rahewins von Freising. Anmerkungen zur Editions- und Überlieferungsgeschichte", in: *Mitteilungen des Instituts für österreichische Geschichtsforschung*, 119 (2011), S. 311–330 (hier S. 311).

131 Vgl. Roman Deutinger: *Rahewin von Freising. Ein Gelehrter des 12. Jahrhunderts* (= MGH-Schriften, Bd. 47), Hannover 1999, zur Biographie S. 7–26; J. B. Gillingham: „Why Did Rahewin Stop Writing Gesta Friderici?", in: *The English Historical Review*, 83, 327 (1968), S. 294–303 führt auch das Ende der *Gesta Friderici* auf den Wunsch Ottos von Freising zurück, ohne jedoch die Appendix in den Blick zu nehmen.

Anders als bei Otto sei Rahewins Darstellung des Kaisers noch vorbehaltloser in Bezug auf die herrscherliche Vorbildlichkeit und Heldenhaftigkeit.[132] Beide Werke, das von Otto von Freising und das Rahewins, sind in die *Chronik Ottos von St. Blasiens* eingeflossen.[133] Bei dem Verfasser handelt es sich um einen Mönch aus dem gleichnamigen Schwarzwälder Kloster, wobei in der Forschung die nicht zu beweisende These diskutiert wurde, ob es sich bei dem Autor um den Abt des Klosters handelte.[134] Abgefasst wurde die Chronik in den Jahren 1209–1210.[135] Persönliche Beziehungen sind auch von Sicardus von Cremona (1155–1215) zu Kaiser Friedrich Barbarossa bekannt. Sicardus wurde von Papst Lucius III. zu Friedrich I. geschickt, um ein Treffen zu arrangieren. Ab 1185 war er Bischof von Cremona. Seine Chronik[136] ist eine in die sechs Weltalter eingeteilte Weltgeschichte, die bis ins Jahr 1212 reicht.[137]

Burchard von Ursberg verfasste seine Chronik zwischen 1229 und 1230 abseits des zeitlichen und räumlichen Umfelds Barbarossas,[138] und

---

132 Vgl. DEUTINGER, Rahewin, S. 88–149.

133 Ottonis de Sancto Blasio Chronica, ed. und übers. von Franz-Josef SCHMALE (= Ausgewählte Schriften zur Deutschen Geschichte des Mittelalters, Bd. 18a), S. 16–56; zum Autor vgl. SCHMALE, in: ibid., S. 1–15 (insbes. S. 1–4).

134 Die These findet sich bei H. KOHL (Hg.): *Die Chronik Ottos von St. Blasien* (= Die Geschichtsschreiber der Deutschen Vorzeit, 2. Gesamtausgabe, Bd. 58), Leipzig 1941, S. V f.; vgl. Peter JOHANNEK: „Otto von St. Blasien“, in: *Die deutsche Literatur des Mittelalters*, Verfasserlexikon, Bd. 7, begründet von Wolfgang Stammler, Berlin/New York 1989, Sp. 206–208.

135 A. HOFMEISTER: „Praefatio“, in: MG. SS rer. Germ. in us. schol 47, Hannover 1912, S. XVII–XXII; SCHMALE nimmt eine spätere Entstehungszeit an, die die Identifizierung mit dem Abt auch wieder in die Nähe des Möglichen Rücken würde, gibt aber zeitgleich Hofmeister mit dessen These, es handele sich nicht um den Abt von St. Blasien, Recht, vgl. SCHMALE, Otto von St. Blasien, S. 2.

136 Sicardi episcopi Cremonensis Cronica, ed. HOLDER-EGGER, in: MG. SS XXXI, Hannover 1903, S. 78–131; zu Sicardus vgl. Oswald HOLDER-EGGER: „Einiges zur Quellenkritik der Chronik Sicards“, in: *Neues Archiv der Gesellschaft für ältere deutsche Geschichtskunde*, 29 (1903), S. 471–555.

137 Später wurde sie bis 1222 fortgesetzt, vgl. HOLDER-EGGER, Quellenkritik, S. 473.

138 Burchard von Ursberg: Chronicon, ed. HOLDER-EGGER, in: MG. SS rer. Germ. in us. schol. XVI, Hannover 1916, S. 1–1127, vgl. Norbert BACKMUND: „Burchard von Ursberg“, in: *Die deutsche Literatur des Mittelalters. Verfasserlexikon*, Bd. 1, begründet von Wolfgang Stammler, Berlin/New York 1978, Sp. 1119–1121; vgl. ders.: *Die mittelalterlichen Geschichtsschreiber des Prämonstratenserordens*, München 1972, S. 9, vgl. Wolfgang WULZ: *Der spätstaufische Geschichtsscheiber Burchard von Ursberg.*

zeitgenössisch wurde die Weltchronik nicht rezipiert.[139] Trotzdem handelt es sich bei der Chronik Burchards um eine wichtige Quelle der Reichsgeschichte.[140] Ungefähr zehn Jahre nach den Ereignissen auf dem Monte Mario wurde Burchard geboren und war ab 1215 Probst des Prämonstratenserstifts Ursberg.[141] Nach seinem Selbstverständnis handelt es sich bei seiner Chronik um eine Kaiserchronik, wodurch er Barbarossa in seinem Werk eine besondere Bedeutung beimaß.[142]

Als nicht persönlich mit den Opfern bekannt und wohl auch nicht im französisch-deutschen Spannungsverhältnis stehend sind hingegen die von Caffaro di Rustico da Caschifellone (1080–1166) begonnenen *Annali Genovesi*,[143] die zum Jahr 1167 bereits von einem Fortsetzer, wahrscheinlich vom Kanzler Obertus, der das Werk im Jahr 1169 übernahm, geschrieben worden sein müssen.[144] Bei den Annalen handelt es sich um die offizielle Geschichtsschreibung der Republik Genua. Caffaro bot im Jahr 1152 sein Werk dem Rat der Stadt Genua an. Dieser ließ sie kopieren und hinterlegte sie als offizielles Werk im Gemeindearchiv. Beziehungen zu Kaiser Friedrich I. seitens Caffaro sind bekannt.[145]

Dem gegenüber stehen die proalexandrinischen Beziehungen mit ihren Überlieferungen. Als papstnahe und zwischen dem Ende des 12. bis zum Beginn des 13. Jahrhunderts verfasste Quelle gelten die *Annales Ceccanenses* der Abtei Fossanova aus Ceccano,[146] während die *Annales Cremonenses*, die

---

Persönlichkeit und historisch-politisches Weltbild (= Schriften zur südwestdeutschen Landeskunde, Bd. 18), Stuttgart 1982, S. 22 ff.

139 WULZ, Geschichtsschreiber, S. 217–259.

140 BACKMUND, Ursberg, Sp. 1120.

141 BACKMUND, Geschichtsschreiber, S. 9.

142 WULZ, Geschichtsschreiber, S. 155–163.

143 Annali Genovesi di Caffaro e de'suoi continuatori dal MXCIX al MCCXCII, ed. Luigi Tommaso BELGRANO, in: *Fonti per la Storia d'Italia*, Bd. 1, Rom 1890.

144 Vgl. Richard D. FACE: „Secular History in Twelfth-Century Italy: Caffaro of Genoa", in: *Journal of Medieval History*, 6, 2 (1980), S. 169–184, S. 169–184; vgl. Hans-Werner GOETZ, Geschichtsschreibung und Geschichtsbewusstsein im hohen Mittelalter S. 373–377.

145 Michael MCCORMICK: „Annales Ianuenses" in: Alexander P. KAZHDAN/Alice Mary TALBOT (Hg.): *The Oxford Dictionary of Byzantium*, Vol. 1, New York/Oxford 1991, S. 104.

146 Annales Ceccannenses, ed. PERTZ, in: MG. SS XIX, Hannover 1866, S. 275–302; vgl. Auguste MOLINIER: „Annales Ceccanenses", in: *Les Sources de l'histoire de France. Des origines aux guerres d'Italie. III, Les Capétiens, 1180–1328*, Paris 1903, S. 21.

von 1096–1270 reichen, von verschiedenen Annalisten geschrieben wurden und regionale Ereignisse oder diejenigen, welche sich auf Cremona selbst auswirkten, überliefern.[147] Bei Letzteren steht, wie gezeigt werden wird, nicht die annalistische Narration, sondern die annalistische Konstruktion im Vordergrund der repetitiven Untersuchung. Persönliche Beziehungen unterhielt auch Kardinal Boso, wenngleich nicht mit den Opfern der Erkrankung, sondern als Mitglied des Kardinalskollegiums mit dem Gegenspieler Paschalis' III., Alexander III, dessen Vita er in den *Gesta pontificum Romanorum* (*Liber pontificalis*) niederschrieb und dort auch deutlich Position zu den Ereignissen rund um den Ausbruch der Erkrankung nahm.[148]

Bernhard Zeller bezeichnete die *Historia calamitatum eccleslse Salisburgensis*[149] als »gut informiert«, obwohl der Verfasser kein Augenzeuge sei.[150] »Ausführlich schildert sie [die Historia] aber den Ausbruch und Verlauf der großen Epidemie, die Anfang August über die Einwohner Roms und das kaiserliche Heer hereinbrach.«[151] Doch bereits Schmitz-Esser wies darauf hin, dass der Autor des Berichts aus dem Umfeld des proalexandrinisch gesonnen Salzburger Erzbischofs stamme und somit eine ausgeprägte Tendenz vermutet werden kann.[152]

Proalexandrinische Tendenz kann auch für die Chronik aus Faenza des Magisters und Diakons Tolosanus († 1226) angenommen werden.[153] Seine Chronik ist die früheste städtische Geschichtsschreibung der Emilia-Romagna.[154] Darüber hinaus war Faenza Mitglied des Lombardischen

---

147 Annales Cremonenses, ed. Holder-Egger, in: MG. SS XXXI, Hannover 1903, S. 1–21, zu den Annalen vgl. Oswald Holder-Egger: „Annales Cremonenses", in: MG. SS XXXI, S. 1–3.

148 Boson: Alexandre III, Le Liber Pontificalis. Texte, introduction et commentaire, Bd. 2, ed. Louis Duchesne, Paris, 1955, S. 351–446; zu den Ereignissen vgl. auch Schmitz-Esser, Leichnam im Mittelalter, S. 243.

149 Historia calamitatum ecclesiae Salisburgensis, ed. u. übers. von Bernhard Zeller, in: Herwig Wolfram (Hg.): *Quellen zur Salzburger Frühgeschichte*, Wien/München 2006, S. 298–319.

150 Bernhard Zeller: Historia calamitatum ecclesiae Salisburgensis, S. 272.

151 Ibid.

152 Schmitz-Esser, Leichnam im Mittelalter, S. 243.

153 Vgl. Gianlucca Raccagni: „The Crusade Against Frederick II: A Neglected Piece of Evidence", in: *The Journal of Ecclesiastical History*, 67, 4 (2016), S. 721–740 (hier S. 722).

154 Augusto Vasina: „Medieval Urban Historiography in Western Europe", in: Deborah Mauskopf Deliyannis (Hg.): *Historiography in the Middle Ages*, Leiden/Boston 2003, S. 317–352 (hier S. 320).

Städtebundes, sodass sich eine gegen Barbarossa gerichtete Historiographie bereits vermuten lässt.[155]

Aus der französischen Historiographie des 12. Jahrhunderts stammt die Fortsetzung der Geschichte der Franzosen des Aimonus, *Ex Aimoni continuatione Sangermanensi*,[156] die in der Abtei Saint-Germain-des-Prés verfasst wurde. Aus der Normandie hingegen stammt die vom Abt des Klosters Mont-Saint-Michel, Robert von Torigni (1110–1186), verfasste Chronik.[157] Auch die Chronik Wilhelm Godells, der Mönch in Saint-Martial in Limoges war und sie bis ins Jahr 1173 schrieb, kann zur französischen Historiographie gezählt werden.[158]

Drei Annalen aus der insularen Überlieferung berichten von den Ereignissen rund um den Krankheitsausbruch im kaiserlichen Heer. Die Annalen von Tewkesbury[159] wurden im Zeitraum von 1200–1263 von verschiedenen Händen der gleichnamigen Benediktinerabtei in Gloucestershire geschrieben. Die Winchecombe Annalen sind eine Kompilation, die um 1240 in der Benediktinerabtei Winchecomb entstand, und hängen von den Annalen von Tewkesbsury ab.[160] Ebenso aus insularer Überlieferung des

155 Zur Historiographie des Tolosanus und dem Konflikt zwischen dem Kaiser und dem Städtebund vgl. ibid., S. 317–352.

156 Ex Aimoini Continuatione Sangermanensi, ed. WAITZ, in: MG. SS XXVI, Hannover 1882, S. 151 f.; zur Fortsetzung vgl. Georg WAITZ, in: ibid., S. 151.

157 Roberti di Monte Chronica, ed. BETHMANN, in: MG. SS VI, Hannover 1843, S. 475–535; vgl. Ludwig BETHMANN: "Roberti di Monte Chronica", in: ibid., S. 475 f.; vgl. Karl SCHNITH: "Robert v. Torigny", in: *LexMA*, Bd. 7, München 1995, Sp. 912 f.

158 Ex Chronico quod dicitur Willelmi Godelli, ed. HOLDER-EGGER, in: MG. SS XXVI, Hannover 1882, S. 195–198, zur Chronik vgl. Oswald HOLDER-EGGER, in: ibid., S. 195.

159 Ex Annalibus Teokesburiensibus, ed. LIEBERMANN/PAULI, in: MG. SS XXVII, Hannover 1885, S. 4654–470, zu den Annalen vgl. Melissa POLLOCK: „Tewkesbury Annals" in: Grame DUNPHY/Christian BATU (Hg.): *Encyclopedia of the Medieval Chronicle*, seit 2016 online geführt (https://referenceworks.brillonline.com/entries/encyclopedia-of-the-medieval-chronicle/tewkesbury-annals-SIM_02406, zuletzt aufgerufen am 20.11.2023).

160 Ex Annalibus Winchecombensibus, ed. PERTZ, in: MG. SS XXVII, Hannover 1885, S. 481; zu den Annalen Paul Anthony HAYWARD: „Later Winchecombe Annals", in: Grame DUNPHY/Christian BATU (Hg.): *Encyclopedia of the Medieval Chronicle*, seit 2016 online geführt (https://referenceworks.brillonline.com/entries/encyclopedia-of-the-medieval-chronicle/later-winchcombe-annals-SIM_000971?s.num=23&s.rows=50&s.start=20, zuletzt aufgerufen am 20.11.2023).

12. Jahrhunderts stammen die Annalen der schottischen Zisterze Melrose, einer Filiation Rievaulxs.[161]

In grundsätzlicher Abhängigkeit voneinander bis zum Jahr 1179 werden die *Annales Babenbergenses* und die *Annales Augustani minores* gesehen, da letztere eine Bearbeitung der ersteren darstellen.[162] Dieser Befund lässt sich zum Untersuchungsgegenstand nicht feststellen.[163] Immer wieder in der Forschung zu 1167 wurden die von Lambertus Waterlos bis ins Jahr 1170 in Cambrai geschriebenen *Annales Camerascenses* bemüht und dabei miasmentheoretisch oder ähnlich einer Ereignisschilderung gesehen,[164] weshalb sie unbedingt in das Corpus aufzunehmen sind. Zur selben Diözese, Cambrai, gehören die aus dem Kloster Laubach stammenden *Annales Laubienses*, deren originärer Berichtszeitraum bis 1054 geht und die später bis ins Jahr 1605 fortgesetzt wurden.[165]

Der Augustinerchorherr Magnus von Reichersberg († 1195) knüpft mit seiner *Chronica*[166] an die älteren Annalen Reichersbergs an und führt sie ab dem Jahr 1167 bis zu seinem Tod. In der Forschung gilt sein Bericht bislang als nicht maßgeblich für die Datierung des Ausbruchs.[167] Holzfurtner gibt

---

161 Ex. Annales Melrosensibus, ed. Felix LIEBERMANN/Reinhold PAULI, in: MG. SS XXVII, Hannover 1885, S. 432–442; zu den Annalen, vgl. Reinhold PAULI, in: ibid., S. 432; die Ruine der Abtei gehört heute zu den Sehenswürdigkeiten Schottlands, vgl. Walter SCOTT: *Melrose Abbey. The Border Antiquities of England and Scotland*, Cambridge 2012, S. 96–98.

162 Ibid., S. 385, vgl. Michael MÜLLER: *Die Annalen und Chroniken im Herzogtum Bayern 1250–1314* (= Schriftenreihe zur bayerischen Landesgeschichte, Bd. 77), München 1983, S. 225 f.

163 In den Bamberger Annalen ist der Berichtszeitraum zwischen 1158 und 1170 nicht aufgeführt.

164 Annales Camerascenses, ed. PERTZ, in: MG. SS XVI, S. 510–554; vgl. WATTENBACH, Geschichtsquellen 2, S. 168; vgl. HERDE, Katastrophe vor Rom, S. 146, vgl. GÖRICH, Barbarossa, Biographie, S. 419.

165 Annales Laubienses, ed. G. H. PERTZ, in: MG. SS IV, Hannover 1841, S. 9–28, zur Annalistik vgl. Wilhelm WATTENBACH/Robert HOLTZMANN: *Deutschlands Geschichtsquellen im Mittelalter. Deutsche Kaiserzeit*, Bd. 1/1, Berlin 1938, S. 139.

166 Chronica Collecta a Magno Presbytero, ed. WATTENBACH, in: MG. SS XVII, Hannover 1861, S. 476–534.

167 HERDE, Katastrophe vor Rom, nutzt ihn nicht.

an, dass die Chronik erst ab 1171 selbstständige Nachrichten enthielte,[168] zum Krankheitsausbruch lässt sich das nicht bestätigen.

Der Entstehungszeitraum der *Chronica Fuldensis*[169] ist umstritten, da sie lediglich fragmentarisch aus einer Abschrift des 14. Jahrhunderts erhalten war und die Fragmente zudem 1944 verbrannten. Innerhalb der anhand von Fotoaufnahmen der Fragmente teilrekonstruierten Chronik finden sich solche zum Berichtszeitraum 1164–1171. Freise plädiert dafür, dass sie eine annalistische und fortschreitende Kombination aus Weltchronik und Klosterchronik gewesen seien, die zudem den Übergang von liturgischen Totenannalen zur historischen Totenchronistik verdeutlichen, da in ihnen auch das Versterben der Fuldaer Mönche aufgenommen wurde.[170] Diese Art der Geschichtsschreibung sei aber im 14. Jahrhundert nicht mehr üblich gewesen, sondern lässt darauf schließen, dass sie ursprünglich und ab der zweiten Hälfte des 11. Jahrhunderts geführt worden seien.[171]

Aus dem Kloster der sogenannten kaiserlichen Weihnachtspfalz Pöhlde, die sich jedoch seit 1158 im Besitz Heinrichs des Löwen befand,[172] stammen die *Annales Palidenses*,[173] die von der Schöpfung bis ins Jahr 1182 reichen und daher eine Weltchronik darstellen. Sie entstanden zwischen 1164 und 1340. Der Annalist beruft sich auf einen Theodor, der lange als Schreiber und Kompilator des Werkes angesehen wurde, obwohl, so Goetz, es sich wohl eher um einen unbekannten Prämonstratensermönch handelte.[174] Den Annalen

---

168 Ludwig HOLZFURTNER: „Magnus von Reichersberg“, in: *NDB*, Bd. 15, Berlin 1987, S. 671–672.

169 Chronica Fuldensis. Die Darmstädter Fragmente der Fuldaer Chronik (Archiv für Diplomatik, Beiheft 1), ed. HEINEMEYER, Köln/Wien 1976.

170 Zur Fragmentforschung und -rekonstruktion vgl. W. HEINEMEYER: Chronica Fuldensis, in: ibid., S. 19–21; vgl. Eckhard FREISE: „Kalendarische und annalistische Grundformen der Memoria“ in: K. SCHMID/J. WOLLASCH (Hg.): *Der geschichtliche Zeugniswert des liturgischen Denkens im Mittelalter* (= Münstersche Mittelalter-Schriften, Bd. 48), München 1984, S. 441–562 (hier S. 562–563).

171 Ibid.

172 Zur Geschichte der Pfalz vgl. Markus C. BLAICH: „Pfalz Pöhlde – Palithi“, in: *Nachrichten aus Niedersachsens Urgeschichte*, 84 (2015), S. 125–127.

173 Annales Palidenses, ed. G. H. PERTZ, in: MG. SS XVI, Hannover 1859, S. 51–96.

174 Hans-Werner GOETZ: „‚Konstruktion der Vergangenheit‘. Geschichtsbewusstsein und ‚Fiktionalität‘ in der hochmittelalterlichen Chronistik, dargestellt am Beispiel der Annales Palidenses“, in: ders. (Hg.): *Vorstellungsgeschichte. Gesammelte Schriften*

wurde Fiktionalität unterstellt, da sie sagenhaft seien und Erzählungen enthalten würden, die in ihrer Historiographie von der Ereignisgeschichte abwichen.[175] Hans-Werner Goetz zeigte an ihrem Beispiel auf, dass der Wahrheitsanspruch der Annalen jedoch nicht auf der Ereignisgeschichte, sondern auf einer moralisierenden Deutung der Vergangenheit liegt, aus der Lehren gezogen werden sollen. Die Motive der Gerechtigkeit und des Gottvertrauens stehen bei der annalistischen Auseinandersetzung dabei in der Pöhlder Annalistik im Vordergrund.[176]

Bis 1316, jedoch zwischen 1148 bis zum Ende des Berichtszeitraums originär geführt sind die *Annales Parchenses* aus dem Stift Parc.[177] Aus Piacenza stammen die *Annales Placentini Gibellini*, deren Berichtszeitraum von 1154–1284 reicht.[178] Der Autor ist unbekannt, jedoch gibt Pertz an, ihn mit Muzio von Monza identifizieren zu können.[179] Ebenfalls in Piacenza, dort vom Notar Johannes Codagnellus (1145–1235), wurden die *Annales Placentini* verfasst.[180]

Zuletzt ist das Geschichtswerk Alberts von Stade zu nennen († 9. Februar 1264), die *Annales Stadenses*.[181] Bereits im Jahr 1204 begann er seine historiographische Arbeit an den Annalen, die den Charakter einer Weltchronik haben, bevor er im Jahr 1232 Abt des Klosters Sankt Marien in Stade

---

zu Wahrnehmungen, Deutungen und Vorstellungen im Mittelalter, Bochum 2007, S. 523–546.

175 Julius Paul Voigt: *Die Pöhlder Chronik und die in ihr enthaltenen Kaisersagen*, Halle 1879.

176 Goetz, Konstruktion der Vergangenheit.

177 Annales Parchenses, ed. G. H. Pertz, in: MG. SS XVI, Hannover 1859, S. 598–608; Wilhelm Wattenbach: Deutschlands Geschichtsquellen im Mittelalter bis zur Mitte des dreizehnten Jahrhunderts, Bd. 2; Berlin 1894, S. 387.

178 Annales Placentini Gibellini, ed. Pertz, in: MG. SS XVIII, Hannover 1863, S. 411–457.

179 Auguste Molinier: „Annales Placentini Gibellini (1154–1284)“, in: *Collections numériques de la Sorbonne*, 3 (1903), S. 168–169.

180 Iohannis Codagnelli Annales Placentini, ed. Holder-Egger, in: MG. SS rer. Germ. in us. schol 23, Hannover 1901, S. 1–116; zu Codagnellus und seiner Historiographie vgl. Oswald Holder-Egger: „Über die historischen Werke des Johannes Codagnellus von Piacenza“, in: *Neues Archiv der Gesellschaft für ältere deutsche Geschichtskunde*, 16 (1891), S. 253–346, 575–609.

181 Albert von Stade: Annales Stadenses, ed. J. M. Lappenberg, in: MG. SS XVI, Hannover 1859, S. 283–374.

wurde. Später, im Jahr 1240, und nachdem er sich ausgiebig um klösterliche Reformen bemüht hatte, wechselte er in das Kloster St. Johannis in Stade und wurde Franziskaner. Maeck geht davon aus, dass dieser Ordenswechsel auch stattfand, damit sich Albert seiner literarischen Produktion widmen konnte.[182]

---

[182] Vgl. W. WATTENBACH/F. J. SCHMALE: *Deutschlands Geschichtsquellen im Mittelalter. Vom Tode Kaiser Heinrichs V. bis zum Ende des Interregnum*, Bd. 1, Darmstadt 1976, S. 423–426; zu Albert vgl. Gerda MAECK: *Die Weltchronik des Albert von Stade. Ein Zeitzeugnis des Mittelalters. Studien zur Geschichtsschreibung Alberts von Stade,* Norderstedt 2001.

Friedrich I. Barbarossa zwischen Kirchenspaltung, Krieg und Krankheit

2.1 Der lange Weg nach Rom

Die Herrschaft Kaiser Friedrichs I. Barbarossas wurde durch die Entstehung der oberitalienischen Kommunen und das Alexandrinische Schisma geprägt; ein Umstand, der die Ressourcen des Kaisers über Jahrzehnte band. Insgesamt sechs Italienzüge sollte Barbarossa während seiner Herrschaft unternehmen und sowohl die Italienpolitik als auch die Auseinandersetzung mit dem Papsttum seine Regierungszeit überschatten.[183] Das Verhältnis zwischen dem Reich und dem Papsttum war keine neue Aufgabenstellung, die erst unter König Friedrich I. ausgehandelt wurde. Schon Barbarossas Vorgänger, Konrad III. (1093–1152), hatte mit Papst Eugen III. (1080–1153) die Haltung gegenüber dem Normannenreich und Rom verhandelt, was den Ausgangs- und

[183] Vgl. Hüseyin Eryüzlu: *Die Italienpolitik Friedrich Barbarossas und die Auseinandersetzung mit der Kurie*, Hamburg 2009, (hier S. 5), vgl. Penelope Nash: „Italy and her (German) Invaders. Otto III's and Frederick Barbarossa's Early Tours of Italy – Pomp, Generosity and Ferocitiy", in: Christopher Heath/Robert Houghton (Hg.): *Conflict and Violence in Medieval Italy 568–1154*, Amsterdam 2022, S. 243–264.

Anknüpfungspunkt der Gesandtschaft Barbarossas bildete, die beim Papst die Verhandlungen neu aufnahmen.[184]

Im März 1153 hielt Friedrich I. einen Hoftag in Konstanz ab, auf dem er die Einigung der Unterhändler als bindend im sogenannten Konstanzer Vertrag anerkannte. Die Übereinkunft der beiden Parteien besagte, dass dem Kaiser von Byzanz in Italien kein Land zuzugestehen sei und er, sollte es zu einer Invasion kommen, zu vertreiben sei. Ferner verpflichtete sich der junge König in Gegenseitigkeit, ohne Konsens und Willen der römischen Kirche mit Roger II. (1095–1154) oder den Römern keinen Frieden zu schließen und den Papst dabei zu unterstützen, die Römer, die kommunale Bestrebungen hatten, dem Papst zu unterwerfen. Der *honor papatus* sollte vom König verteidigt werden, im Gegenzug versprach der Papst, den *honor imperii* aufrechtzuerhalten und Friedrich I. zum Kaiser zu krönen.[185]

Doch neben dieser, wie Görich es ausdrückt, »vertrauensbildenden Maßnahme«[186] zwischen den beiden Schwertern kam es zu einer unerwarteten Konfrontation des Kaisers mit der Situation in Oberitalien. Dort waren seit dem 11. Jahrhundert die Kommunen aufgestiegen und hatten mit der Einführung der kommunalen Selbstverwaltung durch Konsuln, die die Rechtsprechung und die Befehlsgewalt über die städtischen Milizen ausübten, die bischöfliche Macht überwunden. Gleichzeitig kam es zu Expansionsbestrebungen der Kommunen, die nun anfingen, ihre Machtstellung auf weniger mächtige Orte in ihrem Umland und auf den dort ansässigen Landadel auszuweiten. So hatte Mailand im Jahr 1111 Lodi und 1121 Como unterworfen, was jedoch zu keiner Reaktion aus dem Reich geführt hatte. Doch nun standen zwei Kaufleute aus Lodi auf dem Hoftag in Konstanz vor dem König und erhoben Klage. Otto Morena, der Notar aus Lodi, dessen Fortsetzer später einer der Augenzeuge zu den Ereignissen auf dem Monte Mario werden sollte, berichtet von der emotionalen Proskynese und Unterwerfung der beiden Lodeser Vertreter, die dem Herrscher das Unrecht, unter dem sie litten, vor Augen führen sollte. „Sie gingen also sofort in eine Kirche, nahmen von dort zwei sehr große Kreuze auf die Schultern, traten vor den König und die übrigen

---

184 Görich, Barbarossa, Biographie, S. 224.
185 Ibid.
186 Ibid.

Fürsten und warfen sich mit großer Trauer zu Füßen des Königs nieder."[187] Die beiden Kaufleute beklagten, dass die Mailänder die Lodesen aus ihrer Stadt vertrieben hätten, viele der Einwohner getötet, sie beraubt und nun auch noch den im Vorort eingerichteten Markt verboten hätten.[188] Friedrich I. ließ daraufhin einen Brief aufsetzen und schickte einen Boten nach Mailand.[189]

Der Brief verfehlte seine Wirkung. Die Konsuln sollen, nachdem sie den Brief gelesen hatten, diesen zerknüllt, auf den Boden geworfen und ihn vor aller Augen mitsamt dem königlichen Siegel zertreten haben.[190] Damit hatten die Mailänder den königlichen Gehorsamsanspruch und zudem mit dem demütigenden Treten des Siegels den *honor imperii* empfindlich verletzt. Diese Beleidigung musste geahndet werden, und so zog Barbarossa im Herbst des Jahres 1154 gen Süden.[191]

Nicht weit von Piacenza, auf den roncallischen Feldern, hielt Barbarossa Hoftag und empfing Gesandte aus vielen Städten, die ihm zum Zeichen ihrer Anerkennung auch exotische Tiere wie Löwen, Straußen und Papageien schenkten. Auch Mailand wollte sich dem öffentlichen Charakter der Performanz des Schenkens anschließen und brachte dem König eine goldene Schale voller Silbermünzen – die der König aber ablehnte, da das der öffentlichen Zurschaustellung königlicher Huld gegenüber Mailand gleichgekommen wäre. Die Konsuln durften den Treueid leisten und in einem

---

187 *Statimque in quandam ecclesiam introeuntes duasque inde maximas cruces ad humeros levantes coram ipso rege ceterisque principibus adierunt et pedibus ipsius regis cum ipsis crucibus prostrati sunt maxime lugentes*, Otto Morena, Libellus, S. 36; GÖRICH, Barbarossa Biographie, S. 226 f.

188 [...] *conquerimur de Mediolanensibus, qui nos ac omnes cives de Laude, qui vestri eramus, olim de ipsa civitate Laude iniuste expulerunt ac omnes maiores nostros, tam masculos quam feminas, expoliaverunt et multos etiam ex ipsis interficientes ipsam civitatem nostram penitus destruxere.* [...] *iam dictum mercatum de burgo Placentino, in quo prius fieri solitum fuerat, abstulerunt et in quodam campo aperto, ubi nullus habitabat*, ibid., S. 36–38.

189 GÖRICH, Barbarossa, Biographie, S. 229.

190 [...] *ipsas litteras pariter cum ipsarum ssigillo in terram proiecterunt ac pedibus suis fregerunt atque animiter irruentibus* [...], Otto Morena, Libellus, S. 42; GÖRICH, Barbarossa, Biographie, S. 229 f.; der Wahrheitsgehalt Ottos Aussage ist in der Forschung umstritten, vgl. Johannes LAUDAGE: *Friedrich Barbarossa (1152–1190)*, Regensburg 2009, S. 47–49 und S. 59, 158, der darin eine ätiologische Sage sieht; vgl. Wolfgang STÜRNER: *Die Staufer. Eine mittelalterliche Herrscherdynastie, Bd. 1: Aufstieg und Machtentfaltung (975–1190)*, Stuttgart 2020, S. 136.

191 GÖRICH, Barbarossa, Biographie, S. 232 f.

gemeinsamen Bündnis, das mit der Zahlung von 4.000 Mark Silber verbunden war, stellte Barbarossa die Anerkennung des Status quo in Aussicht. Der König zog weiter nach Monza, um sich dort zum König des italischen *regnum* krönen zu lassen, und forderte die Mailänder Konsuln auf, ihn zu begleiten. Drei Tage lang sollen die Mailänder das königliche Heer durch verödete Gegenden geführt und den Verkauf von Waren verweigert haben. Das Heer hungerte, und Barbarossa schickte die Konsuln Mailands fort und ließ die Burg Rosate plündern.[192]

Um den königlichen Zorn zu beschwichtigen, zerstörten die Mailänder das Haus des Konsuls, doch dies milderte die erneute Ehrverletzung des Herrschers nicht, der eine bedingungslose Unterwerfung unter sein Gericht verlangte. Mailand verweigerte auch dies und verletzte damit erneut den *honor imperii*. Die mit Mailand verbündeten Städte Pavia und Tortona wurden ebenfalls geladen, doch auch Tortona verweigerte den Ladungsgehorsam und hoffte zudem auf die Überlegenheit der verbündeten Mailänder. Barbarossa belagerte Tortona, das sich, obwohl es sich erfolgreich verteidigte, letztendlich ergab. Der König sicherte zwar zu, dass nach erfolgter Unterwerfung der Stadt die Huld wieder hergestellt sei, doch schon einen Tag nach der Unterwerfung stürmten die Pavesen, die sich mit dem König verbunden hatten, die Stadt zum Plündern und um sie zu zerstören.[193]

Mittlerweile war Eugen III. verstorben, und der nur sehr kurzen Amtszeit Anastasius IV. (1153–1154) schloss sich das Pontifikat Hadrians IV. (1154–1159) an. Aufgrund der kommunalen Bestrebungen Roms wich der Papst nach Viterbo aus. Die Fortführung des Konstanzer Vertrags beschließen zu wollen, führte zu einem vereinbarten Treffen zwischen Hadrian IV. und Friedrich I., das in einem Eklat mündete. Zwischen Sutri und Nepi wurde der Treffpunkt vereinbart, doch der Papst musste feststellen, dass der König ihm den zeremoniellen Stratordienst verweigerte, weshalb ihm der Papst den Friedenskuss versagte, auch wenn Barbarossa den Zügel- und Bügeldienst geleistet hatte. *Honor papatus* und *honor imperii* gerieten so zu einer Rang- und Hierarchiefrage, denn es war nicht festgelegt, wie weit der Herrscher dem Papst entgegenzugehen und ihn zu führen hatte. Es kam zu einer Neuinszenierung der Begegnung,

---

[192] GÖRICH, Biographie, S. 232 f.

[193] GÖRICH, Barbarossa, Biographie, S. 231–239.

wo der König das Pferd des Papstes so weit, wie ein Stein geworfen wird, geführt haben soll.[194]

Papst und König zogen dann gemeinsam nach Rom, wo ihn Hadrian IV. am 18. Juni 1155 zum Kaiser krönte. Kurz danach kam es zum Aufstand der städtischen Römer, den das Heer Barbarossas nicht vollständig niederschlagen und somit die Verpflichtungen aus dem Konstanzer Vertrag nicht erfüllen konnte. Der Papst und der König flohen aus der Stadt.[195]

Der erste Italienzug des Königs, nun Kaiser, endete mit der Einnahme Spoletos und einem Überfall auf die Kaiserlichen im Etschtal, sodass die Bestrebungen Barbarossas, gegen die Normannen zu ziehen, vor dem Hintergrund der Spannungen in Italien in den Hintergrund rückten. Drei Jahre blieb der Kaiser nördlich der Alpen. Im Juni 1156 heiratete er Beatrix von Burgund (1140–1184), von seiner ersten Gemahlin, Adela von Vohburg, war er wegen zu naher Verwandtschaft geschieden worden, und verfügte nun zusätzlich über die Grafschaft Burgund. Beatrix war gebildet, konnte lesen und schreiben und öffnete den Hof für literarische Einflüsse aus Frankreich.[196] Doch die Schmach des ersten Italienzuges war darüber nicht vergessen und der zweite Italienzug wurde geplant.

Es erwies sich für den Kaiser als nicht ganz einfache Aufgabe, ein schlagkräftiges Heer dafür zusammenzustellen, wobei vor allem die Aussicht auf zumeist monetäre Belohnungen die künftigen Mitstreiter motivieren sollte, was gelang. Darüber hinaus erhöhte sich für Barbarossa der Handlungsdruck, denn erneut klagten vor ihm oberitalienische Städte, Como, Lodi, Bergamo und Pavia, durch Abgesandte über die mailändischen Übergriffe, Brescia entzog sich der Gehorsamspflicht, mit Bergamo Frieden zu halten, und der Kaiser kam unter Zugzwang. Erneut waren damit die Ehre des Reiches und die Majestas beleidigt worden, und so wurde auf den Hoftagen von Fulda oder Worms im Jahr 1157 für den Heerzug geworben.[197]

Zwischenzeitlich hatte sich das Verhältnis zwischen den Normannen und Papst Hadrian IV. grundlegend geändert, was wiederum nicht ohne Auswirkungen auf dasjenige zwischen Kaiser Friedrich I. und dem Papst

---

194 Ibid., S. 246.
195 Ibid., S. 249.
196 Ibid., S. 260 f.
197 Ibid., S. 267.

bleiben konnte.[198] Wilhelm I. (1122–1166) hatte die bei Ancona gelandeten Byzantiner zurückgeschlagen und so seine Machtposition so weit ausgebaut, dass er Hadrian IV. den Frieden zu seinen Bedingungen diktieren konnte. Im Frieden von Benevent leistete Wilhelm I. den Treueid und Lehnseid gegenüber dem Papst und bekam dafür das Königreich Sizilien, das Herzogtum Apulien sowie das Fürstentum Capua als Lehen. Damit war der Konstanzer Vertrag gebrochen worden, der besagt hatte, dass jeweils der Papst oder Barbarossa einem Frieden der Gegenseite hätte zustimmen müssen, wieder war der *honor imperii*, diesmal durch den Papst, befleckt worden.[199]

Um Komplikationen zu vermeiden, entsandte Hadrian IV. eine Legation an den kaiserlichen Hof. Unter den Gesandten befand sich auch der Kanzler des Papstes, Roland Bandinelli, der zusammen mit Kardinal Bernhard im Oktober 1175 am Hof in Besançon eintraf und später als Papst Alexander III. das große Gegengewicht im Schisma werden würde.[200] Dort traf er auf Rainald von Dassel, der seit 1156 Kanzler war, und dessen Aufgaben in der Beratung des Kaisers sowie der »Interpretation und Bearbeitung der politischen Korrespondenz«[201] lagen. Es kam zum Eklat, als Rainald von Dassel den päpstlichen Brief, den die Legaten übergeben hatten, öffentlich übersetzt verlas. Neben der scharfen Anklage durch Hadrian IV., dass der schwedische Erzbischof gefangen gehalten wurde, weil es zu sich diametral gegenüberstehenden Zielen und konträren Haltungen über den Primat von Schweden gekommen war, was in der Schärfe der Anklage die Herrscherpflichten des Kaisers berührte, löste bereits Empörung aus. Diese steigerte sich noch, als Rainald verlas, der Papst habe außer der Kaiserkrone *maiora beneficia*[202]

---

198 Vgl. Roman Deutinger: „Kaiser und Papst: Friedrich I. und Hadrian IV.", in: Jürgen Dendorfer/ders.: *Das Lehnswesen im Hochmittelalter: Forschungskonstrukte – Quellenbefunde – Deutungsrelevanz*, Ostfildern 2010, S. 329–346.

199 Ibid., S. 268 f.; vgl. Hartmut Hoffmann: „Langobarden, Normannen, Päpste. Zum Legitimationsproblem in Unteritalien", in: *QFIAB*, 58 (1978), S. 137–180.

200 Vgl. Verena Schweizer: „Königstreues Zentrum in Burgund? Besançon und Friedrich I. Barbarossa", in: Jessica Nowak/Jens Schneider/Anne Wagner (Hg.): *Ein Raum im Umbruch? Herrschaftsstrategien in Besançon im Hochmittelalter*, Wien 2019, S. 125–132.

201 Heinrich Appelt: *Die Urkunden Friedrichs I. Einleitung*, Hannover 1975, S. 16; Görich, Barbarossa, Biographie, S. 270.

202 Das Schreiben ist von Rahewin inseriert, [...] *Neque tamen penitet nos tuae desideria voluntatis in omnibus implevisse, sed, si maiora beneficia excellentia tua de manu nostra suscepisset, si fieri posset, considerantes, quanta aecclesiae Dei et nobis per te incrementa*

erhalten, was mit „noch größere Lehen“ übersetzt wurde und den Kaiser als Lehensmann des Papstes erscheinen ließ.[203] Zudem waren am Hof Fresken aus dem Lateranpalast bekanntgeworden, die die Krönung Lothars III. zeigten und ihn als Mann des Papstes bezeichneten, was ebenfalls auf den Ausdruck eines Abhängigkeitsverhältnisses des Kaisers vom Papst schließen ließ. Die Empörung war perfekt, und die Legaten wurden des Hofes verwiesen. Für den Kaiser war, erneut, der *honor imperii*, für den Papst hingegen mit der Behandlung seiner Legation gar der *honor Dei* verletzt worden.[204]

Im Sommer des Jahres 1158 belagerte der Kaiser Mailand und unternahm auch einen weiteren Versuch, das vier Jahre zuvor nicht durchzusetzende Gerichtsverfahren erneut aufzunehmen. Gesandte Mailands versuchten, die Huld des Kaisers mit Geldgeschenken wiederzuerlangen, scheiterten jedoch. Das Heerlager wurde im von Mailand zerstörten Lodi aufgeschlagen, und die Lodesen erhielten vom Kaiser mit dem von ihnen gewählten Monteghezzone einen Ort, um Neu-Lodi gründen zu können. Vor Mailand, vor dessen sieben Toren jeweils sieben Heerlager errichtet wurden, kam es zu einzelnen Gefechten, doch nicht zu einer Entscheidung. Das Umland war weitestgehend verlassen, die Bewohner hatten sich in die Stadt geflüchtet. Weder konnte Mailand der Belagerung ewig standhalten noch Barbarossa die Stadt endlos belagern. Es kam zu Friedensverhandlungen, die besagten, die Mailänder Konsuln hätten barfuß und mit blanken Schwertern über ihren Nacken, die die eigentlich verdiente Strafe andeuten sollten, vor dem Kaiser zu erscheinen, was in einer öffentlichen Prozession auch geschah. Mailand erlangte die Huld des Kaisers vorerst wieder.[205]

Zudem fand vom 11. November bis zum 26. November 1158 auf den roncallischen Feldern der Reichstag von Roncaglia statt, der die königlichen Herrschafts- und Rechtsansprüche gegenüber den Kommunen wieder ordnen sollte. Zur Verhandlung standen dabei das *fodrum*, also die zu Kriegszügen

---

possint et commoda provenire, non inmerito gauderemus, Rahewin, Gesta Friderici, ed. Waitz, in: MG. SS rer. Germ., Bd. 46, Hannover/Leipzig 1912, S. 157.

203 Vgl. Jürgen Dendorfer: „Von wem hat er denn das Kaisertum, wenn er es nicht vom Papst hat? – Päpste, Kaiser und das Lehnswesen“, in: Karl-Heinz Ruess (Hg.): *Päpste in staufischer Zeit* (= Schriften zur staufischen Geschichte und Kunst, Bd. 38), Göppingen 2020, S. 60–78.

204 Görich, Barbarossa, Biographie, S. 271–279.

205 Ibid., S. 287–301.

notwendig zu leistenden Abgaben, die königliche Gerichtsbarkeit sowie das Investiturrecht. Auf dem Reichstag wurden die Gesetze von Roncaglia beschlossen, die dem Herrscher das Recht, Pfalzen zu errichten, das Recht, Steuern zu verlangen, das Recht auf Rechtsprechung und das Einsetzungsrecht zuerkannten, das auch in der Einsetzung der kommunalen Podestà bestand.[206]

Im Januar sollten in Mailand die Podestà eingesetzt werden, wozu der mittlerweile zum Erzbischof von Köln erhobene Rainald von Dassel, Bischof Daniel von Prag und Hermann von Verden, Pfalzgraf Otto von Wittelsbach und weiteren Gesandten nach Mailand geschickt wurden. Mailand wurde verkündet, dass ihr Umland (*contado*) um die Städte Como, Lodi, Seprio, Martesana und Monza verkleinert worden sei, andere Bündnisse sollte Mailand lösen. War den Mailändern zuvor noch die Wahl der Konsuln gestattet worden, die dann den Treueid beim Kaiser zu leisten hätten, nahmen sie den Anspruch auf das Einsetzen der Magistrate seitens der Legaten als Friedensbruch wahr. In der Folge bewarfen die Mailänder den bischöflichen Palast, in dem sich die Legaten aufhielten, mit Steinen, und es kam zum Aufstand, dessen Eindruck die Konsuln wiederum mit Geldzahlungen bei der Legation zu schlichten versuchten. Doch in der Nacht flohen die Gesandten aus der Stadt. Mehrfach wurde auf diplomatischem Weg versucht, den Frieden wiederherzustellen, doch das Vorhaben blieb ohne Erfolg. Mailand wurde des Majestätsverbrechens beschuldigt und zum Reichsfeind erklärt.[207]

Die Einigung Hadrians IV. mit Wilhelm I. hatte das Verhältnis zwischen dem Kaiser und den Normannen im Unklaren gelassen. Die Kommune in Rom sah sich nun von den Normannen bedroht, und die Frage, wie die Hoheit im Patrimonium Petri zu gestalten sei, war nicht eindeutig zugunsten des Papstes entschieden. Die kaiserlichen Legaten hatten für die Belagerung Mailands von den italienischen Städten das *fodrum*, den monetären und militärischen Beistand erhoben und dabei auch die im Patrimonium liegenden Kommunen eingebunden. Es kam zu Verhandlungen zwischen den beiden Parteien, dem Papsttum und dem Kaisertum, die jedoch ohne Erfolg blieben. Dann starb am 1. September 1159 Papst Hadrian IV. in Anagni. Innerhalb des Kardinalskollegiums gab es unterschiedliche Positionen zur Kaiserpolitik, die die einen befürworteten, die andere Partei hingegen

206 Ibid., S. 301–311.
207 Ibid., S. 311 ff.

ablehnte. Diese heterogenen Positionen wurden durch die beiden Kandidaten Roland Bandinelli, der Hadrians Politik weiterverfolgen wollte, und Oktavian de Montecelli, der prokaiserlich gesonnen war, verkörpert. Die Papstwahl endete schismatisch und tumultuarisch, Roland vereinigte zwar die meisten Stimmen auf sich, doch wurde ihm der Papstmantel entrissen und Oktavian umgelegt und dieser als Papst Viktor IV. ausgerufen. Roland musste flüchten und wurde am 18. September in Cisterna als Alexander III. ausgerufen. Die Kirche war gespalten.[208]

Der Kaiser warb durch Rainald von Dassel beim englischen und französischen König für die Obödienz Viktors IV. und begann, den nächsten Italienzug vorzubereiten. Mit Hilfe der Städte Pavia, Cremona, Novara und Bergamo wurde das Umland Mailands bezüglich der Landwirtschaft verwüstet und eine Blockade verhängt.[209] Im Frühjahr des Jahres 1161 stand das kaiserliche Heer erneut vor der Stadt, dessen Umland weiter verheert worden war, sodass die Lebensmittel in der Stadt rationiert werden mussten. Wieder kam es seitens der Mailänder, die ihre Lage für aussichtslos hielten, zu Friedensverhandlungen mit der Aussicht, sowohl einen Teil der Stadt selbst niederzulegen, Geiseln zu stellen und erhebliche Geldsummen als auch einen jährlichen Tribut zu zahlen. Vor allem Rainald von Dassel sprach sich gegen solche Friedensbedingungen aus, was wohl auch in den durch die Stadt selbst erlebten Demütigungen des Erzbischofs durch die Steine werfenden Mailänder gegen ihn wurzelte, da er seine persönliche Ehre angetastet sah. Der Hunger in der Stadt ließ den Zusammenhalt Mailands bröckeln; einzelne ergaben sich dem Kaiser, andere flohen. Erst im Februar 1162 begannen erneut Friedensverhandlungen. Doch zu einem Abschluss kam es

[208] Ibid., S. 316–323; zum Schisma vgl. Kai-Michael Sprenger: *Zwischen den Stühlen: Studien zur Wahrnehmung des Alexandrinischen Schismas in Reichsitalien (1159–1177)*, Berlin 2012; vgl. Isabel Blumenroth: *Das Alexandrinische Schisma in Briefen und Ideenwelt des Arnulf von Lisieux und Johannes von Salisbury* (= Papsttum im mittelalterlichen Europa, Bd. 10), Wien/Köln 2021, Pongratz, Gottes Werk und Bosos Beitrag; Harald Müller: „Des Kaisers Götzenbild. Friedrich I. Barbarossa und seine Päpste im Alexandrinischen Schisma (1159–1177)“, in: Karl-Heinz Ruess (Hg.): *Päpste in staufischer Zeit*, Göppingen 2020, S. 79–94.

[209] Vgl. zu Cremona auch Knut Görich: „Entscheiden für den Moment? Friedrich Barbarossa belohnt die Treue der Stadt Cremona“, in: ders./Martin Wihoda: *Herrschen und (Nicht-)Entscheiden: Politisches Handeln im Reich und Ostmitteleuropa des 12. Jahrhunderts*, Köln 2024, S. 69–88.

nicht, da die Mailänder die Vertragsbedingungen nicht erfüllen konnten und sich damit bedingungslos unterwerfen mussten. Die Zeremonie der *deditio* zog sich tagelang hin. Mehrmals mussten die Konsuln Mailands samt ihrer Ritter und einem Teil des Fußvolks sich vor dem Kaiser unterwerfen, wieder Schwerter im Nacken tragend, einen Strick um die Hälse der einfachen Leute gebunden. Mit einem Fahnenwagen, auf dem das Bild des Schutzpatrons, des heiligen Ambrosius, angebracht war, unterwarfen sie sich ebenfalls dem Kaiser. Immer wieder kam es zu Unterwerfungsszenen und Bittreden vor dem Kaiser, doch am Ende ließ Friedrich I. die Stadttore sowie einen Teil der Stadtmauer als Teil einer kollektiven Identität der Stadt zerstören und befahl, dass die Mailänder binnen einer Woche ihre Stadt zu verlassen hätten, die er anschließend in Brand setzen ließ.[210]

Schon im Jahr 1163 war Friedrich I. wieder in Italien. Ursprünglich wollte er bei diesem Unternehmen um die Unterstützung der Seestädte Genua und Pisa gegen Wilhelm I. werben, doch wurden vermehrt Klagen seitens der Städte wegen zu hoher Abgaben und Despotismus laut. Eingreifen jedoch konnte der Kaiser nicht, denn er war auf die Unterstützung seiner Legaten angewiesen. Bereits Anfang des Jahres 1164 schlossen sich Verona, Padua, Vicenza und Venedig zur *societas Veronensium*, dem Veroneser Städtebund, gegen Barbarossa zusammen.[211]

Viktor IV. starb am 20. April 1164, das Schisma hätte nun beendet sein können. Doch durch den Einfluss Rainalds von Dassel, der sofort nach Lucca, Viktors IV. Sterbeort, aufgebrochen war, wurde von den Anhängern Viktors schon zwei Tage nach dessen Tod der Kardinalpriester Guido von Crema, der Kardinalpriester von S. Maria in Trastevere, zum Nachfolger gewählt. Bischof Heinrich von Lüttich weihte ihn und das Schisma zog sich, nun mit Paschalis III. und Alexander III., weiter fort. Rom anerkannte Alexander III., auch im Reich gab es verschiedene Obödienzen, vor allem im Erzbistum Salzburg blieb man der alexandrinischen Obödienz verbunden. In Bamberg wurde deshalb im Jahr 1165 ein Hoftag abgehalten, auf dem Kaiser Friedrich I.

---

[210] Görich, Barbarossa, Biographie, S. 342–347; zu Mailand vgl. Paolo Grillo: „La città distrutta e la guerra. Como dalla fine del conflitto contro Milano alla 'ricostruzione' di Federico Barbarossa (1127–1159)“, in: A*rchivo storico. Giornale della Società storica lombarda*, 149 (2023), S. 15–28.

[211] Ibid., S. 351–357.

samt vierzig weiteren Fürsten die Würzburger Eide schworen, die besagten, dass Alexander III. niemals anzuerkennen sei.[212]

Ebenfalls seit 1165 wurde der vierte Italienzug geplant, und es kam zu einer Neubesetzung, da der proalexandrinisch gesonnene Erzbischof Konrad von Mainz zu Alexander III. geflohen war und der Kaiser nun Christian von Buch zum Mainzer Erzbischof erhob. Als sich der Tross des Kaisers im Frühjahr 1167 durch die Lombardei bewegte, erreichte Friedrich I. Nachrichten Paschalis III., der darauf drängte, ihn nun in Rom zu inthronisieren und Alexander III. aus Rom zu vertreiben. Die Erzbischöfe von Köln und Mainz, die getrennt über die ligurische und tyrrhenische Küste gen Rom zogen, siegten am 29. Mai in der Schlacht von Tusculum gegen Truppen der Römischen Kommune.[213] Alexander III. war zu den Frangipane aus dem Stadtadel Roms geflüchtet. Ungefähr am 20. Juli traf der Tross des Kaisers in Rom ein und errichtete sein Lager zusammen mit den Heerteilen der Erzbischöfe auf dem Monte Mario, wo sich auch Paschalis III. aus Viterbo kommend, einfand. Die Engelsburg konnten die Kaiserlichen zwar nicht einnehmen, doch bei St. Peter schnell Erfolge erzielen. Die Kirche S. Maria in Turri ging dabei in Flammen auf, Kunstgegenstände wurden zerstört. Am 30. Juli wurde Paschalis III. in St. Peter inthronisiert, krönte Friedrich I. und erhielt von diesem den Stratordienst, die Proskynese und den Fußkuss. Bereits zwei Tage danach krönte Paschalis III. das Kaiserpaar gemeinsam. Alexander III. floh im Pilgergewand aus der ewigen Stadt. Mit den Stadtrömern wurde der Frieden verhandelt: die Römer erkannten Paschalis III. an, Barbarossa erkannte den Senat an. Acerbus Morena nahm die Treueide ein.[214] Doch mittlerweile war im Heerlager die Krankheit ausgebrochen.

2.2 Medizin, Krankheit und Gesundheit im 12. Jahrhundert

In der Rezeption mittelalterlicher Medizin offenbart sich ein faszinierendes Spektrum der Reaktionen, die eine ganze Bandbreite des Umgangs, der Umdeutung und der Vermarktung, angesiedelt zwischen Faszination und

---

212 Ibid., S. 404–411.

213 Mareike Pohl: *Fliehen-Kämpfen-Kapitulieren. Rationales Handeln im Zeitalter Friedrich Barbarossas*, Stuttgart 2014, S. 52 ff.

214 Görich, Barbarossa, Biographie, S. 405–417.

Abscheu von und mit dem Thema aufzeigen. Die einen halten sie für »mittelalterlichen Aberglauben«[215] oder »antike Quacksalberei«,[216] andere schwören auf »Dinkelkekse nach Hildegard von Bingen«[217] und vermeinen, in diesen einen Behandlungsansatz »entsprechend ihrer energetischen Wirkung [...] im Einklang mit dem jahreszeitlich entsprechenden Nahrungsangebot«[218] gefunden zu haben, obwohl die Mystikerin niemals ein Rezept zu ihnen verfasste und den Dinkel lediglich allgemein in seiner humoralpathologischen Primärqualität als warm bezeichnete.[219] Bücher und Filme wie »Der Medicus«[220] oder »Das Geheimnis der Hebamme«[221] sind populär. Es besteht kein Zweifel: Die Perspektiven einer mittelalterliche Medizin einerseits medievalistisch romantisierenden und sie andererseits in das Esoterische verortenden Gesellschaft, und derer, die sich aus historischer Perspektive mit ihr beschäftigen, klaffen oft in nahezu absurder Weise auseinander.[222]

Die Frage nach dem Wesen hochmittelalterlicher Medizin samt ihren Krankheits- und Gesundheitsvorstellungen ist komplexer zu beantworten, als die rezeptiven neo-mediävistischen Behandlungsansätze sich darstellen. Die eine mittelalterliche Medizin gab es nicht; gerade im 12. Jahrhundert prosperierte die Auseinandersetzung mit der Heilkunde und mehrere Modelle existierten, wie gezeigt werden wird, parallel zueinander und ergänzten sich.

---

215 Alfred Ribi: *Neurose – an der Grenze zwischen krank und gesund: Eine Ideengeschichte zu den Grundfragen des Menschseins*, Berlin/Heidelberg 2005, S. 44.

216 Ibid.

217 Peter Dold: *System Depression. Ganzheitliche Therapie: Bewegung, Ernährung, Stärkung des Familiensystems*, Stuttgart 2015, S. 40.

218 Ibid.

219 Der Beginn der lukrativen Vermarktungsstrategie pseudo-Hildegardscher Krankheitsbehandlung nahm ab 1970 durch den österreichischen Arzt Gottfried Hertzka seinen Lauf, vgl. Tobias Niedenthal: „Klostermedizin. Von Monte Cassino nach Bingen“, in: *Spektrum der Wissenschaft*, 7 (2019), S. 72–78.

220 Noah Gordon: *The Physician*, New York 1986.

221 Sabine Ebert: *Das Geheimnis der Hebamme*, München 2006.

222 Beispielhaft dazu sind die Kundenrezensionen von Käufern der Werke Hildegards von Bingen auf der Internetplattform Amazon. Dort beklagte am 4. April 2016 ein Gerhard Schmid den Inhalt Hildegards Werk *Causae et Curae*. Als Grund der Kritik gab er an, für ihn und seine Schwiegermutter sei dieses Buch nicht zu gebrauchen gewesen, da man die Hilfestellungen des Buches nicht wirklich verstanden habe; eine Gabriele Müller rezensierte den *LDO* Hildegards am 26. Februar 2016 derart, dass sie, die Kundin, persönlich vieles anders sehe.

Der Behandlung von Krankheiten lag dabei das Verständnis von Gesundheit und Krankheit zugrunde, auf dem Medizin basierte. Erst durch das grundsätzliche Verstehen, wie nach zeitgenössischem Wissen Krankheit entstand, wie sie zu vermeiden war und welche Bedingungen dafür gegeben sein mussten, wird es möglich sein, sich den Quellen zum Krankheitsausbruch im Jahr 1167 zu nähern. Die Annäherung an die hochmittelalterliche Ideen- und Mentalitätsgeschichte des Krankheitsverständnisses gelingt wohl am besten aus unserer eigenen Perspektive, denn das, was uns auf dem ersten Blick fremd zu sein scheint, ist bei näherer Betrachtung gar nicht so weit entfernt von unserer eigenen Lebenswirklichkeit, und neben einigen Unterschieden sind auch Kontinuitäten vorzufinden, die uns helfen, die komplexe hochmittelalterliche Sicht auf die Gesundheit und Krankheit zu verstehen.

Gesundheit ist in unserem Leben ein zwar erhaltenswerter, aber doch meist so unbewusster Teil und Zustand unseres Lebens, dass wir ihrer oft erst gewahr werden, wenn sie entschwunden ist. Ihre Unbewusstheit hoffen wir, für uns greifbarer und kontrollierbarer zu machen, wenn wir sie unter eine digitale Kontrolle unserer Vitaldaten stellen. Der Mensch unserer Zeit lebt und joggt, sich selbst dabei digital überwachend, somit nicht selten der Illusion einer digitalen Eschatologie hinterher und möchte sich ihrer versichern – das ganze Leben als »Serious Game« auf vielen Ebenen.[223] Wenn wir unsere Körper durch Smartwatches und Sensoren mit den Satelliten verbinden, wird uns unser Wohlverhalten in Diagrammen buchstäblich vor Augen geführt. Mit Hilfe der digitalen Technologie überwachen wir unseren Flüssigkeitshaushalt, unsere Bewegung, lassen unseren Herzschlag messen, uns unseren Standort auf der Welt via GPS anzeigen und uns Zeit und Datum nennen. Sind alle Parameter auf dem Display in einer Harmonie, dann erscheint uns das wie die Versicherung unserer eigenen Gesundheitskompetenz (*health literacy*).

223 Vgl. Friedrich Haufe: „Bildkult und digitale Revolution“, in: *nd-aktuell* vom 08.06.2022 (https://www.nd-aktuell.de/artikel/1164303.kulturhistorie-bildkult-und-digitiale-revolution.html, zuletzt aufgerufen am 29.11.2023, 10:33), der in seinem Artikel die Ikonographie der Apple Watch und diejenige mittelalterlicher Diagramme miteinander verglich. Einsatz findet digitale Technik auch in der Medizin, die sogenannte »Exergames/Serious Games«, bei denen der Spieler sich körperlich bewegen muss, eingeführt hat, vgl. J. Wiemeyer: „Gesundheit auf dem Spiel? – Serious Games in Prävention und Rehabilitation“, in: *Deutsche Zeitschrift für Sportmedizin*, 61, 11 (2010), S. 252–257.

Aktion, Handlung und Verhalten des Trägers finden, vereinfacht gesagt, eine Resonanz durch himmlische Satelliten, deren auf dem Handgelenk dargestellte Ikonographie, wie Haufe nachwies, sich aus der mittelalterlicher humoralpathologischer Diagramme speist.

Mit diesem digital versicherten Wohlverhalten verbindet sich die Hoffnung auf ein, wenngleich nicht ewiges, so doch längeres irdisches Leben durch den Erhalt der Gesundheit. Glauben wir dem alltäglichen Sprachgebrauch, kann diese auf dem Spiel stehen, verloren gehen, wiederhergestellt, nicht gekauft werden, so einfach sein – aber vor allen Dingen ist sie nach unserem Verständnis und *per definitionem* ein absoluter Zustand und ein Grundrecht des Menschen.[224] Der Körper bildet dabei den schützenswerten, sichtbaren Bestandteil des Selbst. Darüber hinaus meint die Gesundheitsdefinition nicht allein somatische Gesundheit, sondern bezieht sich auch auf die Psyche.[225]

Neben der Verbindung zwischen den im Weltraum kreisenden Satelliten und unseren Körpern findet sich eine weitere zwischen Körper und Kosmos in der modernen Anatomie und Physiologie. Woraus der menschliche Körper bestünde, erklärte Lawrence M. Krauss, Professor für Astrophysik und Kosmologie, im Jahr 2009: »The amazing thing is, that every atom in your body came from a star that exploded. And the atoms in your left hand probably came from a different star than your right hand. It is really the most poetic thing I know about physics: You are all stardust. You couldn't be here if stars hadn't exploded because the elements – the carbon, nitrogen, oxygen, iron, all the things that matter for evolution – weren't created at the beginning of time. They were created in the nuclear furnaces of stars, and the only way they could get into your body is if those stars were kind enough to explode. So, forget Jesus. The stars died, so that you could be here today.«[226]

---

224 Als solches definierte sie die WHO im Jahr 1948 aus einem bio-psycho-sozialen Verständnis heraus als ein »Zustand völligen psychischen, physischen und sozialen Wohlbefindens und nicht nur das Freisein von Krankheiten«, vgl. The Preamble of the Constitution of the World Health Organisation, 1946–1948, zitiert nach Carina Schlipfenbacher/Frank Jacobi: „Psychische Gesundheit: Definition und Relevanz", in: *Public Health Forum*, 22, 82 (2014), S. 1–5.

225 Vgl. den von der WHO herausgegebenen, aber weltweit regional unterschiedlichen Aktionsplan WHO: *The European Mental Health Action Plan 2013–2020*, Kopenhagen 2015.

226 Lawrence M. Krauss: *A Universe From Nothing. Why There is Something Rather Than Nothing*, New York 2012, S. 17; schon der Medizinhistoriker Heinrich Schipperges

Krauss' Erklärung bedeutet, dass die Elemente, die im Menschen vorhanden sind, aus dem All kamen und nun lebensnotwendig das menschliche Dasein ermöglichen. Fassen wir beide Aspekte zusammen, ist der Erhalt der Gesundheit im Grundsatz die Angelegenheit des Einzelnen, den er erreichen kann, wenn er seine Bewegung und seine Körperflüssigkeiten ausbalanciert und in einer gewissen Harmonie hält, für die er selbst verantwortlich ist. Das Wohlverhalten im Sinne einer gesundheitsdienlichen Lebensführung ist dabei der Schlüssel, wobei der Körper nicht nur Elemente aus dem Universum in sich birgt, sondern auch eine Resonanz aus dem Himmel (den Satelliten) erfährt, die in den digitalen Diagrammen auf seinem Handgelenk ausgedrückt wird. Die Vorstellung, Gesundheit sei ein Zustand, den der Einzelne durch sein Verhalten fördern (oder verlieren) könne, und dass in jedem Körper Elemente aus dem All vorhanden seien, mag uns fortschrittlich vorkommen, doch die beiden Voraussetzungen für Gesundheit rezipieren die mittelalterliche Medizin mitsamt ihren antiken Wurzeln.

Auch dem 12. Jahrhundert war die Vorstellung, dass die beiden Pole Gesundheit und Krankheit Angelegenheit des Einzelnen seien, durchaus vertraut.[227] Jedoch ein Recht auf Gesundheit bestand nicht, sondern war eine Gnade Gottes, die der Einzelne sich sowohl verdienen als auch erhalten musste. Das dazugehörige Körperverständnis stand ganz im Zentrum einer menschlich-göttlichen Resonanz, deren Mittler – und da schließt sich der Kreis zu den Smartwatches auf abstrakte Weise – der Kosmos war. Doch mehr als in unserer Zeit – heutige Kosmetik in den Farben Nude und Terra, sowie Naturfarben, die in der Mode den Jahreszeiten entsprechend zirkulieren, können dabei als Nachhall verstanden werden – empfand und

---

sah in der Mikrokosmos-Makrokosmos-Theorie dabei auch leibseelische Elemente, vgl. Heinrich SCHIPPERGES: „Einflüsse arabischer Medizin auf die Mikrokosmosliteratur des 12. Jahrhunderts", in: Paul WILPERT (Hg.): *Antike und Orient im Mittelalter. Vorträge der Kölner Mediävistentagungen*, 1956–1959 (= Miscellanea Mediaevalia, Bd. 1), Berlin 1962, S. 129–153 (hier S. 140, Anm. 32); der Neurowissenschaftler Joachim Bauer parallelisierte jüngst das Ich mit der Erde und das Du als Resonanzraum mit der Atmosphäre des Planeten, vgl. Joachim BAUER: *Wie wir werden, wer wir sind. Die Entstehung des menschlichen Selbst durch Resonanz*, Berlin, 2019, S. 15.

227 Vgl. Wolfgang U. ECKART: „‚gesunte und lebenthaft'. Heil an Körper und Seele in der mittelalterlichen Iathrotheologie, Elementenlehre und Diätetik", in: T. BULANG/R. TÖPFER (Hg.): *Heil und Heilung. Die Kultur und Selbstsorge in der Kunst und Literatur des Mittelalters und der frühen Neuzeit*, Heidelberg 2020, S. 19–40.

sah sich das Individuum als Abbild der Erde, in der er die größere Ausgabe seines Selbst sah.[228] Der Mensch wurde als kleine Welt (Mikrokosmos) gesehen, der die große Welt (Makrokosmos) abbildete. Alles im Universum und auf der Welt Vorhandene fand entsprechende Parallelen im Menschen und seinem Körper.[229] Die Mikrokosmos-Makrokosmos-Theorie erhielt ab dem letzten Drittel des 11. Jahrhunderts durch den Einfluss arabischer Schriften neuen Aufwind. Zu den bedeutendsten Vertretern dieser Theorie gehörte im 12. Jahrhundert, neben Hildegard von Bingen (1098–1179), Honorius Augustodunensis (1080–1151), der verschiedene Werke zu diesem Motiv schrieb, nach denen in antiker Tradition auch den Jahreszeiten und den Klimazonen der Welt Einfluss auf den Menschen zugeschrieben wurde.[230]

Die Vorstellung davon, dass der Mensch als kleine Welt sein Dasein inmitten der großen Welt in der »Geborgenheit einer ihm zutiefst verwandten Wirklichkeit«[231] führte, stellte den Menschen ins Zentrum des Daseins. Doch zugleich war der Kosmos – und somit Gott – Resonanzraum jeder seiner Handlungen und Taten als großer Spiegel seiner Selbst. Jede Tat hatte Auswirkungen auf das Zusammenspiel zwischen großer Welt und kleiner Welt und somit auf seine Gesundheit.[232] Die hochmittelalterliche Krankheitsvorstellung kann somit als göttlicher Rebound-Effekt des individuellen Handelns verstanden werden. Krankheit war dabei kein unerwarteter Zustand. Im Gegenteil, jederzeit konnte der Mensch erkranken.

Bis ins 19. Jahrhundert war die auf Hippokrates von Kos und Galen beruhende Humoralpathologie das wesentliche und grundsätzliche Krankheitsmodell. Der Körper bestand aus den vier Säften, Galle, Blut, Schleim und schwarzer Galle, die in Harmonie sein mussten (*Eukrasie*), um Gesundheit zu erlangen. Kamen sie in ein Ungleichgewicht (*Dyskrasie*), wurde der Mensch krank. Jedes kosmische Element – Feuer, Erde, Wasser

---

228 Ibid.

229 Vgl. Gerhard E. Sollbach: *Die mittelalterliche Lehre vom Mikrokosmos und Makrokosmos*, Hamburg 1995, S. 7–20.

230 Hartmut Freytag: "Honorius", in: *Die deutsche Literatur des Mittelalters. Verfasserlexikon, begründet von Wolfgang Stammler*, Bd. 4, Berlin/New York 1983, S. 120 ff.

231 Ruth Finckh: *Minor Mundus Homo. Studien zur Mikrokosmos-Idee in der mittelalterlichen Literatur*, Göttingen 1999, S. 11.

232 Ibid.

und Luft – kam als deren Gegenstück in den *Humores* auch im menschlichen Körper vor und verband so den Einzelnen mit dem Kosmos – und somit mit Gott. Die rechte Lebensführung, die vom und mit dem Arzt erarbeitete, individuelle Diätetik, sorgte für ein entsprechendes individuelles Wohlverhalten, mit dem sich der Einzelne seine Gesundheit erhielt.[233]

Diätetik war dabei keinesfalls nur auf das Essen beschränkt, sondern Teil einer auf Selbsterkenntnis beruhenden Kunst des Lebens (*ars vivendi*) und Kunst des Sterbens (*ars moriendi*), die in die sechs Bereiche der *res non naturales*, der unnatürlichen Dinge, gegliedert wurden, um den Körper in Balance zu halten: Licht und Luft, Essen und Trinken, Bewegung und Ruhe, Schlafen und Wachen, Ausscheidungen sowie die Affekte, waren dabei die auf Galen beruhenden Punkte. Als unnatürlich galten sie, weil sie nicht, wie beispielsweise das Atmen, von selbst geschahen, sondern durch den menschlichen Einfluss geregelt werden mussten. Im Mittelalter kam noch die religiöse Dimension zum anthropologischen Verständnis der Diätetik dazu. Oberster und erster Behandlungsansatz war die Bibel, noch vor dem Einsatz von Medikamenten. Auf die Affekte wurde mit karitativer Tätigkeit Einfluss genommen, wenn Traurige getröstet, Zweifelnde beraten, schwierige Menschen ertragen, Sünder gebessert und für Menschen gebetet wurde.[234]

Die Erlösung, ob nun die der Seele oder die des Körpers von Krankheiten, lag alleine bei Gott. Sogar der Arzt konnte nur heilen, wenn Gott es zuließ – *Medicus curat, natura sanat.*[235] Christus selbst kam die Funktion des alleinigen Heilers (*Christus medicus*) zu, womit sowohl das leibliche als

233 Erich Schöner: *Das Viererschema in der antiken Humoralpathologie*, Wiesbaden 1964.

234 Vgl. Dietrich von Engelhart: „Diätetik", in: Werner E. Gerabek/Bernhard D. Haage/Gundolf Keil et al. (Hg.): *Enzyklopädie Medizingeschichte*, Berlin/New York 2007, S. 299–303; die *res naturales* und *non naturales* leben heute im pflegwissenschaftlichen Modell der *Aktivitäten des täglichen Lebens* fort, vgl. Monja Schünemann: „Monika Krohwinkel oder wie die Psychosomatik in die Pflege kam", in: Alexa Geisthövel/Bettina Hitzer (Hg.): *Auf der Suche nach einer anderen Medizin. Psychosomatik im 20. Jahrhundert*, Berlin 2019, S. 405–414.

235 Der Ausspruch wird Hippokrates von Kos zugeschrieben, wobei der *natura*-Begriff im Mittelalter auch für Gott stand, vgl. Ortrun Riha: „Mikrokosmos Mensch. Der Naturbegriff in der mittelalterlichen Medizin", in: Peter Dilg (Hg.): *Natur im Mittelalter: Konzeptionen-Erfahrungen-Wirkungen*, Berlin 2013, S. 111–123.

auch das seelische und ewige Heil gemeint war.[236] Krankheit wurde als Leid, Prüfung oder Gottesstrafe gesehen. Diese Erklärungsmuster drangen am Ende des 12. Jahrhunderts bis in die höfische Dichtung durch. Jeder kannte sich mit ihnen, so gut es ihm durch seinen individuellen Bildungsstand eben möglich war, aus. Es war sogar durchaus typisch, Erkrankungen in der Narration zu verwenden, um den Leser rezeptiv entscheiden zu lassen, um welche der drei Möglichkeiten es sich handelte.[237] Wer lesen konnte, war also über die Zusammenhänge von Gesundheit und Krankheit informiert.

Die religiöse Dimension des Heilens schlug sich auch in der Klostermedizin, der sogenannten präsalernitanischen Periode, nieder, die seit dem Niedergang der antiken Städtekultur Klöster mehr und mehr zu den Trägern der christlich geprägten Lebensgestaltung machte und im 12. Jahrhundert, von Salerno ausgehend, abgelöst wurde. Die *Regula Benedicti* gab die Sorge um den Kranken auf, da den Mönchen und Nonnen in den Kranken Christus selber begegnen sollte. Diese Sorge um den Kranken betraf auch die Zellen der Erkrankten, sowie diätetische und balneologische Anweisungen. Im Vordergrund standen dabei jedoch zuerst die Wunderkräfte der Heiligen, Gebete und Reliquien, da die Kunst der Ärzte infrage gestellt wurde. Erst Cassiodor (485/580) und Isidor von Sevilla (ca. 560–636) betonten die Wichtigkeit der Heilkunde, und gerade Cassiodor wies die Mönche des von ihm gegründeten Klosters *Vivarium* an, sich mit medizinischer Literatur zu beschäftigen. Einfluss auf die Etablierung medizinischen Wissens, vor allem in der Karolingerzeit, hatte der aus England stammende Alkuin von York (735–804), der gute medizinische Kenntnisse hatte und sie an seinen Schüler Hrabanus Maurus (780–856) weitergab. Hildegard von Bingen, die als »Höhepunkt und

---

236 Die Vorstellung von Christus als Arzt blieb durch die Jahrhunderte relativ stabil. Im 19. Jahrhundert wurde dazu noch eine medizinische Dissertation verfasst, die auch aktuelle Anwendung in den Blick nahm, vgl. Gerhard FICHTNER: „Christus als Arzt. Ursprünge und Wirkungen eines Motivs“, in: *Frühmittelalterliche Studien*, 16 (1982), S. 1–18; vgl. Heinrich SCHIPPERGES: *Die Kranken im Mittelalter*, München 1990, S. 203–212, vgl. Thomas JANSEN: „Christus medicus (Christus als Arzt)“, in: Werner E. GERABEK/Bernhard D. HAAGE/Gundolf KEIL (Hg.): *Enzyklopädie Medizingeschichte*, Berlin/New York 2007, S. 260 f.

237 Vgl. Tomas TOMASEK: „Kranke Körper in der mittelhochdeutschen höfischen Literatur. Eine Skizze zur Krankheitsmotivik“, in: Klaus RIDDLER/Otto LANGER (Hg.): *Körperinszenierungen in mittelalterlicher Literatur. Kolloquium am Zentrum für interdisziplinäre Forschung der Universität Bielefeld*, Berlin 2002, S. 97–115 (hier S. 97–99).

Abschluss der Klostermedizin«[238] gesehen wird, widmete sich, neben ihrem theologisch-visionärem Schrifttum, auch der Heilkunde, beschrieb in ihren Werken Nahrungsmittel, Arzneipflanzen, Tiere, Elemente und Steine aus ihrer klösterlichen Umwelt. In der Klostermedizin wurde in den Bereichen Diätetik, Arzneitherapie (Phytotherapie) und Chirurgie praktiziert. Als Arzneien wurden dabei vor allem Dinge aus der Natur betrachtet (*materia medica*), die den gottgegebenen Heilmittelschatz aus Pflanzen, Mineralien und Tieren bildeten.[239]

Seit dem 10. Jahrhundert stach bezüglich der medizinischen Bildung in Süditalien die Stadt Salerno als Ausbildungsort von Medizinern heraus, den Haage und Wegner als »die erste Universität des europäischen Mittelalters«[240] bezeichnen. Theorie und Praxis verbanden sich in den in Salernitanischen Schriften, die auf der antiken Medizin aufbauten und Texte aus dem Arabischen und Griechischen ins Lateinische übersetzten.[241] Zu den bedeutendsten Vertretern gehören in der frühsalernitanischen Phase (995–1087) Alfanus von Salerno (1015–1085), der zuerst Benediktiner in Montecassino und später Erzbischof von Salerno wurde und dessen Übersetzungen ins Lateinische die Grundlage der heutigen medizinischen Terminologie bildeten,[242] und der aus dem heutigen Tunesien stammende Konstantin der Afrikaner (ca. 1010–ca. 1087), der im Orient Medizin studiert hatte und im Kloster Montecassino Schriften aus dem Arabischen übersetzte.[243] Die hochsalernitanische Periode, in der der salernitanische Einfluss in voller Blüte war, bestand von 1087–1175, in der zahlreiche wegweisende Schriften in

238 Hans H. LAUER: „Klostermedizin", in: Werner E. GERABEK/Bernhard D. HAAGE/Gundolf KEIL et al. (Hg.): *Enzyklopädie Medizingeschichte*, Berlin 2005, S. 758–764 (hier S. 760).

239 Ibid.

240 Vgl. Bernhard D. HAAGE/Wolfgang WEGNER: „Salerno, Medizinschule von", in: Werner E. GERABEK/Bernhard D. HAAGE/Gundolf KEIL et al. (Hg.): *Enzyklopädie Medizingeschichte*, Berlin 2005, S. 1281 f.

241 Ibid.

242 Vgl. Gerhard BAADER: „Die Entwicklung der medizinischen Fachsprache im hohen und späten Mittelalter", in: Gundolf KEIL/Peter ASSION (Hg.): *Fachprosaforschung. Acht Vorträge zur mittelalterlichen Artesliteratur*, Berlin 1974, S. 88–123 (hier S. 96 ff.), vgl. HAAGE/WEGNER, Salerno, S. 1281.

243 Vgl. Karl SUDHOFF: „Konstantin der Afrikaner und die Medizinschule von Salerno", in: *Sudhoffs Archiv*, 23 (1930), S. 293–298, vgl. Gerhard BAADER: „Zur Terminologie des Constantinus Africanus", in: *Medizinhistorisches Journal*, 2 (1967), S. 36–53, vgl. HAAGE/WEGNER, Salerno, S. 1281.

Salerno oder von salernitanischen Ärzten verfasst wurden.[244] Dazu gehörten Ärzte wie Maurus von Salerno (1180–1214), der einen Aderlasstraktat, eine Harnlehre (Urinschau), sowie ein Werk über Prognosen schrieb,[245] und Marius von Salerno, von dem, abseits seiner Elementelehre, die uns noch begegnen wird, wenig mehr bekannt ist.[246]

Darüber hinaus spielte Salerno eine wichtige Rolle bei der Entwicklung der Fieberlehre. Basierend auf der antiken Medizin wurde Fieber mit einer *Dyskrasie* der *Humores*, der Säfte, verbunden und in Tagen gemessen. Ein Übermaß an Schleim führte zum täglich wiederkehrenden (*Quotidiana*) Fieber, während zu viel gelbe Galle zum Tertiana-Fieber führte, das alle zwei Tage (antike Zählung jeden dritten Tag) wiederkam. Ein Überschuss an schwarzer Galle jedoch brachte das alle drei Tage wiederkehrende *Quartana*-Fieber hervor. Diese Fieber wurden im Rahmen des humoralpathologischen Schemas, das die Qualitäten und Säfte auch in einen jahreszeitlichen und lebenszyklischen Bezug setzt, auch im Verhältnis zum Lebensalter und den Jahreszeiten betrachtet. Geheilt wurden diese Fieber, indem man versuchte, den überschüssigen Saft aus dem Körper auszuleiten. Dies geschah durch diätetische Empfehlungen, Bäder, Aderlässe, durch Laxantien (Abführmittel) oder Vomitiva (Brechmittel). Salerno brachte dann die Vorstellung hervor, dass sich ein Leibessaft bei zu starker Entartung zu einem anderen verwandeln könne, vor allem durch Thermik. Durch Ansengen (*adiustio*) eines Saftes konnte er zu einem anderen werden, was in der Theorie der Brennfieber (*Causonides*) mündete.[247]

Ebenfalls im 12. Jahrhundert erfuhr ein weiteres antikes Modell neuen Aufwind, das bereits seit dem 10. Jahrhundert aus dem arabischen Raum über Spanien zurück nach Mitteleuropa kam: Die Astromedizin/Iathromathematik. Weißer spricht in diesem Zusammenhang sogar davon, dass die Schubkraft der Astromedizin im Zusammenhang mit der innovativen Energie des Mittelalters zu sehen sei, die die »mittelalterliche Astronomie und Medizin

---

244 HAAGE/WEGNER, Salerno, S. 1281.

245 Faith WALLIS: "Maurus of Salerno", in: Thomas F. GLICK/Steven John LIVESEY/ders.: Medieval science, technology, and medicine: an encyclopedia, New York 2005, S. 334.

246 Rodney Malcom THOMSON: "Marius of Salerno", in: *Notes and Queries*, 70 2023, S. 49–51.

247 Vgl. Michael STOLBERG: *Learned Physicians and Everyday Medical Practise in the Renaissance*, Berlin/Boston 2022 [zuerst 2021], S. 226–240.

[...] mit einer Fülle neuer Entdeckungen und Bestätigung alter Tatsachen überflutet«[248] habe.[249] Da der Mensch als Abbild (Mikrokosmos) der großen Welt (Makrokosmos) gesehen wurde, und der Mensch mit seinen *Humores* aus den Gegenstücken der Elemente des Weltalls bestand, standen seine Gesundheit, sein Schicksal und sein Charakter unter dem Einfluss der Gestirne. Vor allem dem Tierkreis (Zodiak) schrieb man Auswirkungen auf den menschlichen Organismus zu und ordnete den einzelnen Tierkreiszeichen wiederum Glieder und Organe des menschlichen Körpers zu. Auch den Planeten wurde Einfluss auf die Körperteile zugeschrieben, so wie auch die Lebensalter unter dem Einfluss der Planeten standen. Der Arzt zog aus den Konstellationen der Gestirne Rückschlüsse auf die Ursache, die Prognose und die Therapie von Krankheiten.[250]

Diese komplexe Gemengelage des medizinischen Wissens im 12. Jahrhundert bildete damit die Basis des Verständnisses von Gesundheit und Krankheit, vor der die Zeitgenossen den Krankheitsausbruch im Tross Barbarossas betrachteten. Dieses Wissen war demnach nicht allein vom jeweiligen individuellen Bildungsgrad abhängig, sondern auch davon, wie hoch der Durchdringungsgrad der parallelen Modelle, die in dieser Zeit weiterentwickelt wurden, im jeweiligen regionalen und persönlichen Umfeld war. Doch zeigt sich in der Komplexität der zeitgenössischen Medizin und ihrem Verständnis von persönlicher Ursache und göttlicher Wirkung auch, dass die Erklärung der Ereignisse im Jahr 1167 vor Rom in einer geschichtswissenschaftlichen Deutung als Gottesstrafe *per se* zu kurz greift, da das Krankheitsverständnis der Zeitgenossen viel zu vielschichtig war, um die Deutung allein darauf abzustellen.

---

248 Christoph Weisser: „Iathromathematik", in: Werner E. Gerabek/Bernhard D. Haage/Gundolf Keil et al. (Hg.): *Enzyklopädie Medizingeschichte*, Berlin 2005, S. 652–655 (hier S. 653).

249 Ibid.

250 Ibid.

Retrospektive Diagnose Ruhr?

Die zeitgenössischen Autoren haben der Erkrankung im kaiserlichen Heer keinen Namen gegeben,[251] sondern sie, sofern sie benannt wurde, „Pest" (*peste*),[252] „Pestilenz" (*pestilentia*),[253] oder „Seuche" (*plagam*)[254] genannt. Diese zeitgenössischen Bezeichnungen entsprechen allerdings keiner individuellen Namensgebung, da dieser Begriff allgemein vor der Mitte des 14. Jahrhunderts eine schwere, massenhaft auftretende Krankheit bezeichnete und der Pestilenzbegriff somit auf den zeitgenössischen Wahrnehmungsmodellen basiert.[255] Dieses Nichtbenennen der Krankheit macht das Sterben im Heer Barbarossas, damals wie heute, zu etwas Unsagbarem, Unnennbarem, Unvorstellbarem, kaum greifbar und mysteriös.[256]

251 Wenngleich sich, wie später gezeigt werden wird, eine historische Erkrankung bei Gottfried von Viterbo ermitteln lässt.

252 [...] *peste interiit* [...], Ex Gaufridi de Bruil prioris Vosiensis Chronica, ed. Holder-Egger, in: MG. SS XXVI, S. 198.

253 Bspw. nennt der Annalist der Annalen des Stifts Parc der Diözese Lüttich das Ereignis eine *seviente pestilentia intolerabili*, vgl. Annales Parchenses, ed. Pertz, in: MG. SS XVI, S. 606.

254 [...] *plagam incidit* [...], Ann. Ratisponenses, ed. Wattenbach, in: MG. SS XVII, S. 588.

255 Vgl. Kay Peter Jankrift: „Vom Pesthauch zu Yersinia pestis", in: Stefan Leenen/Alexander Berner/Sandra Maus et al. (Hg.): *Pest! Eine Spurensuche* (Katalog der gleichnamigen Ausstellung des LWL-Museums für Archäologie in Herne 2019–2020), Darmstadt 2019, S. 20–29 (hier S. 21 f.).

256 Vgl. zu Konzepten auch Katharina Wolff: *Die Theorie der Seuche. Krankheitskonzepte und Pestbewältigung im Mittelalter*, Stuttgart 2021, S. 33.

Der Philosoph Hans Blumenberg begriff diesen Zustand der verbalen Unfassbarkeit als eine Misere der Namenlosigkeit, denn der Name einer Sache sei von größter Bedeutung, gerade in Bezug auf Krankheiten.[257] Er zitiert in seinem Werk aus Thomas Manns Theaterstück *Fiorenza*: »‚Welche Krankheit ist es, die Lorenzo darniederhält? Nennt uns den Namen! Ein Name kann so tröstlich sein.' [...] ‚Ich kann Euch keinen Namen nennen, gnädiger Herr! Diese Krankheit ist namenlos, wie unsere Angst. Wollte man ihr einen Namen beilegen, so lautete er ‚Kurz und Abscheulich'.«[258]

Die Namenslosigkeit zum Ausbruch der Krankheit im kaiserlichen Tross im Jahr 1167 schien durch die geschichtswissenschaftliche Forschung überwunden werden zu können. Wilhelm von Giesebrecht deutete die Krankheit im Jahr 1888 als »Fieberpest«,[259] las die Quellen positivistisch – und war noch selbst humoralpathologisch geprägt.[260] Der Bakteriologe und Malariaforscher Angelo Celli (1847–1914), der sich intensiv mit der Geschichte der Erkrankung auseinandersetzte, kam hingegen zu dem Schluss, dass es Malaria gewesen sein müsse, der die Kaiserlichen zum Opfer gefallen waren. Dabei stützte er seine These vor allem auf den häufig in Quellen erwähnten Regen, vor allem den in Ceccano, der vor Rom kaum eine Rolle gespielt haben dürfte, und ließ andere Berichte außeracht. Ein weiteres Problem der Studien Cellis bestand darin, dass nahezu alle mittelalterlichen Krankheitsausbrüche von ihm als Malaria gedeutet wurden.[261] Die Malaria-These wurde jedoch im Jahr 1935 durch den Arzt Otto Kestner durch das Einbeziehen weiterer Quellen gestützt

---

257 Hans BLUMENBERG: *Ein mögliches Selbstverständnis*, Stuttgart 1997, S. 46.

258 Ibid., S. 46, Zitat aus Thomas MANN, Fiorenza, II, 3, vgl. auch Wolff, Theorie der Seuche, S. 33.

259 Vgl. Wilhelm von GIESEBRECHT: *Geschichte der deutschen Kaiserzeit*, V. 2, Leipzig 1888, S. 544 ff, eine Zusammenfassung der Forschungsgeschichte bis 1990 bietet auch HERDE, Katastrophe vor Rom, S. 7, 14 ff.

260 Dies zeigt sich auch im Vorgängerwerk, das von einem Hermann Fischer verfasst und auch von Herde genutzt wurde: »Es war am 2. August, als auf den schönsten Sonnenschein plötzlich ein heftiger Regen folgte, worauf wiederum die Sonne ihre glühenden Pfeile herabschoss und die Feuchtigkeit aufsaugend eine Fieberluft schuf, wie sie zwar den Gegenden eigen ist, doch in so verderblicher Wirksamkeit wohl nie aufgetreten war«, Hermann Fischer: „Friedrichs I. Barbarossa vierter Römerzug", in: *Jahresbericht. Fürstlich-Stolberg'sches Gymnasium zu Wenigerode*, Wernigerode 1868, S. 1–31 (hier S. 21) argumentiert mit der im 19. Jahrhundert noch üblichen Miasmentheorie.

261 CELLI, La malaria nella storia medievale di Roma, S. 5 ff.

und schien gefestigt.[262] Doch auch diese These wurde überholt. Endgültig schien die Frage, woran das Heer Kaiser Friedrichs I. Barbarossa starb, seit Peter Herdes im Jahr 1991 publizierter Studie zur sogenannten Katastrophe vor Rom zufriedenstellend beantwortet worden zu sein. Eine bakterielle Ruhr, vermischt mit Malaria, die sich in offenen Wunden von Mückenstichen manifestierte, soll das Sterben im kaiserlichen Heer zusammen mit Kampfwunden verursacht haben.[263] Doch was leistet eine moderne Namensgebung für eine historische Erkrankung, welche Frage beantwortet sie?

Womöglich entsprang das geschichtswissenschaftliche Bedürfnis danach, historische Krankheiten mit einem retrospektiv diagnostizierten Krankheitsbegriff benennen und bezeichnen zu können, dem Wunsch der Historiker und Historikerinnen, sie anscheinend greifbarer, verstehbarer zu machen, wenn sie in uns bekannten Kategorien eingeordnet werden.[264] Allerdings wurden die Krankheit und das Geschehen um sie herum dadurch ereignisgeschichtlich nicht greifbarer. Möglich auch, dass die Suche nach der retrospektiven Diagnose die Frage beantworten sollte, was genau es war, was das Heer Barbarossas hatte sterben lassen, damit wir zeitlich ferne Krankheitsvorstellungen mit den unseren in Übereinkunft bringen und eine ereignisgeschichtliche Imagination hervorbringen könnten, die das Geschehen als fiktionale Schimäre nach-erfahrbarer erscheinen ließe.

Dass die Namensgebung über uns bekannte Krankheitsbezeichnungen jedoch die ereignisgeschichtliche Leerstelle nicht zu füllen und die Vorstellungen zu den tragischen Ereignisse rund um den Krankheitsausbruch nicht rekonstruierbarer erscheinen zu lassen vermag, wirkt bis in die Barbarossa-Rezeption der Neuesten Geschichte hinein. So wird das Aufkommen der Krankheit in Rom auch in Renzo Martinellis Historiendrama »Barbarossa«,[265] das den Konflikt zwischen Mailand und dem Kaiser als eine Art italienischen

---

262 Otto Kestner: „Alpenpässe und römische Malaria in der mittelalterlichen Kaiserzeit“, in: *Historische Vierteljahresschrift*, 30 (1935), S. 686–719 (hier S. 686 ff.); Herde, Katastrophe vor Rom, S. 17.

263 Vgl. Herde, Katastrophe vor Rom.

264 So verzeichnet Hansjörg Schneble: *Krankheit der ungezählten Namen. Ein Beitrag zur Sozial-, Kultur- und Medizingeschichte der Epilepsie anhand ihrer Benennungen vom Altertum bis zur Gegenwart*, Bern/Stuttgart/Toronto 1987 über 800 Namensgebungen allein für die Epilepsie.

265 Renzo Martinelli: *Barbarossa*, Sony Pictures, Italien 2009.

Freiheitskampf inszeniert, dargestellt. Nach der Krönung des Kaiserpaares reiten Barbarossa und Kaiserin Beatrix mit ihrem Tross eine enge Straße Roms entlang, die mit Spreu übersät ist und deren Straßenränder mit Schmutz bedeckt sind. Die tiefe Dunkelheit der Szene wird durch den Fackelschein der Spalier stehenden Bürger Roms erhellt, die, ärmlich gekleidet sowie Fackeln schwenkend, am schmutzigen Wegesrand dem Kaiserpaar zujubeln und dabei „Barbarossa! Barbarossa!" rufen. Ein nicht zu erkennender Begleiter aus dem Tross sagt zum Kaiser: „Rom liegt Euch zu Füßen, mein Herr.". Im nächsten Moment schon bricht ein Mann aus den Reihen des Spaliers der Römer zusammen und fällt vor dem berittenen Kaiserpaar zu Boden (Abb. 1). Nur bei genauem Betrachten ist eine Wunde an der Wange des Bewusstlosen zu sehen. Beatrix befiehlt, nachzusehen, was geschehen ist. Ein Mann aus dem Tross hebt den Oberkörper des Bewusstlosen kurz an und sagt zur Kaiserin: „Er hat die Pest, Majestät.", worauf diese entgegnet: „Schnell fort von hier." Sofort bricht Unruhe aus, und die Szene löst sich auf.[266]

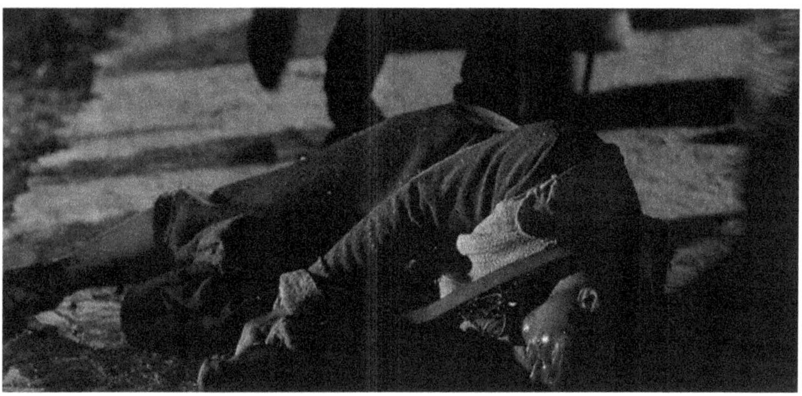

Abb. 1. Screenshot aus dem Film Barbarossa, der vor dem Kaiserpaar zusammengebrochene Bürger

Die Episode, die im Film keine Minute dauert, zeigt den Ausbruch der Krankheit als eine Nebenbegebenheit in der Geschichte, ohne ihre Auswirkungen auf das Heer oder gar auf die Eliten des Reiches. Niemand steckt sich an oder leidet, niemand stirbt. Hingegen spielt der Film hier mit

[266] Renzo Martinelli, *Barbarossa*, 1:00:29–1:01:22.

den stereotypen Vorstellungen der mittelalterlichen Pest und rückübersetzt anachronistisch die Pandemie des 14. Jahrhunderts ins 12. Jahrhundert. Verschiedene Zeitebenen werden also verschichtet und dabei auch die Vorstellung eines schmutzigen, dunklen und krankhaften Mittelalters im Sinn eines Medievalismus transportiert, von dem nicht Barbarossa, sondern die Kaiserin – die im Verlauf des Films noch in eine nicht weniger Medievalismus ausdrückende Hexenverbrennung eingreifen wird – sich abwendet und es überwindet, indem sie es flieht.[267] Das wohl größte endemische Massensterben des Hochmittelalters, über das zeitgenössisch bis weit über die Grenzen des Reiches gesprochen wurde, das Leid, Schmerz, Angst, Verzweiflung, Staunen, bei den Gegnern des Kaisers aber auch Hoffnung hervorrief, und für die allermeisten Betroffenen letztendlich den Tod bedeutete, wird hier zum stereotypen Mittelalter-Ein-Mann-Spektakel marginalisiert, das seine dramatischen Orientierungspunkte eben bewusst nicht in den modernen, durch die Geschichtswissenschaft herausgearbeiteten namensgebenden Kategorien von Krankheit findet oder gar sucht, und das die Frage, woran das Heer im Jahr 1167 starb und was geschehen ist, nicht zu der seinen macht.

Mit Peter Herdes Studie zog nicht allein die retrospektive Diagnose Ruhr in die hochmittelalterliche Mediävistik ein, sondern zudem schien ein neuartiger methodischer Zugang eröffnet worden zu sein. Wurde doch mit der epidemiologischen Methode, nach der historische Symptome mit Symptomen uns bekannter Infektionskrankheiten abgeglichen werden, eine interdisziplinäre Möglichkeit eingeführt, rückwirkend Krankheiten zu diagnostizieren.[268] Die retrospektive Diagnose Ruhr wurde und wird bis heute zu den Ereignissen auf dem Monte Mario im Heer Barbarossas im Jahr 1167 mehr oder weniger kritiklos akzeptiert.[269] Innovativ an Herdes Vorgehen war, dass er Mediziner,

---

267 Diese Verschichtung von Zeiten als Ausdruck eines sogenannten neuzeitlichen Bildes findet auch in der Serie Game of Thrones statt, vgl. Lukas Madersbacher: „Medievalismus ohne Mittelalter? Die Anachronie der Bilder in Game of Thrones", in: Anna Gamper/Thomas Müller (Hg.): *„Beyond the Wall": Game of Thrones aus interdisziplinärer Perspektive*, Wiesbaden 2022, S. 39–58.

268 Ibid.

269 Knut Görich spricht davon, dass alles auf eine Ruhr hindeute, was eine gewisse Vorsicht bezüglich dieser Diagnose impliziert, vgl. Görich, Barbarossa Biographie, S. 417.

allen voran den Medizinhistoriker Gundolf Keil, den Dermatologen Theodor Nasemann und den Mediziner Wilhelm Hauck, an der Studie beteiligte oder auf deren aktuelle infektiologische Publikationen zurückgriff, und so schien es, als hätten die Geschichtswissenschaften gemeinsam mit den Naturwissenschaften eine solide Forschungsarbeit geleistet, die auf Bestand hoffen durfte.[270]

Bereits hier zeigt sich allerdings ein erster Kritikpunkt in Herdes Studiendesign, das die Historizität der Infektiologie außeracht ließ: Herdes genutzte medizinische Literatur zum Abgleich der historischen Symptome war aktuelle klinische Literatur der Infektiologie aus den Jahren 1966–1988.[271] Diese wird fortwährend dem aktuellen Stand der Wissenschaft angepasst, dient, außerhalb der Lehre, vor allem im akuten klinischen Betrieb dazu, Informationen zu erhalten, die die alltägliche Arbeit unterstützen, und/oder dazu, aktuelle Forschungsergebnisse zu präsentieren.[272] Doch über eine historische Infektion zu sprechen bedeutet, medizinhistorische Brüche mit in die Überlegung mit einzubeziehen und die Entwicklung der Medizin nicht außen vor zu lassen. Und genau dies lässt Herdes Studie vermissen. Oder, anders ausgedrückt: die Vorstellung, dass mit den jeweils aktuellen

---

[270] Zur Personenliste vgl. HERDE, Katastrophe vor Rom, S. 150, Anm. 62; BÜCHEL ist Mitentwickler des Fungizids „Clotrimazol“ und stellte HERDE Literatur zur Verfügung: vgl. K. H. BÜCHEL et al.: „Synthese und Eigenschaften von Clotrimazol und weiteren antimykotischen 1-Triphenylmethylimidazolen“, in: *Arzneimittel-Forschung*, 22 (1972), S. 1260–1272; Leopold HORNER war Professor für Chemie an der Universität Mainz vgl. H. KUNZ: „Leopold Horner (1911–2005): Nestor der präparativen organischen Chemie“, in: *Angewandte Chemie*, 117 (2005), Sp. 7833; Gundolf KEIL war zusammen mit HERDE an der Universität Würzburg tätig vgl. Werner E. GERABEK: „Laudatio anlässlich des 60. Geburtstages von Professor Dr. med. Dr. phil. Gundolf Keil am 17. Juli 1994“, in: *Würzburger medizinhistorische Mitteilungen*, Bd. 13, S. 533 ff.; vgl. auch Karl-Heinz LEVEN: „Medizingeschichte“, in: *Das Mittelalter* 26, 1 (2021), S. 193–200 (insbes. S. 196); Theodor NASEMANN war Direktor der Dermatologischen Klinik in Frankfurt und Hamburg vgl. E. LANGER: „Theodor Nasemann“, in: ders./H. LÖHE (Hg.): *Die Dermatologen deutscher Sprache: biobibliographisches Verzeichnis*, Leipzig 1955, S. 221. Trotz intensiver Recherchen konnte der Mediziner Hauck nicht eindeutig historisch identifiziert werden.

[271] Vgl. HERDE, Katastrophe vor Rom, S. 150, Anm. 62.

[272] Diese Medien für die akute klinische Arbeit sind heutzutage teilweise durch E-Books und das Internet ersetzt, aber auch noch haptisch im Einsatz und werden fortlaufend aktualisiert, bspw. Markus MENGES/Jens M. KITTNER (Hg.): *Gastrointestinale und hepatobiliäre Infektionen*, Berlin 2023.

Versionen medizinischer Literatur auch die für die Geschichtswissenschaft fruchtbarste vorläge, impliziert einen medizinischen Fortschrittsglauben als Ausdruck eines persönlichen geschichtsphilosophischen Axioms, der sich bei kritischer Betrachtung als nicht haltbar erweist.[273] Zwar ist die Medizin heute so leistungsstark wie nie zuvor, jedoch verfügt diejenige Medizin, die sie durch Forschung und Entwicklung überwunden hat, über Informationen, die der heutigen Medizin durch ihre eigene Historizität nicht mehr zur Verfügung stehen und die vor allem die Infektiologie betreffen.

Erst im 19. Jahrhundert wurde die moderne Bakteriologie geboren und es gelang, das Auftreten bestimmter Erkrankungen bestimmten Erregern zuzuordnen.[274] Zu Beginn des 20. Jahrhunderts erfolgte dann die Erforschung bestimmter Schimmelpilzarten auf ihre antibiotische Wirkung hin, die in der Entdeckung des Penicillins (unter anderem) durch Alexander Fleming (1881–1955) mündete, welches aber erst seit 1941 klinisch eingesetzt werden konnte.[275] Veränderte hygienische Bedingungen, Impfungen, Früherkennung durch Blut- und Stuhltests sowie die Weiterentwicklung diagnostischer Verfahren haben die Klinik seit dieser Zeit verändert und nicht nur dazu geführt, dass schwere gastrointestinale Infektionen heute nicht nur selten

---

273 Vgl. zum Fortschrittsglauben Bedrich LÖWENSTEIN: *Der Fortschrittsglaube: europäisches Geschichtsdenken zwischen Utopie und Ideologie*, Darmstadt 2015.

274 Entdeckt wurden Bakterien bereits im 17. Jahrhundert durch den niederländischen Naturforscher Antoni van Leeuwenhoek (11632–1723), vgl. Clifford DOBELL: *Antony van Leeuwenhoek and his "little animals"*, New York 1960, S. 362; dem Deutschen Mediziner Aloys Pollender (1799–1879) entdeckte den Milzbranderreger, vgl. Hans KRAUS: „Alois Pollender", in: Bergischer Geschichtsverein (Hg.): *Wuppertaler Biographien*, Bd. 4, Wuppertal 1958, S. 65–72; Robert Koch (1843–1910) kultivierte diesen in einem Agar und entdeckte den Tuberkuloseerreger, vgl. Werner E. GERABEK: „Robert Koch", in: Horst KANT (Hg.): *Harenberg Lexikon der Nobelpreisträger. Alle Preisträger seit 1901. Ihre Leistungen, ihr Leben, ihre Wirkung*, Harenberg/Dortmund 1998, S. 42 f.

275 Wem genau die Erfindung des Penicillins zugeschrieben werden kann, ist medizinhistorisch umstritten, da bereits der Chirurg T. Billroth im 19. Jahrhundert wachstumshemmende Eigenschaften des Pilzes beobachtete, es verschiedene andere Studien zu Penicillinen gab und auch umstritten ist, ob das von Paul Ehrlich (1854–1915) im Jahr 1910 entdeckte Salvarsan das erste Antibiotikum ist; zum Einsatz kam das neuartige Medikament 1941 bei einem Londoner Polizisten, der eine Sepsis hatte, vgl. Gwyn MACFARLANE: *Alexander Fleming, the Man and the Myth*, Cambridge 1984; Ernst KERN: „Echter und vermeintlicher Fortschritt in der Medizin", in: *Würzburger medizinhistorische Mitteilungen*, 9 (1991), S. 417–429; Guy de la BÉDOYÈRE: *The Discovery of Penicillin*, London 2005, S. 14–30.

sind, sondern im Krankheitsverlauf auch nicht mehr die volle Ausprägung der Symptome entfalten, da die Infektionen als solche antibiotisch behandelt werden können.[276]

Sollen also historische Symptome mit Symptomen von Krankheiten mit unserem modernen Kategoriensystem abgeglichen werden, scheint es geboten, dafür eben nicht die jeweils modernste medizinische Literatur zu verwenden, sondern vor allem eine solche, die in dem kurzen Zeitfenster infektiologisch publiziert wurde, als die Humoralpathologie nicht mehr Bestandteil des medizinischen Kanons war und Erreger bereits bestimmt, aber noch nicht antibiotisch behandelt werden konnten. Sie nämlich führen als Lehrbücher, anders als die heutigen, alle nach damaligem Kenntnisstand durch den Arzt ermittel- bzw. wahrnehmbaren Symptome der Infektionskrankheiten auf. Diese Voraussetzungen erfüllt vor allem das »Lehrbuch für Infektionskrankheiten« des Bakteriologen Georg Jochmann (1874–1915), das im Jahr 1914 erschien und neben der Bakteriologie in erster Linie Symptome und Krankheitsverläufe in all ihren möglichen Ausprägungsformen verhandelt, damit die Studierenden sie sich einprägen konnten.[277] Jochmanns Lehrbuch, das zehn Jahre nach seinem Erscheinen, bedingt durch Jochmanns Tod, vom Tropenmediziner Albrecht Eduard Bernhard Nocht (1875–1945) mit nur geringfügigen Veränderungen neu aufgelegt wurde, ist geprägt durch eine außerordentliche Fülle an Informationen zur Krankheitsbeobachtung, wie sie auch im zeitgenössischen internationalen Rahmen der Infektiologie beispiellos ist.[278]

---

276 So meldet das RKI beispielsweise in seinem Ratgeber zu Typhus: „In Deutschland konnte die Zahl der Erkrankungen seit 1951 durch eine erhebliche Verbesserung der hygienischen Bedingungen stark vermindert werden. Die bundesweite Inzidenz lag im Jahr 2014 bei 0,1 Erkrankung bei 100.000 Einwohner. 1951 betrug die Inzidenz noch 10,6 Erkrankung pro 100.000 Einwohner", vgl. RKI-RKI-Ratgeber Typhus abdominalis (https://www.rki.de/DE/Content/Infekt/EpidBull/Merkblaetter/Ratgeber_Typhus_Paratyphus.html, letzter Zugriff am 16.10.2023, 14:20).

277 Vgl. Georg Jochmann: *Lehrbuch der Infektionskrankheiten für Ärzte und Studierende*, Berlin 1914, zur Biographie Jochmanns vgl. Manfred Stürzbecher: „Jochmann, Georg", in: *NDB*, Bd. 10, Berlin 1974, S. 448 f.

278 Es erschien 1924 unter dem Namen *G. Jochmanns Lehrbuch der Infektionskrankheiten für Ärzte und Studierende unter der Mitwirkung von B. Nocht, E. Paschen und C. Hegler*, Berlin 1924 und wird, ebenso wie die erste Auflage, bis zum heutigen Tag vom Springer-Verlag nachgedruckt.

Die Revision der epidemiologischen Studie bedarf aber auch der geschichtswissenschaftsgeschichtlichen und interdisziplinären Einordnung. Zeigten sich doch zeitgleich mit dem Publizieren der Studie die konträren interdisziplinären Positionen zwischen der Mediävistik und der Medizingeschichte bezüglich rückwirkend gestellten Diagnosen, deren Problemhaftigkeit zur Krankheit im Heer Barbarossas forschungsgeschichtlich nicht thematisiert wurde.

Anders als Peter Herde und Gundolf Keil richteten zu Beginn der 1990er Jahre nicht wenige Medizinhistoriker ihren kritischen Blick auf retrospektive Diagnosen, da sie ähnlich unzulässig wie Ferndiagnosen seien. Sie verböten sich grundsätzlich[279] und seien lediglich eine hochspekulative und damit in ihrer Aussagekraft sehr begrenzte Gedankenübung. So führte Leven weiter aus: »Gemessen an den modernen Anforderungen an eine Diagnose *lege artis* ist jede retrospektive Diagnose historischer Krankheitsschilderungen eine mehr oder weniger wahrscheinliche Spekulation«.[280] Diese ablehnende Haltung hat durchaus ihre Berechtigung. Heutige Krankheiten lassen sich nicht mit Sicherheit auf die Aussagen der Quellen übertragen, deren Absicht es nicht war, Lesern nach 1000 Jahren die Einordnung in ein gegenwärtiges medizinisches Kategoriensystem zu erlauben.

Wieder und wieder wurde die Kritik der Medizinhistoriker an retrospektiven Diagnosen laut, auch 2007, als Robert Jütte und Wolfgang U. Eckart betonten, eine retrospektive Diagnose habe »in einer professionellen Geschichtsschreibung nichts zu suchen«.[281] Doch inzwischen war im Jahr 2002 der zweite Band »Gesammelte Abhandlungen und Aufsätze« Peter Herdes erschienen. Dieser schien von der medizinhistorischen Kritik an retrospektiven Diagnosen unberührt und enthielt auch erneut die epidemiologische

---

279 Zur Kritik an retrospektiven Diagnosen vgl. Michael STOLBERG: „Möglichkeiten und Grenzen einer retrospektiven Diagnostik“, in: Waltraud PULZ (Hg.): *Zwischen Himmel und Erde. Körperliche Zeichen der Heiligkeit*, Stuttgart 2012, S. 209–227 hier S. 211, zum grundsätzlichen Verbot ibid. Christian PROBST: „Reine Spekulation“, in: *Deutsches Ärzteblatt*, A 91 (1994), S. 843 f.

280 STOLBERG, Diagnosen, S. 211, Karl-Heinz LEVEN: „Krankheiten – historische Deutung versus retrospektive Diagnose“, in: Norbert PAUL/Thomas SCHLICH (Hg.): *Medizingeschichte: Aufgaben, Probleme, Perspektiven*, Frankfurt/New York 1998, S. 153–185 (hier S. 160).

281 Wolfgang U. ECKART/Robert JÜTTE: *Medizingeschichte. Eine Einführung*, Köln/Weimar/Wien 2007, S. 329–331 (hier S. 331), vgl. auch STOLBERG, Diagnosen, S. 212.

Studie zu 1167. Peter Herde schreibt in seinem Vorwort: »Ein ‚innovatives' neues Forschungsfeld habe ich mit den beiden historisch-epidemiologischen Arbeiten [...] in Zusammenarbeit mit Medizinhistorikern, Klinikern, Pharmazeuten und Chemikern zu erschließen versucht in der Überzeugung, dass hier durch fächerübergreifender Kooperation tiefere anthropologische Dimensionen der Geschichte zu erschließen sind, die rationaler Überprüfung wohl standhalten werden«.[282]

Doch genau das, einer rationalen Überprüfung standhalten, leistet die Studie Herdes, wie gezeigt werden wird, aus mehreren Gründen nicht. Bei einer kritischen Betrachtung muss konstatiert werden, dass Herde die Historizität der von ihm untersuchten Erkrankungen ignorierte, vereinzelt in den Quellen genannte Symptome nicht in seine Studie mit aufnahm, was sie erheblich verfälschte, und durch medizinische Missverständnisse, wie der Verwechselung von Inkubationszeit und Krankheitsverlauf, sinnesgeschichtlichen Assoziationen und dem Beharren auf einen Tag, der an meteorologischen Gegebenheiten den Tag des Krankheitsausbruchs und der Infektion markieren soll, einen Zirkelschluss beging, der sich ebenfalls auf seine Studie auswirkte.

Alles in allem ergeben sich gute Gründe, die Studie zu wiederholen, und aufzuzeigen, dass die epidemiologische Methode zur retrospektiven Diagnostik gastrointestinaler Krankheiten nicht geeignet ist, sich höchstens Schnittmengen mit uns heute bekannten Infektionskrankheiten zeigen, und ausgerechnet Ruhr mit der größten Sicherheit als Grund für das Massensterben im Heer Barbarossas ausgeschlossen werden kann.

Herdes wichtigste Argumente zur Erstellung der retrospektiven Diagnose waren der bei Gottfried von Viterbo in den *Gesta Friderici*

---

282 Peter HERDE: „Vorwort", in: *Peter Herde. Gesammelte Abhandlungen und Aufsätze* 2, 1 (= Studien zur Papst- und Reichsgeschichte, zur Geschichte des Mittelmeerraumes und zum kanonischen Recht im Mittelalter, erster Halbband), Stuttgart 2002, S. VII, die epidemiologische Studie selbst ibid. unverändert, S. 69–96; die Studie Herdes wurde zuerst auf der Tagung *Convegno Federico I Barbarosssa e l'Italia* der Historischen Institute Italiens, Deutschlands und Österreichs vom 24.–26. Mai 1990 präsentiert, die Vorträge wurden in den Atti des *Bulletino dell'istituto storico Italiano per il medioevo e archivio Muratoriano* 96 (1990) veröffentlicht, Peter Herdes Vortrag findet sich in der italienischsprachigen Fassung »La catastrofe alle porte di Roma dell'agosto 1167. Uno studio storio-epidemiologico« ibid., S. 175–200, für die Information danke ich Arnold ESCH und Andreas REHBERG.

beschriebene Gestank, das Ermitteln eines Infektionszeitpunktes, der zu einer Inkubationszeit umgedeutet wurde, sowie die historischen Symptome, die Gottfried überlieferte. Die dadurch ermittelten Daten wurden sodann mit den Symptombeschreibungen und Pathophysiologien moderner Krankheiten abgeglichen. Diesen Punkten soll hier noch einmal nachgegangen werden, um die retrospektive Diagnose Ruhr zu falsifizieren und aufzuzeigen, dass die epidemiologische Methode für die im Heer Barbarossas aufgetretene Erkrankung, wie überhaupt für retrospektive Diagnosen gastrointestinaler Infektionen, nicht tragfähig ist. Daneben soll die Frage beantwortet werden, welche sinnesgeschichtlichen, sozialgeschichtlichen und ereignisgeschichtlichen Implikationen sich durch das Annähern an diese Punkte zur Situation im kaiserlichen Heer vor Rom ergeben.

3.1 Zu den historischen Symptomen und zum Problem der Inkubationszeit der Erkrankung von 1167

3.1.1 Gottfried von Viterbo und der Gestank der anderen?

Gottfried von Viterbo zeichnet in seinen *Gesta Friderici* zu den Ereignissen auf dem Monte Mario ein Bild des olfaktorischen Grauens, dem sich nicht entkommen ließ, egal, wohin er sich wandte: „Unerträglicher Gestank geht von den Kranken aus; es stinkt das Pferd, mehr noch stinkt der Mensch, es stinkt auch das Gewand, arg stinkt der Weg und überall das Haus."[283] Der unerträgliche Geruch wird von ihm auch verantwortlich dafür gemacht, dass das Lager des Kaisers in Rom letztendlich abgebrochen werden musste.[284]

Für Herde bildeten Gottfrieds Beschreibungen seiner olfaktorischen Sinneseindrücke eine symptomatische Folge der Krankheit *per se* und so wurde Gestank als eigene Kategorie in der Studie aufgeführt, und die modernen Krankheiten, mit denen er die historisch überlieferten Symptome abglich, wurden auch im Hinblick auf ihren Gestank klassifiziert.[285] Implizit wurde von ihm der von Gottfried beschriebene Geruch dann mit den von den

---

283 *Fetor ab infrmis nimis intollerabilis exit; Fetet equus, plus fetet homo, fetet quoque vestis, fetet iter nimium, fetet ubique domus*, Gottfried, GF, ed. Waitz, Z. 670–672; vgl. Herde, Katastrophe vor Rom, S. 145.

284 *Cum fetoris honus non possent agmina ferre, cedit ab irrigua laudata cacumina terre*, Gottfried, GF, ed. Waitz, Z. 673 f.

285 Herde, Katastrophe vor Rom, S. 154–157.

Kranken ausgeschiedenen Faeces assoziiert, obwohl sich in den Quellen zu einem solchen Szenario kein einziger Hinweis finden lässt.[286] Aus einem zeitgenössischen Sinneseindruck eines Augenzeugen wurde durch Herdes Studie so das Bild eines kotbeschmierten kaiserlichen Trosses, der zwischen Schlammmassen nach einem Regenguss und den einer im Lager grassierenden Krankheit geschuldeten Ausscheidungen nicht mehr Herr über seine hygienischen Gegebenheiten wurde. Doch an dieser Interpretation sind aus mehreren Gründen Zweifel angebracht, denn zu riechen und gerochen zu werden, sinnlich wahrzunehmen und wahrgenommen zu werden, lassen sich sowohl interdisziplinär als auch medizinhistorisch, pflegehistorisch und sinnesgeschichtlich nicht ohne Weiteres durch eine Assoziation erklären, die aus der Quelle Fäkalgerüche ableitet, für die es keine Evidenz gibt. Fraglich ist auch, ob fäkaler Gestank überhaupt eine Kategorie ist, nach der sich schwere gastrointestinale Krankheiten, sowohl historisch als auch im klinischen Betrieb, voneinander unterscheiden lassen, weil dieser Voraannahme sowohl die Paradigmen der Krankenbeobachtung als auch die Historizität der klinischen Arbeit entgegenstehen.

In seiner Aufstellung geht Herde durch die Informationen in der von ihm genutzten medizinischen Literatur davon aus, dass dem Typhus bzw. den Fäkalien Typhuserkrankter, kein typischer Geruch beizuordnen sei, während der Ruhr sehr starker Gestank zugeordnet wurde.[287] Allerdings erhebt sich in der Zuordnung dabei sofort die Frage, welche qualitativen Kategorien denn krankheitstypische Fäkalgerüche, abseits eines allgemeinen schlechten Geruchs, signifikant bezeichnen würden? Dazu kommt, dass die historische Beschreibung übler und schlechter Gerüche nicht zwingend mit dem modernen Verständnis olfaktorischer Phänomene und derer Semantik und Wahrnehmung einhergehen muss. Insbesondere zum Umgang mit Faeces sind, nach Jütte, die heutigen Wahrnehmungen eher eine Folge der dem 19.

286 So beispielsweise zur Ruhr: »Die Ruhr ruft durch ständige Darmentleerungen mit gelblichem bis blutigem Stuhl bis zu 25 Mal und mehr am Tage intensivsten Gestank hervor, der sich in den beschmutzten Kleidern, Häusern und auf den Straßen festsetzt […]«, ibid., S. 157; wenngleich sich aus Aussagen auch bestätigen lässt, dass hier von einer abdominellen Erkrankung mit Diarrhoen gesprochen wird, wie noch zu zeigen sein wird, gibt es für dieses Szenario keine Evidenz.

287 Ibid., S. 155.

und 20. Jahrhundert immanenten Hygieneerziehung und folglich nicht an sich auf die mittelalterliche Wahrnehmung zu übertragen.[288]

Hinzu kommt, dass wir bei der Suche nach Geruchsbeschreibungen pathologisch veränderter Stühle gleich mehreren berufsimmanenten praktischen, systemischen, ethischen und berufsphilosophischen Paradigmen der Gesundheitsfachberufe gegenüberstehen: Die Krankenbeobachtung bezüglich der Stühle erfolgt in der Praxis gar nicht auf der Basis olfaktorischer Wahrnehmung, denn diesen ist, anders als bei der Beurteilung von Urin, kein signifikantes diagnostisches Qualitätsmerkmal zugeordnet. Die klinische Beobachtung von Stühlen zielt ab auf die zu sehenden Veränderungen, die Menge, Konsistenz und Farbe der Faeces.[289] Deshalb sind Erwähnungen von Gerüchen in Lehrbüchern insgesamt äußerst selten anzutreffen, sehen wir von der Bewertung des Mekoniumgeruchs Neugeborener (es hat geruchsfrei zu sein) durch Hebammen ab,[290] oder machen Vergleiche auf, die sich aus unserer Sicht nicht mehr nachvollziehen lassen.[291] Die Beschreibungen und Hinweise in modernen medizinischen Büchern bezüglich der Stühle beziehen sich auf konkret zu machende Beobachtungen. Diese werden im heutigen Kontext zum einen in Laboren an steril verpackten Kleinmengen zur mikrobiologischen Untersuchung getätigt, andererseits jedoch in einem eigenen Mikrokosmos, der Klinik, mit ihren Stationen und in durchhierarchisierten Organisationsstrukturen. Insofern benötigt es zur sinnesgeschichtlichen Einordnung des Umgangs mit Fäkalgerüchen in der Neuen und Neuesten Medizingeschichte mit ihren Auswirkungen auf die zur Verfügung stehende Literatur eine Betrachtung der dem Gesundheitssystem immanenten Empirie zu diesem Phänomen, denn Herde suchte nach Informationen zu Gerüchen

---

288 Vgl. Robert JÜTTE: *Geschichte der Sinne. Von der Antike bis zum Cyberspace*, München 2000.

289 Vgl. Andrea STIEFEL/Christine GEIST/Ulrike HARDER: *Hebammenkunde: Lehrbuch für Schwangerschaft, Geburt, Wochenbett und Beruf*, Stuttgart 2013, S. 657, Angela Paula LÖSER: *Verhaltens- und Krankenbeobachtung in der Altenpflege leicht gemacht. Eine praktische Anleitung auch für Pflegehilfskräfte*, Hannover 2005, S. 73 f.; die Gesundheits- und Krankenpflege scheidet lediglich den Geruch von gesunden und kranken Stühlen, aber keinesfalls nach Erkrankung, vgl. Jallal AL-ABTAH/Friederike BAUMGÄRTEL: „Tabelle 20.2", in: dies. (Hg.): *I care – Pflege*, Stuttgart 2015, S. 386.

290 Ibid.

291 Vgl. Wilhelm HIS: *Die Front der Ärzte*, Bielefeld/Leipzig 1931, S. 29, der Typhus mit dem Duft blonder Frauen verglich.

bei den Medizinern, die diese aber oft gar nicht haben, weil sie diagnostisch unerheblich sind und dazu noch bei den Autoren diesbezüglich zumeist keine olfaktorische Erfahrung vorhanden ist.

Dass Herde in modernen Medizinbüchern Informationen zu dem Gestank bei Ruhrstühlen vorlag und dem bei Typhus nicht, kann zwei Gründe haben: zum einen ist die Stuhlfrequenz bei einer ausgeprägten Ruhr sehr hoch, sie kann bis zu 100 Stuhlabgänge am Tag beinhalten,[292] sodass die olfaktorische Wahrnehmung sich ärztlicherseits im Stationsalltag nicht vermeiden lässt.[293] Bei Typhus hingegen steht nicht die Diarrhoe, sondern die Obstipation im Vordergrund, wenngleich es zu Diarrhoen kommen kann.[294] Zum anderen, wenn es denn zur Nachreinigung von Patienten mit Diarrhoen kommt oder zum Einschicken von Stuhlproben, ist in der Organisationsstruktur und -kultur des Arbeitsalltages der Kliniken der Mediziner selbst nicht beteiligt gewesen und bis heute nicht beteiligt, da dies Aufgabe des Krankenpflegepersonals ist und war. Dort wiederum, und das galt gerade bis zum Ende des 20. Jahrhunderts, als Herdes Studie publiziert wurde, war durch die Funktionspflege die körpernahe Grundpflege (und somit das Waschen und Reinigen der Patienten) Aufgabe der niedrigsten Hierarchiestufe in der Pflege, sodass die an den ärztlichen Visiten Beteiligten, wie die Oberschwester und der zuständige Arzt oder gar die chefärztliche Ebene, mit dem eigentlichen olfaktorischen Phänomen gar nicht in Berührung kamen,[295] sondern die Ausscheidungen meist nur in isolierten Stuhlproben in Augenschein nahmen. Die Sinneserfahrungen der unteren Hierarchiestufen der Klinikmitarbeiter spielte aber für die medizinischen

---

292 Wolfgang F. Caspary/Joachim Mössner/Jürgen Stein: *Therapie gastroenterologischer Krankheiten*, Heidelberg 2005, S. 138.

293 Vgl. Jochmann, Lehrbuch, S. 473, der den Ruhrstühle einen »[...] eigentümlichen, faden Geruch, den man als spermaähnlich bezeichnen könnte.« konstatierte, was wiederum eine Kategorie darstellt, die jungen Krankenschwestern der 1910er Jahre womöglich eher unbekannt gewesen sein dürfte, Typhusstühle erwähnt auch er olfaktorisch nicht.

294 Vgl. auch Herde, Katastrophe vor Rom, S. 155.

295 Vgl. Thomas Elkeles: *Arbeitsorganisation in der Krankenpflege – zur Kritik der Funktionspflege*, Frankfurt/M. 1991; Monja Schünemann: „Monika Krohwinkel oder wie die Psychosomatik in die Pflege kam“, in: Alexa Geisthövel/Bettina Hitzer (Hg.): *Auf der Suche nach einer anderen Medizin. Psychosomatik im 20. Jahrhundert*, Berlin 2019, S. 405–414 (hier S. 407).

Lehrbücher keine signifikante Rolle, da zwischen den Disziplinen Pflege und Medizin eine Trennung herrschte und bis heute teilweise herrscht.[296] Betrachten wir die durchaus intensive Beschreibung von Symptomen beispielsweise im Lehrbuch Jochmanns, dann fällt auf, dass nur Symptome beschrieben wurden, die vom Arzt wahrgenommen werden konnten, und sogar das Krankheitserleben der Betroffenen selbst, abseits von vereinzelten Schmerzereignissen, in der ärztlichen Wahrnehmung keine Rolle spielte.[297]

Dass schlechte Gerüche, gerade die von Stühlen, in der medizinischen und auch der pflegerischen Literatur zu verschiedenen Krankheiten nicht konsequent thematisiert werden, ist offenbar also einerseits, neben der Redundanz für die Diagnostik, dem unterschiedlichen Wahrnehmungshorizont der beiden Disziplinen Medizin und Krankenpflege zuzuschreiben, da der Arzt selten Einblicke in die körperliche Reinigung erhält, und andererseits ist gerade der Ekel, den Gerüche bei den Versorgenden auslösen können, ein bis heute bestehendes Tabu der Emotionsgeschichte der Gesundheitsberufe, da dem Patienten bei seiner pflegerischen und medizinischen Versorgung nicht das Gefühl vermittelt werden soll, sich vor ihm als Menschen zu ekeln, und erwartet wird, dass insbesondere Pflegepersonal dieses Gefühl kontrolliert und konsequent unterdrückt. Sich zu ekeln gilt bis heute als Tabu, als nahezu unethisches Handeln am Schutzbefohlenen und ethisches Dilemma im Sinn eines berufsphilosophischen Grundsatzes.[298] Die Leerstelle, die also zu negativen olfaktorischen Wahrnehmungen in der Literatur besteht, ist vielfach auch als Verschweigen und buchstäbliches Unterdrücken von Ekelassoziationen zu werten, die oftmals schlicht nicht thematisiert werden, andererseits eine eigene Lehrbuchgattung zum ethischen Umgang mit Ekel hervorgebracht hat.

---

296 Der Diskurs um die interdisziplinären Aushandlungsprozesse zieht sich durch die gesamte neueste Geschichte der beiden Disziplinen, vgl. Heidi APPEL/Hedi FRANÇOISE-KETTNER, Gerda LUX et al.: „Das Verhältnis von Pflege und Medizin. Ergebnisse einer Diskussion", in: *Pflege und Medizin im Streit* (= Jahrbuch für kritische Medizin und Gesundheitswissenschaften, Bd. 8), Hamburg 1982, S. 28–38; German QUERNHEIM/Angelika ZEGELIN: *Berufsstolz in der Pflege. Das Mutmachbuch*², Bern 2022, S. 226 f.

297 Vgl. JOCHMANN, Lehrbuch, S. 1–66, S. 467–481, S. 745–760.

298 Vgl. Bettina HITZER: „The Odor of Disgust: Contemplating the Dark Side of the 20th-Century Cancer History", in: *Emotion Review*, 12 (https://psycnet.apa.org/doi/10.1177/1754073919897293, zuletzt aufgerufen am 19.10.2023, 10:54); Marion JETTENBERGER: *Ekel. Professioneller Umgang mit den Ekelgefühlen in Gesundheitsfachberufen*, Berlin 2017, S. 15–18, S. 39–41.

Dies bedeutet keineswegs, dass Ausscheidungen bei Typhus, wie Herde aus dieser Leerstelle ableitete, nicht unangenehm riechen, sondern das Gegenteil ist der Fall, doch wird das olfaktorische Phänomen eben weniger in medizinischen Büchern als in historischen Lehrbüchern zur Krankenpflege ansatzweise thematisiert. So beschreibt ein Arzt, der im Nationalsozialismus einen Leitfaden der Krankenpflege im Dialog verfasste, in seiner Abhandlung über den Typhus: »Während des fieberhaften Krankseins hat der Kranke täglich 3–6 übelriechende erbsbreifarbige Ausleerungen.«[299]

Eine »Anleitung zur Gesundheitspflege an Bord von Kauffahrteischiffen« des kaiserlichen Gesundheitsamtes, die auf medizinische Laien ausgerichtet war, betonte im Jahr 1888 für den Typhus, dass die »Entleerungen beim Stuhlgange [...] dünn, gelblich, sehr übelriechend.«[300] seien.

Auch in der Miasmentheorie des 19. Jahrhunderts wurde vor den schlechten Gerüchen der Typhusstühle gewarnt, da befürchtet wurde, ein Umgang mit Hilfsmitteln zur Ausscheidung könne über den Geruch diejenigen, die mit ihnen umgingen, infizieren. Der Mediziner Kunze schreibt: »Die Träger des Contagiums sind die Darmausleerungen Typhöser; die Intensität des Contagiums steigert sich mit der Zersetzung der Dejecte [Ausscheidungen]. Ein mit in Zersetzung übergegangenen typhösen Dejecten gefüllter Nachtstuhl in warmen Krankenzimmern ist daher eine sehr gefährliche Sache, zumal auch die dunstförmigen Exhalationen der Dejecta das Krankheitsgift enthalten. Die übeln [sic] Gerüche der Dejecta sind jedoch keineswegs identisch mit dem Typhusgifte und selbst wenig übelriechende Stuhlgänge können sehr verderbliche Exhalationen verbreiten.«[301]

Die Stühle werden also allgemein als übelriechend bezeichnet, aber innerhalb dieser Kategorie eben nicht so signifikant, dass sie sich von anderen übelriechenden Stühlen unterscheiden ließen. Wenn auch bei Typhus kein typischer

---

299 Johannes Haring: *Leitfaden der Krankenpflege in Frage und Antwort. Für Krankenpflegeschulen und Schwesternhäuser*[8], Berlin 1941, S. 50.

300 Der Staatssekretär des Innern (Hg.): *Anleitung zur Gesundheitspflege an Bord von Kauffahrteischiffen*, Berlin 1888, S. 45.

301 C. F. Kunze: *Lehrbuch der practischen Medizin mit besonderer Rücksicht auf pathologische Anatomie und Histologie*, Bd. 2, Leipzig 1870, S. 406, wenngleich hier zu beachten ist, dass Kunze Typhus und Flecktyphus [Fleckfieber] nicht mikrobiologisch voneinander unterscheiden konnte und zudem mit der Miasmentheorie nochmals anderen Kategorien unterlag.

Geruch der Stühle nachgewiesen werden kann, ist von einer Geruchsneutralität der Fäkalien hingegen keineswegs auszugehen. Nicht anders als die von Herde beschriebenen starken bis sehr starken Geruchsintensitäten bei Ruhr, sind die des Typhus beschrieben. Es zeigt sich damit, dass fäkale Gerüche einerseits nicht ausreichend spezifisch signifikant beschrieben werden, um gastrointestinale Krankheiten anhand dieser Informationen voneinander zu unterscheiden und dass sie demzufolge nicht als Ordnungskategorie zur Einordnung historisch-sensorischer Wahrnehmungsüberlieferungen im Rahmen einer retrospektiven Diagnosestellung geeignet sind.

Doch wenn sich zudem aus den zeitgenössischen Berichten das von Herde vermutete fäkale Szenario nicht ableiten lässt, was mag es gewesen sein, das Gottfried, im wahrsten Sinne des Wortes, so gestunken haben mag, dass er es überlieferte? Waren es tatsächlich die Gerüche aus dem Lager oder könnte sich etwas anderes hinter den Sinneseindrücken des kaiserlichen Kaplans verbergen? Auffällig ist, dass der Lodeser Anonymus, der als zweiter Augenzeuge neben Gottfried von Viterbo angesehen wird und zeitgleich mit Gottfried im Heerlager war, Sinneseindrücke von einem stinkenden Lager keineswegs überliefert.[302] Unter all den Zeugnissen zum Krankheitsausbruch findet sich anscheinend auch kein Selbstzeugnis eines Erkrankten, sondern sowohl Gottfried als auch der Anonymus beschreiben anscheinend jeweils die Krankheit anderer, obwohl doch der Lodeser Anonymus betont, es seien fast alle im Lager erkrankt gewesen.[303]

Die Krankheit, so kann mit einiger Vorsicht gesagt werden, ganz allgemein nicht mit sich selbst in Zusammenhang zu bringen, macht aus der Perspektive Gottfrieds als kaisernahem Autor durchaus Sinn: galt Krankheit doch als Prüfung, Leid oder Strafe, als Gottesstrafe, und durch das Verschweigen einer Krankheit konnte es vermieden werden, den Verdacht einer nicht gottgefälligen Handlung, die mit Krankheit göttlich geahndet wurde, von sich zu weisen.[304] Ausgeschlossen kann es jedoch nicht werden, dass auch Gottfried erkrankte und wir lediglich durch niemanden explizit davon unterrichtet wurden. Dann könnte es sich bei dem Gestank, den Gottfried uns

---

[302] Lodeser Anonymus, S. 228–232.

[303] [...] *qui mortem vincere tunc potuerunt, omnibus fere infirmis* [...], Lodeser Anonymus, S. 230.

[304] Zu Leid, Prüfung und Strafe vgl. SCHNEBLE, Krankheit der ungezählten Namen, S. 96.

überlieferte, um einen Überlieferungszufall[305] handeln, der sich durch eine krankheitsbedingte Kakosmie erklären und sinnesgeschichtlich einordnen ließe.

Bislang wurde Gottfrieds Bericht über den Gestank so interpretiert, dass er derjenige war, der den Gestank wahrgenommen hat, und die anderen, die Erkrankten im Heer, diejenigen waren, die stanken. Anders ausgedrückt hatte es den Anschein, als sei der Gestank, den Gottfried überliefert, der Gestank der anderen gewesen. Doch bemerkenswert an der von ihm beschriebenen Situation ist doch, dass er diesem Geruch nicht entkommen konnte, egal, wohin er sich wandte, egal, woran er roch: Ob an Pferden, an Kleidung, sogar an der freien Luft und innerhalb von Gebäuden wurde er diesen Gestank in der Nase nicht los.[306] Mit dieser Aufzählung erweckt Gottfried eher den Eindruck eines irritiert wirkenden Menschen, der durchaus in der Lage war, Wohlgeruch, oder doch zumindest vertrauten Geruch, von schlechten Gerüchen zu unterscheiden, und sich bewusst war, dass etwas nicht stimmte. Hier schreibt jemand, der etwas Ekliges riecht, der Ursache auf den Grund gehen möchte und dafür vertraute Gerüche wie den der Pferde, den der Kleidung, die frische Luft und Gerüche, wie er sie aus Häusern kannte – vielleicht den der Herdstellen, den des Essens oder den des Holzes innerhalb der Gebäude – mit dem, den er wahrnahm, abglich. Die Erfahrung muss für ihn so einschneidend und intensiv gewesen sein, dass er sie noch jahrzehntelang erinnerte und in den *Gesta Friderici* mit aufnahm.

Nun gibt es unter allen infrage kommenden gastrointestinalen Infektionskrankheiten eine, die eine bemerkenswerte medizinhistorische Similarität in den Symptomen mit den von Gottfried überlieferten olfaktorischen Störungen hat – und das sind historisch überlieferte Störungen des Geruchserlebens bei Typhusinfektionen, die sich in der neuen medizinischen Literatur nicht mehr finden lassen. Bei Jochmann nicht, weil es sich dabei wohl um ein durch den Arzt nicht verifizierbares Krankheitserleben des Patienten handelte, in der neuesten Literatur nicht, weil die Reduzierung der Symptomausprägung durch den Fortschritt der Medizin das so seltene

---

305 Vgl. Arnold Esch: „Überlieferungs-Chance und Überlieferungs-Zufall als methodisches Problem des Historikers“, in: *HZ*, 240 (1985), S. 529–570.

306 Gottfried, GF, ed. Waitz, Z. 670–672.

Symptom längst überwunden hat und es somit vernachlässigt werden konnte.

Gemeinhin denken wir bei Typhusinfektionen an eine Erkrankung des Magen-Darm-Trakts. Doch diese Krankheitsvorstellung ist nicht ganz korrekt. Typhus wird direkt oder indirekt übertragen und diese Übertragung findet durch Kontaktinfektion über den Mund statt, wenn Menschen infizierte Nahrungsmittel zu sich nehmen, Ess- und/oder Trinkgeschirre nutzen, die keimbehaftet sind, oder wenn sie sich über Stuhl- und/oder Urinkontakt infizieren.[307] Die ersten körperlichen Symptome sind so auch zumeist ein Kratzen im Hals als Ausdruck einer lokalen Infektion, später können bei einer antibiotisch unbehandelten Infektion borkige Beläge in der Mundhöhle, Pilzbefall, Zahnfleischentzündung mit Blutungen, Geschwüre im Rachen und ebenso Ulzerationen am Gaumen, Ohrentzündung sowie Schädigungen an der Nasenschleimhaut hinzukommen.[308] Betroffen sind also, neben dem Verdauungstrakt, der Hals-Nasen-Ohren-Bereich sowie die Mundhöhle.

Wie bereits ausgeführt hat Jochmann vor allem die Symptome in sein Lehrbuch aufgenommen, die die Ärzte selbst wahrnehmen konnten, ohne dem Erleben des Patienten besondere Bedeutung beizumessen. Doch gibt es ein einziges historisches Lehrbuch der Medizin, das den Typhus mitsamt seiner HNO-Symptomatik beschreibend darlegt und dazu noch auf die Empirie der Patienten unter diesen Symptomen eingeht. Der Arzt Philipp Karl Hartmann (1773–1830) ging in seiner Typhusschrift zu Beginn des 19. Jahrhunderts, die eine Binnenkategorisierung des Typhus implementieren sollte, die sich nicht durchgesetzt hat, auf die olfaktorischen Sensorikstörungen, die er bei seinen Patienten beobachtete, näher ein: „Die Schleimhaut der Nasenhöhle hat die Beschaffenheit wie bey [sic] einem anfangenden Schnupfen, auch fühlen die Kranken in der Gegend der Stirnhöhle die nämlichen stumpfen Kopfschmerzen, wie bey der genannten Krankheitsform. Der Geruchssinn ist deswegen bey vielen – nicht bey allen – abgestumpft, manche klagen über einen beständigen widerwärtigen Geruch."[309] Dieses Symptom sei vor

---

[307] Vgl. JOCHMANN, Lehrbuch, S. 4.

[308] Ibid., S. 28–32.

[309] Phillipp Karl HARTMANN: *Die Theorie des ansteckenden Typhus und seiner Behandlung*, Wien 1812, S. 10.

allem zu Beginn der Erkrankung zu beobachten: „Das Geruchsorgan wird bey einigen Kranken im Anfang der Krankheit mit der Empfindung eines Gestanks belästigt, in der Folge ist es aber abgestumpft."[310] Weiter berichtet er über die Verbindung zwischen den Entzündungen der Mundhöhle bei Typhusinfektionen und den daraus resultierenden Symptomen: „Die Verbreitung dieser frühen krankhaften Veränderung der Schleimhaut der Speiseröhre entlang, bis in den Magen, beurkunden die früh erscheinenden Zufälle von Völle, Druck, Widerwärtigkeit, Eckel [sic] Empfindlichkeit dieses Organs."[311] Zu Beginn einer Typhusinfektion kam es also vereinzelt, aber nicht sehr häufig, bei den Patienten zu Kakosmie, Übelkeit und Ekel, wobei vor allem der Hinweis auf die Kakosmie mehrfach erwähnt wird.

Diese historische Beobachtung wird durch neuere Ergebnisse, die bereits Ende des 20. Jahrhunderts vorlagen, gestützt. Der belgische Stomatologe Courtois untersuchte in den 1980er Jahren die Halitose, also den schlechten Atem, und subsummierte darunter auch Kakosmie, die von den Betroffenen aus verschiedenen medizinischen Gründen selbst wahrgenommen werden kann und ihre Wurzeln zumeist in entzündlichen Prozessen der Mundhöhle hat.[312] Nach Courtois kann Halitose mit sensorischen Störungen im Sinn einer Kakosmie bei vielen Erkrankungen auftreten, unter anderem bei Typhus.[313]

Es ist also mit einigem Vorbehalt aus Gottfrieds Überlieferung ableitbar, dass uns hier, vom Autor ganz unbeabsichtigt, ein eigenes, sehr seltenes Symptom einer Infektionskrankheit überliefert wird, das einen bloßen Überlieferungszufall darstellt und nicht eine allgemeingültige Aussage über

---

310 Ibid., S. 29.

311 Ibid.; da Hartmann bakteriologisch noch nicht zwischen Typhus und Fleckfieber unterscheiden konnte, ist der Verweis auf Entzündungen im HNO-Bereich, den er angibt, neben den von ihm beschriebenen Hautveränderungen, der wahrscheinlichste Garant dafür, dass es sich tatsächlich um Typhus handelt, dessen Stühle er übrigens als »stinkende, flüssige Afterausleerungen« bezeichnet, vgl. ibid., S. 24.

312 »[…] ook alleen de betrokkene de reukkan waarnemen. Men spreekt dan van subjektieve halitose. […] Vermits de waarneming van halitose gebeurt door de reuk zin, kan iedere wijziging van de reuk (dysosmie, hyposmie, anosmie, kakosmie) een gevoel van halitose opwekken.«, J. Courtois: "Halitose", in: *Ned Tijdschr Tandheelk* 94 (1987), S. 56–62 (hier S. 56).

313 Vgl. Courtois, Halitose, S. 61, in der aufgeführten Tabelle wird auch die spezifische Geruchsassoziation bei typhösen Geruchsstörungen aufgeführt, die an „Mäuse" erinnern soll, vgl. ibid.

die Zustände im Lager beschreibt. Dass Gottfried selbst die Kakosmie nicht als Symptomatik einordnen konnte, sondern als bloße sensorische Empirik, wäre dabei dem zeitgenössischen Krankheitsverständnis zuzuschlagen, das die Kausalität zwischen den beiden Phänomenen nicht herzustellen vermochte. Weshalb er diese gemachte olfaktorische Wahrnehmung trotzdem ausführlich in seinem Gedicht schildert, lässt sich hingegen sinnesgeschichtlich erklären, wenn wir uns vergegenwärtigen, welchen Wissenshorizont, welche Stellung Gottfried am kaiserlichen Hof innehatte und was Gerüche in seinem zeitgenössischen Kontext für ihn bedeutet haben mögen.

Gottfried von Viterbo war ein ausgebildeter Kleriker, dessen Weihegrad leider unbekannt ist, der als Mitglied des täglichen Hofes und Kaplan des Kaisers unablässig mit den geistlichen Angelegenheiten der *curia* beschäftigt war. Er selbst schreibt über seinen Alltag, dass es ungestörte Ruhe für ihn nie gegeben habe, seine Anwesenheit bei Tag und Nacht, in der Messe, zu allen Stunden des Tages, bei Tisch, beim Gottesdienst und in Rechtsangelegenheiten immer erforderlich gewesen sei.[314] Gutes und Böses, Rechtes und Schlechtes theologisch und juristisch zu scheiden bestimmte also seinen Alltag. Hildegard von Bingen sprach Gottfried in einem Brief denn auch als „Mann, der Kenntnis von Gut und Böse“[315] habe, an. Die Wahrnehmung von Gutem und Bösem wurde im Mittelalter aber auch durch Gerüche gekennzeichnet. In ihrem Werk *Scivias* ist der Kontrast von Gestank und Wohlgeruch der soziale Code für Gut und Böse.[316]

Die olfaktorische Einordnung Hildegards bildet keinen Einzelfall des Hochmittelalters. Wohlgerüche wurden beispielsweise bei der Auffindung der Reliquien von Heiligen wahrgenommen, hagiographisch beschrieben und

---

314 […] *die ac nocte, in missa, in omnibus horis die, in mensa, in causis agitandis, in epistolis conficiendis, in cotidiana curia* […], Gottfried von Viterbo: „Memoria seculorum“, ed. Waitz, in: MG. SS XXII, S. 105, Z. 29 f.; vgl. Dorninger, Gottfried, S. 57.

315 *Unde, o vir, qui scientiam boni et mali habes* […], Hildegardis Bingensis: Epistolarium, pars secunda, (XCI–CCL) (= CCCM), Turnhoult 1993, S. 253 f. (hier S. 253).

316 *Hoc faciunt et isti nequissimi homines, fugientes praecepta Dei seque polluentes in stercore, quo se involutant in mortem cum se abscondunt in malitia sua, nolentes de foetore nequitiae ad lucem prodire*, Hildegardis Bingensis: Scivias, Pars III (= CCCM XLIIIA), ed. Adelgunde Führkötter, Turnhoult 1973, Sc III. 8.377–380; vgl. Maria José Ortúzar Escudero: *Die Sinne in den Schriften Hildegards von Bingen* (= Monografien zur Geschichte des Mittelalters, Bd. 62), Stuttgart 2016, S. 280 ff.

kennzeichneten deren göttliche Auserwähltheit.[317] Das Salböl, das bei verschiedenen Sakramenten und der Königssalbung eingesetzt wurde, versinnbildlichte, dass der Gesalbte das Evangelium, also den Wohlgeruch Christi verbreiten sollte. So wurde das Wahrnehmen von Wohlgeruch und Gestank auch genutzt, um menschliche Beziehungen im sozialen und politischen Bereich zu klassifizieren. Düfte waren auch dazu geeignet, einen Einblick in die Wechselbeziehung zwischen Mensch und Gott zu geben.[318] Die Vorstellung, dass Gerüche imstande seien, Gut oder Böse anzuzeigen, verbreitete sich im Hochmittelalter auch über medizinische Traktate, die sich nahe an der Magie bewegten. So beschrieb Marbod von Rennes (1035–1123) in seinem Buch „Über die Steine", wie ein Ehemann sich Klarheit über eine eventuelle Untreue seiner Frau verschaffen könne: Schöbe ein Ehemann seiner Gattin einen Magnetit unter das Kissen, und sie habe ihn betrogen, dann falle sie in der Nacht aus dem Bett und ein widerlicher Gestank zeige das Verbrechen an und erzwänge dieses Herausfallen.[319]

Gestank als Indikator des Bösen war demnach in Gottfrieds Kreisen allgemein verständlich und schließt hier auch den Kreis zum massenhaften Erkranken und Versterben nach den zeitgenössischen Krankheitsvorstellungen einer eingetretenen Gottesstrafe. Menschen, die, sogar noch plötzlich, an einer mysteriösen Erkrankung verstarben, hatten eindeutig Schlechtes getan und wurden von Gott gestraft. In Gottfrieds Wahrnehmung starben im kaiserlichen Heerlager sie überall, sie mussten also abgrundtief schlecht sein und etwas so Verbrecherisches getan haben, dass Gott hier massenhaft eingriff und medizinische Heilung nicht möglich war.[320] Die Schlechtigkeit

---

317 Karl-Heinz Kohl: *Die Macht der Dinge: Geschichte und Theorie sakraler Objekte*, München 2003, S. 48.

318 Vgl. Jonathan Reinharz: *Historical Perspectives on Smell*, Illinois 2014, S. 11–23.

319 *Nam qui scire cupit sua num sit adultera conjux, suppositum capiti lapidem stertentis adaptet. Mox quae casta manet petit amplexura maritum. Non tantum evigilans. Cadit omnis adultera lecto. Tanquam pulsa manu, subito fetore coacta, quem lapis emittit celati criminis index*, Marbode von Rennes: Liber de lapidis sive de gemmis, ed. von J. Riddle, übers. von C. W. King, in: John M. Riddle (Hg.): *Marbode of Rennes' (1035–1123) "De lapidibus" considered as a medical treatise. With text, commentary and C. W. King's translation. Together with text and translation of Marbode's minor works on stones*, Wiesbaden 1977 (= Sudhoffs Archiv, Beiheft 20), S. 49.

320 Vgl. dazu auch das Kapitel zur entsprechenden *imago agens* aus Hildegard von Bingens *Liber divinorum operum*, durch das Gottfried die Kranken als vom Kaiser Abgefallene apostrophiert.

der ihn und den Kaiser umgebenden Menschen zeigte sich demnach auch in Gottfrieds Nase. Überall, egal wohin er sich wandte, war er – das konnte er nicht nur sehen, sondern auch riechen – vom Bösen umgeben, von nicht gottgefälligen Menschen. Ihm, dem Gläubigen, dem Kaplan des gottunmittelbaren Herrschers, muss das wie ein Fingerzeig Gottes nahe einer sensorischen *visio* vorgekommen sein, und nehmen wir an, dass Gottfried wirklich erkrankt war und dieses massenhafte Sterben überlebte, dann ist die spätere massive Zuwendung zum Kaiser, dieses unbedingte Festhalten am Herrscherhaus in panegyrischen Schriften, als von Gott Verschontem, aus der Perspektive Gottfrieds absolut nachvollziehbar, denn schon Synnott formulierte: »[...] smell is in the nose of the smeller, but also in the culture of the smeller.«[321] Nachvollziehbar wäre dann auch, dass er der Nachwelt nichts von seiner eigenen Krankheit, die er als Prüfung Gottes erlebt haben muss, bewusst überliefern wollte.[322]

Dieses Verbergen von eigener Krankheit durch Gottfried im Rahmen einer im kaiserlichen Umfeld aufgetretenen tödlichen Erkrankung erweitert somit die von Weise dargelegte historiographische Praxis des Verschweigens oder Verbergens von Krankheit im Hinblick auf den Herrscher betreffende Krankheiten.[323] Medizin und Politik konfligieren hier nicht allein in Bezug auf den Herrschenden, sondern auch in Bezug auf die herrscherunmittelbare Umgebung, den täglichen Hof, der sich hierdurch von den Umgekommenen als Verworfenen abgrenzt, auch, um durch seine eigene Erkrankung im Blick der künftigen Leser seiner Schriften den Herrscher nicht politisch, theologisch und sozial zu infizieren oder zu kontaminieren, weil dies offenbar auch Auswirkungen auf dessen politischen und heiligen Körper in der Beurteilung der Nachwelt nach sich gezogen hätte. Nicht allein der Kaiser hatte physisch unversehrt zu sein, sondern auch dessen unmittelbare Umgebung, was sich auch an der negativen Beurteilung beispielsweise Rainalds von Dassel, wie noch gezeigt werden wird, deutlich machen lässt. Dazu kommt, dass es sich, wie bereits ausgeführt, bei Gottfrieds Schriften um panegyrische Werke handelt. Wie Müller herausarbeitete,

---

321 Anthony SYNNOTT: *The Body Social: Symbolism, Self and Society*, London 1993, S. 193.

322 Im Gegenteil vermittelt Gottfried das Selbstbild eines Kaplans, der durch die Reihen der Kranken läuft und diejenigen mit Todesangst diszipliniert, *Tunc ego: Dum vivis, stulte, sepulcra requiris?*, Gottfried, GF, ed. WAITZ, Z. 700.

323 WEISE, Krankheiten im Mittelalter.

kennzeichnete eine durch Gott veranlasste Heilung zwar die Auserwähltheit eines Herrschenden,[324] doch scheint es, als sei diese Auserwähltheit nicht problemlos auf das Umfeld Barbarossas zu übertragen gewesen, wodurch sich abzeichnet, dass wundersame Heilungen das Alleinstellungsmerkmal der Herrschenden waren, da sich ein Multiplizieren und Ausweiten auf andere Personen diese Wunderheilungen am Herrscher als weniger besonders auf dessen Auserwähltheit im hierarchischen Gefüge erwiesen hätten. Doch deuten sich, neben den metaphorischen Implikationen, auch ereignisgeschichtliche an, die Barbarossas Handlungsspielräume in der Situation auf dem Monte Mario als Herrscher beleuchten.

Diese sinnesgeschichtliche und medizinhistorische Einordnung würde auch verständlich machen, weshalb der Kaiser den Ort wegen des Gestanks verließ, also wegen des Bösen, und die Sterbenden zurückließ: sie waren Gezeichnete, von Gott Gestrafte, für die selbst der kaiserliche Kaplan keinen anderen Ausweg mehr sah, als Gottes Gnade: „Was der Arzt nicht vermag, möge die Gnade des Höchsten [an den Zurückgelassenen] vollbringen."[325] Hierbei scheint es auch um eine räumliche Abgrenzung zu gehen, die den Herrscher und sein Gefolge ebenfalls politisch und theologisch unangetastet lassen sollte, aber erst vollzogen wurde, als das Gottesurteil vor Ort mehr und mehr ersichtlich wurde. Das musste umso mehr gelten, als Barbarossa sich als gottunmittelbaren Herrscher ansah und Gottfried betonte, dass Gott in der Rechtsprechung die einzige Macht war, die über dem Kaiser stand,[326] sodass sich Friedrich I. dem göttlichen Urteil über die Verworfenen zu beugen hatte, wollte er nicht der *superbia* verdächtig sein.

Gerade dieses Eingeständnis nämlich, dass die Ärzte im Tross keine Aussicht zur Heilung mit ihren Mitteln mehr sahen, zeigt, wie intensiv man sich zunächst im Heer um deren Überleben gekümmert haben muss, denn es gehörte im 12. Jahrhundert zu den vordringlichsten Aufgaben der Ärzte, nach deren Vorstellung Krankheiten nur geheilt werden konnten,

---

324 MÜLLER, göttliche Auserwähltheit.

325 *Quid reliqui facient, qui neque stramen habent?* [...] *Quod nequid hic medicus, gratia summa queat*, Gottfried, GF, Z. 666; 669.

326 *Nota, quod tempore Iovis regis lex data fuit Moysi in monte Syon*; Gottfried von Viterbo: Speculum regum, in: MG. SS XXII, ed. WAITZ, München 1872, S. 21–93 (hier S. 39). Im *Speculum regum* selbst betont Gottfried, dass nun aber nur Heinrich und sein Vater das Recht innehätten: *Nunc tenet Heinricus cum patre iure solum*, ibid.

wenn Gott es zuließ, vor allem auf der Basis von Krankenbeobachtung eine Prognose zu stellen, wie die Krankheit ausgehen würde.[327] Der zeitgenössische Arzt Maurus Salernitanus verfasste dazu ein eigenes Buch, den Kommentar zu den Prognosen des Hippokrates.[328] Gerade viele der von Gottfried überlieferten Symptome, wie Bauchschmerzen, Gliederschmerzen und Fieber,[329] auf die später noch näher einzugehen sein wird, sind dabei leicht in den Zusammenhang mit dem Einnehmen einer Schonhaltung bei Bauchschmerz, dem Ablegen von Decken oder der Bekleidung durch die Erkrankten, um dem fieberhaften Wärmegefühl im römischen Sommer zu entgehen sowie mit Krämpfen und Bewusstseinseintrübungen[330] in Einklang zu bringen. Doch all dies waren nach dem Krankheitsverständnis des 12. Jahrhunderts Anzeichen dafür, dass keine Hoffnung bestand, jemals Heilung durch den Arzt erlangen zu können, weil allein eine entspannte Haltung des Körpers und der Extremitäten dafür sprach, dass medizinisches Eingreifen möglich wäre.[331] Zudem war es nach dem zeitgenössischen medizinischen Wissen nicht

---

327 Noch im September in Pavia berichtet Gottfried, dass weiterhin medizinisch behandelt wurde, vor allem durch Speisen und Bäder, *Corpora fessa vacant, tunc balnea multa parabant; Tunc cibus instabat, qualem medicina vocabat; Quicquid egri cuperent, nostra Papia dabat*, Gottfried, GF, ed. WAITZ, Z. 760–765.

328 Vgl. Morris Harold SAFFRON: „Maurus of Salerno: Twelfth-century 'Optimus Physicus' with his commentary on the Prognostics of Hippocrates", in: *Transactions of the American Philosophical Society. Held at Philadelphia for Promoting Useful Knowledge* 62. 1 (1972), S. 5–104, die Edition zu Maurus dabei vgl. S. 22–53.

329 *Et caput ex more, viscera crura dolent. Omnia iam fuerant febrili vulnere lesa*, Gottfried, GF, ed. WAITZ, Z. 645 f.

330 *Leditur orribili febri, veniente rigore*, Gottfried, GF, ed. WAITZ, Z. 644, das sich mit einiger Vorsicht auch als körperliche Starre lesen lässt.

331 *Et manus et pedes et cervicem non ut in spasmo distenta et contracta: per hoc quod pedes et manus fuxiles sunt fortitudo egri morbum suum tolerare potentis declaratur et minime rigids, id est, dura, dum dicit, et totum corpus in sua positione fluxibile facilitas motus tocius corporis insinuatur. Hec habitudo, id est, constantia, sanis est familiaris, quia ita se debent habere sani, et iacere in modum sani melius est, sicut consuevit quando sanus erat, ut in sinistro latere in sinistro, si in dextro in dextro, si supinus, supinus, quia non est signum laudabile egrum in corpore supino iacere, ist tamen si non sit ex consuetudine, vel per hoc declaratur quod adsit collectio in ambobus lateribus quare cum non possit iacere in utroque vel in altero iacet supinus, vel declaratur si subita suffocatio vel succensio spiritualium quare hoc supinus querit aerem frigidum. Bracchiis et pedibus rigidis, id est, non equaliter calentibus; et si repente se a capite lecti ad pedes iacta verit: ex hoc declaratur amentia ex humore collecto ad frenesim. Dum homo desipit huc atque illuc flectitur, vel quia sequitur*

möglich, einen Aderlass an einem Fieberpatienten durchzuführen, wenn, wie Gottfried es berichtet, der Hundsstern am Himmel stand, da angenommen wurde, dass dies die Körpersäfte noch mehr durcheinanderbrächte und den Patienten gefährdete.[332]

Vor diesem Hintergrund ist annehmbar, dass die Ärzte die schwer Erkrankten anhand der sich ihnen darbietenden Symptomatik und deren Dahinsterben aufgaben, und sie damit als von Gott Gestrafte und nach damaliger Vorstellung als böse Menschen angesehen wurden, die der Gnade Gottes überlassen werden mussten.[333] Wenn zudem noch, gleichsam als Fingerzeig

---

succensio spiritualium unde querit liberum aerem et ideo movetur a capite lecti ad pedes. Malum non dubitabilis vel propter predicta vel propter amentiam. Et si pedes nudos vel a carne vel a pannis, quia si consumpsit calorem substantialem humiditatem expositorum membrorum multo magis proximodum, et tepidos inveneris, id est, non equaliter calentes, et inordinate cum labore cervicem, propter defecter virtutis regitive, adque pedes iactaverit pessimum est et angustie signum, quia debilitas infirmi morbum suum tolerare neque untis perpenditur. Eger si iacuerit reiecta cervice: onit ad huc auctor signa que summuntur ex forma corporis mortem proximam minantia dicens, eger si iacuerit reiecta cervice ex debilitate virtutis ipsius capitis unde egro capud ad molem est et sacrinam, vgl. Maurus Salernitanus: Commentarius, S. 26; bezeichnenderweise assoziierte auch Saffron diese Symptome schon mit Typhus, vgl. ibid., S. 93, Anm. 28.

332 *In tempore calidissimo non debet fieri minucio, nec et frigidissimo, non in luna recenti. Eius haec est ratio: In aestate et maxime circa dies caniculares ultra modum corpus humanum dissolvitur et propter dissulotionem multum inanitur. Alia est racio: In tempore calido maxima fit humorem pertubacio et per flebotomiam magis fieret, unde forte sequeretur nocumentum. Unde cavendum est pacienti, ne in aliquam incidat egritudinem de inanicione*, Maurus Salernitanus: De flebotomia, ed. und übers. von R. Burschaeper, Leipzig 1919, S. 9f.; *Nota quod auctores de causonide tractantes non praecipiunt munucionem fieri, ut in viatico* [gemeint ist wohl der Viaticus peregrinantis Konstantins des Afrikaners] *patet et in libro febrium Constantini, et hoc idem in causon, quia est ibi acutissimus calor propter siccitatem incertam, quae est lima caloris*, vgl. ibid., S. 20. Die Edition bedarf einer Überarbeitung. Die unter Sudhoff entstandene Edition dem Text nicht gerecht, sie ist nicht kritisch und die Synapse fehlerhaft. Burschaper, der selbst Arzt war, projiziert moderne, damals unbekannte Diagnosen in den Text und ignoriert die Historizität damit vollends, was ihn leider stark verfälscht. So übersetzt er iathromathematische Einflüsse mit „Sonnenstich", „Magenschmerzen" und „Leberentzündung" mit Ruhr und Typhus. Auch den hier erwähnten *Causon* übersetzte er einfach mit akutem Fieber, was der Fieberart nicht gerecht wird.

333 So auch der Lodeser Anonymus: *Imperator igitur cum suos principes, episcopos multos ac duces seu marchines atque comites, capitaneos et scutiferos sic nimia strage corruere vidit, in castris multis infirmis relictis, quos etiam postea Romani orco tradiderunt* [...], Lodeser Anonymus, S. 230.

Gottes, dem Kaplan fortwährend ein Gestank in der Nase anzeigte, dass er vom Bösen umgeben war und selbst durch Gott geprüft wurde, dann muss der *curia* das Ereignis wie Gottes Handeln vorgekommen sein, das Gute und Böse schied, die Guten ziehen ließ und sie dadurch vor den Bösen beschützte. Trotzdem wurde, glauben wir Gottfried, die Behandlung der Kranken nie aufgegeben,[334] wobei auch hier bemerkenswert ist, wie gut die Innenansichten der medizinischen Behandlung durch den kaiserlichen Kaplan sind, die er durchaus bei seiner eigenen Behandlung so detailliert erfahren haben könnte, und eben nicht nur in Zeugenschaft der Behandlung anderer.

Subsummierend lässt sich sagen, dass die Einordnung und Kategorisierung von Stuhlgerüchen in »sehr stark« oder »übelriechend« nicht spezifisch genug ist, um sie als eigene Kategorie einer epidemiologischen Studie für eine retrospektive Diagnose nutzbar zu machen. Die Annahme Herdes, Typhusstühle hätten keine schlechten Gerüche, konnte widerlegt werden. Bei der Interpretation, der von Gottfried von Viterbo genannten schlechten Gerüche ist fraglich, ob Herdes These, es handele sich dabei um die Wahrnehmung von menschlichen pathologischen Ausscheidungen, haltbar ist. Eher ist anzunehmen, dass es sich dabei um eine Kakosmie im Rahmen einer Infektionskrankheit des Autors gehandelt haben könnte, die für diesen so eindrücklich wahr, weil er sich selbst, gemäß seiner zeitgenössischen Wahrnehmung, als von schlechten Menschen umgeben sehen musste, die als von Gott Gestrafte an einer mysteriösen Krankheit starben. Die sinnesgeschichtliche Einordnung zeigt allerdings auch an, dass ein Verbergen von Krankheit, wie bislang angenommen wurde, nicht allein im Kontext von Herrscher und Öffentlichkeit stattfinden konnte, sondern auch die unmittelbare Umgebung des Herrschers, wie hier der kaiserliche Kaplan, Krankheit verbarg, um das Ansehen und die Beurteilung des Hofes, an dem der Herrscher dessen Nucleolus darstellte, nicht moraltheologisch zu kontaminieren. Die medizinethischen Handlungsspielräume bei schwerer Krankheit der Untergebenen im Gefolge indes scheinen für den Herrscher begrenzt

---

334 Vgl. Gottfried, GF, ed. Waitz, Z. 760–765; das würde auch erklären, weshalb die Kranken später mit dem Kaiser in die Schlacht zogen, und Gottfried betont, dass die Angst der Arzt gewesen sei, *Nam timor incumbens plus quam dolor ipse perurgent; Sic metus est medicus, pugnaque sanat egrum*, Gottfried, GF, ed. Waitz, Z. 731 f., da die Kranken sich so als auf der richtigen Seite stehend beweisen konnten und eine Schlacht immer auch als Gottesurteil gesehen wurde.

gewesen zu sein, da nach einer durch Ärzte gestellte schlechten Prognose der gottunmittelbare Herrscher sich dem Gottesurteil der Verworfenheit der Betroffenen zu beugen hatte, um nicht des Hochmuts verdächtig zu werden.

3.1.2 Eine plötzliche Erkrankung nach Regen?

Eines der Hauptargumente Herdes, anhand dessen er die Schnittmenge moderner Erkrankungen ermaß, ist die Inkubationszeit, also die Zeit vom Eindringen des Erregers in den Körper bis hin zum Auftreten erster Krankheitssymptome, die er mit »einem Tag oder wenig mehr«[335] ansetzte.[336] Die Inkubationszeit machte Herde am Bericht des Lodeser Anonymus fest, wonach sofort nach einem starken Regenguss am 2. August 1167 das Heer erkrankt sei, weil der Regen die hygienischen Bedingungen im Lager soweit verschlechtert habe, dass die Epidemie sich habe ausbreiten können.[337] Aus der Annahme, dass die Erkrankten schnell verstorben seien, leitete Herde ab, dass die Krankheit plötzlich aufgetreten sei.[338] Die Angaben in den Quellen zum Ausbruch der Erkrankung variieren bei genauer Betrachtung jedoch um einige Tage, denn neben der Datierung des Lodeser Anonymus gibt es auch den Bericht des Magnus' von Reichersberg, der den Ausbruch etwas später, auf den 4. August, datierte.[339]

Bislang unberücksichtigt blieb, dass auch Gottfried von Viterbo das Datum des ersten Auftretens von Krankheitssymptomen überliefert, allerdings verborgen hinter astronomischen Sternenkonjunktionen. Gottfried berichtet, der heiße Stern am Himmel, der Hundsstern, sei mit dem Löwen vereint, verbinde das Gestirn mit der Sonne.[340] Der Hundsstern war also am Himmel zu sehen, und die Sonne trat in den Löwen ein. Der Hundsstern markiert den heliakischen Aufgang des Sterns in den Sommermonaten, und nach hoch-

---

335 Herde, Katastrophe vor Rom, S. 154.

336 Vgl. N. N.: „Inkubationszeit“, in: *Pschyrembel. Klinisches Wörterbuch*[264], Berlin/Boston 2012, S. 1006.

337 *Statimque infirmitas super imperatoris exercitum talis excrevit,* [...], vgl. Lodeser Anonymus, S. 228; zur Plötzlichkeit und der von Herde abgeleiteten kurzen Inkubationszeit vgl. Herde, Katastrophe vor Rom, S. 143.

338 Ibid., S. 157.

339 *Tertia dei post ordinationem impeatricis* [...], Magnus Presbyter: Chronica collecta, ed. Wattenbach, in: MG. SS XVII, S. 489.

340 *Fervida stella poli canis est coniuncta leoni, Ordine zodiaci connenctens sidera soli,* vgl. Gottfried, GF, ed. Waitz, Z. 625 f.

mittelalterlichem Wissen trat immer am Anfang des Monats die Sonne in ein neues Tierkreiszeichen ein. In den Löwen trat sie dabei immer am 1. August.[341]

Diese Variation an übermittelten Tagen des Ausbruchs der Erkrankung, der also zwischen dem 1. August und dem 4. August 1167 im kaiserlichen Heerlager wahrgenommen werden konnte, bedarf der Einordnung. Zuerst einmal ist auffällig, dass Gottfried von Viterbo den Krankheitsausbruch vor dem vom Lodeser Anonymus überlieferten Regenguss im kaiserlichen Heerlager datiert. Das macht eine Verbindung zwischen dem Regenguss und sich im Lager verschlechternden hygienischen Bedingungen, aus denen die Infektionskrankheit resultierte, unwahrscheinlich.

Festzuhalten ist darüber hinaus, dass dies die Daten sind, an denen die Augenzeugen wie Gottfried von Viterbo und der Lodeser Anonymus das Auftreten von Symptomen im kaiserlichen Lager wahrnehmen konnten, oder an denen Autoren, die nicht vor Ort waren, Zeitpunkte konstruierten, um in der schismatischen Situation einen Zusammenhang zwischen den liturgischen Handlungen Paschalis III. und dem Ausbruch der Erkrankung als Gottesstrafe herzustellen.[342] Diese Zeitpunkte sind aber, anders als Herde annimmt, nicht identisch mit dem Tag der Infektion, da zwischen dem Infektionszeitpunkt und dem Krankheitsausbruch, den die Berichte eindeutig beschreiben, eine Inkubationszeit liegt, deren Zeitspanne festzulegen völlig unmöglich ist, weil der Moment der Infektion sich aus den Quellen nicht ableiten lässt. Wann sich die ersten Teilnehmer des Vierten Italienzugs infiziert haben, ist schlicht nicht zu ermitteln. Es kann sich dabei um eine lange oder kurze Inkubationszeit gehandelt haben, die Symptome können zuerst so leicht gewesen sein – man denke an leichte Temperaturen in der Sommerhitze Roms oder an ein Kratzen im Hals –, dass sie nicht überliefert oder auch von den Menschen im Tross nicht bemerkt wurden, weil die Strapazen

---

341 *Leonem ingentem in Grecia Ercules occidit. Et propter virtutem suam hunc inter XII signa constiterunt. Hoc signum sol cum attigerit, nimium calorem mundo reddit et animi flatus molestos facit*, Isidor von Sevilla, Etymologiae, III, 70, 27; Zu den übermittelten Daten: *K*[alendis] *Ianuarii: Sol intrat in capricorniu*[m], *K*[alendis] *februarii: Sol intrat in aquariu*[m], *K*[alendis] *mar*[tii]: *Sol intrat in piscem*, *K*[alendis] *Apri*[li]: *Sol intrat in ariete*[m], *K*[alendis] *Mai*[i]: *Sol intrat in tauru*[m], *K*[alendis] *Iunii: Sol intrat in geminos*, *K*[alendis] *Iulii: Sol in*[trat in] *cancru*[m], *K*[alendis] *Aug*[usti]: *Sol intrat in leone*[m], *K*[alendis] *Sept*[embri]: *Sol intrat in virgine*[m], *K*[alendis] *Oct*[obri]: *Sol intrat in libram*, *K*[alendis] *Nove*[mbri]: *Sol in scorpione*[m] *intrat*, *K*[alendis] *Dec*[embri]: *Sol intrat in sagittariu*[m,] vgl. Miscellanea medicinalis: De zodiaci et de ventis, BN ms. lat. 7028, f. 154v.

342 Vgl. das Kapitel über Krankheit und Schisma.

der Kämpfe, das Schreien und Rufen und eine Abgeschlagenheit erste Anzeichen einer Erkrankung oder das Bewusstsein darum, dass es sich nicht um übliche Erschöpfungsanzeichen, sondern um eine Krankheit handelte, maskierten.

Dass die Berichte der beiden Augenzeugen bezüglich der Datierung des Krankheitsausbruchs um einen Tag voneinander abweichen, kann am unterschiedlichen Wahrnehmungshorizont liegen. In einem Lager solcher Größe war wahrnehmbar, was im eigenen Umfeld und im eigenen Befehlsstrang geschah, und so sind die unterschiedlichen Angaben wohl darauf zurückzuführen, dass die Quellen über ganz unterschiedliche hierarchische Positionen im Heer verfügten, wobei Gottfried von Viterbo als Mitglied des unmittelbaren höfischen Umfelds, der *curia minor*, als am besten informiert, weil in der Nähe des Kaisers stehend, eingeordnet werden muss.[343]

Dies gilt auch für den zeitlichen Krankheitsverlauf, den Herde zwar differenziert betrachtet, aber das Versterben der Erkrankten immer wieder an den Regentag rückbindet und daraus schließt, dass die ersten Opfer »sehr schnell«[344] an der Krankheit verstorben seien.

Tatsächlich starben mit Daniel von Prag († 9. August 1167) und Alexander von Lüttich († ebenfalls 9. August 1167) Kaiserliche aus dem inneren Kreis des Kaisers.[345] Vom ersten Bemerken der Krankheit bis zu den ersten uns bekannten Todesfällen – ob es nicht schon vorher nicht überlieferte, weil nicht prominente, Opfer der Erkrankung gab, ist unbekannt – sind das immerhin neun Tage, die die Inkubationszeit nicht mit beinhalten. Von einem schnellen Verlauf der Erkrankung kann also keine Rede sein, vor allem auch, weil weder die Rekonvaleszenzzeit als Marker – sie betrug Monate[346] – in der Studie berücksichtigt wurde, noch ein plötzliches Versterben, das in den Berichten auftritt, als *mors repentina*, als schlechter Tod, der der

---

343 Zu den Kommunikationssträngen vgl. Till Weber: *Kaiser Friedrich I. und das Heeresaufgebot für die Italienzüge, ausgehend von lehens- und dienstrechtlichen Zeugnissen und in Orientierung am Beispiel der Erzbischöfe von Köln und Mainz*, Berlin 1992, S. 78–92.

344 Herde, Katastrophe vor Rom, S. 143.

345 Herde, Katastrophe vor Rom, S. 139.

346 *Sed tamen, qui evaserunt, per totam hyemen omni colore deperdito passi* sunt, Lodeser Anonymus, S. 230; vgl. Herde, Katastrophe vor Rom, S. 143.

zeitgenössischen Beweisführung einer Gottesstrafe in der historiographischen Bewältigung gedient haben könnte, thematisiert wird.[347]

Herde beging einen Zirkelschluss, als er davon ausging, der Ausbruch der Krankheit sei unbedingt am Regentag, den der Lodeser Anonymus überlieferte, festzumachen und der Beginn der Inkubationszeit sei auf diesen Tag festzulegen. Dadurch, dass er alle von ihm geprüften Erkrankungen an diesen Tag band, entging ihm, dass es schon vor dem Ausbruch der Krankheit an diesem Tag eine Inkubationszeit und somit einen Infektionszeitpunkt gegeben haben muss, der sich nicht festlegen lässt. Die von ihm genutzte Kategorie Inkubationszeit ist demnach nicht tragfähig, während die Kategorie der Rekonvaleszenzzeit, die er nicht nutzte, wie gezeigt werden wird, belastbar ist.

3.1.3 Die historischen Symptome von 1167 und der Krankheitsverlauf

Bei einer neuen Ermittlung historisch überlieferter Symptome zum Krankheitsausbruch im Jahr 1167 erhebt sich die Frage, worin der generelle Unterschied zur Herde-Studie besteht? In der Vorgängerstudie wurden lediglich Symptome isoliert, die Gottfried von Viterbo in seinem Gedicht überlieferte, und dabei außeracht gelassen, dass auch der Lodeser Anonymus wertvolle Informationen zur Symptomatik und vor allem zum Krankheitsverlauf bereithält.[348]

Wie gezeigt wurde, kann mit einiger Vorsicht Kakosmie als eins der Symptome der Erkrankung angesehen werden, das aber nicht die Regel gewesen zu sein scheint. Psychische Ausnahmezustände deuten sich zwar in den Genueser Annalen an, doch sind sie zu unspezifisch beschrieben und womöglich auch nicht Ausdruck einer Augenzeugenschaft.[349] Fieber hingegen war ein charakteristisches Merkmal dieser Erkrankung. Wie bereits Herde herausgearbeitet hat,

---

347 Ibid.; zum schlechten Tod gibt Jill Hamilton Clements: „Sudden Death in Early Medieval England and the Anglo-Saxon Fortunes of Men", in: Thea Tomaini (Hg.): *Dealing With The Dead. Mortality and Community in Medieval and Early Modern Europe* (= Explorations in Medieval Culture, Bd. 5), Leiden/Boston 2018, S. 36–97 (hier S. 36 ff.) eine Zusammenfassung.

348 Vgl. Herde, Katastrophe vor Rom.

349 […] *morbus eximius, aeris puritate turbata, militum turbas, agmina ducum, aties principum adeo mirabiliter invasit, quod pedites et sine numero viri ex multitudine populi imperatoris perierunt* […], Annali Genovesi di Caffaro e de'suoi continuatori, dal MXCIX al

benennt Gottfried es ständig[350] und beschreibt auch eine gewisse Intensität, wenn er von „Fieberhitze"[351] und „entsetzlichem Fieber"[352] berichtet, wenngleich diese Angaben nicht mit unserem heutigen Verständnis von hohem Fieber, das wir als Symptom in Grad messen, übereinstimmen müssen, da erst seit dem 18. Jahrhundert wissenschaftliche Thermometer eingeführt wurden.[353]

Weiter werden von ihm Kopfschmerzen, Gliederschmerzen und Bauchschmerzen beschrieben.[354] Gerade die genannten Bauchschmerzen bedürfen der näheren Betrachtung, denn dass die Erkrankung als vorwiegend abdominelles Geschehen wahrgenommen wurde, lässt sich auch aus Gottfrieds Zeilen, der Hundsstern habe sich mit dem Löwen vereint,[355] herauslesen. Dem Hundsstern kam in der *Iathromedizin*, in der Sterne und der Kosmos Auswirkungen auf den Körper nehmen konnten, eine besondere Bedeutung zu. Er ist, so ist es bei Isidor von Sevilla in den *Etymologiae* nachzulesen, in den Sommermonaten am Himmel zu sehen, und da die aufgehende Sonne zu diesem Stern emporsteige, würde die Wärme des Sterns mit der Sonne vereint, verdoppele diese Wärme, entkräfte die Körper und erhitze sie. Man nenne diese Zeit auch Hundstage, weil zu diesen Tagen auch Beschwerden kämen und die Körper durch Krankheit [Diarrhoen] geknechtet würden.[356] Diese Sternkonjunktion des heliakischen Aufgangs

---

MCCXCIII, ed. von. Luigi Tommaso BELGRANO: Fonti per la Storia d'Italiana, Tom. I, Rom, 1890, S. 204.

350 HERDE, Katastrophe vor Rom, S. 144, Gottfried, GF, ed. WAITZ, Z. 627, 629, 633, 634, 635, 639, 644.

351 *Febre calente gemit* [...], Gottfried, GF, ed. WAITZ, Z. 639.

352 *Leditur orribili febri* [...], Gottfried, GF, ed. WAITZ, Z. 644.

353 Als Erfinder des Quecksilberthermometers gilt Daniel Fahrenheit (1686–1736), vgl. Friedrich KLEMM: „Daniel Gabriel Fahrenheit", in: *NDB*, Bd. 4, Berlin 1959, S. 746 f. (hier S. 746).

354 *Et caput ex more, viscera crura dolent*, Gottfried, GF, ed. WAITZ, Z. 645; vgl. HERDE, Katastrophe vor Rom, S. 144.

355 *Fervida stella poli canis est coniuncta leoni, Ordine zodiaci connectens sidera soli*, Gottfried, GF, ed. WAITZ, Z. 625 f.

356 *Canicula stella, quae et Sirius dicitur, aestevis mensibus in medio centri caeli est: et dum sol ad eam ascenderit, coniuncta cum sole duplicatur calor ipsius, et dissolvuntur corpora et vaporantur, Unde et ex ipsa stella dies caniculares dicuntur, quando et molestae sunt purgationes* [bezeichnet Diarrhoen]. *Canis autem vocatur propter quod corpora morbo afficiat, vel propter flammae candorem, quod eiusmodi sit ut pare ceteris lucere videatur. Itaque quo magis eam cognoscerent, Sirion appelasse.*, Isidor von Sevilla, Etymologiae, Liber tertius, Caput LXXI, De nominibus stellarum, Z. 14 f.

des Hundssterns, der zudem noch in den Löwen eintrat, verweist implizit auch auf eine Potenzierung der Erkrankung, denn nach zeitgenössischem Wissen sorgte ein Zusammentreffen der beiden Himmelsphänomene für eine Verdoppelung der auf den Körper einwirkende Wärme.[357] Zudem soll Durst die Kranken gequält haben.[358]Die Erkrankten litten aber nicht nur unter abdominellen Beschwerden, sondern auch unter Kopfschmerzen und Schmerzen der Gliedmaßen.[359]

Ein von Gottfried überliefertes Symptom gab und gibt der Forschung bis heute Rätsel auf. Er erwähnt, dass die Körper der Erkrankten mit Fieberwunden übersät gewesen seien.[360] Herde ging davon aus, dass es sich um »Wundfieber« gehandelt haben könne, schließt aber auch nicht aus, dass infizierte Mückenstiche im Hinblick auf eine Malaria, Grippalinfekte, von den Kämpfen nicht verheilte Wunden mit Vereiterungen bis hin zu Gasbrand und Tetanus damit bezeichnet wurden.[361] Reduzieren wir aber diese Annahmen zurück auf Wunden, die am Körper der Erkrankten vielfach sichtbar wurden.

Ein bislang unbekanntes Symptom überliefert der Lodeser Anonymus. Er berichtet, dass die Erkrankten unter Haarausfall gelitten hätten: „Von diesen [Erkrankten] konnten diejenigen, die damals den Tod zu besiegen vermochten, fast alle krank auf den Tod, schließlich nur kahlen Hauptes und mit genauer Not davonkommen."[362] Dieses Symptom war im Tross des Kaisers mehrere Wochen lang sichtbar. Noch Anfang September, als der Kaiser mit seinem Heer vor Pontremoli ankam und dort keinen Einlass fand, berichtet der Anonymus, dass der Kaiser erkannt habe, nicht mit Gewalt durch den Ort ziehen zu können, da sie wenige, kahl und krank gewesen seien.[363] Dieser Haarausfall hat somit nicht lediglich Einzelne aus dem Heer

---

357 *Leonem ingentem in Grecia Ercules occidit. Et propter virtutem suam hunc inter XII signa constiterunt. Hoc signum sol cum attigerit, nimium calorem mundo reddit et animi flatus molestos facit*, Isidor von Sevilla, Etymologiae, Liber tertius, Caput LXX, De statum stellarum, Z. 27.

358 *Heu quot depereunt febre, calore, siti!*, Gottfried, GF, ed. Waitz, Z. 690.

359 *Et caput ex more, viscera crura dolent*, Gottfried, GF, ed. Waitz, Z. 645.

360 *Omnia iam fuerant febrili vulnere lesa*, Gottfried, GF, ed. Waitz, Z. 646; vgl. Herde, Katastrophe vor Rom, S. 145.

361 Herde, Katastrophe vor Rom, S. 158 f.

362 Lodeser Anonymus, S. 230 f.

363 *Cum vero imperator se per virtutem per ipsorum locum ipsis nolentibus transire non posse, quoniam pauci ac tonsi ac infirmi fuerant*, [...], Lodeser Anonymus, S. 230, zu den Monatsangaben vgl. ibid., S. 231, Anm. 2.

betroffen, sondern war ein weithin sichtbares und in der Masse der Männer auffälliges Symptom.

Schließlich lässt sich auch etwas über die Rekonvaleszenzzeit der Erkrankung erfahren, da der Lodeser Anonymus auch überliefert, wer der Krankheit entkommen konnte, der habe den ganzen Winter über gelitten und dabei alle Farbe verloren.[364] Gottfried wiederum überliefert, dass schon nach Wochen Besserung eintrat, und die Erkrankten in Pavia im September in der Lage waren, zu essen.[365] Es handelt sich also um eine monatelange Rekonvaleszenz, und damit um eine Erkrankung, die nicht nach Tagen oder Wochen ausgestanden war, wobei schon nach Wochen Besserung eintrat.

Insgesamt ergibt sich demnach folgende Aufstellung der historischen Symptome, die zeitgleich die Kategorien bilden, die verglichen werden können:

	Inkubationszeit	**Abdominelle Beschwerden**	**Fieber**	**Hautauffälligkeit**	**Haarausfall**	**Begleitsymptome**	**Rekonvaleszenz**
1167	Nicht bekannt	Bauchschmerz, Diarrhoen	intensiv	Körper sind übersät mit Wunden, verlieren die Farbe	ja	Durst, Gliederschmerz, ggf. Kakosmie	Wochen bis Monate

Der Verweis auf die Bauchschmerzen und die Diarrhoen lässt vermuten, dass es sich um eine abdominelle Infektionskrankheit handelt, die fieberhaft ist. Sie zeigt sich außerdem in einem Durstgefühl und wird begleitet von Gliederschmerzen. Die Betroffenen können unter Haarverlust leiden. Am Körper kann es zu Hautauffälligkeiten kommen, die als Wunden beschrieben werden. Die Rekonvaleszenzzeit beträgt Wochen bis Monate.

---

364 *Sed tamen, qui evaserunt, per totam hyemen omni colore deperdito passi sunt*, Lodeser Anonymus, S. 230.

365 *Corpora fessa vacant, tunc balnea multa parabant; Tunc cibus instabat, qualem medicina vocabat; Quicquid egri cuperent, nostra Papia dabat*, Gottfried, GF, ed. WAITZ, Z. 760–765.

3.2 Die infrage kommenden Krankheiten

Die Vorannahme, dass die Schnittmengen der Symptome der historischen Erkrankung in denen einer abdominellen Infektionskrankheit zu suchen sind, ergibt sich aus der ermittelten historischen Symptomatik, und grenzt die Auswahl der abzugleichenden Erkrankungen bzw. derer Symptome entschieden ein.

Nicht berücksichtigt werden muss die durch den Erreger *Vibrio cholerae* hervorgerufene Cholera (*Cholera asiatica*). Jochmann ging zwar davon aus, dass sie im Gangesdelta »wahrscheinlich schon seit Jahrtausenden endemisch geherrscht«[366] habe, ihre erste pandemische Ausbreitung mit europäischem Bezug fand nach Jochmann jedoch erst zwischen 1817–1822 statt, zwischen 1826–1837 überzog sie dann auch vermehrt und intensiv Europa.[367] Damit scheidet sie für einen Symptomabgleich mit einer Krankheit des 12. Jahrhunderts aus.

Zu den zu berücksichtigenden Krankheiten gehören somit, neben der Shigellose (Ruhr), das Fleckfieber und der Typhus.[368]

3.2.1 Die Shigellose (Ruhr)

Bei der Shigellose, die gemeinhin als Ruhr bekannt ist (im anglo-amerikanischen Sprachraum Dysenterie genannt), handelt es sich um eine durch Shigellen ausgelöste entzündliche Erkrankung des Dickdarms, die zur

---

366 JOCHMANN, Lehrbuch, S. 496, dem der Erreger noch als „Kommabazillus“, ibid., S. 497 bekannt war, die Jahresangaben der beiden Pandemien weichen bei Jochmann ab, ihre Dauer wird zur ersten Pandemie mit 1817–1824 und zur zweiten Pandemie mit 1826–1841 angegeben, vgl. Ulrike ROLL: „Cholera“, in: Werner E. GERABEK/Bernhard D. HAAGE/Gundolf KEIL et al. (Hg.): *Enzyklopädie Medizingeschichte*, Berlin/New York 2005, S. 257 f.

367 Ibid.; vgl. anders HERDE, Katastrophe vor Rom, S. 156, der 1830 nennt.

368 Vgl. anders HERDE, Katastrophe vor Rom, S. 156, der das Fleckfieber nicht mit aufnahm, weil er es für eine Wintererkrankung hielt; diese Annahme ist nicht haltbar, da sie auf der kollektiven Erinnerung beruht, die in den Napoleonischen Kriegen und in WK I gemacht und die deshalb auch *Pestis bellica* genannt wurde. Allerdings waren gerade in dieser Zeit die hygienischen Bedingungen für die durch Läuse übertragene Krankheit äußerst günstig, was nichts mit den Temperaturen zu tun hat. Im asiatischen Raum kommt es auch bei hohen Sommertemperaturen zu Fleckfieberinfektionen, vgl. Olga BRECHT: *Fleckfieberforschung im Ersten Weltkrieg im Spiegel der Deutschen und Münchener medizinischen Wochenschrift*, Heidelberg 2008.

Geschwürausbildung in der Dickdarmschleimhaut führen kann.[369] Die Bakterien gedeihen in feuchtem Milieu und können sich dort monatelang halten, sind aber unter aeroben Bedingungen nur wenige Tage lebensfähig.[370]

Die Ruhr kommt, übertragen von Dauerausscheidern, Sommers wie Winters vor, wobei Jochmann eine Häufung in den Sommermonaten von Juli–September beobachtete, die er auf das Zusammenkommen von Menschenmassen im Sommer zurückführte. Neben dem Menschen als primärer Infektionsquelle können aber auch berührte Gegenstände und infiziertes Wasser Ursache einer Infektion werden, wenn Infizierte mit Ihnen in Kontakt kamen. Dies gilt besonders unter schlechten hygienischen Bedingungen im Umgang mit den hochinfektiösen Ausscheidungen.[371]

Die Inkubationszeit beträgt zwei bis sieben Tage. Die Erkrankung beginnt meist ohne Fieber, wobei jedoch bereits Diarrhoen und Koliken in Kombination mit einem Mattigkeitsgefühl auftreten. Zwei bis fünf Tage nach Auftreten der ersten Symptome jedoch gewinnen die Koliken an Intensität, und die Stuhlentleerungen können, so Jochmann, bis zu 20 Mal am Tag auftreten.[372] Die Stuhlmengen hingegen sind dabei rückläufig. Häufig finden sich dabei Blutbeimengungen im Stuhl. Nicht selten kommt es, bedingt durch die Krämpfe, auch zu Blasenkrämpfen, wobei der Urin, bedingt durch die starken Diarrhoen und einem daraus resultierenden Volumenmangel, stark konzentriert ist.[373]

Bei fortschreitender Erkrankung und Stuhlfrequenzen von bis zu 100 Abgängen am Tag sinkt der Allgemeinzustand des Erkrankten rapide ab. Jochmann beobachtete, dass die Patienten nicht in der Lage waren zu essen und trotz starken Durstes nur wenig Flüssigkeit zu sich nehmen konnten.

---

369 Jochmann nannte sie noch *Shiga-Krusesche* Bazillen, *Flexnerschen Bazillus* und *Y-Bazillus*, was der Wissenschaftsgeschichte der Mikrobiologie geschuldet ist, vgl. Jochmann, Lehrbuch, S. 467–482; heute sind vier Spezies der Shigellen bekannt. Sie werden biochemisch unterschieden. Vgl. hierzu J. Stein/M. Kist: „Shigellenenteritis", in: Wolfgang F. Caspary/Manfred Kist/Jürgen Stein (Hg.): *Infektiologie des Gastrointestinaltraktes*, Heidelberg 2006, S. 245–248 (hier S. 246).

370 Jochmann, Lehrbuch, S. 467.

371 Ibid.

372 Vgl. anders die neueste Forschung Caspary/Mössner/Stein: *Therapie gastroenterologischer Krankheiten*, S. 138, die 100 Stuhlabgänge am Tag angeben, was für die Studie aber unerheblich ist.

373 Jochmann, Lehrbuch, S. 473.

Das Fieber bewegt sich auf subfebrilem Niveau (37,5–38,0 °C), teilweise bestehen auch subnormale Temperaturen.

Ruhr endet nicht grundsätzlich letal, vielmehr bezeichnet Jochmann die Heilung als häufigere Form des Krankheitsausganges, die höchste Mortalitätsrate gibt er mit 10–15 % an.[374] Die Krankheitsdauer kann einige Tage bis mehrere Wochen umfassen, im Mittel ca. vierzehn Tage.[375]

Als Komplikation beschrieb Jochmann den Ruhr-Rheumatismus, bei dem es sich um eine entzündliche Erkrankung der Gelenke handelt.[376] Für die Quellenlage ist erheblich, dass das *Reiter-Syndrom*, wie es heute bezeichnet wird, in der Lage ist, eine Dermatose hervorzurufen. Neben entzündlicher Erkrankung des Urogenitaltraktes und einer eventuellen *Konjunktivitis* (Bindehautentzündung) können Exantheme, die einer Schuppenflechte ähneln, an den Füßen, den Händen, der Mundschleimhaut und an der männlichen Genitalschleimhaut auftreten. Betroffen sind allerdings zumeist Männer zwischen 20 und 40 Jahren.[377] Einschränkend ist jedoch zu bemerken, dass das Syndrom erst zwei bis vier Wochen nach Abklingen der akuten Durchfälle zu beobachten ist, also nicht mit ihnen zusammen auftritt.[378]

Daraus ergibt sich, übertragen in eine Tabelle, in den zu vergleichenden Parametern folgendes Bild:

	Inkubationszeit	**Abdominelle Beschwerden**	**Fieber**	**Hautauffälligkeit**	**Haarausfall**	**Begleitsymptome**	**Rekonvaleszenz**
Ruhr	2–7 Tage	Bauchschmerz, Diarrhoen	37,5–38,0 °C	Postakut manchmal Dermatose	nein	Durst, Gliederschmerz bei Reitersyndrom postakut	Zwei Wochen

374 Ibid., S. 474 f.; vgl. anders HERDE, Katastrophe vor Rom, S. 157.

375 Ibid.

376 JOCHMANN, Lehrbuch, S. 474, vgl. Henning ZEIDLER/Beat MICHEL: *Differentialdiagnose rheumatischer Erkrankungen*[4], Heidelberg 2009, S. 105.

377 Frank WAPPLER/Peter H. TONNER/Hartmut BÜRKLE: *Anästhesie und Begleiterkrankungen. Perioperatives Management des kranken Patienten*, Stuttgart 2006, S. 381.

378 Ernst LAUDA: *Lehrbuch der inneren Medizin*, Bd. 3, Wien 1951, S. 333.

3.2.2 Das Fleckfieber

Das Fleckfieber ist eine Infektionskrankheit, die durch das Bakterium *Rickettsia prowazekii* ausgelöst wird. Übertragen wird diese Krankheit durch die Kleiderlaus, aber auch Milben, Zecken und Flöhe können die Erreger übertragen. Da die Krankheit sich ohne mikrobiologische Untersuchungen kaum vom Typhus unterscheidet, hatte sie früher auch den Namen *Typhus exanthematicus* und/oder die Kombination beider Namen in Form des Flecktyphus inne.[379] Da sich Epidemien in der Erinnerungskultur zumeist im Winter oder zu Kriegszeiten bemerkbar machten, wurde die Krankheit auch *Pestis bellica* und *Typhus bellicus* genannt. Im 19. Jahrhundert war Napoleons Armee davon befallen, und auch nach dem Ersten Weltkrieg waren es vornehmlich die kalten Monate, in denen die Erkrankung auszubrechen schien.[380] Jochmann schied die Krankheiten noch an dem Hautbild, war sich jedoch schon eines Erregers bewusst, der noch nicht identifiziert sei.[381]

Die Inkubationszeit beträgt 4–14 Tage. Der Krankheitsausbruch ist gekennzeichnet durch starke Kopfschmerzen, Gliederschmerzen und hohes (39,1–39,9 °C), sofort auftretendes Fieber. Von Anfang an ist dabei das Gesicht hochrot und aufgedunsen. Es entwickelt sich ein Exanthem, das nach vier bis fünf Tagen auftritt und aus stecknadelkopf- bis linsengroßen blassroten Flecken besteht, die sich aber nicht über die Haut erheben und auf Druck bis zur Rekapilliarisation verschwinden. Jochmann beschreibt diese Flecken noch als am Bauch und an den Schultern beginnend und sich dann über den Stamm und die Extremitäten verbreitend bis auf die Volarfläche der Hände; während Vilomirovic und Sixl ausführen, das Exanthem sei am Rumpf, nicht jedoch im Gesicht, am Hals und den Händen/Fußsohlen sichtbar (Abb. 2).[382] Die Roseolen nehmen im Verlauf der Erkrankung eine bräunliche Farbe an. Nach zwei bis drei Tagen nach Beginn des Ausschlags kommt es dann zu einer signifikanten Veränderung dieses Ausschlags, die Jochmann die *petechiale Umwandlung* nannte. Im Zentrum

---

379 JOCHMANN, Lehrbuch, S. 749.

380 Zur historische Aufarbeitung vgl. BRECHT: Fleckfieberforschung.

381 JOCHMANN, Lehrbuch, S. 750; der Entdecker war der Brasilianer Henrique da Rocha Lima, der den Erreger 1916 im Hamburger Institut für Schiffs- und Tropenkrankheiten identifizierte, vgl. Horst KREMLING: „Historische Betrachtungen zur präventiven Heilkunde", in: *Würzburger medizinhistorische Mitteilungen*, 24 (2005), S. 222–260 (hier S. 231).

382 JOCHMANN, Lehrbuch, S. 754; B. VELIMIROVIC und W. SIXL: „Rickettsiosen, Ehrlichosen und Bartonellosen", in: Werner LANG/Thomas LÖSCHER (Hg.): *Tropenmedizin in Klinik und Praxis*, Stuttgart 2000, S. 317.

der Roseolen kommt es zu kapillaren Blutaustritten. Daneben kann es zu weiteren Blutungen kommen: »In schweren Fällen treten neben den beschriebenen Effloreszenzen, unabhängig von dem Exanthem, richtige kleine Hautblutungen auf, Petechien von Stecknadelkopf- bis Linsengröße, sodass auf diese Weise ein recht buntes Bild zustande kommen kann.«[383] Bei Abklingen des Fiebers kann es zu kleieförmiger Desquamation der Haut kommen. Das führt in Folge dann zu sehr blassem Aussehen. Haarausfall wird häufig beobachtet.[384]

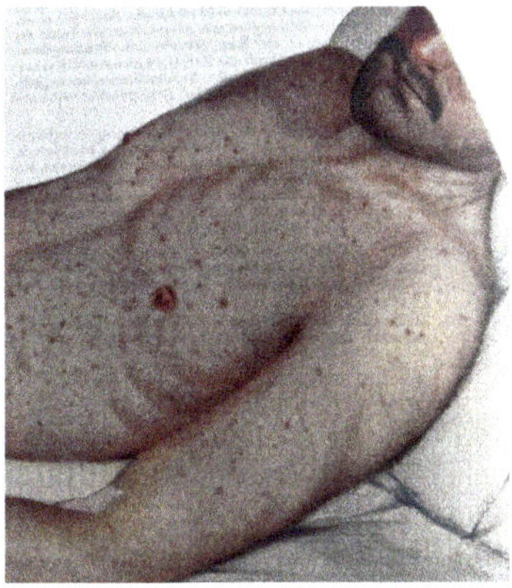

Abb. 2. Fleckfieberexanthem

Die Erkrankten leiden unter Appetitlosigkeit und starkem Durstgefühl. Obstipation, aber auch Diarrhoen sind möglich, Jochmann gibt dabei aber keinerlei abdominellen Schmerzen an. Kopfschmerzen sowie Gliederschmerzen gepaart mit Übelkeit und Erbrechen sind die typischen Symptome, aber darüber hinaus kommt es in schweren Fällen zu Delirien, Halluzinationen, Krämpfen und psychischen Symptomen und Angstzuständen. Jochmann beschreibt: »Das Sensorium trübt sich immer mehr, die Kranken werden jetzt von Halluzinationen beherrscht und murmeln still vor sich hin oder springen in furibunden Delirien aus dem Bett und versuchen aus dem Fenster zu gehen oder dergleichen. Nachher in der zweiten Krankheitsphase tritt an Stelle dieser Exzitationszustände in der Regel ein depressives Stadium auf. Die Kranken liegen benommen oder in tiefem Traumleben mit stupidem

---

383 Jochmann, Lehrbuch, S. 754.

384 Jochmann, Lehrbuch, S. 755; Vilomirovic/Sixl, Rickettsiosen, S. 317.

Gesichtsausdruck ruhig da oder murmeln vielleicht einzelne unverständliche Worte vor sich hin […].«[385] Todesfälle erfolgen zumeist aufgrund Myokarditis und/oder Toxämie nach zwei Wochen. Die Rekonvaleszenz beginnt ebenfalls nach 2–3 Wochen, wird aber durch starken Gewichtsverlust und den sehr verschlechterten Allgemeinzustand protrahiert.[386] Wesentlich leichtere Formen der Erkrankung kommen vor.[387]

In den zu vergleichenden Parametern zeigt sich folgende Auflistung:

	Inkubationszeit	**Abdominelle Beschwerden**	**Fieber**	**Hautauffälligkeit**	**Haarausfall**	**Begleitsymptome**	**Rekonvaleszenz**
Fleckfieber	4–14 Tage	Diarrhoe, Obstipation, Erbrechen	39,1–39,9 °C	Exanthem am ganzen Körper, nach Abklingen, Blässe	ja	Durst, Gliederschmerz, Delirien, Gewichtsabnahme	Mehrere Wochen

3.2.3 Der Typhus

Der *Typhus abdominalis*, der durch das Bakterium *Salmonella enterica* (ehedem *Salmonella Typhi*) hervorgerufen wird, leitet seinen Namen von altgriechischen τῦφος ab, was mit „Nebel“, „Dunst“, „Rauch“ übersetzt werden kann, sich aber auf eine Umnebelung der Sinne bezieht, die krankheitsbedingt hervorgerufen werden kann.[388] Er wird fäkal-oral übertragen, wobei ein hoher Anteil der Erreger auch im Urin von Erkrankten nachweisbar ist und dadurch auch eine hohe Infektionsgefahr bei der Versorgung von Patienten mit Typhus

385 Jochmann, Lehrbuch, S. 755.

386 Ibid., S. 755–760.

387 Ibid.

388 Vgl. Jochmann, Lehrbuch, S. 1 f.; zum Erreger, dessen Klassifizierung aufgrund serologischer Befunde immer wieder adaptiert wurde, vgl. Fritz Kaufmann: *Die Bakteriologie der Salmonella-Gruppe*, Kopenhagen 1941; zum derzeitigen Erregernamen vgl. M. Kist/J. Stein: „Salmonellosen“, in: Wolfgang F. Caspary/Manfred Kist/Jürgen Stein (Hg.): *Infektiologie des Gastrointestinaltraktes*, Heidelberg 2006, S. 207.

besteht. Als weitere Übertragungsquelle gelten Ess- und Trinkgeschirre.[389] Der Erreger reagiert empfindlich auf ein nichtfeuchtes Umgebungsmilieu und scheint bei Gebrauchsgegenständen nach Austrocknung nicht mehr infektiös zu sein, was für Jochmann wohl anaerobe Eigenschaften darstellte. In der indirekten Übertragung gilt besonders Wasser als eine der Hauptinfektionsquellen, noch vor Nahrungsmitteln, die infektiös sein können, wenn sie von einem Ausscheider berührt oder bearbeitet wurden oder gar in Kontakt mit infektiösem Wasser waren.[390]

Jochmann beobachtete ein vermehrtes Aufkommen von Typhuserkrankungen in den Sommermonaten, das sich vorwiegend bei jungen Menschen im Alter von 15–35 Jahren zeigte, und erklärte dies mit den warmen Temperaturen, die die Vermehrung der Erreger nach Ausscheidung begünstigen.[391]

Die Inkubationszeit beträgt 1–2 Wochen. Bereits vor Eintritt der typischen treppenförmigen Fieberanstiege bestehen äußerst heftige Kopfschmerzen, Mattigkeit, Gliederschmerzen und Unlust zur Arbeit, auch Magenschmerzen kommen vor. Auch Halsschmerzen, Husten und subfebrile Temperaturen (37,5–38,0 Grad Celsius) können auftreten. Es bestehen also bereits vor dem eigentlichen Auftreten der Erkrankung grippeähnliche Symptome. Das eigentliche Fieber beim Typhuskranken steigt treppenförmig täglich um ca. ein Grad an, bis es schließlich nach etwa fünf Tagen bei bis zu 41 Grad anlangt. Auf diesem Niveau verbleibt es zumeist ein bis zwei Wochen, wobei ein genauer Eintritt der Erkrankung durch den anfänglich langsamen Verlauf nicht ausgemacht werden kann.[392]

Während der Fieberphase kann es zu Bewusstseinstrübungen bis hin zur Somnolenz kommen. Es bestehen weiterhin Bauchschmerzen, aber zumeist keine Diarrhoen, sondern eher Obstipation. Es kommt zur Verlangsamung des Herzschlags (*Bradycardie*) und zur Austrocknung des Mundes, zuweilen mit borkigen Belegen auf der Mukosa. Beginnt die Mundschleimhaut zu bluten, entwickelt sich zumeist ein übler *Foetor.*[393] Dabei ist zu beachten, dass Jochmann hierbei einen *Foetor* meint, den der

389 Jochmann, Lehrbuch, S. 4.
390 Ibid.
391 Ibid., S. 6 f.
392 Ibid., Lehrbuch, S. 16.
393 Ibid., S. 37.

Arzt wahrnehmen kann. Wie gezeigt wurde, kann es darüber hinaus patientenseitig auch zur Kakosmie kommen.[394] Das Krankheitsgefühl steigt signifikant an, Delirien können eintreten. Dabei sind Kopfschmerzen zu unterstellen. Jochmann beschrieb diese Phase recht eindrücklich. „Die Kranken murmeln im Traum allerlei wirres Zeug vor sich hin, werfen sich hin und her, springen wohl auch, von Angstgefühlen getrieben, aus dem Bett [...]".[395] Dabei kann es sowohl zu melancholischer Depression als auch zu manischen Zügen kommen. Auch Psychosen sind von Jochmann beobachtet worden.[396] Dazu treten häufig Muskelzuckungen auf, die sich auch im Gesicht und in den Extremitäten als Zittern der Arme und Beine bemerkbar machen, allerdings kommen auch Nackenstarre und Steifigkeit der Wirbelsäule vor.

In der zweiten Woche treten dann vermehrt auch schmerzhafte Meteorismen und Diarrhoen auf. Die Stuhlfrequenz beträgt drei bis vier Stuhlgänge am Tag, wobei es zu erbsbreiartigen Entleerungen kommt, die Jochmann allerdings für selten hielt.[397] Es kommt zur Ausbildung eines Hautbildes. Kleine Einblutungen in die Haut, sogenannte Roseolen, treten am Bauch und an der Brust, ebenso an den Extremitäten, manchmal auch im Gesicht auf. Sie haben die Größe von Linsen. Dieses Hautbild kann sich in der dritten Woche bis hin zu wasserhellen Bläschen (*Miliaria crystallina*) und die Roseolen zu „markstückgroßen" Blutflecken steigern (Abb. 3).[398]

394 Hartmann: Die Theorie des ansteckenden Typhus, S. 10.
395 Vgl. ibid., S. 17 ff.; zu Belägen im Mund zusätzlich auch ibid., S. 28.
396 Ibid., S. 32.
397 Ibid., S. 19 f.
398 Zu den Blasenbildungen Jochmann, Lehrbuch, S. 36.

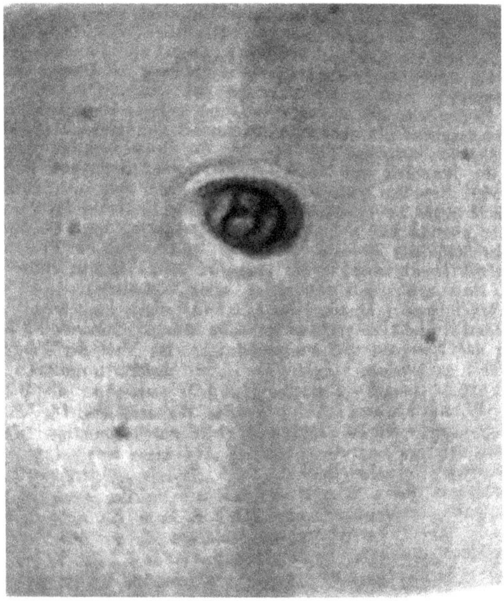

Abb. 3. Typhus-Roseolen auf der Haut des Abdomens

In der dritten Woche kommt es dann zumeist zu schwerwiegenden Komplikationen, da der Erreger nun eine Gewebszerstörung der Darmwand verursacht hat. Es kommt zu *Peritonitis* (Bauchfellentzündung), Darmblutungen und Darmperforationen. Durch Entzündungen an der Gefäßwand kann es, wohl auch in Kombination mit dem Volumenverschub und der daraus resultierenden intravasalen Dehydration, zu Thrombosen kommen, die zu Embolien und somit zu einem schnellen Tod führen.[399]

Sobald der Patient anfängt, zu entfiebern, was oft nach der dritten Woche beginnt, beginnt auch, seine Haut sich zu schuppen.[400] Es kommt oft zu massenhaftem, reversiblem Haarausfall, der ungefähr in der dritten bis vierten Woche der Erkrankung einsetzt.[401] Die Rekonvaleszenz kann Monate

399 Vgl. JOCHMANN, Lehrbuch, S. 19; S. 36.
400 Ibid., S. 38.
401 JOCHMANN, Lehrbuch, S. 38.

dauern.[402] Übertragen in die Parameter ergibt sich damit folgender Befund für die Übernahme in die epidemiologische Studie:

	Inkubationszeit	**Abdominelle Beschwerden**	**Fieber**	**Hautauffälligkeit**	**Haarausfall**	**Begleitsymptome**	**Rekonvaleszenz**
Typhus	7–14 Tage	Diarrhoe, Obstipation, Bauchschmerz	37,5–41,0 °C	Roseolen am Körper, manchmal Gesicht, Blutflecken, Bläschen	ja	Durst, Gliederschmerz, Delirien, Kakosmie, Kopfschmerz	Monate

3.3 Die Revision der epidemiologischen Studie. (K)Eine Krankheit?

Vergleichen wir nun die herausgearbeiteten historischen Symptome mit denen der infrage kommenden Erkrankungen, ergibt sich folgende Gegenüberstellung:

	Inkubationszeit	**Abdominelle Beschwerden**	**Fieber**	**Hautauffälligkeit**	**Haarausfall**	**Begleitsymptome**	**Rekonvaleszenz**
1167	N.N.	Bauchschmerz, Diarrhoen	intensiv	Körper sind übersät mit Wunden, verlieren die Farbe	ja	Durst, Gliederschmerz, ggf. Kakosmie	Wochen bis Monate

402 Ibid., S. 20 f.

	Inkubationszeit	**Abdominelle Beschwerden**	**Fieber**	**Hautauffälligkeit**	**Haarausfall**	**Begleitsymptome**	**Rekonvaleszenz**
Ruhr	2–7 Tage	Bauchschmerz, Diarrhoen	37,5–38,0 °C	Postakut manchmal Dermatose	nein	Durst, Gliederschmerz bei Reitersyndrom postakut	Zwei Wochen
Fleckf.	4–14 Tage	Diarrhoe, Obstipation, Erbrechen	39,1–39,9 °C	Exanthem am ganzen Körper, nach Abklingen, Blässe	ja	Durst, Gliederschmerz, Delirien, Gewichtsabnahme	Mehrere Wochen
Typhus	7–14 Tage	Diarrhoe, Obstipation, Bauchschmerz	37,5–41,0 °C	Roseolen am Körper, manchmal Gesicht, Blutflecken, Bläschen, Desquamation.	ja	Durst, Gliederschmerz, Delirien, Kakosmie, Kopfschmerz	Monate

Auf den ersten Blick wird ersichtlich, dass sich in der Untersuchung kaum Schnittmengen der historischen Symptome mit denen der Ruhr ergeben. Zum einen herrschen bei der Ruhr eher subfebrile Temperaturen vor, während Gottfried intensives Fieber beschreibt. Es kann zwar nicht ausgeschlossen werden, dass der Anteil derer, die im 12. Jahrhundert erkrankten, öfter auch von einer Reiter-Dermatose betroffen gewesen sein mag, allerdings tritt diese erst nach der akuten Phase auf. Selbst, wenn wir unterstellen, dass Gottfried Symptome, die erst nach der Akutphase für ihn als Wunden bei den Erkrankten sichtbar waren, in seinem Gedicht zeitlich verzerrt darstellt, fehlt vollends der beim Lodeser Anonymus hervorgehobene massenhafte Haarausfall, der bei Ruhr nicht vorkommt. Von daher sind die Schnittmengen der beiden Erkrankungen nicht groß und signifikant genug, um auszusagen, dass die historische Erkrankung derjenigen ähneln würde, die uns unter dem Begriff Ruhr bekannt ist. Auch die Rekonvaleszenz ist bei der Ruhr zeitlich viel kürzer als die vom Lodeser Anonymus angegebene Zeit, die bis in den Winter gereicht haben soll.

Anders verhält es sich hingegen beim Vergleichen der historischen Symptome mit denen von Fleckfieber und Typhus. Allen ist gemein, dass sie abdominelle Beschwerden hervorrufen, wenngleich deren Intensität auch unterschiedlich beschrieben wird. Auch die Fieberhöhe lässt sich bei allen drei Erkrankungen übereinstimmend als hoch bezeichnen, wenngleich auch bei Typhus ein treppenförmiger Temperaturanstieg symptomatisch ist. Dabei muss aber berücksichtig werden, dass Gottfrieds Gedicht uns Fieber nicht in Grad angab, und dass subfebrile Temperaturen, vor allem bei körperlicher Belastung und in heißer Sommertemperatur, nicht zwingend von den Infizierten als Fieber wahrgenommen oder gar kommuniziert wurden. Bei allen Krankheiten wird von Hautveränderungen gesprochen, wobei sowohl Fleckfieber als auch Typhus blutige Wunden am Körper hervorrufen können. Lediglich dem Typhus ist zu eigen, dass es auch zu wassergefüllten Bläschen kommen kann, doch reichen Gottfrieds Angaben nicht aus, um daraus abzuleiten, ob neben den Wunden auch Bläschen sichtbar waren. Am Ehesten noch lässt sich die Angabe des Lodeser Anonymus, die Kranken hätten alle Farbe verloren, mit der Blässe nach Abklingen der Fleckfiebersymptomatik in Einklang bringen, doch gibt es eben auch beim Typhus eine Abschuppung der Haut, die als Blässe und Farbverlust gedeutet worden sein mag, sodass eindeutige Aussagen sich hier nicht treffen lassen.

Haarausfall kommt bei allen verbleibenden Erkrankungen vor und ist das signifikanteste gemeinsame Merkmal. Einzig und allein die Kakosmie, wenn wir sie denn als Symptom werten, wäre der signifikante Punkt, an dem sich eine Tendenz hin zur größeren Schnittmenge der Symptome mit der uns als Typhus bekannten Krankheit ablesen lassen würde. Doch eine so komplexe Gemengelage allein auf einen wahrscheinlichen Überlieferungszufall fußen zu lassen, würde dem Untersuchungsgegenstand nicht gerecht, da sie keine ausreichende Evidenz böte.

Im Grunde lassen sich bezüglich der gemeinsamen Schnittmengenfindung nur zwei Aussagen treffen. Die gemeinsamen Merkmale der historischen Erkrankung finden sich sowohl beim Typhus als auch beim Fleckfieber wieder. Eine retrospektive Diagnose ist deshalb im Hinblick auf eine einzige

Erkrankung nicht möglich. Selbst ein Gedankenexperiment, dass unterstellt, es seien zeitgleich beide Erkrankungen im kaiserlichen Heerlager aufgetreten, gibt keine Gewissheit, bliebe das von den Medizinhistorikern angesprochene Tasten im Nebel und zwänge die Schnittmengen der historischen Erkrankung mit Gewalt in moderne Krankheitskategorien, die keine ereignisgeschichtlichen Erkenntnisse hervorbrächten. Denkbar wäre dieses Szenario, weil, wie gezeigt wurde, das kaiserliche Heer sich vor der gemeinsamen Ankunft auf dem Monte Mario in drei Heerteile aufgeteilt hatte und zwei Heerteile von ihnen jeweils eine Infektion mit ins Lager gebracht haben könnten, doch zu verifizieren ist das nicht. Es scheint wahrscheinlich, dass die Menschen im kaiserlichen Tross an einer abdominellen Infektionserkrankung starben. Aber es ist nicht die Intention der Überlebenden gewesen, die Ereignisse so zu schildern, dass Rezipienten nach eintausend Jahren ihre Aufmerksamkeit auf das ihnen bekannte Kategoriensystem lenken, damit sie eine weitere fiktionale Vorstellung imaginieren könnten. Sofern nicht Paläopathologen die Antwort mit ihren Methoden irgendwann geben können, was angesichts der thermischen Einflüsse durch das Abkochen der Leichen eher undurchführbar zu sein scheint, kann eine retrospektive Diagnose nicht gestellt werden. Deutlich wird aber, dass die Geschichte der Krankheit im kaiserlichen Heer eine Geschichte ist, die eng mit den zeitgenössischen Krankheitsvorstellungen und ihre Verbindung mit dem Wirken Gottes zusammenhängt. Eine Geschichte, die geprägt ist von Angst auf der Seite derer, die erkrankten, von der sinnesgeschichtlichen Idee, durch Gottes Gnade Böses und Schlechtes zu scheiden, von dem Verdacht eines grundsätzlichen Loyalitäts- und damit Treueidsbruchs, eine Geschichte der zeitgenössischen Medizin, die Therapieeinstellungen kannte und Menschen zurückließ, um anderen Hilfe zukommen lassen zu konnen sowie präzise Krankenbeobachtung betrieb; eine Geschichte herrscherlicher Entscheidungen und eine Geschichte, die zeigt, dass Krankheit eine gemeinsame Gruppe spalten konnte. Und das ist mehr, als uns das Überwinden der Misere der Namenlosigkeit je hätte zeigen können.

Historiographische Krankheitsbewältigung im 12. und 13. Jahrhundert

4.1 Das Wetter als Motiv der Krankheitsbewältigung

Ein beachtlicher Teil der Quellen zum Krankheitsausbruch im kaiserlichen Tross im Jahr 1167 erwähnt im Zusammenhang mit der Krankheit meteorologische Phänomene. Vor allem die Berichte der beiden Augenzeugen der Ereignisse, der Lodeser Anonymus und Gottfried von Viterbo, wurden dabei in der Forschung ereignisgeschichtlich interpretiert und herausgelesen, dass sich im Heerlager des Kaisers auf dem Monte Mario durch Unwetter die hygienischen Bedingungen derart verschlechtert hätten, dass im Tross die Ruhr ausgebrochen sei.[403] Da aber, wie gezeigt wurde, die Krankheit bereits vor dem vom Lodeser Anonymus erwähnten Regenguss am 2. August 1167 ausbrach, stellt sich die Frage, welche Bedeutung dem Wetter in der historiographischen Krankheitsbewältigung abseits empirischer Dokumentation zukommt.

403 Lodeser Anonymus, S. 229; Gottfried von Viterbo, GF, ed. Waitz, Z. 641–643; Herde, Katastrophe vor Rom, S. 142 f.

Bezeichnenderweise legen andere Quellen, wie gezeigt werden wird, ebenfalls ihren Fokus auf die Verbindung von Wetterphänomenen und dem Ausbruch der Erkrankung, doch überliefern sie dabei keine Niederschläge, sondern bezeugen Sommersonne und unerträglich heiße Temperaturen. Wie also setzen die Autoren das Wetter ein, um ihre Vorstellung von Krankheit der Nachwelt zu überliefern, und welche Funktion hat das Erwähnen meteorologischer Phänomene als Ausdruck von Umweltbedingungen?

Die Frage, welche Funktion Wetterbeschreibungen im Allgemeinen in Chroniken haben, ist in der Mediävistik gut untersucht. Die Überlieferung meteorologischer Ereignisse war im Mittelalter nicht auf die empirische Dokumentation begrenzt, sondern wurde, so Gurjewitsch und Schulz-Grobert, auch eingesetzt, um politische Ereignisse zu signalisieren, die sich ankündigten oder gerade stattfanden.[404] In seiner Habilitationsschrift unterschied Wozniak gerade bei extremen Wetterereignissen drei Arten von Darstellungen. Zum einen die empirische Dokumentation, die Nutzung eines erlebten Ereignisses, um eine Strafe Gottes anzuzeigen oder die metaphorische Verwendung, die insbesondere in der Hagiographie eine bedeutende Rolle spielt.[405] Wetter, extreme Witterungsperioden oder das Erscheinen von Kometen zählen dabei zu den extremen Naturereignissen, die nebeneinander auftreten können.[406]

Für die Medizingeschichte, die die genannten Darstellungen ausdrücklich nicht behandelten, sind Wetterphänomene überdies insofern relevant, als dass sich gerade in ihnen auch der göttliche Reboundeffekt, die Antwort des Makrokosmos auf den Mikrokosmos, verbergen kann, der bei dem Konzept der *Iathromedizin* oder *Melothesie* zum Tragen kam. Als einführendes Beispiel wären da die Winde zu nennen, die Hildegard von Bingen in ihrem Werk *Liber divinorum operum* mit ihren Auswirkungen auf den Körper beschrieb.[407] Es

---

404 Aaron R. GURJEWITSCH: *Das Weltbild des mittelalterlichen Menschen*, München 1980, S. 63; vgl. Jürgen SCHULZ-GROBERT: „Narrative ‚Wetterfühligkeit'. Naturbilder in witterungsbedingten Ereignisfolgen der mittelhochdeutschen Epik", in: P. DILG (Hg.): *Natur im Mittelalter*, Berlin 2003, S. 243–253.

405 Vgl. Thomas WOZINIAK: *Naturereignisse im frühen Mittelalter. Das Zeugnis der Geschichtsschreibung vom 6. bis 11. Jahrhundert* (= Europa im Mittelalter. Abhandlungen und Beiträge zur historischen Komparatistik, Bd. 31), Berlin 2020.

406 Ibid.

407 *Et vidi in medio australis areis pulcram mirificamque in misterio Dei imaginem quasi hominis formam, cuius facies tante pulcritudinis et claritatis erat, ut facilius solem quam*

ist also von vornherein zu unterscheiden zwischen einer medizinhistorischen Konnotation und solchen, die eher denen von Woziniak oder Schulz-Grobert zugeordnet werden können. Eine weitere grundsätzliche Frage ist demnach auch: Wie verbinden sich die beiden Kategorien in der historiographischen Krankheitsbewältigung? Um das zu verstehen, ist eine Annäherung an die meteorologischen Vorstellungen des 12. Jahrhunderts notwendig, die sich von unseren naturwissenschaftlichen Kenntnissen fundamental unterscheiden.

Der Umgang mit dem Wetter erscheint uns nur allzu verständlich und wir betrachten es zumeist durch unsere naturwissenschaftlich geprägte Sichtweise als eine Form des Niederschlags. Doch was war Regen eigentlich im Mittelalter? Isidor von Sevilla (560–636) beschrieb Regen in seinem Werk *De natura rerum* als Ausdünstungen der Erde und des Meeres, die durch Sonneneinwirkung oder die komprimierende Kraft der Winde dann Tropfenform annähmen und schließlich zur Erde sinken würden.[408] Darüber hinaus aber hat der Regen bei Isidor auch eine theologische Komponente:

> Die Wolken aber, wie wir schon sagten, bedeuten die Apostel und Lehrer. Daher ist der Regen der Wolken die Rede der Apostel, die in Tropfen fallen, bildlich gesprochen, aber sie gießen einen reichlicheren Vorrat an Lehre aus.[409]

Diese theologische Auslegung Isidors findet sich bei Hrabanus Maurus (780–856), der im Jahr 847 auf Isidor basierend sein Werk *De rerum naturis seu de universo* schrieb, nur sehr abgeschwächt,[410] im 13. Jahrhundert bei Thomas

---

ipsam inspicere possem, et circulus amplus aureique coloris caput eiusdem faciei circumderat, Hildegardis Bingenis, LDO, 1,1,2; vgl. Finck, Minor mundus homo, S. 234–240.

408 *Aquae enim amarissimae maris vapore subtilii calore aeris suspenduntur ad instar medicinalis cucurbitae, quae calore susperioris circuli humorem et sanguinem sursum trahit. Huiusmodi itaque ratione aquae maris per tenuissimos vapores in aere suspensae paulatim concrescunt ibique igne solis decoctae in dulcem pluviarum saporem vertuntur. Dehinc ingravescente nube modo vi expressae ventorum modo solis calore dissolutae in terrae faciem spaguntur*, Isidor von Sevilla: De natura rerum, ed. Gustav Becker, Amsterdam 1967, S. 59.

409 *Nubes autem apostoli significantur adque doctores, pluviae ergo nubium eloquia sunt apostolorum, quae quasi guttatium, id est sententialiter, veniunt, sed abundantius doctrinae fecunditatem infundunt*, ibid.

410 *Pluviae dictae eo quod fluant quasi fluvii. Nascuntur enim de terrae et maris anhelitu. Quae cum altius elevaiae fuerunt, aut solis calore resolutae, aut vi veatorum compressae stillantur in terris. Imbres autem et ad nubes et ad pluvias pertinent, dictae graeco vocabulo, quod terram inebrient ad germinandum. Ex his enim cuncta creantur. Significant*

von Cantimbré (1201–1270) gar nicht mehr.[411] Regen und Wetter insgesamt können also sowohl moraltheologische als auch politische und medizinische Implikationen haben, wenn die Quellen ihre Vorstellungen zur Krankheit im kaiserlichen Heer ausdrücken.

Betrachten wir den bislang empirisch gedeuteten Regenguss, der sich beim Lodeser Anonymus findet, dann deutet sich eine moralisch-spirituelle Deutung an, der jedoch auch eine eschatologische Komponente immanent ist. Am Morgen, so der unbekannte Fortsetzer der Morena-Chronik, sei es noch heiter gewesen, doch dann habe es wundersamerweise in einem Augenblick zu regnen begonnen; dann, nach dem Regen, sei es heiter und übermäßig klar gewesen.[412] Der Anonymus übernahm die Fortführung der Chronik nach dem Tod des Acerbus. Wir können davon ausgehen, dass er die Erzählweise seiner Vorgänger, zu denen auch Otto Morena gehörte, gleichsam übernahm. Innerhalb des Textes der beiden Vorgänger findet sich Regen zumeist dann, wenn die Situation sich politisch ändert, zum Beispiel als Barbarossa von den Mailändern im Jahr 1143 bewusst durch öde Gegenden geführt wurde und die Rationen so knapp wurden, dass das Heer unterzugehen drohte. Endlich befahl Barbarossa, die Burg Rosate zu plündern, und Otto Morena berichtet an dieser Stelle von heftigem Regen, der die aus der Burg Ausziehenden begleitet habe.[413] Regen ist es auch, der die

---

autem pluviae vel imbres dona coelestia et praecepta vel mandata Die, quae terram, hoc est, homines irrignat et excitant ad proferendum bonorum operum, Hrabanus Maurus: De rerum naturis seu de universo, PL 111, Paris 1841, Sp. 323, wenngleich Regen dort noch immer als Schöpfung Gottes beschrieben ist und mit Bibelzitaten demonstriert wird.

411 *Nubes dicuntur nimborum naves. Ferunt enim pluvias de terra per vapores ad aera sublimatas. Immo ut proprius dicatur, ipse nubes calore solis de terra tracte in aere conglobatur et condensatur gravideque facte nimietate humidittais et se ferre amplius non valentes vento de facii dissovolvuntur et per pluvias, nives seu grandines ad terram iterum relabuntur, ut iterum ascendentes concrescant in nubes*, Thomas Cantimpratensis: Liber de natura rerum. Editio princeps secundum codices manuscriptos, ed. Helmut Boese, Berlin 1973, S. 402.

412 […] *videlicet quod in sequenti die proxima Mercurii, cum in mane maxima celi serenitas foret, statim quasi in ictu oculi mirabiliter pluere cepit, deinde post aquam serenitas magna atque perniminum clara facta est*., Lodeser Anonymus, S. 228; zum Anonymus vgl. Franz-Josef Schmale: „Otto Morena und seine Fortsetzer“, in: ders. (Hg.): *Quellen zu den Italienzügen und zum Kreuzzug Friedrichs I.*, S. 6–13.

413 *Hoc itaque ab ipsis qui intus fuerant audito, quamvis sol iam ad occassum ivisset et quasi sewro, ut dicam, fuisset et insuper etiam quod bene tunc plueret, omnes tamen masculi et*

von den Mailändern aus Lodi vertriebenen Familien begleitet.[414] Die größten stilistischen Parallelen mit dem Bericht des Anonymus weist jedoch die von Otto Morena überlieferte Neugründung Lodis durch Barbarossa auf. Als göttliches Wunder und gutes Vorzeichen wird gedeutet, dass es, obwohl der Himmel ganz heiter gewesen war, plötzlich in einem Augenblick (*statim in uno oculi*) angefangen habe zu regnen.[415]

So erstaunt es nicht, dass auch der Anonymus die Wolken brechen lässt, als sich nach dem Sieg über Rom für das Heer die Situation wendet. Auf den ersten Blick also ist auch hier ein klassisches Motiv, nämlich eine veränderte politische Situation für den Kaiser, auszumachen, wenn von Wetterbeschreibungen die Rede ist. Doch der Teufel steckt im Detail, denn der Text inseriert eine winzige Bibelstelle, die für den geübten Christen leicht mit der Hoffnung auf eschatologische Gerechtigkeit zu verbinden ist. Tod ist nicht gleich Tod beim Lodeser Anonymus.

Der Ausdruck „sofort, in einem Augenblick" (*statim quasi in ictu oculi*)[416] zitiert nicht nur in ähnlicher Weise Otto Morena, wenngleich der Anonymus *ictu* statt *uno* nutzt, sondern auch ein Zitat aus dem ersten Brief des Paulus an die Korinther,[417] der sich insgesamt mit der Zerrissenheit der korinthischen Gemeinde befasst (man mag hierin eine literarische Nachahmung des Schismas durch den Anonymus sehen), wobei das 15. Kapitel die Auferstehung thematisiert. Beim Schall der letzten Posaune wird „der Tod verschlungen vom Sieg".[418] „Tod, wo ist Dein Sieg? Tod, wo ist Dein Stachel?"[419] Dies betrifft freilich nur diejenigen, die am Wortlaut des Evangeliums festgehalten haben, wie Acerbus Morena, dessen Tod der Anonymus hier beklagt und dessen

---

femine ac parvuli lacimabiliter dimiserunt, Otto Morena, Libellus de rebus a Frederico imperatore gestis, S. 50.

414 [...] *quia nox erat et etiam pluebat* [...], ibid., S 76.

415 *Cum vero supra ipsum montem fuissent ac eum undique perlustrarent, quoddam divinum miraculum ibi tunc accidit, quod, cum celum tunc, cum ipso monte imperator intrasset, serenum bene fuerat, statim in uno oculi momento valde pluere cepiz, quod omen bonum omnibus repuntandum es*t., ibid., S. 82.

416 Lodeser Anonymus, S. 228.

417 1 Kor 15, 52.

418 1 Kor 15, 54.

419 1 Kor 15, 55.

Eigenschaften als Christ der anonyme Autor rühmt.[420] Edel sei dieser gewesen, tüchtig, beredt und weise, habe Gott gefürchtet, dessen Gebote beachtet und nie gelogen.[421] Acerbus habe sehr darüber hinaus darunter gelitten, dem Kaiser gegen Gott zu gehorchen, und sich davor gescheut.[422] Der Lodeser Anonymus impliziert hier nicht allein die Not eines Untergebenen, dem Kaiser im Schisma beizustehen, das die Morenas wohl nicht wirklich mittrugen, sondern bezeugt Acerbus' Führungsqualitäten, wenn er darauf verweist, Acerbus habe seinen Männern verboten, zu rauben – im Gegensatz zu fast allen anderen, die sich somit gegen das VII. Gebot stellten, was ihre Handlungen im Krieg ungerecht werden lässt.

Deutlich werden somit nicht nur der unchristliche Kaiser, der die Seinen gegen Gott gehorchen lässt und ein nicht dem Evangelium und den Geboten verpflichteter Heerhaufen, sondern auch eine damit verschiedenartige Konsequenz für die an der Seuche verstorbenen Toten. Haben sie sich christlich verhalten, rechtgläubig zu Alexander III. gestanden, sich an die Gebote gehalten und trotzdem gehorcht, also Gehorsam gegenüber dem Kaiser auch im intrapersonellen Konflikt bewiesen, dann hofft der Anonymus auf deren Auferstehung, die den restlichen Toten aus dem Heer durch deren unchristliches Verhalten versagt zu sein scheint, was er auch durch das Testimonium über deren *mors repentina*, den plötzlichen Tod, noch unterstreicht:

> Sofort entstand eine solche Krankheit im Heer des Kaisers, dass Ritter und Fußvolk und Schildträger so dahinsiechten und starben, dass man sie kaum während des ganzen Tages begraben konnte, denn wenn sie am Morgen gesund und heil ihren Weg gingen, so starben sie sofort unterwegs und kaum, dass sie lagen.[423]

---

420 Schmale verwies zwar darauf, dass der Autor »merkwürdig distanziert« geschrieben hätte" und diskutiert die Autorschaft Otto Morenas für diesen Teil des *Libellus* als abwegig, doch ist vor dem Hintergrund der eschatologischen Erwartung eine distanzierte Haltung nicht auszumachen, vgl. SCHMALE, Otto Morena und Fortsetzer, S. 10.

421 [...] *homo nobilis, probus, disertus ac etiam sapiens, Deum pre omnia et in omnibus timens et eius mandata observans, verum semper dicere desiderans, mendacium loqui maximam verecundiam habens* [...], Lodeser anonymus, S. 226–228.

422 [...] *extra Deum vero eum obedire multum dolens ac trepidans*, Lodeser Anonymus, S. 228.

423 Lodeser Anonymus, S. 229.

Bei allen vom Anonymus namentlich genannten Menschen handelt es sich dabei um Führungspersonen, sodass Krankheit, *Christianitas* und Herrschaft miteinander verwoben werden und sich eine Heterogenität im kaiserlichen Lager andeutet, wenn der Lodeser das Treiben des Kaisers und seines Heeres so kritisch sieht und die eschatologische Erwartung an deren Auferstehung scheidet.[424] Auf der richtigen Seite zu sein, unter den schwierigen Verhältnissen, wird so zum Garanten dafür, auch nach dem Jüngsten Gericht auf der richtigen, der rechten Seite zu sein. Das Wetter dient dem Lodeser Anonymus dazu, seinen Freund Acerbus aus der Gruppe der seiner Meinung nach Verworfenen und Ungerechten moralisch herauszulösen, also ein *Outgrouping* zugunsten Acerbus zu vollziehen, und dessen Sonderstellung unter den Umgekommenen zu betonen.[425] Daher ist die Wetterüberlieferung beim Anonymus mehr als nur die Implikation politischer Veränderung. Sie steht gleichsam für die Hoffnung auf ewiges Leben für Acerbus, für Strafe für die anderen Heerführer und gewährt, wenn man so will, einen winzigen Einblick auch in das Zusammenspiel zwischen Trauer und Trost des Anonymus, der hier ja nichts weniger als den Tod des Freundes und Weggefährten beklagt, den er für rechtschaffen hält.

Doch nicht nur der Regen, sondern auch das Agens des heißen Sommers tritt uns in den Quellen in verschiedenen Variationen entgegen, und die Kausalnexus können dabei sehr unterschiedlich sein. Eine ganze Wetterfront

---

424 Er nennt Herzog Friedrich von Rothenburg, den Sohn des früheren Königs Konrad und Vetter des Kaisers, Herzog Welf, Rainald von Dassel und den Bischof von Lüttich, ibid.

425 Zum *Outgrouping* und gruppendynamischen Prozessen sowie Fremdgruppenzuschreibungen, die sich hier übertragen lassen vgl. Brian MULLEN/Rupert BROWN/Collen SMITH: „Ingroup as a Function of Salience, Relevance, and Status", in: *European Journal of Social Psychology*, 22, 2 (1992), S. 103–122; zur interdisziplinären Gesellschaftsbindung und Identitätsdynamiken vgl. Margaret WETHERRELL/Michelynn LAFLÈCHE/Robert BERKELEY (Hg.): *Identity, Ethnic Diversity and Community Cohesion*, London 2007; ein Forschungsgegenstand, der in der Mediävistik zwar in Studien zur Identität vermutet werden kann, dort aber zumeist Gruppenzugehörigkeiten oder regionale oder nationale Identitäten behandelt und nicht auf *Outgrouping* eingeht. Martin CLAUSS: Kriegsniederlagen, S. 305 geht bei den historiographischen Bewältigungen von Niederlagen zwar von einer sozialen Distinktion aus, die Statusveränderungen zur Folge haben, doch zeigt sich, dass sich bislang kein gemeinsamer Terminus zur Eigen- und Fremdgruppe in der Mediävistik etabliert hat.

der Moral macht dabei die Abtei Fossanova in Ceccano, Süditalien, damals eine Zisterzienserabtei aus der Filiation Hautecombe unter der Primarabtei Clairvaux, auf.[426] Dort wird das Sterben im kaiserlichen Heer ebenfalls mit der Jahreszeit verbunden, aber auf den Sommer verwiesen: „Weil der Sommer heiß war, wurden die Meisten aus seinem [des Kaisers] Heer krank und so viele starben, dass man sie kaum zählen kann, sodass er mit wenigen nach Deutschland zurückkehrte."[427] In Ceccano wäre das dem Heer wohl nicht passiert, denn: „In diesem Jahr regnete es [hier] von den 8. Kalenden des Augusts [25. Juli] bis zu den 5. Iden des Novembers [9. November] oft und danach nicht mehr bis zu den 13. Kalenden des Februars [20. Januar.] [...]."[428] Bei oberflächlicher Betrachtung wirkt die annalistische Überlieferung wie eine empirische Niederschrift der meteorologischen Gegebenheiten vor Ort. Das Wetter mag für die weltabgewandten Zisterzienser auch im Vordergrund gestanden haben, weil sie neben dem Bestellen ihrer Ländereien auch den Bau ihrer Klosterkirche vorantreiben mussten, der 1163 begonnen worden war und erst im Jahr 1204 zum Abschluss kam.[429] Allerdings verbinden sich hier wohl Meteorologie und eine moralische Exegese, die eine Destinktion der beiden Pole des Schismas demonstriert, wobei dem Regen dabei die Metaphorik als Leben *per se* zukommt.

Insbesondere Regen war in der zisterziensischen Mentalität des Hochmittelalters ein Phänomen mit vielschichtiger Bedeutung. Im streng geregelten Tagesablauf der Mönche hatte er Einfluss auf deren Lebenswirklichkeit, war ein Grund zur Freude und bot die Möglichkeit einer bescheidenen individuellen Zeitgestaltung, also ein bisschen Freiheit. In der Erntezeit nämlich war es den Mönchen bei Regen gestattet, nach der Terz eine Lesung zu halten und Privatmessen zu feiern, wenn der Abt oder der Prior es für richtig

---

426 Die Abtei, ursprünglich von den Benediktinern gegründet, hatte sich 1135 den Zisterziensern angeschlossen, vgl. Leopold Janauschek: *Originium Cisterciensium Tomus Primus*, Wien 1877, S. 37; Balduino Gustavo Bedini: *Breve prospetto delle Abazie Cistercensi d'Italia*, Casamari 1965, S. 19 f.

427 [...] *quia aestas erat fervida, plurimi de eius exercitu infirmabantur, et tot moriebantur, quod aliquis vix enumerare posset, ita ut cum paucis redierit in Alemanniam*, Ann. Ceccanenses, ed. Pertz, in: MG. SS XIX, S. 286.

428 *In hoc anno pluit ab 8. Kal. Augusti saepius usque in 5. Idus Novembris, et postea non pluit in 13. Kal. Februarii* [...], Ann. Ceccanenses, ed. Pertz, S. 286.

429 Bedini, Breve prospetto delle Abazie Cisterciensi d'Italia, S. 19.

hielten.[430] Regen steht dabei vor allem in den *Exempla* der Zisterzienser für das Leben selbst. So ist im *Liber visionum* des Abts Herbert aus der Diözese Langres, der in den 1170er Jahren entstand, die Geschichte eines Chorsängers überliefert, der sich mit seinem Chor bei einer Messe ungebührlich verhielt. Die Störenfriede wurden deshalb von einer wundersamen Strafe erfasst. Als der Sohn des Priesters seine Schwester, die bei der Gruppe der sich fehlverhaltenden Sänger gewesen sei, am Arm ergriffen habe, um sie fortzuführen, sei dabei ihr Arm vom Körper gerissen worden, aber kein Tropfen Blut ausgetreten. Der Zustand habe ein Jahr angehalten.[431] Die Besonderheit besteht bei dieser Gottesstrafe, die sich im Wetter zeigt, jedoch in einem besonderen Punkt, der aus Distinktion und einer pseudo Exkommunikation besteht. Die Gruppe erstarrt förmlich vom Leben selbst, wird von ihm und somit der Gemeinschaft der Lebenden ausgeschlossen: „Kein Regen fiel auf uns, weder Kälte noch Wärme noch Hunger noch Durst oder Mattigkeit erfüllte uns."[432] Vor dem Hintergrund der Humoralpathologie wirken also Wärme und Kälte nicht mehr auf den Körper ein, die Säfte, vor allem das Blut, erstarren somit symbolisch, bleiben stehen und werden auch nicht mehr durch die Ernährung, die Diätetik bewegt. Eukrasie und Dyskrasie der Säfte sind so aufgehoben und einem Rigor unterworfen. Dass die so Bestraften noch hinzukommend davon ausgeschlossen werden, dass Regen auf sie fällt, weist diesem, der als Element Wasser einen humoralpathologischen Baustein von Belang darstellt, den Rang eines Sinnbilds des Lebens schlechthin zu.

Mit Rücksicht auf den hohen symbolischen Stellenwert des Regens in der zisterziensischen Mentalität lesen sich die Annalen aus Ceccano dann nicht wie lediglich eine empirische Überlieferung der meteorologischen

430 *Utroque vero tempore* [secationis et messionis] *mane missa cantata, si pluit licet monachis post terciam esse in lectione, et missas privatas celebrare, si tamen abbati vel priori visum fuerit*, vgl. *Ecclesiastica Officia. Gebräuche der Zisterzienser aus dem 12. Jahrhundert* (= Quellen und Studien zur Zisterzienserliteratur, Bd. VII), übers. von Hermann M. Herzog/Johannes Müller, hg. von Kassian Lauterer/Fritz Wagner/Frank Erich Zehles, Mehrerau/Langwaden/Berlin 2003, S. 322 ff.

431 *Filius presbiteri, Iohannes, sororem suam nobiscum cantatem per brachium arripuit, statimque illud a corpore avulsit, sed gutta sanguis non exiuit.*, Heriberti Turritani Archiepiscopi Liber visionum et miraculorum Clarevallensium, (= CCCM, Bd. 277), ed. Giancarlo Zichi/Graziano Fois/Stefano Mula, Turnhout 2017, S. 209.

432 *Pluvia non cecidit super nos, frigus nec calor nec fames nec sitis nec lassitudo nos affecit*, ibid.

Situation, sondern wie zwei konträre Fronten, die heiße Wetterfront auf Seiten des Kaisers, dessen Heer darin umkommt, der lebenspendende Regen auf Seiten der Zisterzienser, wobei das Leben selbst in der Abtei durch den häufigen Regen nahezu zu pulsieren scheint, während das kaiserliche Heer, ausgenommen davon, stirbt. Damit eröffnet sich in den Annalen mehr als nur die Nachahmung des Schismas durch das Wetter – (*haresim Paschasius papa*)[433] an der Rechtmäßigkeit Alexanders III. lassen die Annalen keinen Zweifel aufkommen – sondern die Grenze zwischen den beiden Wetterphänomenen, dort der heiße Sommer, in Ceccano der Regen, formt eine *Otherness* aus Sicht der Zisterzienser, der alle angehören, die auch dem Heer des Kaisers angehören.

Krank und letztlich tot, das sind die anderen, die mit denen in Ceccano nichts zu tun haben und von denen sich die Abtei Fossanova deutlich abgrenzt. Vom häretischen Papst wird somit durch die meteorologische Demarkationslinie auch die Zugehörigkeit zu Clairvaux in Frankreich kommuniziert, wo man für die schismatische Situation wenig mehr als Verachtung übrighatte und Alexander III. anhing. Die proalexandrinisch gesonnenen Zisterzienser waren von Barbarossa mit Waffengewalt bekämpft worden, doch gerade die Primarabtei Clairvaux mit ihrem Abt Pontius wurde schon ein Jahr nach dem Seuchenausbruch im Heer an den kaiserlichen Hof geladen, um einen eventuellen Frieden zu verhandeln.[434] Die Andersartigkeit der Kaiserlichen findet in den Annalen der Abtei Fossanova dabei ihren wortwörtlichen Niederschlag im Ausdruck über den Regen, der sich über die Abtei ergießt und somit, wohl im Isidorischen Sinn, sich als ausgeschüttete Lehre über den rechten Papst verstehen lässt. Das Wetter bürgt hier wiederum für die Christianitas, und zwar die der Abtei, während sie durch die Konstruktion der Andersartigkeit Barbarossa ebendiese abspricht.

Auch spätere *Exempla* scheiden zwischen Alexander III. und die ihm anhängenden Rechtgläubigen und Barbarossa als Personifikation des Anderen, des Bösen. So wird von einem Mann berichtet, der einen Zisterzienserabt um Rat fragt, nachdem ihm auf seinem Weg zwei mysteriöse Gestalten begegnet waren. Der Abt entgegnet auf die Frage, was ihm über „jenen schismatischen

---

433 Ann. Ceccanenses, ed. Pertz, S. 286, Z. 14 f.

434 Ferdinand Opll: *Friedrich Barbarossa*, Darmstadt 2009, S. 88 f.; Görich, Barbarossa, S. 421.

Kaiser" bekannt sei, der Mann möge nach Osten blicken (wohl als Hinweis auf das Paradies): „Sie sind Rechtgläubige, die Papst Alexander unterstützten."[435] Im Westen hingegen lässt der Abt ihn all jene erblicken, die als Schismatiker zugrunde gegangen waren.[436] Die Vorstellung, dass der schismatische Kaiser mit seinem Heer einer Gottesstrafe erlegen sei, wird dabei zur Mahnung und Krankheit in der zisterzienischen Vorstellungswelt an Herrschaft somit rückgebunden. Obwohl sich also in der Annalistik der Zisterze die meteorologischen Erzählfunktionen der empirischen Dokumentation, des Anzeigens einer Gottesstrafe und der Metaphorik stakt verflechten, steht auch hier, genau wie beim Anonymus aus Lodi, die soziale Funktion der Erzählfunktion, die ein *Outgrouping* auf der Basis von *Otherness* initialisiert und akzentuiert im Vordergrund. Unterscheiden soll der Leser zwischen den rechtgläubig Lebenden und den schismatischen Toten, dienst also der sozialen Distinktion und der Änderung des sozialen Status der Toten, die als Verworfene und von Gott Gestrafte gleichsam ihren sozialen Status, den sie in der Welt hatten, einbüßen.

Die originär französischen Zisterzienser waren indes mit ihrer Oboedienz zu Alexander III. nicht allein, denn ganz Frankreich unterstützte den für sie rechtmäßigen Papst und so verwundert es nicht, dass auch die Abtei Saint Germain bei Paris das volle Strafgericht über das kaiserliche Heer niederfahren lässt. Barbarossa, der für sie ein „ruchloser Tyrann" (*nefandissmi tiranni*)[437] ist, verliert sein Heer durch die Strafe Gottes, der seine strafende Hand durch das Verderblichmachen der Luft ausgebreitet habe. Doch nicht nur das. Gott habe nämlich glühenden Regen über das Heer ausgeschuttet und das unbezwingbare göttliche Schwert der Tugend habe das Heer, sowohl die Soldaten als auch die Läufer, dann zerschmettert.[438] Der himmlische Feuerregen steht

---

435 *‚Rogo te, pater, quid tibi videtur de isto scismatico imperatore.‘, Et ille: ‚Accede, inquit et considera ad orientem.‘* [...] *‚Hi sunt catholoci, qui Alexandrum papam suscipiunt‘*, Collectaneum Exemplorum et Visionum Clarevallense e codice Trecensi 946 (= CC CM, Bd. 208), ed. Olivier LEGENDRE, Turnhout 2005, S. 345.

436 *Econtra, in occidente scismaticos omnes misere perditos ostendit*, ibid.

437 Ex Aimoini Cont. Sangermanensi, ed. WAITZ, in: MG. SS XXVI, S. 152.

438 *Mirabile dictu, contigit, quod Dominus super exercitum eiusdem nefandissimi tiranni manum ultionis extendens, per aeris corruptionem ferventem pluviam super ipsos effudit, unde infinita multitudo tam militum quam peditum, inexpugnabili gladio divine virtutis perculsi, morte miserabili vitam finierunt*, Ex Aimoini Cont. Sangermanensi, ed. WAITZ, S. 152.

für das Strafgericht Gottes. In der Bibel ist er beim Untergang Sodoms[439] erwähnt, wo er die Sündigen straft, unter denen sich, abgesehen von Lot, keine zehn Gerechten finden ließen. Barbarossa wird so nicht nur zum Tyrannen, also nach Isidor von Sevilla ein schlimmer und ruchloser König, dessen Merkmal Grausamkeit ist,[440] sondern dessen Gott sich durch dessen Entmachtung – der Verlust des Heeres steht für Entehrung – entledigte, denn seit Augustinus galt auch eine tyrannische Herrschaft als legitim, lediglich Gott konnte einschreiten, wenngleich der Tyrannenmord auch kontrovers diskutiert wurde, zeitgenössisch insbesondere von Johann von Salisbury.[441] Die Abtei von Saint Germain verdeutlicht also auch hier die Vorstellung davon, dass Herrschereigenschaften für das Unglück verantwortlich seien, durch das Wetterargument und folgt damit eher den klassischen Argumentationen und Erzählfunktionen, bei denen eine ungerechte Herrschaft, wie Jankrift zeigte,[442] Seuchen und den Zorn Gottes nach sich ziehen konnte, die hier anhand klassischer Motive wie der Gottesstrafe und Exegese erzählt werden.

In den Quellen, die den Kaiser für das Unglück verantwortlich machen und ihn durch Ehrverlust abstrafen lassen, wird das argumentative Dilemma, das die Zeitgenossen mit diesem Ereignis hatten, deutlich. Wenn die Menschen, die dem schismatischen Kaiser gefolgt waren, starben, weshalb hatte dann Friedrich I., im Gegensatz zu den anderen, überlebt? Das Überleben des Kaisers war dabei mehr als ein argumentatives Problem, und es hinterließ eine Lücke für die Vorstellung derer, die Barbarossa und seine Herrschaft zu verteidigen

---

439 Gen 19, 24; Lukas 17, 29, aber auch bei Amos 4, 11.

440 *Tyranni Graece dicuntur. Idem Latine et reges. Nam apud veteres inter regem et tyrannum nulla discretio erat, ut: Pars mihi pacis erit dextram tetigisse tyranni. Fortes enim reges tyranni vocabantur. Nam tiro fortis. De qualibus Dominus loquitur dicens: ‚Per me reges regnant et tyranni per me tenent terram'. Iam postea in usum accidit tyrannos vocari pessimos atque improbos reges, luxuriosae dominationis cupiditatem et crudelissimam dominationem in populis exercentes*, Isidor, Etymologiae, IX, 3, 19; 20; in ibid. I, 31 steht der Unterschied zwischen dem grausamen Tyrannen und dem gemäßigten König als Beispiel für Unterschiede an sich, [...] *ut ‚rex modestus et temperatus tyrannus vero crudelis.' Inter haec enim duo differentia cum posita fuerit, quid sit utrumque cognoscitur*, vgl. Hans Hubert ANTON: *Fürstenspiegel und Herrscherethos in der Karolingerzeit*, Bonn 1968, S.58.

441 Vgl.Richard H. ROUSE/Mary A. ROUSE: „Johannes von Salisbury und die Lehre vom Tyrannenmord", in: Max Kerner (Hg.): *Ideologie und Herrschaft im Mittelalter*, Darmstadt 1982, S.241–267.

442 JANKRIFT, Tohuwabohu.

suchten. Auch in diesen Quellen finden sich Wetterbeschreibungen, doch sie agieren nicht vor einem metaphorischen Hintergrund, sie stützen sich auf zeitgenössische medizinische Argumente, hinter denen dann freilich wiederum Herrschereigenschaften sichtbar werden.

Eine ganze Vorstellungsszenerie findet sich bei Lambertus Waterlos (1108–1170) in den Annalen aus Cambrai, und auch hier fehlt es an Wetter nicht. Lambertus überliefert, als der Kaiser vom Berg herabgestiegen sei, habe ein überaus hässlicher und abscheulicher Nebel das römische Tal erfasst. Ansässige, denen das Phänomen bekannt gewesen sei, hätten den Kaiser gewarnt: „Schau, die Mischung der Luft, die etwa im Monat August die Römer zu ergreifen pflegt. Aus der Verunreinigung dieser [der Luft] und der Fäulnis geht der schnelle Tod für Mensch und Tier hervor."[443]

Lambertus lässt den Kaiser und den Erzbischof Rainald von Dassel dann gegensätzliche Entscheidungen treffen. Während Friedrich I. die Wahrheit der Sache erkannt habe und seinen Begleitern klugerweise angetragen (*sapienter intulit*) habe, schnellstens von diesem Ort wegzugehen, um nicht von der Erkrankung befleckt und verdorben zu werden, sei Rainald von Dassel mit vielen in dem vom Nebel verdunkelten Tal geblieben und schnell gestorben.[444]

Der Kaiser wird durch seinen sofortigen Rückzug auf den Berg als dem Erzbischof und den anderen Begleitern überlegen dargestellt, was die kaiserliche Majestas unterstreicht und klugem und umsichtigem Handeln gleichkommt. Diese Bewältigungsstrategie verwundert nicht und ist tief mit den Erfahrungen der Stadt Cambrai verwoben, die sie mit dem Herrscherpaar im selben Jahr gemacht hatte, in dem die Krankheit ausbrach. Bischof Nicolais von Cambrai war gestorben. Die Bischofswahl endete schismatisch und so entsandte die Stadt Gesandte an den kaiserlichen Hof, um Unterstützung für

---

443 *Quadam die cum imperator Fidericus egressus cum suis magnatibus foret a castris, et vallem quandam prope Romanorum urbem sitam descendisset* [...] *repente a montibus ingens et tetra nebula advolans, omnem vallem occupans et locum suum nonnullis occultabat. Cernentes vero quidam sapientes quod fiebat, ad invicem proferebant: ‚Ecce intemperies aeris, quae circa mensem Augustum Romanis cintingere solet, ex cuius corruptione ac tabe cita mors tam hominibus quam animalibus evenit.'*, Ann. Camerascenses, ed. PERTZ, in: SS XVI, S. 539 f.

444 *Imperator impiger, rei veritatem agnoscens, principibus suis sapienter intulit: ‚Discedamus citius a loco isto,* [...] *neque nos inficiat praesens pestis atque corruptio.'* [...] *Domnus Reinaldus archiepiscopus Coloniae in valle praedicta cum pluribus perstitit, inde citius periit.*, ibid., S. 540.

ihre jeweiligen Kandidaten zu erlangen. Kaiser Friedrich vermittelte in dieser Sache klug, und auch Kaiserin Beatrix war an der Entscheidungsfindung beteiligt, der Kaiser in Cambrai also für umsichtiges und besonnenes Handeln bekannt.[445] Nun verbanden sich in der Bewältigung der Krankheit mit dem Kaiser gemachte Erfahrungen und wirkten sich auf die Bewältigungsmuster aus.

Die Schuld wird vollends Rainald von Dassel aufgrund seiner unvernünftigen Entscheidung, im Tal geblieben zu sein, angelastet. Diese Entscheidung soll neben seinem Leben noch das von 7. 000 Männern aus dem Heer, das des Bischofs von Lüttich, sowie das der Herzöge und anderer Bischöfe gekostet haben.[446] Damit erklärt Lambertus zweifelsfrei nicht allein ein Unglück auf der Basis einer Einzelentscheidung, sondern zeichnet ein Bild des Erzbischofs von Köln, dem es schlicht an der Kardinaltugend (*virtutes cardinales*)[447] der Weisheit (*sapientia/prudentia*) gebricht, die er dem Kaiser (*sapienter intulit*) zuweist und dem Erzbischof gleichsam abspricht. In sittlicher Hinsicht kam diese Bewertung des Erzbischofs durch Lambertus einem desaströsen Seelenleben gleich und war eine schwerwiegende theologische Anklage, da ein Fehlen einer Kardinaltugend den Mangel weiterer Tugenden nach sich zog, die sich um die ihr zugehörige Kardinaltugend wie um einen Nukleus bewegten.[448] Eng verbunden mit der Klugheit waren die Fähigkeit zum Beraten und Führen,[449] und so wirft Lambertus ausgerechnet dem Berater des Kaisers, der Rainald von Dassel war, völlige Unfähigkeit in seinen Eigenschaften vor. Das war kein leichter Anwurf. Der kardinaltugendbehaftete Kaiser überlebt, der moralische Kompass Rainalds von Dassel ist durch das Fehlen der Kardinaltugend beschädigt. Und so kommt, was kommen muss: der Kaiser überlebt, der Erzbischof stirbt und reißt Tausende mit in

---

445 Vgl. Knut GÖRICH: „Kaiserin Beatrix“, in: Karl-Heinz RUESS (Hg.): *Frauen der Staufer* (= Schriften zur staufischen Geschichte und Kunst, Bd. 25), Göppingen 2006, S. 43–48 (hier S. 43 f.).

446 *De qua tabe infra mensem Augustum de regis exercitu in valle qui remanserant, septem milia cum domno archiepiscopo Coloniensi et cum episcopo Leodiensi, cum ducibus et episcopis periisse asseruntur.*, Ann. Camerascenses, ed. PERTZ, S. 540, Z. 9–11.

447 Zu den Kardinaltugenden vgl. Ulrich KLEIN: „Kardinaltugenden“, in: *Historisches Wörterbuch der Philosophie*, Bd. 4, Basel 1976, Sp. 695 f. (hier Sp. 695).

448 Otto SCHILLING: „Tugend“, in: Lexikon für Theologie und Kirche, Bd. X, Freiburg 1938, S. 325 f.

449 Bernhard HERING: *Das Gesetz Christi*, Freiburg 1957, S. 493 f.

den Tod. Auch hier steht die soziale Distinktion der beiden Herrscher im Vordergrund, während die anderen Umgekommenen durch ihren, dem Herrn geschuldeten Gehorsam als am eigenen Tod Unschuldige gezeichnet werden, was vice versa den Erzbischof von dieser Gruppe ausnimmt.

Lambertus Vorstellungen über Krankheit sind dabei nicht, wie bislang in den Quellen, auf Metaphorik gegründet, sondern beziehen ihr Wissen aus dem medizinischen Wissen seiner Zeit, argumentieren also auf einer Vorstellung, die als das Ergebnis einer eigenen Suche nach Erklärungen gewertet werden muss. Lambertus stützt sich durch das Nutzen medizinischer Argumente auf eine *auctoritas* und muss, um dieses Argument nutzen zu können, aktiv nach einer Erklärung dafür gesucht haben, was vor Rom geschehen war. Fündig konnte er entweder in Isidors *De natura rerum* oder bei Honorius Augustodunensis' Buch *De imagine mundi* geworden sein. Dort wird erklärt, *pestilentia* käme von trockener Luft, wenn sie durch Hitze oder das Wetter verunreinigt und durch Atmung oder Ernährung aufgenommen würde.[450] Aus der „heißen, trockenen und verunreinigten Luft" wird bei Lambertus dann in den Annalen „verunreinigte Luft, die ungefähr im Monat August aufkommt". Das waren Angaben, die der Leser leicht mit dem Sommer in Rom in Verbindung bringen konnte.

Lambertus gelingt es, die Umgekommenen nicht aus der eigenen Gruppe als Verstoßene zu zeichnen, da sie lediglich das Gefolge eines mit mangelhaften Kardinaltugenden ausgestatteten Führers waren. Sie werden nicht geoutgrouped und der Kaiser selbst wird zum umsichtigen und weisen Vorbild erhoben. Einzig Rainald von Dassel wird als Negativbeispiel einer Führerschaft vorgeführt. *Avant la lettre* aber beleuchten Lambertus Zeilen und Vorstellungen über das Geschehen vor Rom auch die Werte, die er dem Chorherrenstift St. Aubert mit auf seinem weiteren Weg mitgeben wollte. Die Nachfolger konnten aus dem Geschehen lernen, dass ein Anführer auch immer Verantwortung für die ihm Untergebenen zu tragen und sich zu

---

450 *Pestilentia nascitur aere siccitate, vel calore, vel tempestate corrupto, qui spirando vel edendo perceptus, luem, mortemque generat*; Honorius Augustodunensis: *De imagine mundi*, in: PL 172, Paris 1895, Sp. 138; *Item alii aiunt perstifera semina rerum multa ferri in aerem, atque suspendi, et in externas coeli partes, aut ventis, aut nubibus transportari.* [...] *ita etiam aer corruptus ex aliis coeli partibus veniens, subita clade coprus corrumpit, atque repente vitam extinguit*, Isidor von Sevilla, De natura rerum, XXXIX, 2, ed. Gustav Becker, Amsterdam/Berlin 1967, S. 67.

bilden hatte, was Lambertus durch seinen Verweis auf Weisheit durch Isidor und zeitgenössische medizinische Werke unterstreicht und selbst mit gutem Beispiel vorangeht.

Auch in der nur fragmentarisch erhaltenden Fuldaer Chronik bürgt das umsichtige Handeln des Kaisers angesichts des Monats August für dessen Klugheit und Umsichtigkeit.[451]

Gerade noch ist dem Fragment zu entnehmen, dass der Kaiser sein Lager auf dem Monte Mario aufgeschlagen und Papst Paschalis III. in St. Peter inthronisiert habe.[452] Auch dort begegnet uns die Gefährlichkeit des Monats Augusts, eventuell auf Honorius Augustodunensis basierend, wieder. Der Kaiser habe sich jedoch schnell aus Rom zurückgezogen, weil er um die gefährliche Zeit in diesem Monat gewusst habe, und wollte die Gefahr für sein Heer abwenden, denn schließlich sei es schon August gewesen.[453] Doch es war zu spät: „Und siehe, plötzlich überfiel eine große Krankheit sein Heer, die die Fürsten, alle Soldaten, zuletzt die Adligen und Nichtadligen ohne Zahl niederwarf."[454] Das völlige Aufgeben der hierarchischen Positionen – Bischöfe finden sich erst gar nicht in der Aufzählung – in der Narration verdeutlicht das unerhörte Chaos, das die Krankheit für das Heer bedeutet. Doch wir erfahren auch etwas darüber, wie der Verlauf der Krankheit sich gestaltete. Manche sollen wieder gesundet, manche aber auch noch nach langer Krankheit gestorben sein.[455] In Barbarossas Reaktion des sofortigen Abzugs aus Rom spiegelt

---

451 Die Chronik des Klosters Fulda galt als verschollen, bis ein Darmstädter Stadtbibliothekar in seinem Stadtarchiv Umschläge von Rechnungsbüchern genauer betrachtete. Diese konnten als Fragmente der Chronik identifiziert und fotografiert werden, bevor sie dem Archiv zurückgegeben wurden, wo sie am 11. September 1944 im Krieg verbrannten. Die Fragmente enthalten nur den Berichtzeitraum von 1158–1271, vgl. Walter HEINEMEYER: *Chronica Fuldensis. Die Darmstädter Fragmente der Fuldaer Chronik*, (= Archiv für Diplomatik, Schriftgeschichte, Siegel- und Wappenkunde) Beiheft 1, Köln/Wien 1976, S. 16–18.

452 *I(n) monte Gaudii* [...] *castra posuit ac dein*(de) [...] [Pa]*schale*[m] *papa*(m)] *in eccl*(es)*ia*(m) *s*(an)*c*(t)i] *Petri i*(n)*trodux* (it) (et) *in sede?* [...] *i*(n)*stituit*, Chron. Fuldensis, ed. HEINEMEYER, S. 75.

453 *Imperator sub celeritate recessit a Romana civitate volens periculosum tempus augusti mensis, quod iam imminebat, celinare*, Chron. Fuldensis, ed. HEINEMEYER, S. 77.

454 *Et ecce subito lues maxima exercitum eius occupavit, que principes, milites, omnest postremo nobiles et ignobiles absque numero prostravit*, Chron. Fuldensis, S. 77.

455 *Residui vero morbidi effecti quidam vix evaserunt, quidam longa infirmitate animi domum reversi interierunt*, Chron. Fuldensis, ibid.

sich der seit der Antike bei Krankheiten bekannte Grundsatz: *Cito, longe fugas et tarde redeas* – Fliehe schnell und weit weg und kehre spät zurück.[456] Somit kam Barbarossas Handlungsweise einer angemessenen Reaktion auf einen drohenden Seuchenausbruch gleich, Krankheit und Herrschaft verweben sich wieder mit Herrschertugenden und Kardinaltugenden. Fürsorge für die Anvertrauten und tradierte Verhaltensnormen, denen nachgekommen wird, bürgen hier für die unangetastete Majestas.

Auch in Pöhlde, der traditionellen kaiserlichen Weihnachtspfalz, setzte man auf Honorius Augustodunensis, um die Krankheit im Heer des Kaisers zu bewältigen und die Geschichte zu konstruieren. Bereits zu Beginn der Annalen wird aus einem inserierten Brief an Honorius aus dessen Werk *De imagine mundi* zitiert, in dem der Briefschreiber bittet, ihm die Lage der Welt wie auf einer Tafel zu beschreiben, da es ihm unerträglich scheine, täglich Dinge zu sehen, und „wie die unwissenden Tiere in vollständiger Unkenntnis darüber zu sein, was sie sind."[457] Da dieses Werk von Honorius dort also bekannt war, könnte davon ausgegangen werden, dass der Annalist sich, ähnlich wie Lambertus Waterlos, dort belesen habe, um die Ereignisse im kaiserlichen Heer zu konstruieren. Der Grund für die Erkrankung wird in Pöhlde ebenfalls in der Sonne des Augusts gesehen:

> Das Unglück derer [genannt werden vorab einige Bischöfe und Adelige] geschah im Monat August, zu welcher Zeit durch die außerordentliche Hitze der Sonne die Körper der Menschen in jenen Orten oft zugrunde gerichtet wurden.[458]

---

456 Die Anweisung zur schnellen Flucht wird Galen zugeschrieben, vgl. Volker ZIMMERMANN: „Krankheit und Gesellschaft: Die Pest", in: *Sudhoffs Archiv* 72, 1(1988), S. 1–13 (hier S. 9); vgl. Ralf LÜTZELSCHWAB: „Papst und Pest. Avignon 1348", in: LWL-Museum für Archäologie (Hg.): *Pest. Eine Spurensuche*, Darmstadt 2019, S. 100–111, S. 103.

457 *Quare quia te immensa sapientiae luce circumfulsum cognosco, cum aliis multis deposco, quatinus aliquam scintillam tuae flamivomae scientiae, cum illa tibi non miniatur, nobis impertias, et positionem orbis quasi in tabella nobis describas. Miserum enim videtur, res propter nos factas cotidie spectare, et cum iumentis insipientibus, quid sint, penitus ignorare*, Ann. Palid, S. 52, Z. 6–9.; die Jahrbücher von Pöhlde entstanden zwischen 1164–1340, geschrieben bis 1164 von Mönch Thedosius, ihr Berichtzeitraum umfasst im ersten Teil eine Weltchronik von der Erschaffung der Welt bis ins Jahr 1182, vgl. W. WATTENBACH: *Die Jahrbücher von Pöhlde*[3] (= Geschichtsschreiber, Bd. 61), Leipzig 1941, S. VII.

458 *Imperator Romam veniens, monasterium sancti Petri quo se rebelles contulerant, obsedit. Interea quorundam insolencia templum quod dicitur Ad sanctam Mariam rotundam ignis*

Doch während in *De imagine mundi* die trockene Luft im Vordergrund steht und für das Auftreten von Erkrankungen verantwortlich gemacht wird, vertritt Honorius Augustodunensis in seinem Werk *De philosophia mundi libri quatuor* abseits der eher der Miasmentheorie zuzuschlagenden Ursachen ein etwas abweichendes Krankheits- und Gefahrenmodell, bei dem die Jahreszeiten und der Tierkreis (Zodiac) eine grobe Richtung vorgeben, wann der Mensch besonders gefährdet sei. Honorius geht vom Frühling bis zum Winter die Jahreszeiten durch und erklärt jeweils die drohenden Gefahren:

> Durch die Wärme des Frühlings aber werden sie [die Körpersäfte] gleichfalls entkräftet, nachdem sie [die Körpersäfte] durch die Körperglieder gelaufen sind, sinkt der Mensch darnieder und stirbt.[459]

Im August nun erreicht die Gefahr nach Honorius einen Höhepunkt, da zu dieser Zeit sowohl die Kräuter als auch die Baumwurzeln austrockneten – der Mensch als Mikrokosmos, als Abbild der großen Welt, ist also auch in Gefahr – die Poren des Körpers seien durch die Hitze geöffnet und der Körper dünste seine natürliche Hitze aus, was die *Humores* durcheinanderbrächte.[460]

Anders als in *De imagine mundi* ist hier eher die Hitze verantwortlich, und so scheint es wahrscheinlich, dass auch dieses Buch von Honorius Augustodunensis in Pöhlde Bestandteil des medizinischen Wissenskanons des Klosters war und der Annalist sich dort das Wissen suchte, um die Krankheit im kaiserlichen Heer historiographisch bewältigen zu können. In Pöhlde konstruiert der Schreiber also keine Gottesstrafe und moralisiert auch keine Herrschertugenden, sondern konstruiert eine Art Naturkatastrophe der mediterranen Art, die aber durchaus nicht unerwartet kam, da sie, wie er sagt, an

---

absumpsit; unde coalescens ignis, monasterium beati Petri conflagravit. Infra hanc moram obsidionis gravis pestilentia exercitum imperatoris occupavit, que innumeram multitudinem precipue Romanorum stravit, quippe qui muris inclusi nullum respirationis exitum habere poterunt. [...] *Hec clades facta est mense Augusto, quo tempore nimio fervore solis hominum corpora illis in locis sepe corrumpuntur.*, Ann. Palid., ed. PERTZ, in: MGH. SS XVI, S. 94.

459 *Ex calore autem veris itidem dissolvuntur, quibus decurrentibus per membra succumbit homo et moritus,* Honorius Augustodunensis, De philosophia mundi libri quatuor, II, XXVII, PL 172, ed. MIGNE, Sp. 68.

460 [...] *et donec est in virgine quam intrat in medio Augusto, huius temporis est et herbarum et arborum radices ecsiccare.* [...] *Cum enim ex calore aperti sunt pori corporis, evaporat calor naturalis,* ibid.

„jenen Orten", also im Süden, seiner Meinung nach durchaus vorkommen konnten.

Die Vorstellung, dass die Hitze in Rom zu Krankheiten führe, hängt mit den hochmittelalterlichen Klimazonen zusammen. Honorius Augustodunensis beschreibt, basierend auf Isidor von Sevilla, in *De imagine mundi*, dass es fünf Zonen auf dem Erdkreis gebe. Die beiden äußeren Pole seien wegen extremer Kälte unbewohnbar, ebenso die mittlere Zone, diese jedoch wegen ihrer extremen Hitze.[461] Lediglich dazwischen lägen zwei bewohnbare Bereiche. Diese teilten das Mittelmeer in die Kontinente Asien, Europa und Afrika. Honorius beschreibt damit die damals gängige T-Karte als Weltbild. Rom, das nahe am Mittelmeer liegt, gehörte dabei schon nah zum Süden und macht in der Vorstellung das Bewohnen möglich, aber schwieriger als in gemäßigteren Teilen. Wohl auch durch die Malariaerfahrung war der Süden dem Mittelalter, aus nordalpiner Sicht, eher als krankheitsfördernd bekannt.[462] Dabei beschränkte sich diese Sicht keineswegs auf das nordalpine Gebiet.

Der Volksglauben des Mittelmeerraums hielt das Erkranken im Sommer für den Ausdruck eines dämonischen Befalls. Wer sich im Freien aufhielt, und das gar noch zur Mittagszeit, konnte vom Mittagsdämon (*daemonium meridianum*) befallen werden. Die Mittagshitze, übertragen durch den Dämon, ergriff die Menschen, was zu starker Erschöpfung, Umnebelung des Verstandes, Kopfschmerzen und Fieberanfällen führte. Ja, schlimmer noch – Abfall vom Glauben kam vor und auch sexuelle Ausschweifungen wurden im 12. Jahrhundert beschrieben. Das Resultat der dämonischen Besessenheit

---

461 *Quinque autem zonis, id est circulis terra distinguitur. Quorum duo extremi sunt inhabitabiles algore; medius inhabitabilis calore, a quo sol nunquam recedit, ad illos nunquam accedit. Medii duo inhabitabiles, hinc adore, inde rigore temperati.* [...]; Honorius Augustodunensis, De imagine mundi, I, VI, PL 172, ed. Migne, Sp. 122; *Habitabilis zona, quae a nobis incolitur in tres partes Mediterraneo mari dirimitur*, ibid., I, VII, Sp. 122, vgl. Isidor von Sevilla, Etymologiae, III, 4; vgl. zum Weltbild vgl. Anna-Dorothee von den Brincken: „Imago mundi. Marginalien zum ‚Weltbild' des Honorius Augustodunensis", in: Ingrid Craemer-Ruegenberg/Andreas Speer (Hg.): *Scientia und ars im Hoch- und Spätmittelalter* (= Miscellanea Mediaevalia, Bd. 22/2), Berlin/New York 1994, S. 819–828; Anna-Dorothee von den Brincken: „Mappa mundi und Chronographia. Studien zur imago mundi des abendländischen Mittelalters", in: Thomas Szabó (Hg.): *Studien zur Universalkarthographie des Mittelalters*, Bd. 229, Göttingen 2008, S. 17–55 (insbes. S. 30–55).

462 Herde, Katastrophe vor Rom, S. 158.

war letztlich die *Acedia*, die Trägheit. Auch Magenprobleme wurden im 12. Jahrhundert beschrieben.[463] „Jene Orte", die im Süden, galten damit als eher gesundheitsfeindlich. Insgesamt war in Rom zu erkranken damit kein ungewöhnliches Ereignis, und deshalb legen die Pöhlder Annalen diese Krankheit auch nicht als Gottesstrafe aus oder bewältigen sie moralisierend.

Die Suche nach der Wahrheit in Büchern ist dabei keineswegs mit Fiktion zu verwechseln, sondern entspricht dem Geschichtsbewusstsein der Pöhlder, die, so Goetz, auf die »gefundene Wahrheit« verwiesen, Autoritäten die „Führer zur Wahrheit" (*duces veritatis*) waren, aus dem sich die Geschichte zur Moralisierung konstruieren ließ. Den Hintergrund der Pöhlder Annalen, so Goetz, bilden dabei immer wieder der eigene politische Hintergrund und die Theologie.[464] Auch, wenn sich Goetz mit der Passage zur Katastrophe vor Rom nicht befasste, ist doch klar erkennbar, dass auch hier Herrschaftsvorstellungen in einer der Hauptpfalzen des Kaisers mitschwangen, wenngleich diese hier nicht mit Herrschereigenschaften verwoben werden. Schließlich bestimmte der Rhythmus der höfischen Aufenthalte das Leben der Pfalz mit, und sie erlebte die Italienzüge des Kaisers, der als Schutzherr von Rom immer wieder gen Süden zog. Der Aufenthalt in den gefährlichen Gebieten zog daher für sie unweigerlich auch die Gefahr des Erkrankens nach sich, das der Pflicht zur Sicherung der Reichsherrschaft immanent war. Das gilt umso mehr, als Barbarossa Pöhlde im Jahr 1158 mit Heinrich dem Löwen gegen süddeutsche Güter getauscht hatte, und die Pfalz erst nach der Verbannung Heinrichs nach England im Jahr 1182 wieder im Besitz des Kaisers war. Gab es doch damit genau zu der Zeit, als das Unglück geschah, eine Zeit, in der die Pöhlder auf ihre Vorstellungen zurückgeworfen wurden und gar nicht anders konnten, als besonders diese Geschichte zu konstruieren, da sie von direkten Informationen ausgenommen waren. Die Annalen enden in dem Jahr, als Barbarossa wieder Herr über Pöhlde wurde.[465]

Da zu den mittelalterlichen Naturphänomenen neben dem Wetter auch das Auftreten von Himmelsphänomenen gehörte, die nach der *Iathromedizin*

---

463 Vgl. Dietrich Grau: *Das Mittagsgespenst (daemonium meridianum). Untersuchungen über seine Herkunft, Verbreitung und seine Erforschung in der europäischen Volkskunde*, Bonn 1966, S. 1–25.

464 Vgl. Goetz, Konstruktion der Vergangenheit, S. 225–257; vgl. ders.: *Vorstellungsgeschichte. Gesammelte Schriften*, Bochum 2007, S. 523–564.

465 Ibid., S. 564.

Auswirkungen auf den Menschen und seine Gesundheit haben konnten, gehören die Quellen, die die Krankheit mit Hilfe kosmischer Ereignisse bewältigen, mit in die Kategorie derer, die Meteorologie zum Motiv haben. Während das Wetter als Motiv, wie gezeigt wurde, häufig anzutreffen ist, fließen die Quellen, die sich mit dem Makrokosmos befassen, äußerst spärlich. Abgesehen von Gottfried von Viterbo findet sich nur eine zeitgenössische Erwähnung in einem Supplement der Regensburger Annalen.

Eine Mondfinsternis kann in der mittelalterlichen Chronistik den Tod eines Königs oder einer hochgestellten Persönlichkeit als *prodigium* anzeigen, allerdings ist dabei zwischen dem unheilbringenden *prodigium* und *omen* zu unterscheiden, das auch Glück bedeuten kann.[466] Das Supplement aus Regensburg überliefert dabei in bemerkenswerter Weise eine Mondfinsternis, die zweideutig gelesen werden kann, und die sich bereits fünf Jahre vor dem Sterben im kaiserlichen Heer in Rom, das die Annalen fälschlicherweise auf 1166 datieren, ereignet haben soll. Im Februar des Jahres 1161 nämlich, so will es der Annalist wissen, sei ein heller, feuriger Mond in der Farbe des Blutes am Himmel erschienen.[467] Die Annalen beschreiben hier demnach also einen sogenannten Blutmond, ein Naturereignis, das eine Mondfinsternis bezeichnet, die vorkommt, wenn der Erdtrabant vollständig in den Kernschatten der Erde eintritt.[468] Das nächste Ereignis, das der Annalist überliefert, ist

466 Vgl. Christa Agnes Tuczay: *Kulturgeschichte der mittelalterlichen Wahrsagerei*, Berlin/Boston 2012, S. 95 f.

467 *Anno MCLXI. luna* [sic] *in Februario tetro igne sanguinei coloris apaaruit*, Ann. Ratispon. Suppl., ed. Baltiigen, in: MG. SS XXX/2, S. 747.

468 Woziniak, Naturereignisse, lässt diesen Aspekt der Vorhersehung außeracht, obwohl die Verbindung zwischen Himmelsphänomenen und darauffolgender Krankheit in der Annalistik immer wieder, auch außerhalb des Kontextes von 1167, zu finden ist, beispielsweise zum Jahr 1006 in St. Gallen *Nova stella apparuit insolitae magnitudinis, aspectu fulgurans, et oculos verberans, non sine terrore. Quae mirum in modum aliquando contractior, aliquando diffusior, et iam extinguebatur interdum. Visa est autem per tres menses in intimis finibus austri, ultra omnia signa quae videntur in coelo. 1007 Pestilentia gravis, quae subitanea, morte populum late vastebat*, Ann. Sangallenses Maiores, ed. von Arx, in: MG. SS I, S. 81, Grundlegend Karina Kellermann: „Wissen im Wandel. Von Kosmos, Körper und Kometen“, in: Heinz-Dieter Heimann/Martin-Maximilian Langner/Mario Müller et al. (Hg.): *Weltbilder des mittelalterlichen Menschen*, Berlin 2007, S. 53–68; Ralf Lützelschwab: „Kometen und Kalamitäten oder Vom Nutzen astrologischen Wissens an der Peripherie“, in: Anti Selart/Matthias Thumser (Hg.):

dann das Sterben des kaiserlichen Heeres, das in Italien im Monat August plötzlich stattgefunden habe.[469]

Das Himmelsphänomen kann ohne Deutung für sich stehen und einer empirischen Überlieferung geschuldet sein. Der Leser wird aber auch in die Lage versetzt, den Blutmond als Vorzeichen des Untergangs des Heeres zu lesen, das sich demnach bereits ein halbes Jahrzehnt vor dem Ereignis angekündigt hätte. Da der Verweis auf den plötzlichen Tod, eine *mors repentina*, nicht zu übersehen ist, die das Sterben eines schlechten Menschen oder eine Gottesstrafe anzeigt, kann zwischen der Mondfinsternis und dem Sterben durchaus eine Verbindung gezogen werden. Die Annalen nennen neben den Opfern Friedrich von Schwaben und Welf VII., die sie allerdings in einer Art *damnatio memoriae* nicht beim Namen nennen, sondern ihnen lediglich den Status als Söhne ihrer Väter zubilligen, auch ihren eigenen Bischof, Eberhard den Schwaben († 24. August 1167),[470] der als Anhänger Paschalis III. bekannt war.[471] Die Reihenfolge, in der der Annalist den Namen des eigenen Bischofs setzt, nämlich an die letzte Stelle hinter den namentlich nicht genannten Söhnen der Adeligen, die in einer korrekten hierarchischen Reihenfolge aufgezählt werden, versteht sich dabei als hierarchische Abwertung Eberhards. Es mag nicht erstaunen, dass die Nachfolger Eberhards Anhänger Alexanders III. waren,[472] was wohl maßgeblich zu der negativen Bewertung über den plötzlichen Tod der genannten Personen beitrug.

Vor dem Hintergrund des episkopalen Wechsels hin zu einem proalexandrinisch gesonnenen Bischof ist die Frage, ob es sich bei dem Blutmond um Empirie, ein *prodigium* oder ein *omen* handelt eine Gratwanderung der Deutungsüberlassung. Zwar sterben unter dem Vorzeichen hochgestellte Persönlichkeiten, was sicherlich als Unheil zu deuten ist, doch scheint es sich dabei aus der Sicht der Regensburger zur Zeit der Abfassung der Annalen, eher um ein *omen* im Sinne eines Glücksfalls gehandelt zu haben, da das Episkopat nun mit einem Parteigänger Alexanders III. besetzt werden konnte

Livland – eine Region am Ende der Welt? Forschungen zum Verhältnis zwischen Zentrum und Peripherie im späten Mittelalter, Köln 2017, S. 461–482.

469 *Anno MCLXVI.* [….] *Exercitus imperatoris in Italia mense Augusti subita mortalitate maxima ex parte interiit*, […], Ann. Ratispon. Suppl. ed. Baethgen, S. 747.

470 […] *ubi etiam filius regis Conradi et filius Welfonis ducis Bavariae interierunt et Eberhardus quoque Ratisponensis episcopus*, ibid.

471 Vgl. Josef Staber, Kirchengeschichte des Bistums Regensburg, S. 36.

472 Vgl. ibid.

und wurde. Damit verweben sich auch bei dieser unikalen Erwähnung einer Mondfinsternis im Zusammenhang mit der Katastrophe *Christianitas* im Sinne einer Rechtgläubigkeit mit den Herrschereigenschaften des Bischofs und den namentlich nicht genannten Söhnen. Die sich zwischen den Zeilen ergebende Raffinesse der Annalistik lässt die Vermutung zu, dass es sich bei dem beschriebenen Blutmond keinesfalls (lediglich) um Empirie handelt, sondern durch Himmelsphänomen das *omen ex post* konstruiert wird, um künftigen Lesern den iathromathematischen Zusammenhang zu demonstrieren.

Zusammenfassend lässt sich sagen, dass sich die Überlieferung empirischer meteorologischer Situationen mit einiger Vorsicht nicht aus den Quellen ablesen lässt. Zwar zeigen die Wetterphänomene die klassischen Kategorien, wie das Aufzeigen politischer Veränderungen und auch Gottesstrafe an und werden auch metaphorisch durch Bibelzitate eingesetzt, doch stehen sie dazu noch immer in engem Zusammenhang mit Herrscherqualitäten und Führungseigenschaften oder verweisen auf die Ausübung von Herrschaft. Sie sprechen die Fähigkeit zum Führen ab oder aus, sie stellen die *Christianitas* infrage oder sprechen sie ab und kontrastieren nicht nur Kardinal- und Herrschertugenden, sondern dienen dazu, sich vom Geschehen als Gruppe abzugrenzen oder Einzelne aus der eigenen Gruppe auszuschließen und Gruppenkohäsionen anzuzeigen. Einzig die Pöhlder Annalen verweisen dabei auf eine Gefahr in der Fremde, die aber auch im Zusammenhang mit der Wahrnehmung herrschaftlicher Aufgaben zu sehen ist.

Dieser Befund ist bemerkenswert, weil nach geltender Forschungsauffassung bezüglich Krankheit im Hochmittelalter das Individuum zwar mit seinem Handeln und seinen Gedanken als Mikrokosmos erkrankt, wenn es seinen moralischen Kompass verliert, hier aber eindeutig nicht der Einzelne, sondern auch die Führungsverantwortung für die Untergebenen im Vordergrund steht, die an den Folgen schlechter Herrschaft und Führung zugrunde gehen. Insbesondere die contrakaiserlichen Quellen legen mit Hilfe der Wetterüberlieferungen dar, dass der Kaiser durch sein Überleben keineswegs ungestraft davonkommt. Der Verlust des eigenen Heeres, der eigenen Untergebenen, für die eine hierarchische Verantwortung bestand, ist als Krankheitsvorstellung zu deuten, die auf den Verantwortlichen zurückschlägt. Das Wetter wird im Kontext der jeweiligen Überlieferung dazu eingesetzt, Führungseigenschaften zu exponieren. In der Vorstellung betreffen Krankheit und Tod zwar den Einzelnen, doch dessen hierarchische Abhängigkeit und

Einbindung in eine Gemeinschaft findet Berücksichtigung in der Deutung der Zeitgenossen. Das zeitgenössisch zunächst unerklärliche Massenphänomen, dem die göttliche Kollektivstrafe Krankheit fremd ist, erklärt demnach durch hierarchische narrative Konstruktionen das Großereignis.

4.2 Die weltliche Aneignung des sakralen Raums

In einem der drei Vatikanischen Höfe, dem *Cortile della Pigna*, steht in der von Bramante (1444–1514) geschaffenen monumentalen Treppennische ein meterhoher bronzener Pinienzapfen, der von zwei Pfauen flankiert wird.[473] Der heutige Besucher wird nicht gewahr, dass es sich dabei um antikes, architektonisches Dekor handelt, das dereinst zentral für die architektonische Gesamtkomposition des Vorhofs in Verbindung mit Alt St. Peter war, und es sich damit um stumme Zeugen der Ereignisse des Jahres 1167 handelt, die als von zentraler Bedeutung für die historiographische Bewältigung der Erkrankung im Tross Barbarossas im Hinblick auf das Verhältnis von Profanität und Sakralität angesehen werden können. Bereits in der zeitgenössischen Beschreibung der Stadt Rom, den *Mirabilia Urbis Romae* aus dem 12. Jahrhundert, wird die Pinie als Element des im Paradies genannten Innenhofes der Kirche zentral angelegten Brunnens beschrieben und somit als Hauptattraktion des Platzes:

> Im Vorhof (*paradiso*) der Peterskirche ist ein Brunnen, den Papst Symmachus [498–517] gemacht hat. Er ist mit porphyrnen Säulen und mit marmornen Platten geschmückt, die mit einem Greifen verbunden und mit einem kostbaren Gewölbe bedeckt sind, mit Blumen sowie bronzenen und vergoldeten Delphinen, die Wasser vergießen. In der Mitte des Brunnens ist der bronzene Pinienzapfen, der als Deckel mit einem bronzenen und vergoldeten Baldachin über der Statue der Kybele, der Göttermutter, auf der Öffnung des Pantheons stand. Diesen Pinienzapfen versorgte ein unterirdisches Bleirohr mit Wasser aus dem Sabatinischen Aquädukt, er spendete allzeit durch die Löcher seiner Schuppen Wasser in Fülle allen, die dessen bedurften.[474]

---

[473] Zum Hof vgl. Arnold Nesselrath: "Il Cortile della Pigna: introduzione al restauro", in: *Bollettino. Monumenti musei a gallerie pontifice*, 34 (2016), S. 315–320; Vitale Zanchettin: "Il Cortile della Pigna: storia e conservazione", in: *Bollettino. Monumenti musei a gallerie pontifice*, 34 (2016), S. 267–313, bei den Pfauen handelt es sich um Kopien, die Originale stehen in der hinter der Nische gelegenen Galerie, a.e.A.

[474] *Mirabilia Urbis Romae. Die Wunderwerke der Stadt Rom*, eingeleitet, übersetzt und kommentiert von Gerlinde Huber-Rebenich/Martin Wallraff et al., Freiburg 2014,

Um die historiographischen Bewältigungsstrategien verstehen zu können, ist es wichtig, die architektonische Komposition Alt St. Peters zu erinnern, denn auf der Architektur und ihrer politischen und theologischen Bedeutung für das Kaisertum basieren zeitgenössisch wichtige Argumentationsstränge zum Zusammenhang von Krankheitsvorstellungen und Sakralität im Hinblick auf den gottunmittelbaren Herrscher.

Das architektonische Gebilde Alt St. Peter war in seiner Gesamtheit ein komplexeres architektonisches Gefüge als allein die zentrale, fünfschiffige Basilika, die ab ungefähr 318 von Kaiser Konstantin (270–337) über dem vermuteten Petrusgrab errichtet lassen wurde. Ihr vorgelagert war ein großräumiges Atrium, das Paradies genannt, von einem Säulenumgang gebildet wurde, und an seinen vier Ecken jeweils kleine Kirchen beheimatete.[475] Zugang zu diesem offenen Narthex fanden die Gläubigen über eine Treppe, die in den Hof führte. Vor dieser Treppe stehend, fand sich links des Eingangs S. Maria in Turri, rechts S. Appolinaris (Abb. 4).[476]

S. 116 f.; zum Brunnen vgl. Paolo Liverani: "La pigna vaticana. Note storiche", in: *Bollettino. Monumenti musei a gallerie pontifice*, 6 (1986), S. 51–63; Sible de Blaauw: *Cultus et decor. Liturgia e architettura nella Roma tardoantica e medievale. Basilica Salvatoris Sanctae Mariae Sancti Petri* (= Studi e testi, Bd. 356), Rom 1994, S. 466 f.; Hugo Brandenburg: „Das Baptisterium und der Brunnen des Atriums von Alt St. Peter", in: *Boreas*, 26 (2003), S. 55–71; Papst Symmachus (498–514) hat diesen Brunnen wohl nicht erbauen, sondern das Atrium ausschmücken lassen, vgl. Brandenburg, Das Baptisterium, S. 62.

475 Damit bildet das Paradies den Vorläufer des heutigen Petersplatzes und der Piazza Retta, vgl. Christof Thoenes: „Studien zur Geschichte des Petersplatzes", in: *Zeitschrift für Kunstgeschichte*, 26, 2 (1963), S. 97–145.

476 Vgl. La Civiltà Cattolica, hrsg. von der Società Jesu, Rom 1904, S. 203–208; vgl. zur Baugeschichte Achim Arbeiter: *Alt-St. Peter in Geschichte und Wissenschaft. Abfolge der Bauten, Rekonstruktion, Architekturprogramm*, Berlin 1988; Horst Bredekamp: *Sankt Peter in Rom und das Prinzip der produktiven Zerstörung*, Berlin 2000 vgl. Hugo Brandenburg: *Die konstantinische Petersbasilika am Vatikan in Rom: Anmerkungen zu ihrer Chronologie, Architektur und Ausstattung*, Regensburg 2017.

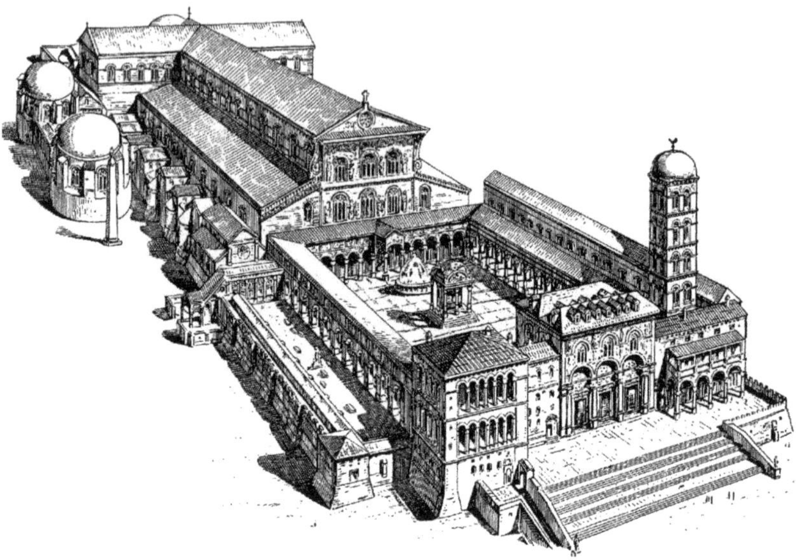

Abb. 4. Rekonstruktionszeichnung Alt St. Peters von H. W. Brewer, 19. Jh.

Durch diese offene Architektur wurden die Grenzen zwischen Innen und Außen, zwischen dem profanen und dem sakralen Bereich, fließend und nicht mehr genau abgrenzbar.

Doch jede Kirche, und vor allem die des Apostels in Rom, ist darüber hinaus noch wesentlich mehr als einzig architektonischer Raum. Sie ist gleichsam sozialer Raum, in dem durch kulturelle Handlungen auch soziale Beziehungen, vor allem die zwischen dem Sakralen und dem Profanen, ausgedrückt und wahrgenommen werden. Und so ist Alt St. Peter zur Frage nach den Ereignissen von 1167, auch als Raum seiner »Repräsentations- und Aneignungsformen«[477] zu verstehen. Alt St. Peter ist demnach auch Wahrnehmungsraum, denn wer in der Basilika bzw. im sakralen Bereich liturgisch agierte, der wurde als geistliches Oberhaupt wahrgenommen, denn die Petersbasilika als Sitz des Bischofs von Rom ist untrennbar mit dem Papsttum verbunden.

---

[477] Christina LUTTER/Stefanie KOLLMANN/Maria MAIR, „Einleitung", in: Christina LUTTER (Hg.): *Funktionsräume*, S. 9–16 (hier S. 9).

Bei den Kämpfen um Rom gab es im Sommer des Jahres 1167 im Gebiet von Alt St. Peter heftige bewaffnete Auseinandersetzungen zwischen den Kaiserlichen und den Verteidigern, die sich in der der Basilika zugehörigen Kirche S. Maria in Turri verbarrikadiert hatten.[478] Um in die Befestigung eindringen zu können, legten die Kaiserlichen die Türflügel S. Maria in Turris in Flammen und verschafften sich so Zutritt, um die Verteidiger zur Aufgabe ihres Widerstandes zu zwingen, was wohl gelang. Der Weg nach Alt St. Peter war nun für den Kaiser frei und schon am darauffolgenden Tag, dem 30. Juli 1167, konnte Paschalis III. dort inthronisiert werden. Zwei Tage später krönte Paschalis III. dann Beatrix, die Frau des Kaisers, zur Kaiserin und auch Friedrich I. wurde, nachdem er am vorherigen Tag einen goldenen Reifen aufgesetzt bekommen hatte, erneut gekrönt.[479]

Ereignisgeschichtlich scheint die kurze Episode des Kampfes, damit erzählt worden zu sein, und auch kunsthistorisch erfolgte eine Auseinandersetzung mit der Frage, ob und wenn ja, welche Schäden das Eindringen der Kaiserlichen durch das in-Brand-Setzen der Kirche an der Architektur hinterlassen haben mögen.[480] Doch wie die Zeitgenossen das Vorgehen der Kaiserlichen, vor allem im Hinblick auf das Sterben im Tross deuteten und einordneten, ist bislang ein Desiderat der Forschung geblieben. Dabei ist die symbolische Bedeutung der kleinen Kirche, obwohl sie eher lediglich die Größe eines Oratoriums hatte, für die Zeitgenossen nicht zu überschätzen. Handelte es sich doch bei S. Maria in Turri nicht um einen sakralen Nebenschauplatz Alt St. Peters, sondern um einen tief mit dem Kaisertum per se verwobenen und

---

[478] Vgl. HERDE, Katastrophe vor Rom, S. 141.

[479] Vgl. Jürgen PETERSOHN: *Kaisertum und Rom in spätsalischer und staufischer Zeit. Romidee und Rompolitik von Heinrich VI. bis Friedrich II.* (= MGH Schriften, Bd. 62), Hannover 2010, S. 182–185; vgl. GÖRICH, Barbarossa, Biographie, S. 320 ff., Klaus HERBERS: *Geschichte des Papsttums im Mittelalter*, Darmstadt 2010, S. 150; vgl. Christiane LAUDAGE: *Kampf um den Stuhl Petri. Die Geschichte der Gegenpäpste*, Freiburg im Breisgau 2012, S. 112–116.

[480] Vgl. Hans BELTING: „Das Fassadenmosaik des Atriums von Alt St. Peter in Rom: Friedrich Gerke zum 60. Geburtstag“, in: *Wallraff-Richartz-Jahrbuch*, 23 (1961), S. 37–54, der sich mit dem Fassadenmosaik der kleinen Kirche beschäftigte, dessen Beschädigung zumeist dem Brand von 1167 angelastet wurde. Belting argumentiert, dass vielmehr die Ausführung der *Loggia della Benedizione*, die 1504 vollendet wurde, und nicht der Brand, das Mosaik zerstört habe, vgl. ibid., S. 53 f., dort auch noch zum Krönungsritual, S. 38.

für das Krönungsritual sowie die Kaiseridee Friedrichs I. als gottunmittelbaren Herrscher unerlässlichen Ort – dem Krönungsoratorium. Der zu krönende König grüßte dort, nachdem er die Stufen zur Kirche emporgestiegen war, den Papst und hatte sich dann in die Kirche zu begeben, wo er auf das Evangelium einen Fidelitätseid schwor. Danach wurde er durch die Kanoniker begrüßt und ihm wurden die kaiserlichen Gewänder angezogen. Erst dann wurde er unter dem Gesang von *Petre amas me* zur Tür von St. Peter geleitet und gekrönt.[481] Somit war S. Maria in Turri fester traditioneller liturgischer Bestandteil der kaiserlichen Krönungszeremonie.

So kann es nicht verwundern, dass die Zeitgenossen, wie gezeigt werden wird, in der Zerstörung der Kirche nicht allein ein Sakrileg und ein bellizistisches Verbrechen sahen, weil es die Zerstörung der Stätten beinhaltete, die für den Kriegsgrund, sondern auch für die Verteidigung des rechten Glaubens heilig und essenziell waren.[482] Die Verbindung zwischen der empörenden Zerstörung und dem Ausbruch der Krankheit war für den Annalisten der Regensburger Jahrbücher für die Ereignisse in Rom schnell hergestellt. Dort, in Rom „[...] wo er die Hand gegen die Kirche des heiligen Petrus erhob und gleichzeitig den Adeligen die Kirche der Muttergottes zum Anzünden gab“,[483] war das Strafwunder Gottes sichtbar geworden, das der Kaiser durch das Erregen des göttlichen Zorns provoziert hatte – eine mächtige Krankheit

481 »La chiesa die S. Maria in turri [...] specialmente però ebbe importanza nelle incoronazioni degl'imperiatori romano-tedeschi, perchè in quest'occassione l'incoronando, salutato il papa sulla spianata sovrastante alla scalea, andava in questa chiesa prestarvi sul libro degli evangeli il giuramento personale de fedeltà e di sicurtà, dopo di che nello stesso luogo i canonici die S. Pietro [...] ossia lo incorporavano al loro capitolo e gli mettevano i vestimenti imperiali. Ciò fatto movevano con lui als canto del Petre amas me verso la porta d'argento della basilica,«, Civiltà Cattolica, S. 204.

482 Zur Krankheit im Kriegskontext vgl. das entsprechende Kapitel.

483 [...] *ubi* [in Rom] *manum contra ecclesiam beati Petri erexit et simul nobile templum Dei genitricis incendio dedit* [...], Ann. Ratispon., ed. Wattenbach, in: MG. SS XVII, S. 588, ähnlich argumentieren die Ann. Engelbergenses, die dem Kaiser das Niederbrennen der Kirche St. Peters und S. Marias in Turi zur Last legen, worauf die schwere Krankheit beinahe das gesamte Heer ausgelöscht habe, *Fridericus imperator* [...] *templum sancti Petri et sancte Marie succendit* [...]. *Hoc eodem anno gravis pestilentia totum pene exercitum morte delevit*, Annales S. Blasii et Engelbergenses, ed. Pertz, in: MG. SS XVII, S. 279.

vernichtete all jene Deutschen Fürsten und Prälaten, die der Kaiser mit sich führte.[484]

Darüber hinaus konnte in der Brandschatzung der Kirche auch die willentliche Vernichtung ausgerechnet der Kirche gesehen werden, in der der Kaiser zum Schutzherrn von Rom wurde und die ebendieser Schutzherr nun zerstören und symbolisch entleeren ließ, um sich von einem Papst krönen zu lassen, den er selbst installiert hatte.

Das konnte durch die Gegner Barbarossas auch als das endgültige Erheben des einen, königlich-weltlichen, Schwertes über das geistliche andere Schwert interpretiert werden.[485] Aus diesem Blickwinkel musste die Zerstörung S. Maria in Turris den Zeitgenossen, vor allem aus der alexandrinischen Oboedienz oder denjenigen, die die Kaiseridee nicht teilten, als das Vernichten und Herabwürdigen eines tradierten Rituales und das Aufladen der kaiserlichen Majestas über eine Gleichrangigkeit der beiden Schwerter hinaus verstanden werden. Seit dem Hoftag von Besançon (1157) war Barbarossas Haltung, die Kaiserkrone sei durch die Wahl der Fürsten allein von Gott verliehen und nicht vom Papst empfangen, auf die Überordnung über das Papsttum ausgerichtet.[486]

Eine besondere Bedeutung kommt bei der historiographischen Bewältigung auch der dem Alt St. Peter als Gesamtkomplex immanenten Fluidität zwischen dem Profanen und dem Sakralen zu. Markierte diese dort nicht genau festzulegende Grenze doch viel mehr als ein sakrales Innen und Außen, sondern auch ein superiores und inferiores Element, die Trennung zwischen geistlichem und weltlichem Terrain und folglich damit auch symbolisch zwischen dem Papsttum und dem Kaisertum.[487] Dass sich diese nicht vor-

---

484 [...] *tantam ire divine plagam incidit, ut fere omnes regni Teutonici primates et presules quos secum habuit, pestilentia prevalente amitteretet* [...], Ann. Ratispon, ed. Wattenbach, in: MG. SS XVII, S. 588, im Supplement dann verkürzt *Exercitus imperatoris in Italia mense Augusti subita mortalitate maxima ex parte interiit* [...], Ann. Ratisponensium Supplementum, ed. Baethgen, in: MG. SS XXX/2, S. 747.

485 Goez, Werner: „Zwei-Schwerter-Lehre", in: *LexMA*, Bd. 9, München 1998, Sp. 725–726.

486 Vgl. Görich, Barbarossa, S. 277.

487 »Man braucht sich nur der Bedeutung und der Geschichte des Begriffs der Profanität zu erinnern. ‚Profan' ist das vor dem Heiltum Gelegene. [...] Es ist die weltgeschichtliche Bedeutung des hohen Mittelalters, dass sich derart die Profanwelt bildet, die dem Begriff seine neuzeitliche Prägung gibt.«, vgl. Hans-Georg Gadamer: *Wahrheit und Methode. Grundzüge einer philosophischen Hermeneutik*, Tübingen 2010, S. 155, zu

handende Demarkationslinie und somit die Definition des sakralen Raums auf die Krankheitsvorstellungen auswirkt, zeigt sich bei Magister Tolonsanus.

Er berichtet in seiner Chronik, dass die kaiserlichen Kämpfer nicht allein die Kirche, sondern auch die Säulenhalle „zu sehr" (*nimium*) zerstört hätten.[488] Der architektonische Komplex wird dabei als entweihter sakraler Gesamtraum dargestellt, der von den Kaiserlichen besudelt wurde und der Reinigung und selbst der Heilung bedarf. Entsprechend fluide kommt dann auch die Krankheit über die Kämpfenden, die sich durch einen *Bazobo* genannten Nebel unter den Kaiserlichen ausbreitet und sie infiziert.[489] Tolosanus

---

Körper und Raum-Beziehungen ähnlich, wenngleich zum Individuum vgl. Stefanie Kollmann-Obwegeser: „Körper und Raum: Das Konzept des homo inferior und homo exterior in höfischen und geistlichen Texten des Mittelalters", in: Elisabeth Vavra (Hg.): *Die Welt und Gott – Gott und die Welt?: zum Verhältnis von Religiosität und Profanität im „christlichen Mittelalter"*, Heidelberg 2019, S. 123–132.

488 [...] *porticum Sancti Petri cum ipsa ecclesia eius nimium lesit exercitus, demum cunctis de exercitu ex quadam nebula, que dicitur aput Romam omnes basabo, infectis cottidie quasi miraculose cadentibus, vix cum paucis imperator reversus est ultra montes.*, Magistri Tolosani Chronicon Faventinum, ediert von Giuseppe Rossini, (= Rerum Italicarum Scriptores, Nuova Edizione, hg. von Lodovico Antonio Muratori), Bd. 28/1, Bologna 1939, S. 58 f.; Magister Tolosanus schrieb als Domherr von Faenza, wo er seit 1188 nachweisbar ist, eine Chronik der Stadt, die bis 1219 reicht und dann bis 1236 fortgesetzt wurde, vgl. Wilhelm Wattenbach, Deutschlands Geschichtsquellen im Mittelalter, Deutsche Kaiserzeit, S. 253; die Jahrbücher von Piacenza hängen bezüglich der Überlieferung des *Bazobos* von ihm ab, vgl. Annales Placentini Gibellini, MG. SS XVIII, S. 462; zur Abhängigkeit vgl. auch Rossini, in: *Magistri Tolosani*, S. 59, Anm. 1.

489 Ibid.; Diese Entweihung des Raums fand im ersten Drittel des 13. Jahrhunderts dann eine pejorative Steigerung in Abhängigkeit zu Tolosanus durch die Annales Placentini Gibellini, ihrem Bericht zufolge habe der Kaiser sich in Rom aus Teilen Alt St. Peters seine Burg/sein Lager errichten lassen und befohlen, die Kirche zu zerstören, *Imperator* [...] *cum suo exercitu Romam perrexit, suaque castra ex parte ecclesie beati Petri posuit, eamdemque ecclesiam comburere feci*t, Ann. Plac. Gib., ed. Pertz, in: MG. SS XVIII, S. 462, Z. 20–23, Piacenza, ab Dezember 1167, also dem Jahr, in dem das Heer des Kaisers durch die Krankheit dezimiert wurde, Mitglied im Lombardischen Städtebund, wirft dem Kaiser also gleich die ganze Niederlegung der Kirche vor – in Anbetracht der Tatsache, dass der architektonische Komplex, leicht überprüfbar, noch stand, eine absurde Behauptung – und diese unermessliche Sünde wird durch Gott dann wieder reingewaschen, indem er einen Regen, den bereits bekannten *Bazobo*, den er von Magister Tolosanus aus Faenza übernahm, über dem Heer niedergehen und es erkrankt sterben lässt, *Interea descendit super eos pluvia que appelatur bazobo mense Augusti. Unde magna copia exercitus infirmata obiit.*, Ann. Plac. Gib., ed. PERTZ, S. 462;

erweckt damit den Eindruck, als habe Gott selbst mit diesem Nebel den sakralen Gesamtkomplex in Rom ausgeräuchert, vom Schlechten befreit und damit gleichsam den durch profane Mächte entweihten Raum wieder geweiht. Dadurch ergibt sich das Bild der Krankheit als Folge einer göttlichen Handlungsverflechtung von Kirchweih und Medizin.[490]

Vor allem bei Kardinal Boso tritt die Fluidität des sakralen Bereichs der Peterskirche hervor, den profane Mächte einzunehmen gedenken. Kaiser Friedrich I. Barbarossa wird von ihm denn auch als gottloser und weltlicher Mann bezeichnet (*tanquam sacrilegus et prophanus*).[491] Der in seiner Sakralität nicht sicher zu definierende und fluide Raum des Atriums wird in der Erzählung Bosos von Barbarossa zu überwinden versucht, indem er den Kaiser Wurfgeschosse und Bogenschützen gegen die Peterskirche einsetzen lässt, die geeignet sind, die luftige unklare Sphäre mit gleichsam durch die Luft fliegenden und auf die Peterskirche gerichteten Waffen zu überwinden, was Boso zudem in der Todsünde des größten Zorns geschehen lässt, und damit die Folgen bereits vorwegnimmt.[492] Die Brandschatzung S. Marias in Turri, die nach Boso dazu geführt habe, dass die Verteidiger sich ergeben hätten, um Alt St. Peter nicht zu gefährden, bildet dabei den Wendepunkt, auf den der göttliche Tun-Ergehen-Zusammenhang folgt. Wie Kaiser Friedrich I.

---

vgl. zur Mitgliedschaft Piacenzas im Lombardischen Städtebund ab 1. Dezember 1167 vgl. ERYÜZLÜ, Die Italienpolitik Friedrich Barbarossas und die Auseinandersetzung mit der Kurie, S. 43; diese Variante gibt Codagnellus auch in seinen Annalen wieder, [...] *suaque castra ex parte ecclesie beati Petri tendere iussit eamdemque ecclesiam comburere fecit* [...], Iohannis Codagnelli Annales, ed. HOLDER-EGGER, in: MG. SS rer. Germ. in us. schol. 23, S. 8. Zu Codagnellus vgl. HOLDER-EGGER, Über die historischen Werke des Johannes Codagnellus von Piacenza, S. 253–346 (insbes. S. 253 f.); ähnlich auch die Ann. Engelbergenses, die dem Kaiser das Niederbrennen der Kirche St. Peters und S. Marias in Turi zur Last legen, worauf die schwere Krankheit beinahe das gesamte Heer ausgelöscht habe, *Fridericus imperator* [...] *templum sancti Petri et sancte Marie succendit* [...]. *Hoc eodem anno gravis pestilentia totum pene exercitum morte delevit*, Annales Engelbergenses, ed. PERTZ, in: MG. SS XVII, S. 279.

490 Zur Nutzung von Weihrauch vgl. Michael PFEIFER: *Der Weihrauch. Geschichte, Bedeutung, Verwendung*, Regensburg 2018, S. 128–133.

491 [...] *tanquam sacrilegus et prophanus ignes fecit apponi*, Boson, Alexandre III, Le Liber Pontificalis. Texte, introduction et commentaire, Bd. 2 ed. Louis DUCHESNE, Paris 1955, S. 416.

492 *Unde in maiori furore commotus, ecclesiam principis apostolorum, quae a fidelibus Ecclesie in custodia tenebatur, cum balistis et sagittariis violenter agressus est*, ibid.

Barbarossa die Wurfgeschosse gegen die Kirche gerichtet habe, lässt Boso nun Gott die tödliche Krankheit in das Heer schleudern (*inmisit*) und dieses innerhalb von sieben Tagen untergehen.[493] Entsprechend der Dramatik des geschilderten Vorgangs konstruiert Boso hierbei mit der nach sieben Tagen tödlich endenden Erkrankung eine Umkehr der Schöpfungsgeschichte,[494] nach der die Kaiserlichen als Gottes Kreaturen in die ewige Dunkelheit geschickt werden, und in der Krankheit und Tod nicht allein auf Entleibung beruhen, sondern im Nichts münden, was mit ewiger Verdammnis gleichzusetzen ist.

Dass das Niederbrennen der Kirche und die darauffolgenden liturgischen Handlungen, die in Alt St. Peter mit der Inthronisierung Paschalis III. auch als durchaus faktische Erhebung des Kaisers über die Geistlichkeit gesehen wurden, wird bei Magnus von Reichersberg († 1195) deutlich, der zwar den Kaiser insofern entlastet, als dass dieser den Befehl zum Anzünden der Kirchen – die bei ihm zum Kloster St. Peter und Kloster S. Maria werden – nicht gegeben habe (*sine iussu imperatoris*),[495] dann aber nicht nur der Kaiser selbst den Papst inthronisiert habe, sondern auf dessen Befehl hin noch zudem die Kardinäle konsekriert worden seien.[496] Zudem ist es in der Darstellung auch nicht der vom Papst eingesetzte Papst, der beschließt, die Kaiserkrönung

493 *Inmisit enim tantam subtanee mortis pestilentiam in eius exercitum, ut infra VII dierum spatium fere maiores ipisus* [...], ibid., S. 417 f.; zur Bewältigung von Sieg und Niederlage bei Boso vgl. PONGRATZ, Gottes Werk und Bosos Beitrag, S. 319–321.

494 Vgl. Gen 1,1–Gen 2,2.

495 [...] *circa monasterium sancti Petri concremarentur cum aliquanta parte eiusdem ecclesiae, id est monasterio sanctae Mariae, quod tamen sine iussu imperatoris factum est* [...], Chronicon Magni Presbiteri, ed. WATTENBACH, in: MG. SS XVII, S. 489, Magnus Chronik wurde wohl nach 1170 begonnen und reichen von Christi Geburt bis ins Jahr 1195, dann wurden sie als Reichenberger Annalen weitergeführt bis ins Jahr 1279 fortgesetzt, vgl. Franz-Josef SCHMALE: „Die österreichische Annalistik im 12. Jahrhundert", in: *Deutsches Archiv für die Erforschung des Mittelalters*, 31 (1975), S. 199–203 (hier S. 188 f.).

496 [...] *Paschalis* [...] *ab omni exercitu cum infinitis laudibus excipitur et salutatur, et ab imperatore cum episcopis et principibus qui aderant, in ecclesia sancti Petri inthronizatur, et postea iubente imperatore quosdam electos in episcopos consecravit. Reginam quoque coniugem ipsius imperatoris cum ingent gaudio et exultatione omnium imperatricem consecravit 18. Kal. Septembris* [15. August], das Datum ist nicht korrekt, es war der 1. August, Chronicon Magni Presbiteri, ed. WATTENBACH, S. 489, dort auch Anmerkung 18.

vorzunehmen, sondern diese wird ebenfalls auf Befehl des Kaisers ausgeführt.[497] Paschalis III. wird somit zum passiven Akteur. Das lässt den Kaiser als dem Papst übergeordnet erscheinen, und so lässt die Gottesstrafe nicht lange auf sich warten. Gott selbst wirft nun die beiden Schismatiker, die die göttliche Ordnung nicht beachtet haben, aus seiner Stadt (*conpulsus*):

> Doch deren Freude wurde in Trauer gewandt. Denn am 3. Tag nach der Krönung der Kaiserin kam unerwartet die schrecklichste Krankheit über sie, aus der das ganze Heer so schwer begann, gequält zu werden, dass es in kurzer Zeit durch die sich verschlimmernde Krankheit beinahe ganz erschöpft unterging, uns so der Kaiser, nachdem er sein Heer weggeschickt hatte, mit seinem Papst gezwungen war, Rom zu verlassen.[498]

Diese Zeitspanne von drei Tagen kann zeichenhaft verstanden werden und sich auf Matthäus 12, 38–40 beziehen, somit als ein Messias-Zeichen für das böse und abtrünnige Geschlecht [in dem Fall die Staufer] gelesen werden, das kein Zeichen Gottes erhalten werde, und die Strafe für den Unglauben, der sich in der Zerstörung von Klöstern, der Kirche und häretisches Handeln zeigt, akzentuieren. Der Tross des Kaisers wird demnach Opfer der Herrschereigenschaften eines häretischen Kaisers, der sich über den Papst erhoben und als weltlicher Herrscher im Gotteshaus Liturgie, Inthronisierung und Konsekration verfügt hatte. Aus den Kämpfen am Krönungsoratorium ist damit die weltliche Aneignung und Profanisierung eines der heiligsten Orte und Räume der Christenheit geworden, die eine Gottesstrafe nach sich zieht.

Dass die Liturgie und das Schisma mit der Zerstörung der Kirche immer wieder verwoben werden, ist auf der proalexandrinischen Seite der schismatischen Situation zuzuschreiben, da mit den liturgischen Handlungen des, aus ihrer zeitgenössischen Sicht, falschen Papstes die Entweihung der Kirche, und mit Alt St. Peter, der Kirche per se einhergehen. Allein das Inthronisieren des Papstes durch Barbarossa reichte für Sichard von Cremona (1155–1215) schon aus, um die Kaiserlichen auf Gottes Befehl an einer tödlichen Krankheit

---

497 Ibid.

498 *Sed gaudium eorum conversum est in luctum. Nam tertia die post ordinationem inperatricis, inopinate incubuit eis pestilentia sevissima, ex qua totus exercitus ita graviter coepit vexari, ut in brevi spacio, magis ac magis ingravescente pestilentia, totus fere consumptus perierit. Sicque inperator amisso exercitu suo, cum suo Papa Roma discedere conpulus* est., ibid.

sterben zu lassen, weil diesem nichts Böses entgehe.[499] Diese Sicht, die dabei den Brand zu einer allgemeinen schismatischen Zerstörung umdeutet, findet sich auch weit außerhalb des Reiches in der insularen Überlieferung. Dort verbinden sich das Zerstören der Altäre und die Ausführung liturgischer Handlungen durch Paschalis III. mit dem Ausbruch der Krankheit durch einen Tun-Ergehen-Zusammenhang. Die göttliche Strafe wird, glauben wir den Annalen der Abtei Winchecombe, ausgelöst durch das Einsetzen des Papstes, den der Annalist bei seinem Geburtsnamen nennt, um keinen Zweifel an dessen Unrechtmäßigkeit und seiner eigenen Oboedienz aufkommen zu lassen. Guido von Crema – selbst das Kardinalat abseits der Papstwürde wird Paschalis III. hier abgesprochen, was den Anschein erweckt, als handele es sich um die Tat eines Nichtgeistlichen – sei es gewesen, der den Altar zerstört (*destruxit*), einen anderen errichtet, Messen gefeiert und den Kaiser gekrönt habe. Doch für dieses Sakrileg seien durch die Rache Gottes Unzählige aus dem kaiserlichen Heer erschlagen worden.[500] Dem Zerstören

---

499 […] *festinus imperator venit ad Urbem et Pascalem heresiarcham aput Sanctum Petrum in sedem apostolicam intronizavit* […] *Propterea nutu Dei qui nullum malum preterit impunitum, omnes pene suos mortalitatis pestilentia perdidit*, Sicardi episcopi Cremonensis Cronica, ed. Holder-Egger, in: MG. SS XXXI, S. 166; die Chronik des Albertus Miliosus hängt zu 1167 von Sicardus ab, sie überliefert den genauen Wortlaut: *Festinus imperator venit ad Urbem et Pascalem heresiarcham apud Sanctum Petrum in sedem apostolicam intronizavit.* […] *propterea nutu Dei, qui nullum malum preterit impunitum, omnes pene suos mortis pestilentia perdidit* […], Albertus Miliolus, Cronica imperatorum, ed. Holder-Egger, in: MG. SS XXXI, S. 642.

500 Die Annalen wurden um 1240 verfasst, sie basieren teilweise auf der Chronik der Abtei, doch nur der Teil von 1049–1232 ist in der unikalen Überlieferung enthalten. Die Annalen gelten als Vorgänger derer von Tewkesbury, Ex Annalibus Teokesburiensibus, MG. SS XXVII, S. 464 die ihre Abhängigkeit auch in der Überlieferung zu 1167 zeigen. So beschreibt die Abtei Winchecombe: *Imperator Fridericus cum exercitu copioso Romam veniens, Widonem Cremensem, qui et Paschalis dictus est, Octoviani scismatici successorem in ecclesiam sancti Petri hostili manu intrusit, qui altare destruxit et aliud erexit, missas celebravit, imperatorem coronavit. Set pro hoc sacrilego innumera multitudine exercitus eius divina ultione percussa, ipse cum paucis vix repatriavit* […], Ex Annalibus Winchecumbensibus, ed. Pertz, in: MG. SS XVI, S. 481, während Tewkesbury den Text gekürzt wiedergibt: *Fretthericus imperator cum exercitu copioso Romam veniens, Widonem Cremensem in ecclesia santi Petri violenter intrusit, qui et altare destruxit et aliud erexit, missas celebravit, imperatorem coronavit, etiam pro hoc facto magna pars exercitus sui divina ultione percussa est*, Ex Annalibus Teokesburiensibus, ed. Liebermann/Pauli, in: SS XXVII, S. 464. Zu den Annalen vgl. Paul Antony Hayward: „Later

(*destruere* steht auch für „zugrunde richten") des Altars folgt das Erschlagen des Heeres in einer göttlichen kausalen Konsequenz.

Dieser Argumentation folgt man auch in Süditalien, nur wird dort nicht Paschalis, sondern Friedrich I. als Anführer seines Heeres und Wegbereiter seines Papstes zum Schuldigen erklärt.[501] Romuald von Salerno (115–1181), Erzbischof von Salerno und studierter Mediziner, berichtet in seiner Chronik davon, wie Kaiser Friedrich sich gewaltsam Zutritt zu St. Peter verschafft und dort das Atrium vor der Kirche habe zerstören lassen. Der Kaiser habe Guido von Crema eingesetzt und ihn Messen feiern lassen. Nach der Ungerechtigkeit an Apostel Petrus und seiner Kirche sei das größte Sterben im kaiserlichen Heer eingetreten. Romuald von Salerno legt sich keinerlei Mühen auf, seine Sicht der Ereignisse hinter rhetorischen Konstrukten zu verbergen. Als Schuldiger sei der Kaiser nach Deutschland zurückgekehrt.[502] Standen bislang der Kaiser in seiner Eigenschaft als Herrscher und der Papst als Akteure des Schismas im Vordergrund, teilt Romuald in seiner Bewältigungsstrategie die

---

Winchecombe Annals", in: Dunphy GRAEME/Christian BATU (Hg.): *Encyclopedia of the Medieval Chronicle*, die Druckversion in zwei Bänden erschien in Leiden/Boston 2010, wird aber seitdem lediglich o.S. online weitergeführt, der genannte Artikel wurde am 17.10.2016 der Onlineversion hinzugefügt (https://referenceworks.brillonline.com/entries/encyclopedia-of-the-medieval-chronicle/later-winchcombe-annals-SIM_000971?s.num=1&s.rows=20&s.f.s2_parent=s.f.book.encyclopedia-of-the-medieval-chronicle&s.q=Winchcombe, zuletzt aufgerufen am 28.11.2022, 13:26).

501 Nach CLAUSS haben Könige im Krieg drei Funktionskategorien: Kriegsherr, Feldherr und Kombattant, vgl. Martin CLAUSS: „Der König als Krieger. Eine Einführung", in: ders./Andrea STIELDORF/Tobias WELLER (Hg.): *Der König als Krieger. Zum Verhältnis von Königtum und Krieg im Mittelalter. Beiträge der Tagung des Zentrums für Mittelalterstudien der Otto-Friedrich-Universität Bamberg (13.–15. März 2013)*, Bamberg 2015, S. 9–22 (hier S. 11).

502 *Unde imperator, hac occassione inventa, armata manu ecclesiam beati Petri violenter invasit. Porticum, que erat ante ecclesiam, comburi fecit, Guidonem Cremensem in ecclesiam induxit et eum ibidem missam canere fecit.* [...] *Deus autem iniuriam apostolo Petro illatam et ecclesie sue violationem condigna pena multavit, nam incontinenti mortalitas maxima exercitum imperatoris invasit* [...], [...] *vix cum paucis tristis et merens in Alamanniam rediit*, Romuald von Salerno: Chronicon, ed. GARUFI, in: L. A. MURATORI (Hg.): Rerum Italicarum scriptores. Nuova Edizione, 7, 1, Città di Castellano 1935, S. 256, die Chronik des Erzbischofs von Salerno, die gegen 1180 verfasst wurde, reicht bis in das Jahr 1187, sie von besonderer Bedeutung, weil Romuald von Salerno nicht nur Bischof war, sondern auch in Salerno Medizin studiert hatte, vgl. V. D'ALESSANDRO: „Romuald von Salerno", in: *LexMA*, Bd. 7, 1977, Sp. 1019.

Funktionen des Kaisers auf und greift ihn in Personalunion damit sowohl als Häretiker und als Feldherren an, um dessen Majestas narrativ tiefer zu untergraben, als eine einzelne Anklage es hätte vollbringen können.

Nichtkombattanten werden, neben den Kämpfern, vom Reinhardsbrunner Chronisten den Rezipienten vorgeführt und die Szenen, die sich bei dem Kämpfen in der Kirche abgespielt haben sollen, als Gräueltaten eindrücklich geschildert. Der Text erweckt einen reportationsähnlichen Eindruck, denn er lässt erahnen, dass diese Worte, wenn sie nicht lediglich gelesen, sondern gesprochen und gehört wurden, einen schaurigen Eindruck bei den Zuhörern erweckt haben müssen. Die sich zum Schutz in der Kirche verschanzenden Römer sollen die Kaiserlichen mit dem Schwert umgebracht haben, das Blut sei dabei auf die Altäre gespritzt (*sangwine aspersa*), fast ist dabei noch das Zischen des Schwertes durch die S-Laute zu hören, Mönche seien umgebracht worden.[503] Der Chronist spuckt dann in seinem Text durch

503 *Quo feroci impetu Romanam quoque agressi civitatem, ianuas ecclesiarum sancte Dei genitricis Marie ad Gradus [S. Maria in Turri] sanctique Petri apostolorum principis securibus exciderunt ipsasque ecclesias igni succederunt; Romanos, qui pro locorum municione et tuicione intus refugerant, gladio perimerunt, altaria sangwine aspersa, nichil pietati, nichil pro dolor! Religioni delatum. Hiis audacter patratis papa Paschalis altaria, quasi sub Alexandro papa polluta, destruere et nova cepit reedificare, consecratciones episcoporum et abbatum facere, Cronica Reinhardsbrunnensis*, ed. HOLDER-EGGER, in: MG. SS XXX/1, S. 538, Z. 6 f., Chronik des Klosters, fortlaufend geführt bis 1338, zurückgehend auf die verlorenen Annalen des Klosters, vgl. Franz-Josef SCHMALE/ Wilhelm WATTENBACH: *Deutschlands Geschichtsquellen im Mittelalter. Vom Tode Kaiser Heinrichs V. bis zum Ende des Interregnum*, Bd. 1, Darmstadt 1976, S. 411 ff., die wohl im 14. Jahrhundert entstandene Chronik aus St. Peter in Erfurt hängt zu 1167 von der Chronik Reinhardsbrunns ab und gibt den Text verkürzt wieder, so lesen wir in Reinhardsbrunn: [...] *Romanos, qui pro locorum municione et tuicione intus refugerant, gladio perimerunt, altaria sangwine aspersa, nichil pietati, nichil pro dolor! religioni delatum, Hiis audacter patratis papa Paschalis altaria, quasi sub Allexandro papa polluta, destruere et nova cepit reedificare*, Cronica Reinhardsbrunnensis, ed. HOLDER-EGGER, S. 538, während Erfurt [...] *romanos, qui pro locorum tuicione vel municione intus refugerant, gladiis peremerunt, altaria sangwine aspersa, nichil pietati, nichil, pro dolor! religioni delatum. His audacter patratis papa Paschalis altaria, quasi sub Alexandro papa polluta, destruere et actutum nova reedificare* [...], Cronica S. Petri Erfordensis moderna, ed. HOLDER-EGGER, in: MG. SS rer. in us. schol. 42, S. 184, die Abhängigkeiten der Erfurter Peterschronik von den Annalen aus Reinhardsbrunn auch bei vgl. M. WERNER: „Cronica S. Petri Erfordensis moderna“, in: *LexMA*, Bd. 3, Stuttgart 1977, Sp. 353.

aneinandergereihte Worte mit P verächtlich auf die Kaiserlichen, wenn er berichtet, Papst Paschalis selbst habe quasi im Angesicht Alexanders den Altar besudelt (*papa Paschalis altaria quasi sub Allexandro papa polluta*).[504]

Aus der räumlichen Nähe der beiden Kirchen S. Maria in Turri und St. Peter, in der diese Kirchenschändungen geschehen sein sollen, wird eine Injurie gegen die Muttergottes und den Stellvertreter Christi, die Gott nicht ungesühnt lässt. Sofort nämlich habe ein Nebel mit Krankheit und Gestank das gesamte Heer – und wieder beweist der Chronist seine lateinische Eloquenz – entehrt, geschändet, befleckt, angetastet (*attaminavit*),[505] und somit das Sakrileg geahndet.

Gekonnt verwebt der Chronist dabei auch den miasmentheoretischen Nebel mit der Bosheit und der Schlechtigkeit des kaiserlichen Heeres und der damit einhergehenden Profanisierung des sakralen Raums. Doch hinzu kommt noch ein stinkender Nebel, der nicht nur den sakralen Raum reinigt, sondern die Eindringlinge zudem stigmatisiert und zeichnet. Schlechten Gerüchen wurde eine metaphorische Bedeutung beigemessen. Ausgehend von Averroës (1126–1198) setzte sich die Vorstellung durch, dass auch die Sinne (ähnlich wie die Sinne von Texten) eine mehrfache Bedeutung haben mussten. Neben dem körperlichen Sein bekam der Geruch nun auch ein seelisches Sein. Um wahrgenommene Gerüche richtig zu interpretieren, bedurfte es des Intellekts. Schlecht zu riechen, wurde mit dem Schlechtsein an sich verbunden.[506]

Durch die Erwähnung der Gräueltaten, die die Kaiserlichen begangen haben sollen, macht der Chronist seinen Lesern/Zuhörern die Interpretation einfach. Gott selbst, als Beherrscher der Natur, zeigt durch den Nebel die Schlechtigkeit der Kaiserlichen an, beweist und untermauert sie somit gleichsam für die Rezipienten, falls die noch irgendeinen Zweifel gehabt haben sollten. Gleichzeitig überlässt der Chronist aus Reinhardsbrunn den Lesern auch die Interpretation dieser Verflechtung zwischen Nebel und Gestank,

---

504 Ibid., Z. 7.

505 *Sed Deus ab alto cuncta prospectans iniuriam summi regis genitrici eiusque vicario beato Petro illatam nequaquam tulit impune. Extemplo* [sic] *siquidem nebula quedam pestilens ac fetida totum pene exercitum attaminavit* [...], Cronica Reinhardsbrunnensis, ed. HOLDER-EGGER, S. 538.

506 Ausführlich dazu vgl. Robert JÜTTE, Geschichte der Sinne, S. 59 sowie das Kapitel zur retrospektiven Diagnose.

sodass seine hochmittelalterlichen Rezipienten den Eindruck bekommen konnten, hier zu einer eigenen Erkenntnis gelangt zu sein. Diese Verflechtung macht auch einen Dualismus zwischen Gut und Böse möglich und steht damit auch für eine Teilung zwischen den proalexandrinischen Anhängern und den prokaiserlichen. Damit einher geht die zwingende Möglichkeit eines *outgroupings* zwischen den so implizit gesetzten Markern, die keine Neutralität zulässt. Der Zuhörer/Leser war aus der Reinhardsbrunner Sicht entweder auf der eigenen, guten Seite oder ein auf der falschen Seite stehender böser Mensch. Es dürfte kein Zweifel bestehen, wie sich die Rezipienten (auch zum eigenen gruppendynamischen Vorteil) entschieden haben. Daneben lässt diese Strategie aber auch die Frage zu, weshalb eine solch drastische, deutlich auf den Adressaten der Botschaft zugeschnittene Strategie nötig war, und ob die Frage der Oboedienz schon vor dem Sommer 1167 als eindeutig proalexandrinisch ausgerichtet betrachtet werden kann.

Die Kaiserlichen aus der eigenen Gruppe zu exkludieren ist auch die Absicht in Salzburg. Jedoch bekommt das *outgrouping* dort noch eine Steigerung. Es geht nicht allein um die Unterscheidung zwischen Gut und Böse, sondern darum, den Kaiserlichen das Menschsein im Sinne einer *Christianitas* vollends abzusprechen. Die *Historia Calamitatum ecclesiae Salisburgensis* berichtet ausführlich über die Ereignisse in Rom und nimmt die Strafe, die die Kaiserlichen ereilt hatte, vorweg. Dort werden die Umgekommenen wie eine entmenschlichte kaiserliche Plage beschrieben, die ihre gerechte Strafe dafür bekommen hätten, mit der Zerstörung der Kirche ein ungeheures, noch nie dagewesenes Sakrileg begangen zu haben.

> „[...] dass nämlich die an Adel, Macht und Reichtum Vortrefflichsten, die Deutschland hervorgebracht hat, nicht wie Menschen starben und auch nicht wie Fürsten fielen, sondern haufenweise im Lager erstickt aufgefunden wurden wie Regenwürmer oder wie bei einer Überschwemmung ertrunkene Heuschrecken."[507]

---

507 Historia calamitatum ecclesiae Salisburgensis, ed. und übers. von Bernhard ZELLER, in: Herwig WOLFRAM (Hg.): *Quellen zur Salzburger Frühgeschichte*, Wien/München 2006, S. 298–319 (hier S. 310 f.); zur Entmenschlichung auch Bernhard ZELLER, ibid., S. 272 f., Verfasser der Chronik, die eine eindeutig kaiserfeindliche Prägung hat, ist Erzdiakon Heinrich von Gars, sie entstand von 1170/1171, entsprechend kurz ist ihr Berichtzeitraum, der nach Ausbruch des Schismas 1159 begann und 1170 endet, vgl. Franz-Josef SCHMALE/Wilhelm WATTENBACH: *Deutschlands Geschichtsquellen im*

Der Autor, Heinrich von Gars († 1173), setzt die Krankheit in einen biblischen Kontext, indem er sich der zehn Plagen bedient, die Gott über Ägypten sandte, nachdem sich der ungläubige Pharao weigerte, das Volk Israel ziehen zu lassen.[508] Die Umkehrung, in der der Autor aus der gottgesandten Heuschreckenplage[509] eine Plage macht, als die der Kaiser über Rom hereinbricht, und der Gott dann durch das Erstickenlassen Einhalt gebietet, weist Barbarossa implizit die Rolle des ungläubigen Pharaos zu und damit die des direkten Gegenspieler Gottes. Auch das Ersticken ist in diesem Kontext zu lesen als Gottesstrafe, die die Ungläubigen trifft, was ebenfalls auf das zweite Buch Mose zurückgeführt werden kann, in dem Gott durch den Würgeengel alle Erstgeborenen, wie hier in Rom alle Vortrefflichsten (was Erstgeborene beinhaltet), umkommen lässt.[510]

Die Verfehlungen, aufgrund derer die Gottesstrafe das Heer erfasst, schildert der Autor im Detail. Die Kaiserlichen, die die Tore der Kirche einschlugen, hätten sogar damit geprahlt:

> [...] die Späne, die sie mit ihren Schwertern herausgeschlagen hatten, ihren Frauen als Zeichen ihres Sieges oder mehr noch der Schmach des heiligen Petrus nach Hause zu bringen. Auch die Kapelle der heiligen Maria vor der Säulenhalle brannten sie nieder und unterließen nichts, was sie sich in ihrem kranken Geist zur Beleidigung Gottes und des heiligen Apostelfürsten Petrus ausdachten.[511]

Gars beruft sich nicht auf den Brand, den die Kaiserlichen an der Tür gelegt haben sollen, sondern zielt bewusst darauf ab, dass die Tür von ihnen durch Schwerter nicht nur eingeschlagen, sondern sie auch Späne daraus mitgenommen hätten.[512] Damit wird der Kontext des Sakrilegs durch die Kirchenzerstörung von ihm noch einmal moraltheologisch erweitert und

Mittelalter. Vom Tode Kaiser Heinrichs V. bis zum Ende des Interregnum, Bd. 1, Darmstadt 1976, S. 163 ff.

508 2 Mose.

509 2 Mose 10, 12.

510 2 Mose 12, 13.

511 Historia calamitatum ecclesiae Salisburgensis, S. 311.

512 Dies ist, neben den Kriegsrechtsverletzungen, auch das Nebenmotiv bei Otto von St. Blasien, der sich dabei auf Psalm 73, 6 bezieht: *Quasi in silva lignorum securibus exciderunt ianuas eius in id ipsum, in securi et ascia deiecerunt eam. Incenderunt igni sanctuarium tuum in terra, polluerunt tabernaculum nominis tui*, Ottonis de S. Blasio Chronica, ed. Schmale, S. 25, Wortlaut identisch mit Ps. 73, 5.6.7.

bekommt, neben der Häresie des Unglaubens, eine zusätzliche Steigerung der glaubensverletzenden Blasphemie an einem metaphorischen Ort der Schwelle zwischen Gut und Böse und einem topographischen Ort des göttlichen Gerichts. Geostete Kirchen, die ihre Apsis im Osten und das Portal im Westen haben, sind ein Sinnbild für das Himmlische Jerusalem und somit ein Sinnbild für das Stadttor und Symbol der (Gottes)gerichtsbarkeit. Sowohl im Innern von Kirchen als auch außen an den Tympana wurde und wird dies mit Darstellungen vom Jüngsten Gericht verdeutlicht.[513] Die Gottesstrafe, der die Kaiserlichen zum Opfer fallen, findet also in der Überlieferung durch Gars ihren Ausgangspunkt an einem Ort der Rechtsstätte im Herzen Roms. Dass S. Maria in Turri durch seine gesamtarchitektonische Einbettung in das Bauensemble von Alt St. Peter diese Voraussetzungen nicht erfüllte, weil weder die Konstantinische Basilika noch das Oratorium geostet waren, ordnet sich dabei der Symbolik der Kirchentür als solcher unter.[514]

Den Kirchenportalen kommt noch eine weitere symbolisch-theologische Aufladung zu. Standen sie doch für Christus selbst, der im Johannesevangelium sagt: „Ich bin die Tür, wer durch mich hineingeht, wird gerettet werden."[515] Durch die symbolische Aufladung der Tür bekommt der Angriff auf die Kirche mit Schwertern die Bedeutung eines Mordanschlags seitens der Kaiserlichen auf Christus selbst. Die nochmalige Steigerung besteht darin, dass herausgeschlagene und mitgenommene Späne aus diesem symbolischen Christuskörper jedoch anmuten mussten, als wenn die Kaiserlichen aus der Tür Pseudo-Herrenreliquien *ex corpore* hätten gewinnen wollen, was für einen Christen im 12. Jahrhundert eine zutiefst verstörende und erschreckende Vorstellung war.[516] Für so viel Unglauben, Blasphemie und Glaubensirrungen

---

513 Vgl. Yves Christie: *Das Jüngste Gericht*, Regensburg 2001.

514 Zu Alt St. Peter vgl. Friedrich Laib/Franz Joseph Schwarz: *Studien über die Geschichte des christlichen Altars*, Stuttgart 1857, S. 6.

515 Joh 10,9; zur Kirchentürsymbolik vgl. auch Markus Rafaël Ackermann: „Mittelalterliche Kirchen als Gerichtsorte", in: *Zeitschrift der Savigny-Stiftung für Rechtsgeschichte*, 110 (1993), S. 530–545.

516 Zu Reliquien vgl. Kristian Bosselmann-Cyran: „Reliquie", in: Werner E. Gerabek/Bernhard D. Haage/Gundolf Keil et al. (Hg.): *Enzyklopädie Medizingeschichte*, Berlin/New York 2007, S. 1231 f.; autorisierte Quasi-Reliquien, die den Körper Christi symbolisierten, waren die *Agnus Dei* (Lamm Gottes) genannten Medaillons aus dem Wachs der Osterkerzen, auf denen das Lamm und zumeist ein Heiliger abgebildet war. Am kostbarsten waren diese Medaillons, wenn sie Staub aus der Peterskatakombe

kam es, wie es kommen musste: „Alsbald rächte eine darauffolgende Seuche den Zorn des Herrn."[517]

Die Kaiserlichen werden durch die Überlieferung aus Salzburg ihrer *Christianitas* enthoben, zu anderen umgeschrieben, eine heidenähnliche, zerstörerische und aller Moral bare Rotte, die die Christenheit in Rom überfallen haben und gleich unwissenden Häretikern Christus selbst zu töten versucht und sich davon Pseudo-Reliquien verschafft haben sollen. Diese Steigerung findet ihren Höhepunkt, indem Barbarossa zum Gegenspieler Gottes stilisiert wird und damit zum Feind aller. Wer eine solche Überlieferung gelesen oder gehört hatte, der musste sich gleichsam mitbefreit durch Gott fühlen, der durch die Seuche all diese Feinde hatte umkommen lassen, da die Ordnungsvorstellungen durch diese Erzählung auf das Heftigste gestört wurden, und damit im christlichen Kontext automatisch zu einer Fremdheitserfahrung der Anderen beitrugen.[518] Diese Strategie adressiert daneben aber auch die Herrschereigenschaften des Kaisers als Verteidiger des Glaubens und der Kirche (*defensor ecclesiae*) implizit aber grundsätzlich und grundlegend mit, weil das Absprechen der *Christianitas* des Kaisers diesen in seinem ganzen Sein als untauglich und durch seine *otherness* zudem als gleichsam exkommuniziert aus der Gemeinschaft der gesamten Christenheit apostrophiert.

Gegen die sprachliche Eloquenz und Violenz, mit der die proalexandrinischen Quellen die Bewältigungsstrategien zur Krankheit im Heer untermauern, gegen die anklagende Bildhaftigkeit, mit der sie argumentieren, und der man sich auch heute noch schwer entziehen kann, nehmen sich die prokaiserlichen Berichte zurückhaltend aus. Der Annalist des Klosters Pöhlde verlagert den Ort des Geschehens und verschiebt somit den Kontext der Kirchenzerstörung weg von St. Peter und hin zum Pantheon, mildert

enthielten. Seit dem Avignonesischen Papsttum war auf Geheiß Papst Clemens VI. nur noch der Papst privilegiert, die begehrten *Agnus Dei* zu segnen, vgl. Karin Janz: *Wachs. In Zeichen zeigen. Glauben in der Innerschweiz*, Stans 2007, S. 29; Walter Bär-Vetsch: *Kraft aus einer andern Welt. Zeichen und Handlungen des Volksglaubens und der Frömmigkeit in Uri*, Altdorf 2019, S. 24.

517 Historia calamitatum ecclesiae Salisburgensis, S. 311.

518 Zu Othernesskonstruktionen vgl. Janosch Freuding: *Fremdheitserfahrungen und Othering. Ordnungen des „Eigenen" und „Fremden" in interreligiöser Bildung*, Bielefeld 2022, S. 37,–65.

also die Sakralität des Ortes ab und überschreibt den Kontext dann durch höhere Gewalt, die für den Brand der Kirche zuständig gewesen sein soll. Das Feuer, das „[…] wegen der Unvorsichtigkeit einiger […][519]“, also einer Personengruppe ohne Zuschreibung, ausgebrochen sein soll, sei dann auf das Kloster St. Peter übergesprungen.[520] Zeitliche Entzerrung und ein ausgewogenes Maß an Opfern der Krankheit auf beiden Seiten, sowohl im Heer als auch unter den Römern, soll den Verdacht der Gottesstrafe ausräumen und Barbarossa von einer Schuld entlasten. Diese Einschätzung mag auf der Kaisertreue und auf der Furcht vor Übergriffen seitens des Pöhlder Klosters beruhen oder auch vor dem Hintergrund seiner eigenen Empirie geschrieben worden sein. Wie leicht ein Brand ausbrechen konnte, war eine Erfahrung, die das Kloster Pöhlde im Jahr 1200 tatsächlich durchlebt hatte, als die romanische Kirche niederbrannte, die Flammen auf das Prämonstratenserkloster überschlugen und die gesamte Klosteranlage vernichteten. Erst im Jahr 1240 wurde der Nachfolgerbau in Pöhlde geweiht.[521] Die Parallelen zu den eigenen Erfahrungen stechen hier hervor.

Die Appendix der *Gesta Friderici* Ottos und Rahewins von Freising breitet hingegen vollumfänglich den Schutzschirm der Herrschertugenden über den Kaiser aus. Wieder ist es zeitliche und räumliche Entzerrung zum Ereignis der Kirchenzerstörung, die einen kausalen Zusammenhang zwischen den Kämpfen in Rom und dem Ausbruch der Krankheit unmöglich erscheinen lassen sollen. Schuld wird eingeräumt, sofort wieder relativiert und in Tugend verwandelt, wenn der Autor schreibt:

> Der Kaiser ist diesen [den Truppen Reinalds und Christians] nachgefolgt, er verbrannte die Leostadt und die Säulenhalle von St. Peter; er nahm die Kirche von

---

519 *Imperator Romam veniens, monasterium sancti Petri quo se rebelles contulerant, obsedit. Interea quorundam insolencia templum quod dicitur Ad sanctam Mariam rotundam ignis absumpsit; unde coalescens ignis, monasterium beati Petri conflagravit. Infra hanc moram obsidionis gravis pestilentia exercitum imperatoris occupavit, que innumeram multitudinem precipue Romanorum stravit, quippe qui muris inclusi nullum respirationis exitum habere poterunt.* Ann. Palid., ed. Pertz, in: MG. SS XVI, S. 94.

520 Ibid.

521 Vgl. H. Wilh/H. Mithoff: *Kunstdenkmale und Altertümer im Hannoverschen, 2. Band: Fürstentümer Göttingen und Grubenhagen nebst dem hannoverschen Teile des Harzes und der Grafschaft Hohnstein* (= Beiträge zur Geschichte, Landes- und Volkskunde von Niedersachsen und Bremen Serie A: Nachdrucke (Reprints), Bd. 2), Hannover-Döhren 1974, S. 177, vgl. Ann. Palid, MG. SS XVI, S. 98.

> den sich dort verschanzenden Römern und hätte sie zerstört, wenn er sich nicht durch die Eingebung des Zweifels zurückgehalten hätte. Danach brach er in die Lombardei auf. Die Cremoner, Brixener, Mailänder und Mantuaner gingen an ihren Ort zurück, die Lodeser, Bergamonesen und Mantuaner widerstanden den Feinden des vereinten Reiches. Zu dieser Zeit trat eine schwere Krankheit ins Heer und hat den größten Teil ausgelöscht.[522]

Der Autor möchte den in den Berichten immer wieder stark gemachten Vorwurf, das Eindringen in die kleine Kirche sei ein Sakrileg gewesen, entkräften. Dafür führt er an, dass eigentlich keine Kirche, sondern lediglich die St. Peter umgebende Leostadt angezündet worden sei und innerhalb des Kirchenkomplexes dann lediglich die Säulenhalle von St. Peter. Die Appendix profanisiert also den sakralen Bereich und Raum des Petersareals, doch diesmal zugunsten des Kaisers und verschweigt S. Maria in Turris Existenz und das Geschehen. Ohne die Erwähnung des komplexen Bauensembles mit seinen vier Kirchen oder Kenntnis darum ist das ohne weiteres möglich, denn die Grenzen zwischen sakral und profan waren in eben diesem Ensemble von Alt St. Peter fließend und die Ausdeutungsmöglichkeiten werden gerade im Hochmittelalter durch die Ausbildung der Profanwelt möglich.[523]

Die Schuld am gewaltsamen Eindringen der kaiserlichen Truppen in die Kirche, mit der der Autor St. Peter meint, wird den sich dort verschanzenden Römern angelastet. Der rhetorische Kunstgriff besteht darin, den Fokus auf die Möglichkeiten zu legen, die der Kaiser gehabt hätte, und diese in den Konjunktiv zu setzen. Barbarossa, glauben wir dem Autor, hätte die Kirche zerstören können, tat es aber nicht, weil er sich selbst mäßigte. Doch der Mäßigungsbegriff des Chronisten geht über eine bloße *temperantia* hinaus, die Kardinaltugend für jeden Menschen war, denn Barbarossas Einhalten beinhaltete auch die herrscherliche Milde vor den ungehorsamen Römern als Ausdruck seiner Gerechtigkeit, weil er auf eine unverhältnismäßige Maßnahme verzichtete, sowie – und das war dem Autor wohl am

---

522 *Subsequitur eos imperator, leoniam urbem et porticus aecclesiae sancti Petri cremat, aecclesiam a Romanis incastellatam capit, et evertisset, si non religionis intuitu perpecisset. Post haec in Longobardiam iter flectit. Cremonenses, Brixienses, Mediolanenses ad locum suum reversi, Laudenses, Pergamenses, Mantuani hostibus imperii confederati rebellant. Eodem tempore pestilentia gravis exercitum invasit et ex maxima parte extinxit*, Rahewini Gesta Friderici Imp., ed. Waitz, in: MG. SS rer. Germ. in us. schol. 46, Appendix, S. 349.

523 Vgl. Gadamer, *Wahrheit und Methode*, S. 155.

Bedeutsamsten im Zusammenhang mit einem gottunmittelbaren Kaiser – die sofort eintretende Ehrfurcht vor dem Haus der göttlichen Majestät, dem der Kaiser zwar seinem Verständnis nach, unmittelbar nachfolgte, ihm aber dennoch unterstand, was eine besonders ehrwürdige Form der Gerechtigkeit (*iustitia*) und Frömmigkeit (*pietas*) ausdrücken sollte.[524] Zudem widerspricht die Appendix damit dem in anderen Quellen gemachten Vorwurf, der Kaiser habe das Kriegsrecht (*ius in belllo*) außeracht gelassen und sich an unschuldigen Zivilisten vergriffen.[525]

Darüber hinaus schließt der Autor damit aus, oder will vielmehr ausgeschlossen wissen, dass Kaiser Friedrich I. aus Zorn (*ira*) gehandelt habe, der Rache und Vergeltung beinhaltet hätte: Eine Todsünde (*peccatum mortiferum*), die das Auftreten der Krankheit nach sich gezogen haben könnte und die sich zu leicht mit der Krankheit in Verbindung hätte bringen lassen.[526]

Das Nebeneinanderhalten beider Bewältigungsstrategien, der proalexandrinischen und der prokaiserlichen Partei, zeigt insbesondere bei dem Motiv des Schismas in Verbindung mit dem Sakrileg der Kirchenzerstörung ein

---

524 Die auf den König und sein Amt als Herrschertugenden (Weisheit, Klugheit, Gerechtigkeit und Frömmigkeit) übertragenden Kardinaltugenden wurden seit dem 11. Jahrhundert auch bildlich ausgedrückt, z.B. im Regensburger Evangeliar, vgl. Andreas Büttner: *Königsherrschaft im Mittelalter*, Berlin/Boston 2018, S. 51 f.

525 Siehe Kloster Disibodenberg/Welfenchronik.

526 *Ira est appetitus vindictae*, fasste knapp 100 Jahre später Thomas von Aquin: Die menschlichen Leidenschaften (Summa Theologica I–II, 22–48). Kommentiert von Bernhard Ziermann, Teil I–II, Quaestio 46, 5, 3, in: Ders. Vollständig ungekürzte deutsch-lateinische Ausgabe der Summa Theologica. Übersetzt von Dominikanern und Benediktinern Deutschlands und Österreichs, Bd. 10, hg. von der Albertus-Magnus-Akademie Walberg bei Köln, Heidelberg/Graz et al. 1995, S. 393 zusammen; vgl. Martin Baisch/Evamaria Freienhofer/Eva Lieberich: „Einleitung", in: dies. (Hg.): *Rache-Zorn-Neid: Zur Faszination negativer Emotionen in der Kultur und Literatur des Mittelalters*, Göttingen 2014, S. 9–26, hier S. 9 f.; aus den sieben Wurzelsünden ging später das Akronym *Saligia* hervor, das sich aus den Anfangsbuchstaben der sieben Sünden *superbia*, *avaritia*, *luxuria*, *ira*, *gula*, *invidia* und *acedia* zusammensetzt, vgl. Arthur Watson: „Saligia", in: *Journal of the Warburg and Courtauld Institutes*, 10 (1947), S. 148 ff.; Willelmus Godellus (aus der Abtei St. Martial in Limoges) bezichtigte Kaiser Friedrich I. in seiner Chronik, aus „Hass auf den Herrn Papst Alexander" Rom besetzt zu haben, vgl. Ex Chronico quod dicitur Willelmi Godelli, ed. Pertz, in: MG. SS XXVI, S. 198, Z. 7–9, zur zeitgenössischen Chronik, die bis ins Jahr 1173 reicht vgl. Oswald Holder-Egger: „Ex Chronico quod dicitur Willelmi Godelli", in: ibid., S. 195.

Ungleichgewicht zulasten der prokaiserlichen Argumente. Nicht nur haben sich weniger Berichte zugunsten des Kaisers erhalten oder wurden je verfasst, sondern die Divergenz der rhetorischen Möglichkeiten fällt hier ungünstig für das Kaiserhaus aus und mündet in einem bekannten philosophischen Dilemma: Das Gute, die höhere Macht, die Herrschertugenden des Kaisers und seine bezeugte Schuldlosigkeit wirken in ihrer den christlichen Normen angepassten Überlieferung keinesfalls so zuhörens- und bemerkenswert wie die faszinierenden Berichte der proalexandrinischen Partei, die ihre Szenen mit Gewalt, Unerhörtem, mit dem Evozieren negativer Emotionen wie Abscheu, Ekel und Grauen ausschmücken konnten und in denen sich die Rezipienten als von Gott geschützte Einheit verstehen konnten. Dazu kommt noch das Evozieren gruppendynamischer Prozesse durch das *outgrouping* der Kaiserlichen und dem somit intendierten Zwang des Rezipienten, sich selbst der richtigen Gruppe zuschreiben zu müssen oder zu können. Diese Strategie, so kann mit einiger Vorsicht gesagt werden, muss tief bis in die Mikroebene hineingewirkt haben. Es ist zu vermuten, dass diese eloquenten Überlieferungen durch orale Tradierung sehr viel breiter rezipiert wurden und für die Zuhörer wie ein Spektakel für die Ohren gewirkt haben müssen, dem man sich eher hingab als dem Normalen, das sich in den Berichten eines tugendhaften Kaisers fand.[527] Bemerkenswert ist, dass die Erzählweise und das Evozieren von Abscheu und Ekel die Begebenheiten derart emotional aufladen, dass die Gefühle auf die noch Lebenden übertragen werden konnten, um dort politisch, vor allem im Schisma und zu Lasten des Kaisers, zu wirken.

527 Hannah Arendt, die das Böse erforschte, sagte in einem Interview mit Joachim Fest: „Die Dämonisierung selber dient […] dem Alibi. […] Sehen Sie, unsere ganze Mythologie und Tradition sieht im Teufel den gefallenen Engel. Und der gefallene Engel ist doch natürlich viel interessanter als der Engel, der immer ein Engel blieb, denn daraus ergibt sich ja noch nicht einmal eine Geschichte.“, die Transkription des Interviews findet sich Hannah Arendt/Joachim Fest: „Eichmann war von empörender Dummheit“. Die Rundfunksendung vom 9. November 1964“, in: Ursula Ludz/Thomas Wild (Hg.): *Eichmann war von empörender Dummheit. Gespräche und Briefe*, München 2011, S. 36–60 (hier S. 42).

4.3 Der Zusammenhang von Krieg und Krankheit in der historiographischen Krankheitsbewältigung

Der französische Schriftsteller Antoine de Saint-Exupéry bezeichnete in seinem Buch *Pilote de guerre* den Krieg als eine Krankheit, „wie den Typhus".[528] Die gedankliche Verbindung zwischen Krieg[529] und Krankheit kommt dabei nicht von ungefähr, sondern obliegt einer Historizität mit einer langen Tradition. Die Beobachtung, dass kriegerische Auseinandersetzungen mit Gewalterfahrungen, Tod, Verletzungen aber ebenso auch mit Krankheiten einhergehen, deren Auftreten im Zusammenhang mit kriegerischen Konflikten von den Zeitgenossen erkannt und deren Erklärungsmuster als kriegsbedingte Phänomene vor dem Hintergrund der jeweiligen zeitgenössischen und kulturellen geltenden Deutungsmuster mitbestimmt wurden, ist bereits seit der Antike, in Überlieferungen zu finden.[530] Krieg und das zeitgleiche Auftreten von Seuchen wurden als oftmals gemeinsam auftretende Geschehen gesehen, wobei letzteren im antiken Kontext oftmals auch ein erheblicher Einfluss auf das Kriegsgeschehen selbst zugeschrieben wurde.[531] In den Geschichtswissenschaften ist dem Zusammenhang von Krieg und Krankheit mit seinem, dem Phänomen immanenten historischen Deutungsmustern zwar von der Antike bis in die Neueste Geschichte nachgegangen worden, jedoch ist die Frage, wie es sich damit im Hochmittelalter verhält, nach wie vor ein Desiderat der Forschung.[532] Militärhistorisch ist für das Hochmittelalter vor allem der mentalitätsgeschichtliche Umgang mit im

---

528 *La guerre est une maladie. comme le typhus*, Antoine de SAINT-EXUPÉRY: *Pilote de guerre*, Paris 1942, S. 68; vgl. Nikolas FUNKE/Gundula GAHLEN/Ulrike LUDWIG (Hg.): *Krank vom Krieg. Umgangsweisen und kulturelle Deutungsmuster von der Antike bis in die Moderne* (= Krieg und Konflikt, Band 14), Frankfurt/New York 2022, S. 11.

529 Laut KORTÜM wird Krieg definiert als Konflikt, bei dem erstens die Konfliktaustragung in organisierten Kampftruppen stattfindet, das Töten nicht den gesellschaftlichen Sanktionen unterliegt, die gewöhnlich dafür innerhalb der jeweiligen Gruppe gelten, die Krieger grundsätzlich zum Sterben und Töten bereit sind, wobei beide Charakteristika für beide Gruppen zutreffen und sie jeweils von der Legitimität ihres Handelns überzeugt sind, vgl. Hans-Henning KORTÜM: *Kriege und Krieger. 500–1500*, Stuttgart 2010, S. 42.

530 Vgl. FUNKE/GAHLEN/LUDWIG, Krank vom Krieg.

531 Karl-Heinz LEVEN: „»Kommen wird einst der dorische Krieg und mit ihm die Seuche«: Pest, Krieg und Orakel in Athen", in: FUNKE/GAHLEN/LUDWIG (Hg.): Krank vom Krieg, S. 29–52.

532 Der Band enthält keine Beiträge für den hochmittelalterlichen Zeitraum.

Krieg Verstorbenen in der Kontrastierung von Ritterlichkeit und Barbarei untersucht worden.[533]

Krankheit, bzw. an einer Krankheit zu sterben, und Krieg haben dabei im Mittelalter von vornherein eine gemeinsame Schnittmenge, die in der zeitgenössischen Vorstellung vom Gottesurteil ihre gemeinsamen Wurzeln hat. Ähnlich wie der Ausgang einer Krankheit wurde der Ausgang einer Schlacht mit dem göttlichen Eingreifen konnotiert. Das Konzept der Theurgischen Medizin, welches den Heiland als Christus Medicus betrachtete, dem allein die Erlösung aus Unheilzuständen sozialer, wirtschaftlicher, aber auch körperlicher Genese zustand,[534] verflicht sich hierbei durch die Vermischung der körperlichen und sozialen Aspekte der Erlöserfunktion auch mit körperhistorischen Vorstellungen, die über das Überstehen von Krankheit hinausgehen und auf den Wunsch nach Unverletzbarsein und Überleben im Krieg ausgreifen. Der Ausgang einer Krankheit und der Ausgang einer Schlacht unterlagen somit beide dem Eingreifen Gottes.

Das Ringen um den Sieg, vor allem vor dem Hintergrund einer mittelalterlichen symbolisch-theologischen Aufladung kriegerischer Aushandlungen, war jedoch auch nach einer Schlacht nicht vorbei, sondern bedurfte insbesondere dann, wenn kein eindeutiger Sieger auszumachen war, der Deutung der Zeitgenossen.[535] Siege wurden von Gott geschenkt und gewährt, deshalb galt es in der öffentlichen Wahrnehmung oftmals als Gottesurteil, wenn ein König in oder nach der Schlacht umkam oder verwundet wurde – man denke an den Tod Rudolfs von Rheinfelden, der am 15. Oktober 1080 in der Schlacht bei Hohenmölsen seine Hand als Gegenkönig Heinrichs V. verlor,

---

533 Alheydis Plassmann: „Normannen und Anglo-Normannen im Umgang mit gegnerischen Toten (1066–1214): Anglo-normannische ‚ritterliche' und keltische ‚barbarische' Kriegsführung", in: Martin Clauss/Ansgar Reiss/Stefanie Rüther (Hg.): *Vom Umgang mit den Toten. Sterben im Krieg von der Antike bis zur Gegenwart* (= Krieg in der Geschichte, Band 94), Paderborn 2019, S. 365–382; zum Spätmittelalter vgl. Malte Prietzel: „Der Tod auf dem Schlachtfeld. Töten und Sterben in der Chronik des Hundertjährigen Kriegs", in: Birgit Emich/Gabriela Signori (Hg.): *Kriegs/Bilder in Mittelalter und Früher Neuzeit* (= Zeitschrift für historische Forschung, Beiheft 42), Berlin 2009, S. 61–92.

534 Vgl. auch zu den antiken Traditionen des Konzepts Kyrios Christos/Wolfgang U. Eckart: *Geschichte, Theorie und Ethik der Medizin*, Berlin 2013, S. 4.

535 Vgl. Clauss: *Kriegsniederlagen im Mittelalter*, dazu speziell zur Deutung und Umdeutung, S. 146–253.

was symbolisch als Gottesurteil durch den Verlust seiner Schwurhand und seines Lebens gedeutet wurde.[536]

Doch dieses allgemein bekannte Deutungsmuster, das Krieg und Krankheit um die Person des verletzten oder verstorbenen Herrschers verflocht und an ihm festmachte, war für die zeitgenössische historiographische Bewältigung der Geschehnisse um die Krankheit in Barbarossas Heer nicht nutzbar, denn, anders als bei einer (Infektions)Krankheit, wurden dabei traditionell körperhistorische Vorstellungen von Verletzung, Verstümmelung und Verwundung in Zusammenhang mit Krieg, Sieg und Niederlage gesetzt.[537] Der Fokus lag dabei also auf Verletzungen und/oder Verwundungen, die in Kontext des Krieges, bzw. der Schlacht auftraten und bedurfte dazu einer gewissen körperlichen Sichtbarkeit, die sich symbolisch-theologisch ausdeuten ließ, wie sie bei einer Infektionskrankheit eben nicht gegeben ist.[538] Dazu kam das Problem, das auch bei allen anderen historiographischen Bewältigungsmotiven bezüglich der in Barbarossas Heer aufgetretenen Krankheit zutage tritt, dass nämlich ein generelles Festmachen der Ereignisse durch die Zeitgenossen an der physischen Person des Kaisers nicht gelingen konnte, da dieser selbst unversehrt geblieben war, lebte und sich somit eine Versehrtheit weder der Person des Kaisers noch seines symbolischen Körpers ausdeuten ließ, der als *lex animata* und *lex viva*, als lebendes Gesetz apostrophiert wurde.[539] „Du als

---

536 Vgl. Michael VEEH: *Auf der Reise durch die Erzählwelten hochhöfischer Kultur: Rituale und Inszenierung höfischer und politischer Vollkommenheit im „Wigalois" des Wirnt von Grafenberg*, Münster 2013, S. 267.

537 Die Forschungstradition legte lange ihren Fokus auf das Verhältnis von Medizin/Chirurgie und Krieg, vgl. Roger COOTER/Mark HARRISON/Steve STURDY (Hg.): *Medicine and Modern Warfare*, Amsterdam 1999, Melissa LARNER/James PETO (Hg.): *Krieg und Medizin*, Göttingen 2009; Wolfgang U. ECKART: *Medizin und Krieg. Deutschland 1914–1924*, Paderborn 2014; vgl. Nikolas FUNKE/Gundula GAHLEN/Ulrike LUDWIG: „Krank vom Krieg. Zur Einführung", in: dies.: *Krank vom Krieg*, S. 11–18 (hier S. 17).

538 Gottfried von Viterbo erwähnt zwar körperliche Wunden, doch scheint das Wissen darum nicht bis zu den contra-kaiserlichen Akteuren durchgedrungen zu sein, zudem bezog er sich auf die Kämpfer und eben nicht auf die Person des Kaisers, an der die Zeitgenossen auch eine symbolisch-theologische Verletzung des symbolischen Herrscherkörpers hätten festmachen können; der Kaiser wird von ihm als gesund dargestellt.

539 Zum symbolischen Körper vgl. Ernst H. KANTOROWICZ: *Die zwei Körper des Königs. Eine Studie zur politischen Theologie des Mittelalters*, München 1990 [zuerst Princeton 1957], S. 145.

das lebende Gesetz kannst Gesetze geben, aufheben und verkünden, Herzöge stehen und fallen, Könige regieren, während Du der Richter bist. Alles, was Du wünschst, führst Du als das lebende Gesetz durch."[540] Der unversehrte Körper des Kaisers war demnach bezüglich der historiographischen Bewältigung der Erkrankung auch im Kontext von Krieg und Krankheit nicht adressierbar.

Nichtsdestotrotz griffen Quellen, wie gezeigt werden wird, die Verbindung, zwischen Krieg und Krankheit auf und ließen ihre Bewältigungsstrategien auf dieser Tradition fußen, die sie den speziellen Umständen anpassten und argumentativ Muster um die Verflechtung von Krieg, Herrschaft und Krankheit woben, wobei sie sich ganz unterschiedlicher Strategien bedienten, die im Detail analysiert werden müssen, um ihre Argumentationen auch vor ihrem politischen Hintergrund zu verstehen und aufzeigen zu können, wofür sie stehen. Da hier zeitgenössisch parallel zur Erkrankung im Heer aber auch die Geschichte von Krieg und Schlachten historiographisch überliefert wurde, die teilweise im Gottesurteil Krankheit mündeten, ergeben sich Schnittmengen mit der historiographischen Bewältigung von Niederlagen und Deutungen des Sieges. Der Militärhistoriker und Mediävist Martin Clauss unterscheidet zwei Kommunikationsebenen der Historiographie. Vor und auch während der Schlacht wenden sich in der ersten Kommunikationsebene die Protagonisten der Erzählung an Gott und bitten ihn, ihr Anliegen zu prüfen. Die Gottesurteils-Interpretation jedoch ist ein zweiter kommunikativer Vorgang, in dem der Historiograph seine Ausdeutung und Version der Ereignisse einem bestimmten Publikum präsentiert, das, so Clauss, »auf einem Verständnis von Gottes Wirken aufbauen muss, das Autor und Adressat teilen müssen.«[541] Ganz genauso ist davon auszugehen, dass Autor und Adressat in der Historiographie ein gemeinsames Verständnis von Krieg und Krankheit teilen mussten, damit die Leser die Gottesurteils-Interpretationen verstehen konnten. Es liegt auf der

---

540 *Tu lex viva potes dare, solvere, condere leges. Stantque caduntque duces, regnant te iudice reges, Rem, quocumque velis, lex animata geris*, Gottfried von Viterbo, GF, ed. Waitz, in: MG. SS XXII, S. 316, Z. 388–390, vgl. auch Kantorowicz, Die zwei Körper des Königs, S. 145.

541 Vgl. Martin Clauss: „Der Krieg als Mittel der Kommunikation: Die narrative Funktion eines Gottesurteils", in: Thomas Honegger/Gerlinde Huber-Rebenich/Volker Leppin (Hg.): *Gottes Werk und Adams Beitrag. Formen der Interaktion zwischen Mensch und Gott im Mittelalter*, Berlin 2014, S. 128–141 (hier S. 130 f.).

Hand, dass einem solch unermesslich großen Sterben, wie es im Heer Kaiser Friedrichs I. stattgefunden hatte, damit eine entsprechend große kriegerische Ungerechtigkeit vorausgegangen sein musste, um als Gottesurteil von den Adressaten anerkannt zu werden, wenn contrakaiserlich argumentiert wurde. Die Bewältigungsstrategien zur Krankheit im kaiserlichen Heer lassen sich dabei in drei Typen aufteilen, die durch die Vorstellung von Tod in Folge von Krankheit als Gottesurteil vor allem das Sterben verhandeln, das trotz des Kaisers, wegen des Kaisers und durch den Kaiser in dessen Heer Einzug gehalten hatte. Die Kategorie, die das Sterben als trotz des Kaisers erfolgtes Umkommen zu bewältigen sucht, zeigt sich dabei als von der Person und *Majestas* des Kaisers entkontextualisiertes Geschehen im Krieg, während wegen des Kaisers aufgrund einer Handlung der kaiserlichen Majestät im Rahmen einer teilweisen Schuldübertragung das Ereignis bewältigt wird, wobei das Kriegsrecht dabei unangetastet bleibt. Die große Mehrheit der diesbezüglichen Überlieferungen bewältigt den Krankheitsausbruch und das damit einhergehende Sterben jedoch zweifelsohne als Ausdruck einer Gottesstrafe, die sowohl das Heer als auch den Kaiser ereilt, weil Barbarossa das Kriegsrecht gebrochen und/oder gegen die bestehende Kriegsethik verstoßen habe.

4.3.1 Sterben trotz des Kaisers

Ein bemerkenswertes, wenngleich unikales Zeugnis über das Sterben im kaiserlichen Heer geben die Aachener Annalen ab, die eine prokaiserliche Bewältigungsstrategie aufweisen und zeigen, dass Loyalität zum Kaiser nicht zwangsläufig damit korrespondieren musste, nach 1167 im Schisma auf der Seite des kaisernahen Papstes Paschalis III. zu stehen. Das Marienstift, das für die Annalen zuständig zeichnete, war ein Kollegiatstift der Reichsstadt, und die dem Stiftskapitel zugeordnete Kirche keine geringere als die Pfalzkapelle selbst. An der Kanonisation Karls des Großen im Jahr 1165 war das Stift beteiligt und profitierte auch durch reiche Geschenke seitens des Kaisers, selbst nachhaltig von seinen Beziehungen zum Kaiserhaus. Der Probst des Stiftes war zudem ein Neffe Friedrichs I. Die generelle Kaisernähe der Annalen zeigt sich auch durch die Fokussierung auf die Angelegenheiten des Reiches.[542]

---

[542] Emil PAULS: „Die Heiligsprechung Karls des Großen und seine kirchliche Verehrung in Aachen bis zum Schluss des 13. Jahrhunderts“, in: *Zeitschrift des Aachener Geschichtsvereins*, 25 (1903), S. 335–354 (hier S. 340).

Zu den Ereignissen des Jahre 1167 nahmen die Annalen von vornherein das Thema des Kriegs in den Blick und notierten: „In diesem Jahr wurde der Feldzug gegen die Römer gemacht.“[543] Nachfolgend wird dann über den Ausgang des Feldzuges berichtet:

> Gestorben sind 10.000 der Römer [also sehr viele] an den 4. Kalenden des Junis [29. Mai] und am Vortag der Kalenden des Augusts [31. Juli] kam der Kaiser machtvoll nach Rom [...] und am Tag darauf wurde die Frau Königin [zur] Kaiserin [gekrönt]. Im selben Jahr starb der Erzbischof Rainald von Köln und der Herr Bischof Alexander von Lüttich und der gute Herzog von Rothenburg und Herr Heinrich von Limburg wurde in Roldulc [Kloster Klosterrath] beerdigt. Und viele Aachener starben in besagtem Feldzug.[544]

Auffällig ist, dass der Annalist die Todesursache, nämlich eine im Heer aufgetretene Krankheit, verschweigt und vor allem das Versterben von Aachenern Beteiligtem am Feldzug als dem Krieg geschuldet erscheinen lässt, da sie

---

543 *Eodem anno facta est expeditio super Romanos*, Annales Aquenses, ed. WAITZ, in: MG. SS XXIV, S. 38.

544 *Occisi sunt 10 milia 4. Kal. Iunii, et pridie Kal. Augusti domnus imperator Romam potestative ingressus.* [...], *et sequenti die facta est domna regina imperatrix. Eodem anno obiit Coloniensis archiepiscopus Reinoldus, et dominus Alexander Leodiensis episcopus, et Rodenburgensis dux bone indolis, et dominus Heinricus Lemburgensis sepultus est Rode. Et plures Aquensium in predicta expeditione mortui sunt*, ibid., zum Regularkanonikerstift Klosterrath im 12. Jahrhundert vgl. Helmut DEUTZ: *Geistliches und geistiges Leben im Regularkanonikerstift Klosterrath im 12. und 13. Jahrhundert*, Siegburg 1990, der Eintrag in den Aachener Annalen kann nicht zeitnah nach den Ereignissen geschrieben worden sein, denn als *terminus ante quem* muss die Beerdigung Herzog Heinrichs II. von Limburg († August 1167) gelten. Heinrich wurde in Klosterrath bestattet, das als Doppelstift zum Herzogtum gehörte. Das genaue Datum seiner Grabtragung ist nicht ermittelbar und die Krypta, die in den 1160er Jahren nach Westen hin wesentlich erweitert wurde, gibt mit ihren Romanischen Kapitellen bis heute kunsthistorische Rätsel auf, wonach vermutet werden kann, dass der Bau die Grabtragung ggf. noch verzögerte. Zur Krypta vgl. Elisabeth den HARTOOG: „On Dating the Abbey Church of Rodulc (Klosterrath) and it's Romanesque Sculpture“, in: *Zeitschrift für Kunstgeschichte* 74, 1 (2011), S. 3–28; im Kloster entstanden in den 1160er Jahren die Annales Rodenses (MG. SS XVI, S. 689–723), deren Berichtszeit reicht jedoch nur bis in das Jahr 1157, vgl. Franz HEIDEBÜCHEL/Hermann KRAMER: „Annales Rodenses“, in: *Heimatblätter des Landkreises Aachen*, 45, ¾, Aachen 1990; die Aachener Annalen sind bis 1169 ursprünglich geführt, vgl. Wilhelm WATTENBACH: *Deutschlands Geschichtsquellen im Mittelalter bis zur Mitte des 13. Jahrhunderts*, II, 6. Auflage, Berlin 1894, S. 200, 414.

predicta expeditione mortui sunt.[545] Die Tode der Prälaten und Adeligen werden von ihm gegenüber dem Feldzug, und somit den Kampfhandlungen in Rom gegenüber, massiv zeitlich entzerrt, entkontextualisiert und erscheinen, als seien sie während des laufenden Jahres und unabhängig vom Romzug aufgetreten. Auf diese Art und Weise erzählt, lassen sich die Todesfälle nicht als nahezu gemeinsames Ende der genannten Protagonisten lesen und deren Versterben auch nicht als Folge der eben nicht genannten, weil verschwiegenen Erkrankung, sondern entweder implizit als dem Krieg geschuldet oder von ihm losgelöst.

Opfer des Feldzugs werden, neben den genannten Personen, die vielen (*plures*)[546] namenlosen Aachener. Das verengt den Fokus auf die Opfer der Stadt und die regionale Perspektive, denn von Opfern anderer Städte oder aus anderen Teilen des Reichs berichtet der Annalist nicht. Hierbei wird der Kontext wiederum verengt, um den Verlust in den kaiserlichen Reihen einerseits als gering, andererseits als dem Krieg geschuldet darzustellen. Die Anzahl der getöteten Römer, die mit 10.000 beziffert wird, bedient lediglich den Topos des »sehr vielen«, doch durch den Vergleich mit den „vielen Aachenern“,[547] die verstarben, wird der Eindruck erweckt, dass die Niederlage der Römer – und somit der Sieg des Kaisers – größer erscheint als der Tod der wenigen Prälaten, Aachenern und eben „vielen“ aber nicht „sehr vielen“ Römern.

Verschwiegen wird hier also einerseits das Auftreten einer Erkrankung, an der ein Großteil des Heeres zugrunde ging, und verweist dabei andererseits durch die Zahlenvergleiche der Verstorbenen auf die Bewältigungsstrategie, die hier ersichtlich wird und bei der sich die historiographischen Bewältigungen von Krankheit und Kriegsniederlage als bislang unikale Bewältigungsstrategie vermischen und überschneiden. Verschweigen, sowohl das vollständige als auch das teilweise, gehört zusammen mit dem Umdeuten zu den gängigsten Bewältigungsstrategien in der Historiographie.[548] Martin Clauss bezeichnet das Verschweigen sogar als »die eleganteste, weil einfachste und zugleich umfassendste Art, eine Niederlage zu bewältigen«.[549] In den Aachener

545 Annales Aquenses, ed. Waitz, in: MG. SS XXIV, S. 38.
546 Ibid.
547 Ibid.
548 Vgl. Clauss, Kriegsniederlagen, S. 276–301.
549 Ibid., S. 277.

Annalen begegnet uns beides in Kombination. Zum einen wird die Krankheit verschwiegen, zum anderen die wenigen Tode als dem Krieg geschuldet oder von diesem losgelöst erklärt, somit findet gleichsam eine Umdeutung der Sterbeart weg von krankheitsbedingter Mortalität und hin zu einer bellizistischen und/oder der Vergänglichkeit immanenten Letalität statt.

Der Grund dafür kann darin gesehen werden, dass einerseits eine zu hohe, gleichrangige oder gar höhere Anzahl an personellen Verlusten im Kriegskontext im Nachhinein als kriegerische Niederlage des Kaisers hätte gedeutet werden können, was nicht der kaisernahen Intention des Stifts entsprochen hätte, weil es vom Leserkreis als schändlich und schmerzhaft empfunden worden wäre.[550] Da Versterben an einer Krankheit der zeitgenössischen Vorstellung nach, ebenso wie eine kriegerische Niederlage, an ein Gottesurteil gebunden war, blieb durch die Umdeutung und das Verschweigen dieser die gottunmittelbare *Majestas* des Kaisers sowohl als verantwortlicher Herrscher als auch als Heerführer vollends unangetastet, und sowohl die Tode als auch die Verluste an Menschenleben konnten losgelöst von der herrschaftlichen Verantwortung dargestellt werden. Die Verluste an Leben werden somit als erwartbare Kriegsverluste erzählt, mit denen im Krieg gerechnet wurde. Das Sterben findet somit auf der narrativen Ebene trotz des vollends unangetasteten Kaisers statt, der eben gerade trotz dieser Verluste ruhmreich nach Hause kehrte.

Doch es wird seitens des Annalisten nicht nur die Krankheit verschwiegen, sondern *avant la lettre* deutet sich bei tieferem Lesen der Annalen an, dass der Kaiser auch bezüglich seines Eingreifens in die schismatische Situation geschützt werden sollte, was hintergründig die Frage nach dem *ius ad bellum* und somit das Kriegsrecht berührt. Das Führen von militärischen Auseinandersetzungen war und ist Teil der Lebenswirklichkeit der Menschen aller Epochen. Im Mittelalter wurden Kriege oftmals sakralisiert und galten in der normativen Vorstellung der Zeit der Durchsetzung des Christentums, wenngleich die Realität oft eine andere war, und es in militärischen Auseinandersetzungen auch um Hegemonie, territoriale Auseinandersetzungen und Erbfolgen ging. Obwohl das fünfte Gebot ein Mordverbot beinhaltet, herrschte bei der Durchsetzung des

---

550 Nach CLAUSS, Kriegsniederlagen, S. 279 gilt dies auch, wenn der zu erwartende Adressatenkreis Kenntnis von den tatsächlichen Gegebenheiten hatte.

Gotteskriegsgedankens die Vorstellung vor, dass Waffen nicht den Tod, sondern Leben und Licht in Form des Christentums brachten. Krieg, dem das Töten immanent war, und Frieden, dem das Leben immanent war, gerieten zum Paradoxon, weil durch diese Ausdeutung demnach die eschatologische Vorstellung herrschte, in bewaffneten Auseinandersetzungen todverfallenes Leben zu töten, um den Menschen lebendig zu machen. Die seit der Antike bestehende Auffassung, dass es gerechte und ungerechte Kriege gebe, unterschied in seiner Legitimierung des bewaffneten Konflikts im Wesentlichen zwei Anforderungen, denen genüge getan sein musste, damit er in ethischer und rechtlicher Weise gerechtfertigt werden konnte. Die erste Anforderung bestand im Recht zum Krieg (*ius ad bellum*), nach der es einer Autorität bedurfte, die den Konflikt aus den richtigen Gründen und im Hinblick auf die rechten Ziele erklärte. Diese Ziele waren auf das Führen eines Verteidigungskriegs ausgerichtet. Daneben existierte das Recht im Krieg (*ius in belllo*), welches die Verhältnismäßigkeit der Mittel anmahnte und auch zwischen den Kombattanten und der Zivilbevölkerung unterschied.[551]

Die vom Annalisten überlieferten Daten, Personen sowie Orte und Ereignisse weisen ihn als gut informiert aus. Auffällig ist, dass die Krönung der Kaiserin erwähnt wird, die Inthronisierung Paschalis' III. in Rom und die Tatsache, dass dieser es war, der die Kaiserin krönte, jedoch nicht. Damit werden das offene Eingreifen des Kaisers in das Schisma und der eigentliche Grund, Rom anzugreifen, nämlich das Einsetzen des kaisernahen Papstes und das Vertreiben Alexanders III., zusätzlich zur Krankheit verschleiert. Es kann vermutet werden, dass auch dieses Verschweigen dazu dient, die Rezipienten davon abzuhalten, zwischen dem Versterben und dem Kriegsgrund, nämlich der päpstlichen Inthronisation, eine Kausalität zu sehen, die eine Gottesstrafe hätte implizieren können. Das kann umso mehr gelten, als die Annalen lediglich fünf Einträge nach dem von 1167 berichten, es sei Harmonie – und keineswegs Frieden als Antagonist zum Krieg – zwischen dem Reich

551 Zum gerechten Krieg vgl. Frederick H. Russel: *The Just War in The Middle Ages*, London/New York/Melbourne 1975; vgl. Harald Hegermann: „Krieg III", in: Gerhard Krause/Gerhard Müller (Hg.): *Theologische Realenzyklopädie*, Freiburg im Breisgau 1986, S. 19–27, (hier S. 25–27); vgl. Phillipe Buc: *Heiliger Krieg. Gewalt im Namen des Christentums*, Darmstadt 2015; Boris Gübele: *Deus vult, Deus vult: Der christlich heilige Krieg im Früh- und Hochmittelalter*, Ostfildern 2018.

und dem Papsttum hergestellt worden,[552] was ein In-Beziehung-Setzen der beiden Ereignisse auch zu einem späteren Zeitpunkt durch den erwartbaren Leserkreis immerhin möglich gemacht hätte. Während durch diese Bewältigungsstrategie des Verschweigens und Umdeutens die Person des Kaisers unangetastet bleibt, deutet sich eine Schuldzuweisung an den eigentlichen Ereignissen hin zu Paschalis III. an, dessen Inthronisation, und somit das kaiserliche Eingreifen in Rom, ja bei Barbarossa von ihm selbst vorangetrieben worden war. Hatte doch Paschalis III. den Kaiser selbst zum Angriff auf Rom gedrängt und ihm die Botschaft gesandt, er möge „[...] doch möglichst schnell und ohne Aufschub nach Rom marschieren, die Feinde niederwerfen und den Kanzler Roland [Alexander III.] [...] aus Rom vertreiben, ihn selbst in Rom einsetzen, den Sieg über seine Feinde erringen und alle seine Gegner seiner Herrschaft unterwerfen, [...] die Saat sei nun reif zum Schnitt und der Weinberg sei reif zur Lese."[553] Im Gegensatz zur zweifelsfreien Loyalität mit dem Herrscherhaus ist die des Stifts mit dem kaisernahen Paschalis III. keineswegs gesichert.[554]

Das Stift zeigt sich in seiner Annalistik durch die Bewältigungsstrategie der Umdeutung und des Verschweigens in unverbrüchlicher Treue zum Kaiser, wobei nicht außeracht gelassen werden kann, dass nach den Ereignissen von 1167 Barbarossas Gestaltungsmacht doch immerhin soweit fragil wurde, dass er mit den Fürsten und Bischöfen der alexandrinischen Obödienz zugunsten seines Sohnes Heinrichs eine konsensstiftende Verhandlung führen musste.[555] Insofern kann die Aachener Bewältigungsstrategie auch als Rezeption und historiographischer Ausdruck der auf Tacitus zurückgehenden *aracana imperii*, der Geheimpolitik, gesehen werden, in der Verschleierung als probates Mittel eingesetzt wurde, um eine bestehende Herrschaft zu festigen.[556]

---

552 *1178* [statt 1177] *Facta est concordia regni et sacerdotii in Venetia*, Annales Aquenses, ed. WAITZ, in: MG. SS XXIV, S. 38.

553 Lodeser Anonymus, S. 224 f.; GÖRICH, Barbarossa Biographie, S. 415.

554 Zur Position des Stifts zu Paschalis III. vgl. PAULS, Heiligsprechung, S. 340.

555 Zur politischen Lage Barbarossas vgl. Ferdinand OPPL: „Barbarossa in Bedrängnis: zur uneinheitlichen Datierung eines Diploms aus dem Spätsommer 1167", in: *Deutsches Archiv für die Erforschung des Mittelalters*, 43 (1987), S. 194–201; GÖRICH, Barbarossa, Biographie, S. 422 f.

556 Vgl. zur Arkanpolitik Hannah ARENDT: *Wahrheit und Lüge in der Politik. Zwei Essays*, München 1972, S. 8; Michael TOLLEIS: *Geschichte des öffentlichen Rechts in Deutschland* I, München 1988, S. 99.

Zusammenfassend lässt sich sagen, dass Krieg und Versterben bewältigungsstrategisch miteinander in eine quasi natürliche Beziehung gesetzt werden, da kriegsbedingte Verluste an Menschenleben zu den erwartbaren Konsequenzen eines Feldzugs gehörten und keiner besonderen Erklärung für die Rezipienten bedurften. Die zeitliche Entzerrung der Tode der namentlich genannten Protagonisten lösen diese aus dem Kriegskontext nahezu heraus und verschleiern deren annähernd gemeinsames Ende. Dabei wird die überlieferte Anzahl der Kriegstoten allein auf den regionalen Ereignishorizont beschränkt, und noch dazu auch so gezählt, dass sich eine Niederlage des Kaisers aus ihr nicht ableiten lässt. Verschwiegen werden sowohl die Krankheit, an der das Heer verstarb, als auch die Inthronisation Paschalis III. als der dem Italienzug vorausgehende Kriegsgrund, um den Verdacht einer Gottesstrafe für ein ungerechtfertigt ausgeübtes *ius ad bellum* durch den Kaiser nicht aufkommen zu lassen. Dieses scheint der Annalist demnach in der Einsetzung des kaisernahen Papstes zu sehen, dem er zwischen den Zeilen die Schuld an den tatsächlichen Ereignissen, nämlich dem Versterben des Heeres an einer eben nicht genannten Krankheit als Ausdruck einer göttlichen Strafe für die auf Drängen Paschalis III. durch Barbarossa verübte Inthronisation, überträgt. Die Majestät des Kaisers bleibt durch diese Bewältigungsstrategie unberührt, und so sterben die Opfer des Feldzugs trotz des gottunmittelbaren Kaisers im und außerhalb des Kriegskontextes.

4.3.2 Sterben wegen des Kaisers

In einem besonderen Verhältnis stehen die Teilnehmer des vierten Italienzuges und der Kaiser in einer Bewältigungsstrategie des Chronisten aus dem Kloster Egmond, der den Angriff Barbarossas auf Rom zwar legitimiert, die Opfer der Erkrankung dann allerdings als Ausdruck einer teilweisen Schuldübertragung des kaiserlichen Fehlhandelns auf die Kämpfer erkranken und letztlich sterben lässt.[557] Das Kloster Egmond, eine Gründung der Grafen von Holland,

[557] Ganz ähnlich wie die Annalen aus Egmond, ohne dass sich jedoch eine Abhängigkeit nachweisen ließe und ohne den Ehrerweisungsanwurf, argumentiert Isingrim von Ottbeuren in seinen *Isingrimi mairoes*, Annales Isingrimi maiores, ed. WEILAND, in: MG. SS XVII, S. 315; die Annalen sind zwischen 1168–1180 entstanden, also relativ zeitnah nach den Ereignissen und umfassen den Berichtzeitraum von 1121–1168, vgl. Franz-Josef SCHMALE/Wilhelm WATTENBACH: *Deutschlands Geschichtsquellen im*

deren Grablege bis zum 12. Jahrhundert und die älteste Abtei der Niederlande, zeigt sich in seiner Annalistik politisch unabhängig vom damaligen Grafen Florens III. (1138–1190). Dieser war ein treuer und loyaler Anhänger des Kaisers und starb auf dem dritten Kreuzzug mit Kaiser Barbarossa, nur wenige Wochen nach dem Herrscher.[558]

Der Annalist berichtet zwar von den Kampfhandlungen in Rom, fügt aber an, dass der Kaiser nicht gewagt habe, das Volk wie Feinde zu behandeln.[559] *En passant* wird hier demnach das Kriegsrecht (*ius in bello*) gestreift, indem der Annalist versichert, Nichtkombattanten seien davon unberührt geblieben, was die Eigenschaft des Kaisers als Schutzherren von Rom, zumindest in der Beurteilung dessen kaiserlichen Funktion und seiner kaiserlichen Kriegsführung, vordergründig vollends unangetastet lässt. Tatsächlich aber greift die Kritik und Anklage des Annalisten viel tiefer und zielt auf die Herrschereigenschaften Friedrichs I. *per se* und gleichzeitig auf den Kaiser als *defensor ecclesiae* ab. Der Annalist bezieht sich auf ein Gerücht (*ut dicitur*),[560] nachdem die göttliche Strafe in Form der „größten Seuche und Krankheit" (*plaga maxima et pestilentia*)[561] im Heer ausgebrochen sei, weil der Kaiser die Kirche und die Stadt und das Volk der Apostelfürsten und der anderen Heiligen, ja, das Haupt der Welt, nicht mit der Ehre behandelt habe, die geschuldet gewesen sei.[562]

Mittelalter, Bd. I, Berlin 1976, S. 275–276; zu Isingrim vgl. Franz-Joseph SCHMALE: „Isingrim", in: *NDB*, Bd. 10, Berlin 1974, S. 169 f.; aus dem Ottobeurer Skriptorium und der Malschule gingen unter anderem das Isingrim-Missale, das Kollektar des Reinfrids und das Ottobeurer Graduale hervor, das Isingrim in einer Miniatur zeigt, vgl. Hansmartin SCHWARZMAIER: „Mittelalterliche Handschriften des Klosters Ottobeuren. Versuch einer Bestandsaufnahme", in: *Studien und Mitteilungen zur Geschichte des Benediktiner-Ordens und seiner Zweige*, 73 (1973), S. 7–48.

558 Zum Kloster vgl. Jan HOF: *De abdij van Egmond van de aanvang tot 1573* (= Hollandse Studiën 5), Den Haag-Harlem 1973, S. 1–7; vgl. MÜLLER, Florens III., in: *ADB*, S. 126.

559 *Sed populum quem hostis tangere non audebat* [gemeint ist der Kaiser] […], Annales Egmundani, ed. PERTZ, in: MG. SS XVI, S. 466; Annalen aus dem Kloster Egmond im Berichtzeitraum von 875–1205, vgl. Wilhelm WATTENBACH: Geschichtsquellen I, 4 (1943), S. 686 f., 690 f.; zu den Kampfhandlungen vgl. Ann. Egmundani, ed. PERTZ, S. 465–466.

560 Annales Egmundani, ed. PERTZ, S. 466.

561 Ibid.

562 […] *plaga maxima et pestilentia invasit, et, ut creditur, ultio divina, quia templum et urbem et populum principis apostolorum et aliorum sanctorum et caput mundi non eo tractavit honore quo debuit*, Annales Egmundani, ed. PERTZ, S. 466.

Dies ist keine geringe Anklage, sondern berührt die Herrschereigenschaften Barbarossas als Solches, damit gleichsam die symbolische Person und den symbolischen Kaiserkörper, ohne auf die altbekannten körperhistorischen Muster von Verletzungen der physischen Person im Kriegskontext verweisen zu müssen, die eine Gottesstrafe für die Rezipienten markierten. Konstruiert wird hierbei eine durch symbolisch-theologische Fehlhandlungen gekennzeichnete Herrscherfigur, die in ihrer gottunmittelbaren Stellung den hierarchischen Eigenschaftsanforderungen in der weltlich-göttlichen Beziehungsebene für einen König und Kaiser nicht entspricht. In Fürstenspiegeln des Hohen Mittelalters, die die Pflichten des Herrschers aufzeigen, wird die Unabdingbarkeit der Ehrerweisung des Herrschers gegenüber Gott, sowohl in geistiger als auch in körperlicher Darbringung durch den Fürsten, immer wieder betont. Der Zisterzienser Hélinand von Froidmond (1160–1230) betont in seiner Abhandlung über die gute Herrschaft der Fürsten:

> Die Ehrerbietung [durch den Fürsten], welche in den Angelegenheiten besteht, erfolgt entweder mit den Körpern oder in den Kirchen und heiligen Orten, entweder durch Gottesdienste oder geistliche Angelegenheiten, weil diese Rechte sind, welche den heiligen Angelegenheiten zustehen, welche zu entweihen ein Sakrileg ist, das durch den Tod gesühnt werden muss.[563]

Gilbert von Tournai (1200–1284) nahm diese Position zur Gottesverehrung durch Könige und Fürsten in seinen Belehrungen ebenfalls auf und führte sie weiter aus:

> Verehrung wird Gott geistlich und körperlich dargebracht. Geistlich nämlich, wenn er mit Hingabe des Geistes gläubig verehrt und mit der entsprechenden Tat wirksam geehrt wird. Körperlich aber, wenn heiligen orten und Gegenständen, die zu frommen Zwecken geweiht sind, mit den kirchlichen Personen und ihren Privilegien der besondere Schutz der Immunität bewahrt wird.[564]

---

563 *Reverentia quae in rebus consistit, aut in corporalibus est, aut aedibus, et locus sacris, aut sacrificiis, aut in spiritualibus, ut sunt jura, quae saceis rebus competunt, quae temerare sacrilegium est morte expiandum*, Hèlinand von FROIDMONT: De bono regimine principis, PL 212, Sp. 740D.

564 *Reverentia Deo spiritualiter et corporaliter exhibetur. Scilicet spiritualiter, cum affectu mentis fideliter colitur et effectu operis efficaciter honoratur. Coroporaliter vero, cum locis sanctis et eis, quae piis dedicata sunt usibus, cum personis ecclesiasticis et eorum privilegiis emunitas custoditur*, Gilbert von Tournai: "Eruditio regum et principum", in: *Fürstenspiegel des Frühen und Hohen Mittelalters* (= Ausgewählte Quellen zur deutschen Geschichte des

Deutlich wird in beiden Fürstenspiegeln, dass der gottunmittelbare Herrscher die Pflicht hatte, nicht nur durch geistliche Verehrung Gottes, sondern auch durch physische Ehrerbietung sakralen Orten, Gegenständen und Personen gegenüber, seine eigene Person zu vervollkommnen (*sui diligentia*),[565] um ein guter Herrscher zu sein. Erfolgen diese Ehrerweisungen nicht, ist der Tod die logische Konsequenz aus der herrscherlichen Fehlhandlung im Sinne eines herrscherlichen Tun-Ergehen-Zusammenhangs.[566]

Das Heer Friedrichs I. stirbt demzufolge nicht trotz des Kaisers, sondern gerade wegen ganz persönlicher symbolisch-theologischer Fehlhandlungen des Herrschers, die in seinen ihm somit abgesprochenen Herrschereigenschaften begründet sind. Der symbolische Körper des Herrschers, an den durch die gebotene Ehrerweisung bestimmte Anforderungen geknüpft sind, verletzt diese Anforderungen ebenso symbolisch-theologisch wie dadurch sich selbst in seiner Vervollkommnung und wird durch eine symbolische Gottesstrafe seines symbolischen Körpers entledigt, indem er sein Gefolge durch den Tod verliert.

Somit wird in der historiographischen Bewältigungsstrategie einerseits die kaiserliche Schuld, und zwar die einer verletzten Kriegsethik im Sinne des *ius in bello*, ausgeräumt, anderseits dem Kaiser daraufhin Schuld sofort in einem viel größerem Umfang und in einer viel gravierenderen Form zugesprochen. Der Vorwurf, der gottunmittelbare Kaiser habe als Schutzherr von Rom und Verteidiger des Glaubens keine Ehrerbietung gezeigt, ist als schwerwiegender zu bewerten, als das Verletzen des Kriegsrechts argumentativ gewogen hätte, weil aus dem Nichterfolgen eines profanen Angriffs auf die Bürger der Stadt Rom ein geistlicher Angriff des Herrschers auf die Stadt Rom mitsamt ihren Heiltümern, Kirchen und Heiligen *per se* konstruiert wird. Mit angegriffen sind dadurch letztendlich nun doch die Bürger der Stadt Rom, doch nicht als einfache Bürger, sondern als Volk der Apostelfürsten. Auch mit dieser Verletzung der Ehre der Stadt als Solche durch den Kaiser geht dessen Funktion als Schutzherr von Rom verloren. Der symbolische Körper ist somit durch den körperlich und geistig nicht Ehrerweisung zeigenden physischen

Mittelalters. Freiherr vom Stein – Gedächtnisausgabe, Bd. 45), ed. und übers. von Hans Hubert ANTON, Darmstadt 2006, S. 288–325 (hier S. 292 f.).

565 Ibid., S. 292.

566 *Rerum autem sacrarum immunitates convellere insurgere in Deum est*, Hélinand von Froidmont, PL 212, Sp. 740D.

Körper des Kaisers verletzt, was im Zentrum des Glaubens gravierende Folgen nach sich zieht. Rom als Ausdruck, Essenz und Symbol einer unendlich großen göttlichen Macht wird hier zum Synonym für die gleichsame Gefahr einer essenziell strafenden göttlichen Instanz. Obwohl das Gefolge Barbarossas, vielmehr das Trennen von Herrscher und Beherrschten durch Gott, hier adressiert wird, ist diese Bewältigungsstrategie doch nicht im Sinne Spataros These des Fehlens konsensualer Herrschaft zu verstehen.[567] Bei dieser stand der Konsens der den Herrscher umgebenden Menschen im Vordergrund, hier aber ist es der Konsens Gottes zur Herrschaft Friedrichs I., der die kaiserliche Herrschaft als gottunmittelbaren Herrscher vollends delegitimiert.

Auf eine abstrakte Art und Weise sühnt also das Heer mit dem Tod für die mangelnde Ehrerweisung des Kaisers im Sinn einer Theodizee, die auf den ersten Blick in keinem kausalen Zusammenhang zur Ursache liegt. Gleichsam aber wird durch das Sterben des kaiserlichen Gefolges nicht allein das Gefolge seines Lebens, sondern auch der Kaiser seines Gefolges beraubt, was dessen Herrschaft schmälert, und dies beinhaltet somit eine den mangelnden Herrschereigenschaften immanente Auswirkung des kaiserlichen Fehlverhaltens, das auf ihn zurückschlägt und seinen symbolischen Körper von jeder Herrschaftssymbolik entleert.

Den Ausdruck eines göttlichen Urteils bekräftigt der Annalist auch mit dem Argument, das Heer habe diese Krankheit ereilt, als es sich bereits mit dem Kaiser in den Bergen der Lombardei aufgehalten hätte.[568] Obwohl hier eine räumliche Entzerrung von Rom beschrieben wird, die vordergründig den Kontext der mangelnden Ehrerbietung und dessen Folgen auch zeitlich entzerrt, was einer sofortigen Strafe Gottes im Grunde entgegensteht, ist dabei zu beachten, dass nach den hochmittelalterlichen Vorstellungen des Weltenaufbaus und der Mikrokosmos-Makrokosmos-Theorie, gerade Bergen, die näher am Himmel und somit näher an Gott waren, eine größere Gottesnähe zugesprochen wurde als der ebenen Erde, somit die Gottesstrafe am Kaiser dort direkt wirkmächtig wird.[569]

---

567 Vgl. SPATARO, Catastrophe.

568 *Cum igitur maxima Theutonicorum multitudo longe ab imperatore intra montana tentoria fixisset* [...], Annales Egmundani, ed. PERTZ, S. 466.

569 Zum hochmittelalterlichen Weltaufbau und den Elementen im Kontext des Mikrokosmos und Makrokosmos vgl. Gernot BÖHME/Hartmut BÖHME: *Feuer, Wasser, Erde, Luft. Eine Kulturgeschichte der Elemente*³, München 2014 [zuerst 1996], S. 221–225,

Das auf den ersten Blick paradoxe Überliefern eines massenhaften Sterbens an einer Erkrankung, das zeitgenössisch ebenfalls mit einer Gottesstrafe konnotiert werden konnte, ohne als Gottesstrafe zu gelten, bedarf der Ausführung für die Rezipienten, weshalb sich der Annalist dem Krankheitsgeschehen ausführlich widmet. Zum Agens der Erkrankung erklärt er die schlechte Luft (*aeris insolentia*),[570] die auf dem Berg geherrscht habe, und berichtet, die Krankheit habe sich durch den ausströmenden Leichengeruch weiterverbreitet und aus sich selbst heraus potenziert (*febre cererunt febricitare*).[571] Kaum, so der Annalist, hätten die Lebendigen es ertragen, die Toten zu begraben, und kein Arzt und keine Medizin hätten helfen können.[572] Die Betonung der Nichtwirksamkeit medizinischen Handelns betont gleichsam die Wirkmächtigkeit Gottes, denn Ärzte konnten nach damaliger Vorstellung nur heilen, wenn Gott, als alleiniger *Christus Medicus*, es zuließ. Deutlich wird aber auch, dass der Annalist nicht so weit geht, dem Gefolge Barbarossas die *Christianitas* abzusprechen, also deutlich zwischen dem Herrscher und seinen Untergebenen scheidet, denn dadurch, dass er das Heer auf dem Berg seiner christlichen Fürsorgepflicht nachkommen lässt, für die Toten zu sorgen, geraten die nachfolgenden Opfer der Erkrankung zu Geschädigten, weil sie

---

zu verschiedenen Vorstellungen Goetz, Hans-Werner: „Das Weltbild des frühen und hohen Mittelalters zwischen biblischer Autorität und ‚profaner' Bildung", in: Elisabeth Vavra (Hg.): *Die Welt und Gott – Gott und die Welt? Zum Verhältnis von Religiosität und Profanität im „christlichen Mittelalter"*, Heidelberg 2019, S. 13–74.

570 Annales Egmundani, ed. Pertz, S. 466.

571 Ibid.

572 […] *Langobardica ut dicitur febre cererunt febricitare, et ex morientum cadaveribus corruptus aer se ipso semper nocivor factus est, et ex morientum cadaveribus corruptus aer se ipso semper nocivor factus est, adeo ut vix vivi mortuis sepeliendis sufficerent,* […], *nec ulla medicorum vel suorum* [gemeint ist Rainald von Dassel] […] *arte sanari potuit*, ibid.; die Isingrimi maiores beschreiben an dieser Stelle ausführlich das Verfahren des *mos teutonicus*, vgl. Annales Isingrimi maiores, ed. Weiland, in: MG. SS XVII, S. 315, dabei zur Konservierungsmethode Michail A. Bojckov: „Aromatibus conditur. Zu welchem Zweck und mit welchen Methoden wurden die Leichen der Herrscher konserviert?", in: Hugo O. Bizarri/Martin Rohde (Hg.): *La mort du roi : réalité, littérature, représentation/Der Tod des Königs: Realität, Literatur, Repräsentation*, Wiesbaden 2022, S. 71–102 setzt sich kritisch mit den Begriffen der Konservierung und Einbalsamierung auseinander, lässt dabei aber außeracht, dass schlechte Gerüche auch immer eine Beurteilung des Verstorbenen als schlechten Menschen nach sich zogen, die Annalen ebenso bei vgl. Schmitz-Esser, Der Leichnam im Mittelalter, S. 244.

bei der Totenbestattung und -ehrung ihren Christenpflichten nachkommen. Im Kontext der Miasmentheorie war dieses Argument für die Zeitgenossen durchaus auch medizinisch nachvollziehbar und somit glaubhaft, galt doch unter anderem insbesondere der Leichengeruch als gefahrvoll.[573] Diese Konstruktion einer Gottesstrafe als Tun-Ergehen-Zusammenhang am Kaiser nimmt durch das Erhalten der *Christianitas* des Gefolges des Kaisers die verstorbenen Untergebenen vom Tod an einer Erkrankung als Ausdruck einer Gottesstrafe am Gefolge weitestgehend aus. Da sie als gute Christen nah bei Gott sterben, unterliegt ihr Tod besonderen soziokulturellen sowie theologischen Bedingungen, die als Letztbegründung ihres Tods eben kein christliches Fehlverhalten anführen,[574] und von daher keine eschatologischen Auswirkungen nach sich ziehen. Ihr Tod ist daher nicht als göttliche Strafe an ihnen selbst zu werten, sondern als quasi-Erlösung von einem unvollkommenen Herrscher, während die Entkopplung von Gefolge und Herrscher als symbolische Gottesstrafe am Kaiser wirkmächtig bleibt, denn ohne Untergebene ist eine Machtausübung durch den Kaiser nicht möglich, da dieser seine Machtmittel an niemandem einsetzen und für seine Befehle keinen Gehorsam bei angebbaren Personen finden kann.[575]

Insgesamt lehnt sich die historiographische Bewältigungsstrategie des Egmonder Annalisten an körperhistorische Vorstellungen von Krieg und

---

573 *De malo aere. Si vero quietus, turbatus et grossus vel inter parietes conclusus fuerit vel vaporibus stagnorum vel lacuum, cadaverum seu numeralium locorum amixtus erit, omnio malus* Adam von Cremona: Ärztliche Verhaltensmaßregeln auf dem Heerzug ins Heilige Land, ediert von Fritz Hönger, Leipzig 1933, S. 54; umstritten ist allerdings, ob das *Regimen peregrinatium* Adams von Cremona tatsächlich auf das 12. Jahrhundert datiert werden kann, da das unikal überlieferte Manuskript erst um 1400 entstand, vgl. Joël Chandelier: *Avicenne et la médicine en Italie. Le Canon dans les universités (1200–1350)*, Paris 2017, S. 50–51; 54.

574 Nach Susanne Knaebele/Silvan Wagner/Viola Wittmann: „Gott und Tod in der höfischen Kultur des Mittelalters“, in: dies. (Hg.): *Gott und Tod. Tod und Sterben in der höfischen Kultur des Mittelalters*, Berlin 2011, S. 9–32, evozierte gerade der Tod die Fragen nach dem göttlichen Zusammenhang und diese wurde durch Bewältigungsstrategien beantwortet, in denen gesellschaftliche Selbstbeschreibungen zu sehen seien.

575 Zu Herrschaft im Mittelalter vgl. grundlegend Arnold Bühler: *Herrschaft im Mittelalter*, Ditzingen 2013; Büttner, Königsherrschaft, S. 3 bezieht sich in seiner Monographie auch auf den Soziologen Max Weber und definiert als die Grundbedingung für Herrschaftsausübung die Möglichkeit, bei angebbaren Personen Gehorsam für einen Befehl zu finden.

Gottesstrafe an, die in der Ausdeutung von Verwundungen und Verletzungen Sieg und Niederlage verhandeln, wobei er sie allerdings, wohl in Ermangelung physischer Verletzungen des Kaisers, in eine Selbstverletzung des symbolischen Körpers des Herrschers übersetzt. Gemäß den Vorstellungen über die Ehrerbietungspflichten eines Herrschers gegenüber sakralen Orten, Personen und der eigenen geistlichen Hingabe an Gott, die zur eigenen Herrschervervollkommnung dienten, verletzt Barbarossa seine gottunmittelbare Herrschereigenschaft in Rom an einem Ort der höchstmöglichen symbolisch-theologischen Aufladung, was in der Folge eine symbolische Entleerung seiner Herrschaft nach sich zieht, indem Gott den Herrscher und dessen Gefolge durch den Tod des Heeres voneinander trennt. Der in den Fürstenspiegeln beschriebene Tod als Konsequenz für die mangelnde herrscherliche Ehrerbietung Gottes wird ebenfalls in einen symbolischen Tod des symbolischen Herrscherkörpers übersetzt, da ein Herrscher ohne Gefolge kein Herrscher ist und somit ohne symbolischen Körper von der vormaligen *gemina persona* nur noch Friedrich als Mensch *ex natura*[576] übrigbliebt, dem es am Konsens Gottes zur Herrschaftsausübung gebricht.

4.3.3 Sterben durch den Kaiser

Zu den unmittelbar betroffenen Familien, die durch die Erkrankung im kaiserlichen Heer den Tod des eigenen Kindes beklagen mussten, gehörte Herzog Welf VI. (1115–1191), der seinen einzigen Sohn und Erben, Welf VII. (ca. 1140–11./12. September 1167), betrauerte und um 1170 die Welfenchronik in Auftrag gab.[577] In ihr betrauert und bewältigt der Herzog den Tod seines

---

576 Jürgen MIETHKE: *Mittelalterliche Politiktheorien. Vier Entwürfe des Hoch- und Spätmittelalters*, Baden-Baden 2007, S. 23.

577 Die Geschichte der Welfen mit der Steingadener Fortsetzung, in: Ausgewählte Quellen zur deutschen Geschichte des Mittelalters. Freiherr vom Stein-Gedächtnisausgabe, Bd. 18b, hrsg. und übersetzt von Matthias BECHER, Darmstadt 2007, zu 1167 siehe S. 85; zum unbekannten Verfasser und zeitlichem Kontext vgl. Erich KÖNIG: „Einleitung", in: *Historia Welforum*, ediert und übersetzt von Erich KÖNIG, Stuttgart 1938, S. 13–30; mit dem Kaiser wollte Welf VI., der auch Markgraf von Tuszien war, nach dem Tod seines Sohnes nichts mehr zu tun haben. Er verkaufte Barbarossa die nordalpinen Güter und ertränkte seinen Schmerz in weltlichem Vergnügen, vgl. zu der Beziehung des Herzoges zu seinem Sohn und den Folgen Karin FELDMANN: *Herzog Welf und sein Sohn. Das Ende des süddeutschen Welfenhauses (mit Regesten)*, Tübingen 1971; Burchhardt von Ursbergs Chronik, die um 1229 begonnen wurde, hängt zu

gleichnamigen Sohnes und sorgt für dessen Memoria. Kurz vor dessen Ende war Welf VI., der sich auf eine Pilgerfahrt nach Jerusalem begeben hatte, zurückgekehrt und konnte deshalb seinen Sohn in der Nähe von Rom noch einmal sehen, bevor dieser starb.[578] Der Chronist schreibt freimütig über die Gründe, die aus Welfischer Sicht zum Tod des Heeres geführt hatten:

> Denn der Kaiser verbrach damals in Rom vieles bei der Zerstörung der Kirchen, dem Niedermorden des ganzen Volkes und anderen Unmenschlichkeiten, so dass die Strafe Gottes durch ein gerechtes Gericht folgen musste. Der größte Teil des Heeres ging zugrunde.[579]

Ähnlich wie die kaisernahen Aachener Annalen verschweigt die Welfenchronik das Auftreten einer Erkrankung, doch funktioniert der Kausalnexus zwischen Krieg und Sterben in der Welfischen Erzählung auf der Basis der Kriegsethik, ohne die der Fokus auf den Kaiser nicht zu verstehen ist, und die gleichzeitig die Schuld des jungen Welfen relativiert. In der Welfenchronik werden die Folgen (der Tod des größten Teils des Heeres) an die Person des Kaisers gebunden. Es ist der Kaiser, der vieles verbrach, der Kirchen zerstörte und das Volk nieder mordete und nicht das Heer als Gruppe einzelner Individuen, die für ihr begangenes Unrecht individuell büßen müssen. Die Beteiligten, die mit dem Kaiser kämpfen, sterben also durch den Kaiser und seine Taten – und auf eine abstrakte Art und Weise nicht an ihren eigenen.

1167 von der Welfenchronik ab, [...] *et extunc cepit imperator Romam obsidere et terras inimicorum suorum vastare.* [...] *Cumque mense Iulio circa Romam magnam vastationem et stragiam populorum faceret, et Welfo senior reversus esset ad ipsum, hec tamquam detestabilia aspicere non potuit, sed ad propria rediit, filium suum relinquens ibidem*, Burchardi Praepositi Urspergensis, ed. HOLDER-EGGER, in: MG. SS rer. Germ. in us. schol., S. 48, zur Chronik Burkhardts vgl. Oswald HOLDER-EGGER: „Einleitung“, in: MG. SS rer. Germ. in us. schol., S. VII–XLI, hier S. IX f.; noch für das Weingartner Stifterbüchlein, das um 1510 entstand, *WLB Cod. hist. qt. 584*, fol. 41r, das auf der ganzseitigen Miniatur Welf VII. (1140–1167) in einem idealisierten Ganzkörperporträt darstellt. In der unteren Rahmung ist zu lesen: *Guelffo der iung und der sibet ist tod also iung by dem kaiser fridrich als er im welschen land mit aine* [m] *grossen volck lag*; die Versoseite desselben Folianten geht näher auf seinen Tod ein, den sie [...] *verhegnusz gots* [...] nennt, das auftrat, weil er mit dem Kaiser Italien [...] *versteren wasz* [...].

578 Continuatio Staingademsis, Geschichte der Welfen, ed. BECHER, S. 86.

579 *Imperator enim tanta ei tempore in destructione ecclesiarum, in strage populroum, sive aliis abhominitationisbus Rome exercuit, ut vindictam Dei iusto iuditio sequi oporteret. Maxima enim pars exercitus interiit*, Continuatio Steingadensis, ed. BECHER, S. 86.

Diese Argumentation ist nur zu verstehen, wenn nochmals die zeitgenössische Kriegsethik in den Blick genommen wird, in der die Ermächtigung zum Krieg (*ius ad bellum*) mit der Verhältnismäßigkeit der Mittel (*ius in bello*) und der Vorstellung über die Befehlsgewalt des Herrschers/Heerführers mit den ihm Untergebenen zusammengeführt wird, die ihre Wurzeln in der Antike hat. Bereits Augustinus von Hippo (354–430) führte die römische Kriegsethik mit der christlichen Eschatologie zusammen und befand, dass Christen Krieg führen dürften, wenn dieser dazu diene, Frieden zu stiften. In seiner Schrift „Über den Gottesstaat" führt er aus, dass die Gier, jemandem zu schaden, Rache, Grausamkeit, Unbefriedigtheit des Geistes, wildes Aufbegehren und die Lust an der eigenen Überlegenheit einen bewaffneten Konflikt für ihn hingegen fragwürdig machten.[580] Dass Krieg, vor allem zur Verteidigung der Christen, durchaus notwendig werden konnte, daran bestand für Augustinus kein Zweifel, und befehlen konnte ihn ohnedies nur jemand, dem Gott die Ermächtigung dazu erteilt hatte:

> Was jedoch ist denn tatsächlich so falsch am Krieg? Dass Menschen sterben, die ohnehin irgendwann sterben werden, damit jene, die überleben, Frieden führen können? [...] Niemand darf jemals die Berechtigung eines Krieges bezweifeln, der in Gottes Namen befohlen wurde. [...] Denn niemand besitzt nämlich die Macht über andere, wenn er sie nicht vom Himmel erhalten hat.[581]

Friedrich I. Barbarossa als gottunmittelbarer Herrscher hatte nach damaliger Vorstellung somit das gottgegebene Recht, Krieg zu führen, weil er Macht über diejenigen besaß, die mit ihm in den Krieg zogen bzw. Rom angriffen. Von Belang ist aber, dass aufgrund der göttlich erteilten Befehlsgewalt der Kämpfer seinem Herrscher zu Gehorsam verpflichtet war, da die Ordnung des Dienens, die den Kämpfer dem Herrscher (und innerhalb der militärischen Hierarchien dann dem jeweilig hierarchisch Höherstehenden) unterstellte,

---

580 Vgl. Russel, The Just War, S. 23.

581 *Quid enim culpatur in bello? An quia moriuntur quandoque morituri, ut domentur in pace victuri?* [...] *Bellum autem quod gerendum Deo auctore suscipitur, recte suscipi, dubitare fas non est [...] Non enim potestas nisi a Deo, sive iubente, sive sinente*, Augustinus: "Contra Faustum Manichaeum", PL 42, ed. Migné, Paris 1865, Lib. XXVI, Sp. 208–582 (hier Sp. 447 f), eine neue Edition wird vom Institut d'Etudes Augustiennes herausgegeben, ist aber erst bei Liber XXI angekommen; vgl. John Helgeland/Robert J. Daly/Patout Burns: *Christians and the Military. The Early Experience*, London 1987, S. 81 f.; Hegermann, Krieg II, Theologische Realenzyklopädie, S. 36.

den Herrscher zum Verantwortlichen für die Taten macht. Die *Concordantia discordantium canonum* (*Decretum Gratiani*) von 1140 bestätigte diese Sicht auf die Gehorsamkeitspflicht der Mitkämpfenden. Diese schuldeten ihrem Vorgesetzten Gehorsam, solange die Befehle nicht gegen Gottes Gebote verstießen. Verantwortlich für alles, was im Krieg geschah, war demnach der Befehlshaber.[582] Die Berufung auf die gerechte Sache (*causa iusta*) rechtfertigte den Einsatz von Gewaltmaßnahmen, vor allem dann, wenn die Gewalt zur Verteidigung der Kirche angewandt werden musste. Vor dem Hintergrund der schismatischen Situation im Alexandrinischen Schisma verwundert es also nicht, dass beide Seiten durch ihre jeweilige Oboedienz das Recht auf ihrer Seite sahen. Als unerlaubt galten bei den Gewaltmaßnahmen jedoch Motive wie Beutegier und Mordlust. Ebenfalls als schuldhaft und keinesfalls gottgefällig wurde ein Krieg angesehen, der aus Zerstörungslust geführt wurde.[583]

Das Morden von Nichtkombattanten sowie das Zerstören von Kirchen (als Sakrileg grundsätzlich) durch Kaiser Friedrich I. wird einerseits durch die Welfische Sicht als das Verletzen des *ius in bello* angesehen, für das der Kaiser die volle Verantwortung zu tragen hatte, andererseits wird zwischen den Zeilen vorausgesetzt, dass die Mitkämpfenden, also auch Welf VII., diese Handlungen nicht als unerlaubten kaiserlichen Befehl zurückgewiesen haben und sie demnach durch den Kaiser als Ausführende seines Befehles und gleichsam durch dessen Befehl verstarben.[584]

Welf VII. wird dabei als jüngerer (*Guelfum iuniorem*) und somit unerfahrener Mensch apostrophiert, den der Kaiser durch zahlreiche Versprechungen nach Italien gelockt habe,[585] wobei der Terminus *illectum* (*illicere*) auch als Verführen des Jüngeren durch den Kaiser gelesen werden kann, sich ihm anzuschließen, was das Agieren Friedrichs I. im christlichen Kontext *en*

---

582 Decretum Gratiani, Causa 23, q. 4; vgl. HEGERMANN, Krieg II, Theologische Realenzyklopädie, S. 36.

583 HEGERMANN, Krieg II, theologische Realenzyklopädie, S. 36.

584 Darauf verweist auch das Weingartner Stifterbüchlein noch im 16. Jahrhundert, indem betont wird, den jungen Welfen habe das Schicksal ereilt, weil er mit dem Kaiser Italien [...] *versteren wasz* [...], *WLB Cod. hist. qt. 584*, fol. 41v.

585 *Interea imperator Guelfum iuniorem multis illectum promissionibus ad se in Italiam revocat*, Historia Welforum, ed. BECHER, S. 84.

passant in die Nähe eines teuflischen Versuchens rückt, das den Welfenspross auf Abwege bringt.[586]

Hier ist demnach auch die Begründung für das Verschweigen der Krankheit in der Welfenchronik zu suchen, denn das Erwähnen eines krankheitsbedingten Versterbens Welfs VII. hätte unweigerlich die Frage aufgeworfen, weshalb eine Gottesstrafe ihn getroffen habe, während der Umstand, dass er der Gehorsamkeitspflicht des Jüngeren gegenüber dem Kaiser nachgekommen ist, dabei aber einer Verführung erlegen zu sein, die Schuld allein bei Barbarossa und den jungen Welfen durch diesen und seine Fehlleitung sterben lässt.

Nicht allein das durch Friedrich I. verletzte *ius in bello* macht die Steingadener Fortsetzung dabei verantwortlich, sondern spricht dem Kaiser auch generell das *ius ad bellum*, also die gerechte Sache (*causa iusta*), als Kriegsgrund ab. Sie benennt unter den Verstorbenen als ersten Rainald von Dassel, den sie nur „jenen Kölner Erzbischof"[587] nennt, diesem damit die namentliche Erwähnung und somit Memoria im Sinn einer persönlichen *Damnatio memoriae* vorenthält – und zwar allen Prälaten, während die weltlichen Fürsten sämtlich namentlich erwähnt werden –, ihn aber bezichtigt, „der Anstifter des ganzen Übels und des lange andauernden Schismas"[588] gewesen zu sein. Dadurch wird die Rechtmäßigkeit des Kriegsgrunds, das Einsetzen Paschalis' III. in Rom durch den Kaiser, zurückgewiesen, der Krieg somit für unrechtmäßig sowie der kaisernahe Papst selbst für illegitim erklärt, was rückbindend den Kaiser selbst wiederum zum antichristlichen Herrscher macht und ihn zum Teufel erklärt, ohne, dass es explizit gesagt werden muss. Da im Rahmen der Kriegsethik jedoch nur jemand, dem durch Gott Macht über andere gegeben wurde, einerseits wahrer gottgegebener Herrscher ist und andererseits das Recht zum Krieg hat, sterben nicht nur durch den Kaiser seine von ihm verführten Mitstreiter, sondern er wird symbolisch durch das Dahinraffen des Heeres durch Gottes Strafe entmachtet.[589]

Mordlust als Argument, das zeitgleich die Kriegsethik mit einem ungeheuerlichen Verstoß gegen das fünfte Gebot verbindet, scheint dabei besonders

---

586 Im biblischen Kontext ist das Verführen und Versuchen eine Eigenschaft des Teufels, z.B. Mt 4; Mk 1,2; Lk 4.

587 *Episcopi Coloniensis, ille qui* [...], Continuatio Staingademsis, ed. BECHER, S. 86.

588 [...] *ille qui tocius mali huius nec non et scismatis diutini incentor fuit*, [...], ibid.

589 Vgl. auch das Kapitel über Ehre.

geeignet gewesen zu sein, die Krankheit bewältigend zu erklären. Auch bei Otto von St. Blasien († 1223) gerät die Mordlust, und somit wiederum das *ius in bello*, zu einem der Gründe, weshalb die Seuche (*pestilencia*) das Heer erfasste und „beinahe alle auslöschte".[590] Die Heerteile, die vom Kölner und vom Mainzer Erzbischof befehligt wurden, hätten gegen die Römer den Sieg bereits errungen. Aber der bereits errungene Sieg endete der Chronik nach in einem Desaster. „Nachdem also viele [der Römer] getötet, andere gefangen waren, flohen die überwundenen Römer gegen die Stadt, die Sieger verfolgten sie und schlachteten sie in grausamer Niederlage hin."[591] Da der Sieg bereits errungen war, gab es keine Notwendigkeit mehr zum Töten der Kombattanten, die nun keine mehr waren, und aus Krieg wurde Mord und die Lust an der eigenen Überlegenheit, also eine Verletzung des *ius in bello*, die die beiden Prälaten nicht aufhalten konnten oder wollten. Eine Zählung habe ergeben, dass 15.000 – also eine ungeheure Menge Römer – dadurch umgekommen seien.[592] Der Kaiser, bis hierhin unbeteiligt und nicht direkt verantwortlich, weil er selbst in Ancona geweilt habe, verletzt nun zusätzlich das *ius ad bellum*, denn obwohl der Frieden bereits gegeben gewesen sei (*sic demum pace data*),[593] habe er Rom angegriffen.[594] Es sind nun endgültig, auch für den kriegerisch unerfahrenen Rezipienten, keine Kombattanten, die der Kaiser nun angreift, sondern Bürger, die bereits erschöpft aufgegeben hatten (*bello exhaustis*),[595] und so wird auch hier wieder das Kriegsrecht verletzt. Das Angreifen der Stadt ist demnach kein Krieg, sondern ein Einfallen in die Stadt (*irruptio Urbis*)[596] durch den Kaiser.

Dem Töten Unschuldiger, die sich bereits ergeben hatten, verbunden mit Zerstörungswut und dem Sakrileg der Kirchenentweihung folgt die Strafe

---

590 Ottonis de Sancto Blasio Chronica, hrsg. und übersetzt von Franz-Josef SCHMALE, (= Ausgewählte Schriften zur deutschen Geschichte des Mittelalters, Bd. XVIIII a), Darmstadt 1998, S. 59, Z. 3 f.; sie entstand um 1200 und setzt die *Historia de duabus civitatibus* Ottos von Freising mit dem Berichtzeitraum 1146–1209 fort, ab 1160 sind die Quellen unbekannt, vgl. Mathias HERWEG: „Otto of St. Blasien", in: *The Encyclopedia of the Medieval Chronicle*, Bd. II, Leiden/Boston/Brill 2010, S. 1175 f.

591 Ottonis de Sancto Blasio Chronica, S. 56 f.

592 Ibid.

593 Ibid., S. 59.

594 Ibid.

595 Ibid.

596 Ibid.

Gottes sofort: die Krankheit bricht aus. Otto von St. Blasien beruft sich auf Ezechiel 9, 6 und beschreibt in einer organischen Sichtweise den hierarchischen Aufbau des Reiches durch die Nennung der Opfer: Erzbischöfe, Bischöfe, Friedrich von Rothenburg als Königssohn, Fürsten, Herzöge, Grafen, Ministerialen und dann Gemeine aus dem Heer:[597]

> Denn bei den Größten beginnend (bei jenem Ezechiel: Beginne von meiner Kapelle an) wütete die besagte Krankheit im Tod der Fürsten und nachdem das Haupt in den Fürsten untergegangen war, hat sie sich darauf im restlichen Körper ausgetobt.[598]

Damit betont er durch die Bezugnahme auf den alttestamentarischen Propheten nicht nur das Abwenden Einzelner von Gott, sondern beschreibt einen ganzen Körper des Reiches, der von Gott durch die Krankheit wie ein einzelner Mensch niedergestreckt wird. Diese Vorstellung vom Körper des Reichs, dessen Haupt der Fürst sei und dessen Nachgeordnete die Organe und Glieder darstellten, lässt sich zeitgleich bei Johannes von Salisbury (1115–1180) finden, der in seinem 1159 verfassten *Policraticus* in der Lehre vom Fürsten beschrieb:

> Denn die Menschen verhalten sich zueinander wie die Gliedmaßen [eines Körpers]. Mit diesem folgen wir nämlich ‚der Natur als der besten Führerin bei der Lebensgestaltung', alle Sinne ihres Mikrokosmos (d.h. der kleineren Welt), nämlich des Menschen, versammelt sie im Haupt und unterwirft diesem so sämtliche Gliedmaßen, dass alle Glieder sich richtig bewegen, solange sie dem Willen des verständigen Hauptes folgen. [...] Der Fürst aber hat im Staat die Stelle des Hauptes inne; er ist allein Gott Untertan und denen, die in Stellvertretung Gottes auf Erden handeln, weil auch im menschlichen Körper das Haupt von der Seele belebt und regiert wird. Die Stelle des Herzens nimmt der Senat ein, von dem die Veranlassung zu guten und schlechten Taten ausgeht. Die Aufgaben der Augen, der Ohren und der Zunge nehmen die Richter und Provinzstatthalter für sich in Anspruch. Die Beamten und Soldaten werden in eine Entsprechung zu den

597 *Nam Reginoldus archiepiscopus Coloniensis et Eberhardus Ratisponensis et Gotefridus Spirensis episcopi obierunt. Preterea in partibus Tuscie Fridricus de Rotinburc filius Conradi regis, Berengerus princeps de Sulzbach, et antea apud Sienem Welf iunior Welfonis ducis filius, cum aliis principibus, comitibus, liberis principumque ministerialibus, cum multitudine vulgi de exercitu hac pestilentia tacti occubuerunt*, ibid., S. 59 f.

598 *Nam a maioribus incipiens, iuxta illud Ezechielis: A sanctuario meo incipite, primo in morte principum grassatur consumptoque in principibus capite dein in reliquum corpus desevit dira pestis*, ibid.

> Händen gesetzt. Die Personen, die dem Fürsten stets zur Seite stehen, werden mit den Flanken des Körpers verglichen.[599]

Deutlich wird, dass Otto von St. Blasien im Untergang des Heeres Barbarossas das Zerschlagen eines Staatskörpers durch Gott beschreibt und diese Vorstellung durch Ezechiel 9, 6 ausdrückt. Die Art und Weise, wie Gott diesen Staatskörper durch die Erkrankung zerschlagen haben soll, geht dabei in seiner fast bildlichen Wirkmächtigkeit nicht allein auf die Bibel zurück und verwebt Erkranken und Kampfhandlungen gekonnt.

Otto von St. Blasiens Bewältigung der Krankheit, in der Gott durch die Krankheit dem Staat zuerst den Kopf abschlägt und dann den Körper durchbohrt, hat ein durchweg kämpferisches Agieren, in dem sich sowohl die Überlegenheit Gottes ausdrückt als auch dessen Schwertführung. Sie lässt sich mit der Beschreibung von Kampfhandlungen vergleichen, wie sie zum Beispiel im Sachsenkrieg beschrieben wurden. So ist im *Carmen de bello saxonico* zu lesen: „Mit dem Schwert mähten sie die Häupter, wie bei der Ernte – ein furchtbarer Anblick – und mit dem Schwert bahnten sie sich überall einen Weg mitten durch die Feinde."[600] Wie in realen Schlachten, enthauptet Gott durch die Krankheit bei Otto von St. Blasien den abstrakten und symbolischen Körper des Reichs.

---

599 Johann von SALISBURY: *Policraticus. Eine Textauswahl*, hrsg. von Matthias-Lutz BACHMANN/Alexander FIDORA/Andreas NIEBERGER, übers. von Stefan SEIT, Freiburg/Basel/Wien 2008, S. 59; 164 f.; die Wurzel dieser Körpervorstellung liegt im Investiturstreit, in dem der Körper der Republik (*unum corpus rei publicae*) erstmals benannt, aber noch nicht ausführlich beschrieben wurde; vgl. Ernst H. KANTOROWICZ: *Die zwei Körper des* Königs, S. 218 f. verortet das Aufkommen des Staates als Organismus um die Mitte des 13. Jahrhunderts bei Vincenz von Beauvais; zur organischen Staatsauffassung vgl. auch Tilman STRUVE: *Die Entwicklung der organischen Staatsauffassung im Mittelalter* (= Monographien zur Geschichte des Mittelalters, Bd. 16), Stuttgart 1978; Jürgen MIETHKE: *Mittelalterliche Politiktheorien*, S. 23.

600 *Carmen de bello soxonico*, ed. und übers. von Franz-Josef SCHMALE, in: Quellen zur Geschichte Kaiser Heinrichs IV. Die Briefe Heinrichs IV., das Lied vom Sachsenkrieg, Brunos Sachsenkrieg, das Leben Kaiser Heinrichs IV. (= Ausgewählte Quellen zur deutschen Geschichte, Bd. XII), Darmstadt 1963, S. 180 f, Z. 149 f.; der Autor des Liedes vom Sachsenkrieg ist unbekannt, das Epos beschriebt die Jahre des sächsischen Aufstandes bis ins Jahr 1075, es entstand am Ende des 11. oder zu Beginn des 12. Jahrhunderts und besteht aus sich auf drei Bücher verteilende 757 Hexameter, vgl. Franz-Josef SCHMALE/SCHMALE-OTT, Irene: „Das Werk", in: ders.: ibid., S. 20–27 (hier S. 22 f.).

Dass Gott sofort nach einer kriegerischen Niederlage des Kaisers durch die Krankheit einschritt, denn so möchte der Chronist das Ergebnis des kaiserlichen Einnehmens Roms verstanden wissen,[601] lädt Ottos Überlieferung zusätzlich symbolisch-theologisch auf und hebt nicht nur das Absprechen eines kaiserlichen Sieges, sondern auch das Gottesurteil hervor. Otto von St. Blasien zeichnet in seiner Überlieferung somit einen rächenden, zornigen Gott, der die ungerechten Kriegshandlungen ahndet, indem er das ganze Reich grausam niedermetzelt. Eine Gottesvorstellung, wie sie sich auch bei dem alttestamentarischen Propheten Nahum finden lässt.[602]

Durch diese theologisch aufgeladene Metapher eines göttlichen Handstreichs erringt Gott nicht nur den Sieg über den ungerechten Kriegsherrn Barbarossa, sondern es gelingt Otto von St. Blasien auch, einen Tun-Ergehen-Zusammenhang zwischen Barbarossas Kampfhandlungen und die dafür von Gott über den Herrn verhängte Gottesstrafe aufzuzeigen. Diese Gottesstrafe, bei der das Abschlachten der Römer durch das metaphorisch-kriegerische Abschlachten des Heeres durch Gott dessen Vergehen in seinen Merkmalen charakteristisch nachahmt, drückt somit zusätzlich zum Tun-Ergehen-Zusammenhang auch eine Talion (*ius talionis*), eine sogenannte »unechte Spiegelstrafe«, aus. Diese Merkmale wurden in der Historiographie insbesondere dann hervorgehoben, wenn die Adressaten dadurch belehrt, abgeschreckt oder erzogen werden sollte.[603]

Dass es sich bei dem Angriff und den Kampfhandlungen in Rom um Mord gehandelt habe, findet sich als Argument in mehreren Berichten. Als „endloses Gemetzel an den Römern“ (*infinitam Romanorum caedem*) und somit als Verletzung des *ius in bello* bezeichnen es sowohl die Annalen aus Augsburg,[604] und auch die des Klosters Disibodenberg, wo man in der Vernachlässigung der Kriegsethik seitens des Kaisers den Grund für das Auftreten der Erkrankung und den Tod des Heeres sah.

Das gewichtige Argument des Disibodenberger Annalisten, der Kaiser habe Rom nicht besiegt, sondern besetzt (*obsessa*) und eine unzählige Menge

---

601 *Cesar itaque hac utinam non consecuta victoria potitus* […], Ottonis de St. Blasio Chronica, ed. SCHMALE, S. 58.

602 Nah 1, 2; 1, 11.

603 Zur Talion vgl. W. SCHILD: „Talion“, in: *LEXMA*, Bd. 8, München/Zürich 1997, Sp. 446 f.

604 Ann. Augustani minores, ed. PERTZ, in: MG. SS X, S. 8.

Römer seien dabei getötet worden (*occisa*),[605] macht aus dem Sieg des Kaisers über Rom eine ungerechte Kriegshandlung, denn das Verb lässt sich durch seine Mehrdeutigkeit auch mit „ermorden“ übersetzen. Der Ausdruck des Besetzens der Stadt berührt dabei *en passant* auch den für einen gerechten Krieg notwendigen Kriegsgrund (*ius ad bellum*), der anscheinend für das Kloster Disibodenberg nicht bestand. Auf das Töten der unschuldigen Römer erfolgt durch die göttliche Gerechtigkeit die „größte Krankheit“ (*maxima pestilentia*), durch die das Heer umkommt. Die Schmach wird noch dadurch unterstrichen, dass die Annalen nicht einen einzigen Namen eines Menschen aus dem kaiserlichen Heer überliefern, der der Krankheit zum Opfer gefallen ist, was die Verweigerung der Memoria ausdrückt und einer historiographischen *Damnatio memoriae* gleichkommt und eine Ehrbezeugung damit verwehrt.

Krieg und Sterben werden von den Berichten nicht allein mit dem Angriff auf Rom verbunden, sondern das Geschehen in den größeren Kriegskontext des Krieges Barbarossas gegen die Lombardei gesetzt. Auf dem Mont-Saint-Michel bei Abt Robert von Torigny (1100–1186), einem Parteigänger Alexanders III., spielen zwar das Einsetzen des schismatischen Papstes Paschalis III. und vor allem die Krönung der Kaiserin Beatrix eine Rolle, und auch die Zerstörung der Kirche und des Portikus durch die Kaiserlichen als Sakrileg und Verletzung des *ius in bello* fehlen nicht.[606] Doch sind diese Handlungen lediglich kausale Auslöser für die Gottesstrafe, die in Form eines Strafwunders dann das Heer überkommt. Diese Strafe kommt nicht als vorschnell gefälltes Urteil daher, sondern als Vergeltungsschlag Gottes, durch den

605 *1166. Roma ab imperatore obsessa; innumerabilis multitudo Romanorum occisa; maxima pestilentia in exercitu imperatoris facta 1167.* Annales Sancti Disibodi, ed. WAITZ, in: MG. SS XVII, S. 30, die Annalen vom Disibodenberg sind ab der Mitte des 12. Jahrhunderts entstanden und gelten als dem Männerkonvent zugehörig, bis 1148 verstanden sich die Annalen als Kaiserchronik, von 1148–1200 nicht: SCHMALE/WATTENBACH sehen in den Annalen eine Abhängigkeit zu Albert von Stade, doch bezogen auf die Überlieferung zu 1166/67 kann diese Abhängigkeit nicht festgestellt werden, da Albert von Stade eine ganz eigene Variante der Überlieferung in seinen Annalen präsentiert, zu den Annalen selbst vgl. Franz-Josef SCHMALE/Wilhelm WATTENBACH, Geschichtsquellen im Mittelalter, Bd. 1 (1976), S. 142 f.

606 […] *et quedam iuxta ecclesiam beati Petri destruxit, scilicet porticum et alia nonulla. Antipapam etiam Widonem de Creme Romam adduxit, et per manum ipsius uxorem suam impeatricem fecit coronari. Subsecuta est e vestigio ultio divina.* […] Roberti de Monte Chronica, ed. BETHMANN, in: MG. SS VI, S. 516.

das Heer sühnen muss, was es in der langen Kette der Vergehen, vom Krieg gegen die langobardischen Städte bis hin zu den liturgischen Handlungen und der Zerstörung der Kirche in Rom (die durch das Schisma auch den Geruch des Zerschlagungsversuchs der katholischen Kirche *per se* erhält) sich hat zuschulden kommen lassen, und somit ebenfalls als Spiegelstrafe zu sehen ist. Man sage nämlich (*Dicitur enim*), so will Robert wissen, es seien durch ein erhebliches Sterben 25.000 Männer aus dem Heer umgekommen und es gäbe 25 langobardische Städte, die Mailand wiederaufgebaut habe, nachdem der Kaiser sie zerstört hätte.[607] Pro zerstörter Stadt kamen demnach 1.000 Mann des kaiserlichen Heeres um, allerdings erst für die begangenen Sakrilege durch den Kaiser und seinen Papst, was, bezogen auf die Vorstellung von Einwohnergrößen von Städten der Zeitgenossen, zusätzlich zur Spiegelstrafe auch einen Tun-Ergehen-Zusammenhang ausdrückt.

Robert von Torignys Verschweigen der Erkrankung ist dabei, anders als in Aachen oder in der Welfenchronik, kein Instrument des Verschleierns einer Gottesstrafe. Im Gegenteil unterstreicht Roberts Verschweigen der Krankheit die Gottesstrafe zusätzlich, weil das wundersame Sterben des Heeres die wundersame Strafwunderhandlung Gottes so noch mysteriöser und jenseits aller menschlichen Vorstellungskraft erscheinen lässt, und es den Anschein erweckt, als seien alle Menschen zeitgleich umgekommen.

Wieder steht auch die Zerstörungswut (*ius in bello*) des Kaisers im Vordergrund, was die Zerstörung seines Heeres zur Folge hat. Gott selbst beachtet in Roberts Vorstellung zum Sterben im Heer dabei eine Verhältnismäßigkeit in seiner Gottesstrafe, erweist sich also als gerecht, wenn er diese hohe Anzahl an Menschenleben nicht allein für die Krönung und das Zerstören der Kirche fordert, sondern in den größeren Kriegskontext stellt.

Auch, wenn die Überlieferungen vom Tod des Heeres selbst vordergründig neutral klingen können, ist der übergeordnete Bewältigungs- und Deutungsparameter die Frage, wie ungerecht oder gerecht der Krieg oder wie legitim die Herrschaft des Kaisers ist, den Berichten immanent, wenn der annalistische Kontext das Sterben im Heer mit dem Krieg gegen Mailand verwebt. So berichten die Annalen von Cremona lediglich, der Kaiser sei

607 *Dicitur enim, quod crassante mortalitate 25 milia hominum de exercitu suo mortui sunt. Longobardie civitates, que sunt numero 25, Mediolanum reedificant et ab imperatore deciscunt* [...], Roberti de Monte Chronica, S. 516.

nach Rom gezogen und ein großer Teil seines Heeres sei dort verstorben.[608] Der Annalist erwähnt die Krankheit nicht, doch ist seine Überlieferung eingebettet in den ihn umgebenden Text, der einzig über den Konflikt der lombardischen Städte mit dem Kaiser in einer Dialogform berichtet, und ihn so in einen großen Kontext setzt, wobei die Annalen stilistisch hier auch brechen und den Eindruck erwecken, als sei dieser Teil in seiner Dialogform inseriert worden: „Wann Tortona durch den Kaiser Friedrich besiegt wurde. 1155."[609] Auch die Unterwerfung Mailands im Jahr 1162 wird durch den Annalisten erwähnt und genau vor dem Bericht über den Tod des Heeres vergisst er nicht, den Wiederaufbau Mailands ganz genau zu datieren: Am 5. April 1167.[610] Dabei erspart sich der Annalist nicht das Eingeständnis, dass Cremona selbst zeitweise Seite an Seite mit dem Kaiser gekämpft hatte.[611] Zwischen die regionalen Berichte – der Bau des Baptisteriums wurde begonnen, der des Marktes ebenso – mischt sich immer wieder die große Politik, die mit der Niederlage des Kaisers in der Schlacht von Legnano im Jahr 1176 den Sieg den Langobarden zusprach. Aber Frieden verzeichnet der Annalist erst im Jahr 1177, als er vermerkt, der Kaiser habe Frieden mit den Lombarden geschlossen und auch Papst Alexander III. habe Frieden geschlossen mit Kaiser Friedrich,[612] und die Dialogform wieder abbricht.

Das Sterben im kaiserlichen Heer wird so einerseits implizit mit einer langen Zeit der militärischen Auseinandersetzungen in Verbindung gebracht und anderseits mit dem Schisma verwoben. Dabei wird die göttliche Ordnung und Hierarchie gewahrt. Es ist der Kaiser, der mit der Lombardei Frieden schließt, da er den Bewohnern nach göttlicher Ordnung hierarchisch übergeordnet ist. Der Frieden mit dem Kaiser seitens des Papstes wird jedoch keinesfalls bilateral geschlossen, sondern es ist Papst Alexander III., der den Frieden mit dem Kaiser schließt und diesen somit gewährt. Nicht nur, dass

---

608 *Et eodem anno imperator Federicus ivit Romam, et magna pars exercitus ibi mortua fuit*, Annales Cremonenses, ed. Holder-Egger, in: MG. SS XXXI, S. 5.

609 *Quando Derthona fuit capta a Fedricho* [sic] *imperatore. MCLV*, Annales Cremonenses, ed. Holder-Egger, S. 5, Z. 4.

610 Vgl. ibid., Z. 21 f.

611 *Et eodem anno* [1158] *Fedrichus imperator cum cremona Mediolanum obsedit, et ibi steterunt per quinque ebdomadas* […] *Quando Cremona cum Fedricho imperatore cepit Cremam. MCLVIIII*, Annales Cremonenses, ibid.

612 *Quando imperator fecit pacem cum Lumbardis, MCLXXV. Et in eodem anno papa Alexander fecit pacem cum imperatore Fr*[edrichus], ibid., S. 5, Z. 20, S. 6, Z. 2.

die Hierarchie zwischen den beiden Schwertern damit deutlich gemacht wird, der Papst wird als Friedensgewährer somit zu einer Kriegspartei mit dem Kaiser, was das Recht zum Krieg (*ius ad bellum*) seitens des Kaisers deutlich zurückweist, da Krieg gegen den Papst nicht Krieg zur Durchsetzung des rechten Glaubens sein kann – und somit illegitim ist. Anders als kaisernahe Berichte, die den Kaiser nach 1177 immer wieder als Friedensfürsten apostrophierten, ist der Friedensgewährer in der Annalistik Cremonas eben nicht der Kaiser, sondern der Papst und dieser somit der eigentliche Sieger.[613] Die moralische Botschaft des Historiographen ist damit klar: Krieg aus den falschen Gründen zu führen, die falsche Oboedienz, gegen Rom zu ziehen und das Haupt der Welt anzugreifen (und damit einhergehend die gottgegebene Hierarchie umzukehren), führt somit unweigerlich zum Tod. Die Gottesstrafe ist implizit, wodurch sie genau eintritt, hat keinerlei Bedeutung. Auch hier ist es der Kaiser, der nach Rom gezogen und durch den der größte Teil seines Heeres letztendlich verstorben ist.

Zusammenfassend kann gesagt werden, dass ein gewichtiges Argument der Krankheitsbewältigung darin besteht, das übergroße Sterben im kaiserlichen Heer mit einer übergroßen Ungerechtigkeit zu erklären, die einer entsprechenden Gottesstrafe vorausgegangen sein muss und als Tun-Ergehen-Zusammenhang zwischen einer ungerechten Kriegsführung und/oder dem Begehen von Kriegsgräuel durch den Kaiser verstanden wurde. Das Heer stirbt dabei durch den Kaiser, dem als Herrscher und Heerführer zwar die Verantwortung für die Kriegsethik oblag, dem diejenigen, die sich im anschlossen und die gegen den göttlichen Willen und die Gebote Gottes handelten, aber aus kriegsethischen Gründen die Gefolgschaft hätten verwehren können. Einerseits wird Friedrich I. Barbarossa dabei als der große Verführer zum Unrecht an den Unerfahrenen beschrieben, der diese ins Verderben führt, andererseits wird die Zerschlagung des Heeres durch Gott in einen kriegerischen Kontext, in dem er als göttlicher Richter den Staatskörper des Reiches durch die Krankheit zerschlägt. Der Tun-Ergehen-

Zusammenhang wird dabei mit einer göttlichen Spiegelstrafe in Verbindung gebracht, bei dem das Heer symbolisch die Strafe erhält, die es vorher als

613 Zu Barbarossa als Friedensfürsten vgl. Heinz Krieg: *Herrscherdarstellungen in der Stauferzeit. Friedrich Barbarossa im Spiegel seiner Urkunden und der staufischen Geschichtsschreibung*, Ostfildern 2003, S. 165.

Unrecht bei anderen begangen hat. Dabei begrenzt sich der Kriegskontext, mit dem die Krankheit in Verbindung gebracht wird, keinesfalls auf die Kämpfe in Rom, sondern greift auch auf die lombardischen Kriegsgeschehnisse, die räumlich und zeitlich weit vor dem Krankheitsausbruch lagen, aus, um die ungeheure Dimension der kaiserlichen Verluste, und somit der Gottesstrafe, deutend zu erklären.

Anders, als in der Forschung bislang angenommen, bürgt die unversehrte Physis des Herrschers hier keinesfalls für dessen gute Herrschaft. Völlig unabhängig vom kaiserlichen Überleben oder Unangetastetsein ändert die Krankheit Barbarossas soziale Rolle, delegitimiert ihn, spricht ihm ab, Herrscher zu sein, da der göttliche Konsens fehlt, wodurch er lediglich als Usurpator weiterregieren kann. Das ist freilich keine Folge, die sich in Urkundenexpeditionen niederschlägt, aber durchaus eine, die über den von Spataro ermittelten institutionellen Schock hinausgeht, da sie die tradierten Beurteilungen der Gleichung, dass ein gesunder Herrscher eine gesunde Herrschaft darstellt, völlig außer Kraft setzt.

4.4 Wahrnehmung von Krankheit: Der *honor imperii* als Ursache und seine Schädigung als Folge von Krankheit

Dass der Verlust von so vielen Leben im vierten Italienzug durch die Krankheit auch das Ansehen Barbarossas tangierte, kann durch das zeitgenössische Wissen um die Verflechtung von Krankheit und Gottesstrafe wenig überraschen. Schmitz-Esser sah in den riesigen Verlusten an Leben sogar die »Auflösung des Heeres«,[614] wobei der Fokus seiner Arbeit auf dem Umgang mit den Leichen aus dem kaiserlichen Tross liegt und nicht auf der Krankheit selbst. Allerdings löste sich durch das Wegsterben der Teilnehmer des Italienzuges nicht allein das Heer auf, sondern das ganze Gefolge des Kaisers im Sinne seiner physisch sichtbaren Anhängerschaft.[615] Dieses Wegbrechen einer symbolischen Gruppeneinheit war, wie gezeigt werden wird, einerseits geeignet, Rückschlüsse auf eine Statusveränderung des kaiserlichen Ansehens

---

614 Schmitz-Esser, Leichnam im Mittelalter, S. 242.

615 Zu Gefolgschaft vgl. Michael Summer: „Early medieval ‚warrior' images and the concept of Gefolgschaft", in: Ellora Bennett/Guido M. Berndt/Stefan Esders/Laury Sarti (Hg.): *Early medieval militarisation*, Manchester 2021, S. 314–330.

als Folge der Erkrankung zu deuten, die die Ehre des Reiches zwangsweise berührte, weil sie die Kaiserwürde tangierte, und durch die Betonung des Sterbens seiner Berater, der Adeligen und der geistigen Würdenträger aus seinem Kreis auf ihn zurückschlug. Da Krankheit und Sterben unweigerlich dem Wissen der Zeit nach ein göttlicher Reboundeffekt auf das eigene, nicht gottgefällige Denken oder Handeln war, konnte das von Gott als negativ bewertete Verhalten einer ganzen Gruppe sich auf das Ansehen des Kaisers und somit auf das Reich auswirken. Daneben berührte das durch Tod bedingte Wegfallen des Gefolges des Kaisers seinen Status als *rex universorum* und stufte ihn, so Spataro, zu einem *rex singulorum* zurück, was von seinen Gegnern als Schädigung der konsensualen Herrschaft gedeutet wurde.[616]

Der Begriff des *honor imperii*, der Ehre des Reiches, ist ein vieldeutiger, der zuerst als rein juristischer Zentralbegriff im Sinne eines politischen Rechtsanspruches verstanden wurde.[617] Laut Görichs Studie zur Ehre des Reiches, in der er den Begriff neu deutete, war der *honor imperii* jedoch viel mehr als ein formaler juristischer Terminus, nämlich ein wesentlicher Bestandteil der symbolischen Kommunikation und bezog sich auf die »rein äußerlich gezeigte Ehre einer öffentlich gezeigten Anerkennung von Rang und Herrschaft des Kaisers.«.[618] Görich betont in seiner Studie zur Ehre des Reiches, dass der Begriff des *honor* sich nicht lediglich auf die Verhaltensnormen und die Lebensformen eines einzelnen, sondern auf die ganze Gruppe der Adeligen bezog, an dessen Spitze der Kaiser stand.[619] Je nach der Tendenz der Überlieferung, ob kaisernah oder dem Kaiser nicht

616 Exemplarisch bereits Spataro, La Catastrophe, S. 357–366; zu konsensualer Herrschaft vgl. Bernd Schneidmüller: „Konsensuale Herrschaft. Ein Essay über Formen und Konzepte politischer Ordnung im Mittelalter“, in: Paul-Joachim Heinig/Sigrid Jahns/Hans-Joachim Schmidt/Rainer Christoph Schwinges/Sabine Wefers (Hg.): *Reich, Regionen und Europa in Mittelalter und Neuzeit. Festschrift für Peter Moraw*, Berlin 2000, S. 53–87; Stefan Weinfurter: *Das Reich im Mittelalter. Kleine deutsche Geschichte von 500–1500*, München 2008, S. 99 f.

617 Vgl. Peter Rassow: *Honor imperii. Die neue Politik Friedrich Barbarossas 1152–1159. Durch den Text des Konstanzer Vertrags ergänzte Neuausgabe*, Darmstadt 1961, S. 91.

618 Knut Görich: „Die Staufer“, in: Matthias Puhle/Claus-Peter Hasse (Hg.): *Heiliges Römisches Reich Deutscher Nation (962–1806). Essays*, Dresden 2006, S. 187–197 (hier S. 188).

619 Görich, Ehre Barbarossas, S. 21.

wohlgesonnen, kann durch die Verflechtung von Krankheit und Ehre dabei der *honor* hervorgehoben oder abgesprochen werden.

Obwohl der Begriff *honor* selbst in den Quellen zum Krankheitsausbruch kaum fällt, ist er in der Narration der Überlieferungen durch verschiedene Erzählweisen, wie die öffentliche Sichtbarkeit der Erkrankung und die deutliche Dezimierung des Heeres durch die Todesfälle, implizit enthalten. Vor allem, wenn die Notwendigkeit der Sichtbarkeit des Kaisers und seines Gefolges durch althergebrachte Herrschaftspraxen wie den *adventus regis* Teil der Erzählung um die Krankheit sind, werden Sichtbarkeit und Krankheit miteinander in Bezug gesetzt. Die Herrschereinzüge, die ihren Ursprung in der Antike haben, waren fest eingebettet in liturgische Komponenten und standen auch Bischöfen und Päpsten zu, insbesondere dann, wenn sie Stellvertreter des Kaisers waren. Sie waren ein öffentliches Ereignis, eine politische, nonverbale Kommunikation, ein Ausdruck kaiserlicher Macht, der gesehen und wahrgenommen werden konnte.[620]

Der Herrschereinzug steht schon beim Einzug des Kaisers in Rom im Fokus der Überlieferungen und zeigt in den kaisernahen Quellen die Macht der kaiserlichen Präsenz auf. Anders als Spataro annahm, kann der *honor imperii* also nicht nur im negativen Kontext eingesetzt werden, um die Folgen der Krankheit für das Reich zu rahmen, sondern das Nachkommen des Herrschers seiner pflichtgemäßen Funktion und Bestimmung kennzeichnen. Der Annalist des dem Bistum Lüttich zugehörigen Kloster Lobbes zeigt sich im Schisma auf der Seite des kaisernahen Papstes Paschalis III. stehend, während der Schreiber Papst Alexander III. lediglich bei seinem Taufnamen nennt (*Rollando*),[621] wodurch der Anspruch des Kandidaten, Papst zu sein, unterminiert wird. Glauben wir dem Annalisten, dann war es einzig und allein die Pracht des Kaisers und seines Trosses, der Papst Alexander III. veranlasste, vor dem Angesicht des Kaisers zu flüchten. Dieser sei nämlich „[…] vom Berg, den man den Freudenberg nennt [Monte Mario] als Gekrönter vor seinen Fürsten bis zur Kirche des heiligen Petrus vorangeschritten, nachdem

---

[620] Zur Geschichte der Herrschereinzüge von der Antike bis zum Spätmittelalter vgl. Joachim LEHNEN: *Adventus principis. Untersuchungen zu Sinngehalt und Zeremoniell der Kaiserankunft in den Städten des Imperium Romanum*, Frankfurt/M. 1997, vgl. Gerrit Jasper SCHENK: *Zeremoniell und Politik. Herrschereinzüge im spätmittelalterlichen Reich*, Köln 2003.

[621] Annales Laubienses, ed. PERTZ, in: MG. SS IV, S. 24, Z. 47.

die Kaiserin zur Augusta erhoben und gekrönt worden war."[622] Dort habe Papst Paschalis die Kirche wiederhergestellt. Die übergroße Krankheit habe dann, sowohl unter den verbliebenen Römern als auch in den Geschlechtern des Imperiums heftig gewütet.[623]

Die Adventuszeremonie, die der Annalist mit dem Zug vom Monte Mario aus herab in die Ewige Stadt überliefert, bürgt für die Unausweichlichkeit der Erkrankung und somit der Unmöglichkeit für die Edlen im Reich, ihr zu entkommen. Der Kaiser zieht mit seinem Gefolge ehrenvoll in die Stadt ein und alle Beteiligten – Kaiser, Edle, Paschalis III. – bedingen nicht nur einander, um die Ehre des Reiches zu repräsentieren, sondern wirken durch die Repräsentation allein bereits so einschüchternd, dass Alexander III. sich zurückziehen muss und flüchtet. Daraus folgt die Konsequenz, die Kirche wieder herstellen zu müssen, um die Ordnung für die Christenheit zu garantieren. Der Kaiser übt somit seine Funktion als Schutzherr von Rom aus. Das Sterben an der Erkrankung betrifft in der Überlieferung des Klosters beide Seiten, macht aber aus den Kaiserlichen märtyrerähnliche Repräsentanten, die für den rechten Glauben und unter Ausübung der für die Ehre des Reiches notwendigen Verhaltensformen ihren Tod fanden. Die Opferzahlen der Erkrankung begrenzt der Annalist auf drei Personen, Bischof Nicolaus von Cambrais, Alexander von Lüttich und Rainald von Köln,[624] sodass nicht nur das Ausmaß der Opfer der Krankheit für den Leser nicht ersichtlich wird, sondern sich die Opfer auf geistliche Würdenträger beschränken, von denen einem, Alexander von Lüttich, als ehrenvollem Bischof der eigenen Diözese, eine Sonderstellung zukommt, die auf das eigene Bistum und das eigene Kloster zurückwirkt. Bistum und Kloster haben somit mittelbaren Anteil an der ehrenvollen Wiederherstellung und an der Ehre des Reiches, weil sie mit den Geschehnissen in der Überlieferung verwoben werden. Die Bewältigungsstrategie besteht dabei darin, die Ereignisse als ehrenvoll und unausweichlich darzustellen und sich als Kloster zudem noch selbst mit

---

622 *Subsequutus est imperator, Romamque ingressus, a monte qui dicitur Gaudii, usque ad ecclesiam sancti Petri coram primatibus suis coronatus incedit; factaque a domno papa Paschali eiusdem ecclesiae reconciliatione, impeatrix in augustam promota et consecrata est, Rollando interim a facie imperatoris fuga sibi apud Beneventum consulente*, Annales Laubienses, ed. Pertz, S. 24.

623 *Lues permaxima tam in residuos Romanorum quam in gente imperii desaevit*, ibid.

624 Ibid., S. 24, Z. 49 f.

ihnen zu verflechten, um die eigene Position auch historiographisch mit hervorzuheben.

Doch gerade die Sichtbarkeit des durch die Krankheit so stark dezimierten Heeres nach dem vierten Italienzug wurde von contrakaiserlichen Überlieferungen auch als Argument genutzt, um die göttliche Unterstützung des Unternehmens, und somit die Gottunmittelbarkeit des Kaisers selbst samt seiner Ehre, infrage zu stellen. Kehrte der Kaiser von seinen Italienzügen zurück, so wurde er, vor allem von seiner eigenen Kanzlei, als *victor* und *inclitus triumphator* adressiert, wodurch die göttliche Unterstützung und die Rechtmäßigkeit des Krieges unterstrichen wurden. Doch der Triumph des Kaisers drückte sich nicht nur in Texten aus, sondern wurde in Anlehnung an die antiken Triumphzüge tatsächlich begangen. So soll die Stadt Pavia Barbarossa nach der Einnahme Tortonas einen Triumph *antiquo more* bereitet haben, dessen außerordentlicher Glanz, so will es der Ligurinusdichter wissen, nicht einmal durch Homer und Vergil angemessen hätte beschrieben werden können.[625] Wohl im Bewusstsein, dass ein solch siegreicher Einzug mit wenigen Teilnehmern nicht möglich war, thematisieren verschiedene Quellen das Heimkehren des Kaisers aus diesem Blickwinkel und machen deutlich, dass von einem siegreichen Triumph, der die göttliche Unterstützung des vierten Italienzuges sichtbar hätte demonstrieren können, nicht die Rede sein konnte.

Bereits im Auftakt zur Erzählung über die Ereignisse im Jahr 1167 berichtet die *Historia calamitatum* über die Folgen, die sich aus ihrer Sicht aus der Krankheit und dem Versterben so großer Teile des Heeres für das Reich ergaben. Dabei bezieht sich die *Historia calamitatum* nicht allein auf die Todesopfer, denen durch den Willen Gottes das Leben durch die Erkrankung genommen wurde, sondern erweitert den Kontext auch auf diejenigen, die die Krankheit überlebt hatten. Dort heißt es: „Aber sie wurden zermalmt, aber sie wurden zurückgeworfen, aber sie wurden gezwungen, unter großer Schmach zurückzukehren – sie, denen durch Gottes Erbarmen das Leben

---

[625] Gunther: Ligurinus. Ein Lied auf den Kaiser Friedrich Barbarossa, aus dem Lateinischen übersetzt und erläutert von Gerhard STREKKENBACH (mit einer Einführung von Walter BERSCHIN), Sigmaringendorf 1995, S. 240–243, V. 174–230; vgl. Heinz KRIEG: *Herrscherdarstellungen in der Stauferzeit*, S. 77 f.

geschenkt wurde."[626] Die sichtbare Folge der Erkrankung, die sich hier ausdrückt, bezieht sich nicht mehr allein auf das Sterben an einer Krankheit als Ausdruck einer göttlichen Strafe für eine Fehlhandlung. Vielmehr ist es ein ganzes Geflecht an Vergehen, die die *Historia* in einem Geflecht aus der Beteiligung am Schisma, dem Schänden der Kirche S. Maria in Turri und in der Einnahme der ewigen Stadt sieht, das zum Ausbruch der Erkrankung geführt habe.[627] Auch die Überlebenden tragen an den Folgen mit, weil mit dem Heimkehren unter diesen Bedingungen ein Makel, eine Entehrung einherging, die sich mit der Beschädigung des *honor imperii* in Verbindung bringen lässt und das Ansehen des Reiches schädigte.

Worin bei der Rückkehr der Teilnehmer des vierten Italienzuges die Schmach und Schande, somit die implizite wechselseitige Entehrung zwischen Fürsten, Kaiser und Reich bestand, wird aus mehreren Quellen deutlich: es ist das Heimkommen des Kaisers mit (zu) wenigen Beteiligten, das den Riss innerhalb der Gruppe der Adeligen deutlich hervortreten ließ.[628] Der Annalist des Klosters Disibodenberg will sogar wissen, der Kaiser sei fast heimlich aus der Lombardei zurückgekehrt.[629] Diese Formulierung (*clam*) lässt mehrere Deutungen zu, denn die Heimlichkeit kann sich einerseits darauf beziehen, dass der Kaiser sich der Herrscherpraxis der Sichtbarkeit entzogen habe, weil die Herrschereinzüge in die Städte nicht mehr stattgefunden hätten, und damit selbst unehrenhaft gehandelt habe. Andererseits

626 *Sed contritut sunt, sed repulsi sunt, sed cum gravi dedecore in terram redire conpulsi sunt, quibus tamen miserante Deo vita donata est.*, Historia calamitatum, S. 310 f.

627 Ibid., S. 311.

628 [...] *ita ut cum paucis redierit in Allemanniam*, Ann. Ceccanenses, ed. Pertz, in: MG. SS XIX, S. 286; [...] *ipse cum paucis vix repatriavit,* Ex Annalibus Winchecumbensibus, ed. Pertz, in: MG. SS XVI, S. 481, die Annalen von Winchecomb wurden um 1240 verfasst, sie basieren teilweise auf der Chronik der Abtei, doch nur der Teil von 1049–1232 ist in der unikalen Überlieferung enthalten. Die Annalen gelten als Vorgänger derer von Tewkesbury, Ex Annalibus Teokesburiensibus, ed. Liebermann/Pauli, in: MG. SS XXVII, S. 464, die den Text zu 1167 verkürzt wiedergeben, der Kaiser sei mit einem *exercitu copioso* nach Rom gezogen, dort sei der *magna pars* [...] *percussa es*t, Ex Annalibus Teokesburiensibus, ed. Liebermann/Pauli, S. 464. Ähnlich argumentieren folgende: [...] *vix cum paucis imperator reversus est ultra montes*, Chronicon Faventinum, ed. Rossini, S. 58 f.; [...] *vix cum paucis tristis et merens in Alamanniam rediit*, Romuald von Salerno, S. 256.

629 *Imperator de Longobardia vix clam egressus est*, Annales Sancti Disibodi, ed. Waitz, in: SS XVII, S. 30.

kann damit auch eine obskure Verheimlichung der Konsequenzen seines Italienzuges vor den Augen des Reiches als Zeugenschaft seines Scheiterns ausgedrückt werden, was einem Lügen, Verschweigen und somit wiederum einem Verstoß kaiserlicherseits gegen das achte Gebot gleichkäme. Für einen Kaiser, der sich selbst als gottunmittelbaren Herrscher verstand und verstanden wissen wollte, kommt das einem unerhörten Urteil durch den Annalisten des Klosters gleich, der die *Christianitas* des Kaisers, und gleichsam seine Ehre, antastet. Das Gefolge des Kaisers wird durch den Verlust an Adeligen, die dieses Gefolge bilden konnten, als zu klein dargestellt und damit die Schmach des Kaisers für alle sichtbar. Da sowohl im Krieg als auch an Krankheit durch Gottes Eingreifen gestorben wurde, die Anzahl der Verluste nach der zeitgenössischen Auffassung also in jedem Fall mit einer Gottesstrafe in Verbindung zu bringen waren, war auch das Ansehen des Reiches beschädigt. Die Heimlichkeit, die die Annalen vom Disibodenberg hier dem Wiederkehren des Kaisers zuschreiben, bedeutet für die Person des Kaisers einen deutlichen Verlust des Ansehens und der Ehre für den Herrscher und seine Majestas.

Von einem Triumphator unter der Gnade Gottes ist der heimlich heimkehrende Kaiser in der Annalistik des Klosters Disibodenberg weit entfernt. Hier lässt sich ein Tun-Ergehen-Zusammenhang ableiten, der sich nicht allein auf den Untergang des Heeres in Rom fokussiert, sondern in der politischen Interaktion zwischen dem Kaiser und dem Kloster wurzeln könnte. Die Bewältigung der Krankheit und des Sterbens des Heeres durch eine Betonung des kaiserlichen Ehrverlusts kann mit der politischen Erfahrungswelt des Klosters selbst in Zusammenhang gebracht werden, vor deren Hintergrund der Annalist die Ereignisse des Jahres 1167 deutet. Hatte doch das Kloster selbst kurz vor dem vierten Italienzug des Kaisers selbst Ansehens- und Ehrverlust erlitten – durch niemand anderen als Barbarossa selbst.

Hildegard von Bingen (1098–1179) hatte mit ihren Nonnen um 1150 das Doppelkloster auf dem Disibodenberg nach langen Auseinandersetzungen verlassen und das bei Bingen auf dem Rupertsberg gelegene Kloster gegründet. Doch damit war die rechtliche Stellung der hildegardschen Neugründung noch nicht geklärt. Der Erzbischof von Mainz, Arnold von Selenhofen (1153–1160) verfügte zwar im Jahr 1158 die vollständige rechtliche Trennung des Klosters Rupertsberg vom Disibodenberg, doch er selbst lebte in ständigem Konflikt mit der Mainzer Bürgerschaft, die ihn letztlich 1160 ermordete.

Das Kloster Disibodenberg erhoffte sich, die rechtliche Gewalt über den Rupertsberg zurückerlangen zu können, immerhin war Hildegard von Bingen ein Garant für begüterte Novizinnen. Aber Kaiser Friedrich I. erklärte auf dem Hoftag von Mainz 1163 das Kloster Rupertsberg zum Reichskloster, und die Mönche vom Disibodenberg gingen leer aus.[630]

Für das Kloster ergab sich aus dem kaiserlichen Handeln auf dem Hoftag somit ein klösterlicher Ansehens- und Ehrverlust, da der Kaiser das Kloster auf dem Rupertsberg, das zudem noch ein Frauenkloster war, einerseits zum Reichskloster erhob und es andererseits dem Zugriff des Disibodenbergs entzog. Nicht nur entging damit dem Kloster Disibodenberg der monetäre Zugewinn durch die Novizinnen, der das eigene Ansehen beträchtlich hätte vergrößern können, sondern mit der kaiserlichen Erhebung des Rupertsberger Klosters einherging auch eine hierarchische Verschiebung, den das Kloster Disibodenberg hinter dem des Rupertsbergs zurücktreten ließ, das nun reichsunmittelbar war und von den Strukturen der Vernetzungen der beiden Klöster losgelöst. Es ist möglich, dass der Annalist diesen klösterlichen Ansehens- und Ehrverlust auf die Situation um das kaiserliche Heer übertrug. Vor diesem Hintergrund liest sich der Verlust des kaiserlichen Heeres wiederum wie ein Verweis auf eine göttliche Spiegelstrafe, die den Schaden des klösterlichen Ehrverlustes in dem des Kaisers abbildet und einen Tun-Ergehen-Zusammenhang darstellt.

Deutlich hervor tritt eine Beschädigung der Ehre auch durch die Art des Todes, vor deren Hintergrund die Quellen das Sterben bewältigen und bewerten. So bescheinigt die *Historia calamitatum* den Beteiligten eine *mors repentina*, einen plötzlichen Tod, ohne Sakramente, ohne Vorbereitung, die nach damaligem Verständnis unehrenhaft war. Die Ritter hätten plötzlich tot dagelegen (*milites subito mortui iacerent*),[631] andere seien im Reiten plötzlich von ihren Pferden gefallen.[632]

Auch bei Kardinal Boso steht das plötzliche Sterben im Vordergrund und soll das göttliche Eingreifen und die *mors repentina* bezeugen: „So sehr war

630 Zum Rechtsstreit vgl. Winfried DOTZAUER, Geschichte des Nahe-Hunsrück-Raumes von den Anfängen bis zur Französischen Revolution, S. 143.

631 Historia Calamitatum, S. 310.

632 *Euntes quippe cadebant repente de equis* […], Historia calamitatum, S. 312, dazu auch vgl. Romedio SCHMITZ-ESSER, Der Leichnam im Mittelalter, S. 243; zum schlechten Tod vgl. Alois M. HAAS: *Todesbilder im Mittelalter*, Darmstadt 1989, S. 56.

der Schrecken des plötzlichen Sterbens allen eingefahren, dass jeder sich glücklich pries, der, auf welche Art auch immer, dem Feldlager entkommen und sich zu einer Zuflucht aufmachen konnte."[633]

Daneben zeigen diese zeitgenössischen Bewertungen aber auch andere Aspekte auf. Sowohl bei Kardinal Boso als auch in der *Historia calamitatum* wird neben dem schlechten Tod nicht lediglich die göttliche Verurteilung der Verstorbenen in Szene gerückt, sondern auch das Fliehen und somit das Auseinanderbrechen des Gruppengefüges, das unter einem gemeinsamen Ehrbegriff stand, verdeutlicht.

Die Ehre aller war nicht nur durch das ungewöhnliche Sterben oder das Heimkommen mit zu wenigen Teilnehmern im Gefolge des Kaisers auf das Schwerste verletzt, denn es gab weitere öffentlich sichtbare Zeichen einer Entehrung an denen, die überlebt hatten, die als Stigmatisation eines Fehlverhaltens gedeutet wurden. Hier vermischen sich Aspekte des *honor imperii* mit dem von Julia Kristeva entwickelten Begriffs der Abjektivierung, weil durch Beschreibungen, die wir heute wohl mit dem Begriff *Bodyshaming* assoziieren würden, Ordnungen aufgebrochen werden, die nach zeitgenössischer Auffassung und Mentalität Ekel und Abscheu transportieren und eindeutig als außerhalb der eigenen Ordnung stehend wahrgenommen werden konnten.[634] Diese Stigmata wiederum teilen die Gruppe der Überlebenden in solche mit stigmatisierenden und solche ohne stigmatisierenden Auswirkungen der Krankheit auf den Körper der Erkrankten und sorgen somit durch Abjektivierung für eine Othernesskonstruktion innerhalb der bestehenden Gruppe der Kaiserlichen.

Um die Überlieferung des Lodeser Anonymus diesbezüglich verstehen zu können, ist es wichtig, sich mit der Verknüpfung von Haartracht und Männlichkeit der Zeitgenossen Barbarossas auseinanderzusetzen, ohne die seine Erzählung über den Krankheitsausbruch nicht zu verstehen sind. Die Haartracht war im 12. Jahrhundert eng mit dem Ehrbegriff verbunden und somit dem *honor imperii* zugehörig. Dem Kaiser, als Spitze der Gruppe der Adeligen, wurden, so Görich, die Haare stets auf eine als angemessen und

---

633 *Tantus subitanee mortis timor universos invaserat ut beatum se crederet qui quomodocumque castra posset exire et ad proprium confugium facere*, Boso, Liber pontificalis 2, ed. DUCHESNE, S. 418, vgl. HERDE, Katastrophe von Rom, S. 143, vgl. SCHMITZ-ESSER, Leichnam, S. 243.

634 Julia KRISTEVA: *Powers of Horror. An Essay on Abjection*, New York 1982.

ehrenhaft empfundenen Haarlänge geschnitten, um die Ehre des Reiches nicht zu verletzen.[635] Dabei kam es nicht nur auf die Haarlänge an, die Rang und Status symbolisierte. Keine Haare zu haben, also eine Glatze zu tragen, konnte als Zeichen mangelnder Männlichkeit gedeutet werden.[636] Frauen trugen ihre Haare lang, Männer kürzer. Gerade im 12. Jahrhundert wurden die Haarlängen, die Männern zustanden, diskutiert, und es wurde als wichtig erachtet, die dabei gebotenen Regeln nicht zu übertreten.[637] Trugen Männer die Haare zu lang, wurde das mit Weiblichkeit und somit mit mangelnder Männlichkeit in Verbindung gebracht, während andererseits auch Barhäuptigkeit Anlass zu Spott geben konnte.[638]

Über die Haarlängen und -qualitäten des näheren kaiserlichen Umfelds unterrichtet die Chronik Otto Morenas und somit der Vorgänger des Lodeser Anonymus. Seitenlang sind die attributiven Beschreibungen der adeligen Körperlichkeit des kaiserlichen Hofstaats, unter ihnen auch Teilnehmer des vierten Italienzugs und Opfer der Erkrankung von 1167. „Fast blond und gekräuselt“[639] war Barbarossas Haar, Rainald von Dassels Haare waren nicht nur dicht, sondern auch fast blond, Friedrich von Rothenburg soll sogar „fast weißes, dichtes Haar“[640] gehabt haben.[641]

---

635 Knut Görich: *Friedrich Barbarossa. Der erste Stauferkaiser*, München 2022, S. 9, leitet die Biographie des Kaisers sogar damit ein, um den Cappenberger Kopf zu diskutieren.

636 *Quare spatoni non habent barbras? Resp.: Quia obtunditur et deperit in eis calor, ex calore enim crescunt capili vel pili*, Lorscher Arzneibuch, S. 14.

637 Zur Symbolik langer Haare vgl. Robert Bartlett: „Symbolic Meaning of Hair in the Middleages“, in: *Transactions of the Royal Historical Society*, 4 (1994), S. 43–60.

638 Bernhard von Clairvaux berichtet in seiner *Vita Malachiae* davon, wie der von ihm gepriesene Bischof in einer Rede von einer Frau unterbrochen und verspottet wurde, als er öffentlich predigte, unter anderem wegen seiner Glatze. *Loquente coram aliquando Malachia et populum exhortante, mulier quedam infelix ausa est interrumpere sermonem clamoribus improbis, non deferens sacerdoti et Spiritui qui loquebatur. Erat autem de progenie impia et spiritum habens in naribus, blasphemias contumeliasque evomebat in Sanctum, dicens hypocritam et invasorem alienae hereditatis, sed et calvitiei illius improperans.* Bernhard von Clairvaux: Vita Sancti Malachiae episcopi, in: B. Winkler (Hg.): *Bernhard von Clairvaux. Sämtliche Werke*, Bd. 1, übers. von K. Strand-Walsh, Innsbruck 1990, S. 437–610 (hier S. 514).

639 […] *capillis quasi flavis et crispis* […], Otto Morena, S. 187.

640 […] *capillis mollibus et quasi flavis* […], Otto Morena, S. 188.

641 Otto Morena, S. 186–191.

Die körperlichen Attribute erscheinen dort neben den Tugenden des Hofstaates: Weisheit, Tapferkeit, Bildung, Treue, Güte, Gerechtigkeit und Milde zeichneten nach Otto Morena, neben ihrer Haarpracht, diejenigen aus, die er beschrieb.[642] Der Kaiser selbst verfügte, glaubt man den Beschreibungen Otto Morenas, über alle Herrschertugenden und war umgeben von einem erlesenen Kreis edler Männer, die ihn quasi mit einer höfischen Corona aus Kardinaltugenden umgeben, und deren erlesene christliche Eigenschaften sich in ihrem nicht weniger edlen Aussehen und ihrer dichten, mannhaften Haarpracht spiegelt.

So nimmt es nicht wunder, dass auch der Lodeser Anonymus unter dem Eindruck des Krankheitsausbruchs im kaiserlichen Heerlager Bezug auf das Aussehen der Betroffenen nimmt und dabei vor allen Dingen eines der sichtbarsten Symptome in den Blick nimmt, das er mit der Tugendhaftigkeit in Verbindung bringt. Er beschreibt nur kurz nach der Erkrankung ein ganz anderes äußeres Bild derjenigen, die die Erkrankung überlebten, als es Otto Morena bot: „Von diesen [den Erkrankten] konnten diejenigen, die damals den Tod zu besiegen vermochten, fast alle krank auf den Tod, schließlich (nur) kahlen Hauptes und mit genauer Not davonkommen."[643] Diese öffentlich sichtbare Kombination von Krankheit und Kahlheit erwies für den Kaiser sich bereits bei Pontremoli als verheerend. Dem Kaiser, so berichtet der Anonymus, wurde seitens der Pontremolesen der Durchzug durch den Ort verwehrt. Erkämpfen konnte er ihn sich nicht, da „sie wenige, kahl und krank waren".[644]

Es sind sichtbare körperliche Zeichen, die der Lodeser Anonymus beschreibt, und sie müssen bereits von Weitem als einschneidend wahrgenommen worden sein, wenn der Kaiser nicht wagte, mit den sichtbar Erkrankten gegen eine Stadt zu ziehen. Dabei kann es nicht allein um die dezimierten Truppen gegangen sein, die eine Schwächung des Heeres nach sich zogen, denn betont werden vom Anonymus ja die körperlichen, sichtbaren Attribute. Auch der schlechte Allgemeinzustand der Erkrankten steht hier nicht allein im Vordergrund, sondern wird verflochten mit eben

---

642 Ibid.

643 *Ex his namque, qui mortem vincere tunc potuerunt, omnibus fere infirmis usque ad necem, tandem tonso capite vix evadere potuerunt*, Lodeser Anonymus, S. 230.

644 [...] *quoniam pauci ac tonsi ac infirmi fuerant*, Lodeser Anonymus, S. 230.

den sichtbaren Auswirkungen der Erkrankung, die mit einer mangelhaften Männlichkeit konnotiert wurden. *Avant la lettre* geht es nicht allein um Kampfhandlungen, denn selbst, wenn diese hätten gewonnen werden können (und erst recht, wenn sie nicht gewonnen worden wären), bedingte eine militärische Konfrontation immer auch Verhandlungen, Begegnung, Kommunikation und Repräsentation (man denke zum Beispiel an die Abnahme der Fidelitätseide der Römer nur wenige Tage zuvor), die durch die Kaiserlichen ehrenhaft eine Repräsentation des Reiches unabdingbar gemacht hätten. Wie wichtig Sichtbarkeit im höfischen Kontext war, betont auch Görich, wenn er sie als »wichtiges Signal im politischen Dialog«[645] bezeichnet, bei dem sogar der Gesichtsausdruck des Kaisers als politisch relevantes Detail der Ehrerbietung galt.[646]

Doch eine gemeinsame Repräsentation des Reiches als Ausdrucks des, wie Görich es anführt, »*honor* derer, deren Gemeinschaft das Reich darstellte – also der Gemeinschaft von Kaiser und Fürsten«,[647] war mit den bestehenden körperlichen Makeln, der Barhäuptigkeit und eventuell auch den sichtbaren Wunden am ganzen Körper der Betroffenen, nicht möglich. Dazu kam, dass ausgerechnet dem Verlust der Haare auch eine symbolische Bedeutung zukam, weil

eine Barhäuptigkeit auch als Bußzeichen gelesen werden konnte, als göttliche quasi-Strafschur und somit als Stigmatisation der Sünde der Kaiserlichen durch Gott selbst.[648] Darauf weist auch die Bezeichnung der Erkrankten als *tonsi*, also als Tonsurierte, durch den Anonymus hin.[649]

Allein schon durch den krankheitsbedingten Haarausfall also waren die erkrankten Eliten außerhalb der Gemeinschaft der wenigen Gesunden gestellt und dort, für alle sichtbar, von der Krankheit mehrfach Gezeichnete. Nicht nur fehlten ihnen die Haare, auch galten sie in einer Gesellschaft, die Krankheit als Strafe Gottes ansah, als Stigmatisierte in negativen Sinn. Erschwerend mögen die sichtbaren Blessuren zum äußeren Erscheinungsbild hinzugekommen sein. Für die Gesunden standen die Gezeichneten damit

645 Vgl. GÖRICH, Barbarossa, Biographie, S. 219.

646 Vgl. GÖRICH, Barbarossa, Biographie, ibid.

647 GÖRICH, Ehre Barbarossas, S. 22.

648 Vgl. Hubertus LUTTERBACH: „Tonsur“, in: Kaspar WALTER (Hg.): *Lexikon für Theologie und Kirche* 3, 10, Freiburg im Breisgau 2001, Sp. 107 f.

649 Lodeser Anonymus, S. 230.

außerhalb der bestehenden eigenen Ordnung, nicht nur als Kranke, sondern vor allem, weil ihnen die durch die Haare auch Status und Rang verlorengingen. Dass ein solch sichtbares Zeichen die Kranken zu Abjektivierten machte und sie als außerhalb der eigenen Gruppe Stehende brandmarkte, liegt damit auf der Hand. Innerhalb der eigenen Gruppe der Kaiserlichen waren die Erkrankten somit die anderen und mit Abscheu Betrachteten.

Wie schwierig es war, unter den gegebenen Umständen die auf öffentliche Wahrnehmung ausgerichteten Zeichen der Ehrerbietung auszudrücken, deutet sich in der Überlieferung des Lodeser Anonymus von der Heimkehr Acerbus' Morena an. Der Anonymus berichtet, dass Acerbus schon mehrmals darum gebeten habe, nach Hause zurückkehren zu dürfen. Doch diese Erlaubnis sei ihm versagt worden. Als er dann in Rom zu fiebern begonnen habe, sei es ihm jedoch erlaubt worden.[650] Die Bitte des Acerbus' erfolgte demnach, als sein Allgemeinzustand die, wie es Görich nennt, physische »Bitte um eine Gunst im Rahmen einer von Huldverlust ungestörten Beziehung«[651] noch zuließ. Dafür waren nicht nur Fürsprecher notwendig, sondern die liturgischen Komponenten dafür mussten vor dem Kaiser eingehalten werden, der vor der Bitte von den Fürsprechern, die meist aus seinem engen kurialen Kreis kamen, vorab informiert worden war.[652] Dass die Bitte positiv beschieden wurde, zeigt, dass der Ehre des Kaisers Genüge getan sein musste und auch unter den Bedingungen des Auftretens der Krankheit auf dem Monte Mario nicht auf die Komponenten verzichtet oder der Zugang zum Kaiser verwehrt wurde.

Doch sofort, nachdem diese Bitte gewährt worden war, wurde indes auch eine andere Form des öffentlich kommunizierten sozialen Codes nötig, der allen Umstehenden, die die Abreise des Acerbus' mitansehen konnten, klar kommunizierte, dass dieser, für alle sichtbar, krank war: er trat die Heimreise nach Siena auf einer Liege an, die von zwei Pferden getragen wurde.[653] Liegen wurde demnach zum sozialen Code des Krankseins, der

---

650 *Iam dictus namque Acerbus cum apud Romam febricitari cepisset, licentiam domam redeundi cum iam per multas vices vices petierat, nec impetrare valuera*t, Lodeser Anonymus, S. 230.

651 GÖRICH, Ehre, Barbarossas, S. 36 f.

652 Ibid., S. 37.

653 [...] *sibi tributa usque ad Senam la veglam in quodam lectulo supra duos equos facto* [...], Lodeser Anonymus, S. 230.

einerseits Krankheit anzeigte, andererseits durch die Immobilisierung des so Codierten auch weitere liturgische Komponenten unmöglich machte und deren Fehlen eventuell entschuldigte.[654] Die Betonung des Anonymus liegt dabei allerdings auf dem beginnenden Fieber, sodass von einem so stark verschlechterten Allgemeinzustand nicht zwingend ausgegangen werden kann, der Liegen nötig gemacht hätte. Acerbus starb erst ein Vierteljahr später, und ob dafür tatsächlich die Krankheit verantwortlich war, erschließt sich aus dem Kontext nicht zwingend und kann der Legitimation der Abreise Acerbus' geschuldet sein, um dessen Memoria nicht zu beflecken, indem ihm die Nachwelt vorwerfen konnte, sich entzogen zu haben.[655]

Das Einhalten der für die Ehre des Reiches unerlässlichen wahrnehmbaren Zeichen der Ehrerbietung scheint also durch das Auftreten der Krankheit seitens des Hofes keinesfalls aufgegeben worden zu sein. Doch es deutet sich an, dass sich bei Fortschreiten der Krankheit und je mehr sie im Heerlager um sich griff, das Repräsentieren deutlich erschwert wurde, weil die für das Aufrechterhalten der Ehre des Reiches notwendigen Personen, die an den liturgischen Komponenten beteiligt sein mussten, krank waren oder verstarben. Dazu kam, dass die Sichtbarkeit der wenigen noch mobilen Personen durch ihr äußeres Erscheinungsbild mit den ausgefallenen Haaren für die repräsentativen Aufgaben am Hof nicht geeignet war, weil sie selbst als Stigmatisierte galten.

Die Unmöglichkeit der Kaiserlichen, sich mit einem solchen Äußeren als Reich selbst zu vertreten, es zu repräsentieren, Ehre zu erweisen und dabei selbst als ehrenhaft zu gelten, scheint auch in den *Annales Pisani* von Bernardo Maragone durch.[656] In einer Anmerkung der Muratori-Edition findet sich eine

---

654 So auch Gottfried von Viterbo, *Plena iacent feretris prata, platea, nemus*, GF, ed. WAITZ, Z. 663; Liegen als sozialer Code für Krankheit findet sich auch bei Bernhard von Clairvaux in der Vita Malachiae, *Iam quattuor aut quinque dies huius nostrae sollemnitatis defluxerant, cum ecce, febre correptus, lecto decubuit*, [...], Vita Malachiae S. 588 und bei Aelread von Rievaulx, der einem kranken Subprior gebot, einfach aufzustehen und fortan als gesundet galt oder die Überlieferung von Aelred, der auf einem Laken, an vier Ecken getragen, krank einem Gottesdienst beiwohnte, was zeigt, dass der Zusammenhang von Kranksein und Liegen, auch bei grundsätzlicher Mobilität des Protagonisten, aufrechterhalten wurde, vgl. Walter Daniel: *The Life of Aelred of Rievaulx & the Letter to Maurice* (= Cistercian Fathers 57), ed. u. übers. von F. POWICKE, Michigan 1994, S. 111 f., 119 f.

655 Acerbus starb am 18. Oktober 1167, vgl. Lodeser Anonymus, S. 230.

656 EGL, Geschichte für kommunale Eliten., S. 63–112.

Teiledition in *volgare*, die nach dem aktuellen Forschungsstand dem Original näher als der edierte Archetyp selbst ist.[657] Sie blieb bislang in der Auswertung der Quellen zu den Ereignissen im Heerlager im Jahr 1167 unberücksichtigt.[658] Nach Bernardo kam Rainald von Dassel mit anderen Fürsten nach San Genesio, das eine strategische Bedeutung für die Staufer hatte, bereits im Jahr 1160 vom Erzbischof von Mainz als Ort der Friedensverhandlungen zwischen Pisa und Lucca gedient hatte und einer der bevorzugten Halteorte an der *Via Francigena* war.[659] Doch er kam nicht allein. Bei sich hatte Rainald von Dassel, der laut Bernardo, genau wie die anderen Fürsten, von der Krankheit befallen war, neben Friedrich von Rothenburg auch die Konsuln von Pisa und Lucca und Konsuln anderer toskanischer Städte, „mit denen er die Ehre des Reichs bei Aufstand und Rebellion Mailands [...] hervorragend verteidigt hatte."[660] Das Ziel dieser neu zusammengesetzten Gemeinschaft soll Pisa gewesen sein.[661] Es bleibt im Dunkeln, woran das Kranksein des Erzbischofs festgemacht wurde, ob es äußerlich sichtbar war oder nur durch Symptome oder den sich verschlechternden Allgemeinzustand bemerkbar wurde.

Die Betonung der Konsuln in ihrer Funktion als Verteidiger der Ehre des Reiches lässt jedoch darauf schließen, dass die Not, die Ehre des Reiches durch den Mangel an Gefolge, Adeligen und nicht sichtbar Stigmatisierten zu verteidigen, so groß war, dass Rainald von Dassel beschloss, die Konsuln, die augenscheinlich gesund waren und so den Status des Heeres sichtbar bereinigen konnten, mit sich reisen zu lassen, um einerseits die eigene Vorzeigbarkeit wieder herzustellen und andererseits zu demonstrieren, dass der Hofstaat

657 Für diesen Hinweis danke ich Knut GÖRICH.

658 Die RI verzeichnen sie zu 1167 nicht.

659 Vgl. Emanuele REPETTI: "Borgo di San Genesio", in: *Dizionario geografisco fiscio storico della Toscana*, Florenz 1846, S. 336, 352–353.

660 [...] *Rinaldo cancilieri, homo facundissimo et predicatore egregio et Federigo, figolo di Curado et nepote dello Imperatore et ancora molti altri principi di gravissima infermità obsessi, li quali circa dicta città la crudelissima malatia haveva molestati in nel ritorno predicto morirno et così pervenne al borgo di S. Genesio dove hebbe a sè I consoli de Pisani et de Lucesi, et il consoli di altre città di Toscana con le quale l'honore del Imperio la sedissione et rebellione di Milano et delle altre città di Lombardia ribelle eccellentissimante tractò, di quinde partendosi col suo exercito* [...], Bernardo MARAGONE: Annales Pisani, ed. MURATORI, in: *Raccolta degli storici Italiani dal cinquecento al millecinquecento*, Bd. VI, Teil I, Città di Castelano 1936, S. 42 f.

661 [...] *et non volse guastare il contando di Pisa nè farli alcuno danno et poi venne a Pisa*, ibid.

Barbarossas von den Konsuln noch anerkannt war. Die Konsuln dienten demnach vorwiegend dazu, die Ehre des Reiches trotz der Dezimierung der Truppen und der äußerlichen Merkmale aufrechtzuerhalten, und bildeten so eine Gruppenerweiterung des *honor imperii* aus zweiter Reihe. Anders gesagt, erschuf sich der kaiserliche Hof durch das tägliche Wegsterben und den äußerlichen Verlust von Rang und Ehre eine Art „Ehren-Backup", das physisch bezüglich Allgemeinzustand und Aussehen in der Lage war, die Kommunikation und Vorzeigbarkeit des Hofes in einer Form der begleitenden Stellvertreterfunktion zu übernehmen[662] und eine konsensuale Herrschaftsausübung trotz der dezimierten Repräsentanten performativ zu gewährleisten. Das lässt nicht nur darauf schließen, dass der Kaiser um den *honor* bezüglich der Adventus-Zeremonien und der allgemeinen Sichtbarkeit Maßnahmen traf, sondern dass auch das Sprechen vor dem und durch den Kaiser, der beim Empfangen seine Adeligen in dieser Situation nicht mehr und täglich weniger an seiner Seite haben konnte, gesichert werden musste, um die Gemeinschaft als Ausdruck konsensualer Herrschaft in der symbolischen Kommunikation zu repräsentieren und deren Performanz zu gewährleisten.

Zusammenfassend kann gesagt werden, dass die Sichtbarkeit der Folgen der Erkrankung, die sich im sichtbaren Wegsterben so Vieler und in ebenso sichtbaren Attributen wie Haarausfall zeigten, den *honor imperii* nicht unangetastet lassen konnte. Zum einen, weil das Heimkehren mit Wenigen im Gefolge als Schmach und Schande empfunden wurde, das als Auseinanderbrechen der Gefolgschaft gedeutet werden konnte, zum anderen, weil sich Krankheit, Tod und damit der Wegfall der göttlichen Unterstützung des gottunmittelbaren Kaisers zu einer, dem Wissen der Zeit nach, unheilvollen Melange vermengten, die auf die Ehre des Kaisers und somit des Reiches zurückwirken konnte. Die Bewältigung der Ereignisse geschieht dabei, wie auf dem Disibodenberg, vor dem Hintergrund der eigenen politischen Erfahrung und wird zu einem Tun-Ergehen-Zusammenhang gesteigert, der die eigenen politischen Negativerfahrungen mit dem Kaiser in einer Spiegelstrafe münden lässt. Die sichtbaren Symptome der schwer Erkrankten trugen dazu bei, die Erkrankten abjektivieren und führten zu einer weiteren Spaltung innerhalb der Gruppe der Kaiserlichen, zu einer *Otherness* der Erkrankten, die sie von der

662 Zur Kommunikation mit dem Kaiser im Rahmen des *honor imperii* vgl. GÖRICH, Ehre Barbarossas, S. 36–47.

Eigengruppe abspaltete. Die Indizien sprechen dafür, dass auch bei Ausbruch der Erkrankung die liturgisch notwendigen Komponenten der für die Ehre des Reiches unabdingbar nötigen sichtbaren Ehrerweisungen eingehalten werden mussten. Doch dies mag sich, je mehr im Tross gestorben wurde, zu einer problembehafteten Kaskade der Unmöglichkeit der Repräsentation ausgewachsen haben, weil einerseits die Adeligen wegstarben, andererseits ihr Äußeres keine repräsentativen Aufgaben in Bezug auf die Ehrerweisungen mehr zuließ, da sie selbst nicht mehr im Kreis des Hofes über das nötige physische und metaphorische Ansehen verfügten. Dem Ausfall der Adeligen und weiterer Repräsentanten, die am Hof des Kaisers unabdingbar waren, um den Hof sichtbar und ehrenvoll zu zeigen, scheint durch Rainald von Dassel durch toskanische Konsuln kompensiert worden zu sein, die die Fehlstellen der verstorbenen und physisch untragbar gewordenen Adeligen zeitweilig füllen mussten. Lediglich vereinzelt und in kaisernahen Quellen kommt der Ehre des Reiches die Aufgabe zu, den Verstorbenen, die sich zur Wiederherstellung der Kirche nach Rom begeben hatten, eine märtyrerähnliche Position einzuräumen, die sich wiederum auf die eigene Position der eigenen Diözese und des eigenen Klosters ehrenvoll auswirken soll.

4.4.1 Die Ehre Einzelner – die Ehrlosigkeit der anderen

Die Ehre des Reiches, die bei der Bewältigung der Krankheit eine so große Rolle spielte und die sich unter anderem durch das Bewerten der Art des Sterbens ihrer Opfer in der Historiographie ausdrückt, wenn die Chronisten und Annalisten von den Umgekommenen als einer gesamten Gruppe berichten, spielt auch in die Bewertung der Ehre einzelner Protagonisten hinein.

Die Bewältigungsstrategien sind dabei durchaus verschieden. Zum Tragen kommen einerseits das Hervorheben eines guten Todes, das implizit mit dem schlechten Tod anderer verglichen wird und diese somit von der Eigengruppe ausschließt, oder das Betonen eines guten Lebens, das die ehrenvolle soziale Memoria anderer unangetastet lässt.

4.4.1.1 Die Ehre Rainald von Dassels. *Mors pretiosa* und *Outgrouping*

Die Bewertung des Erzbischofs von Köln und Erzkanzlers Rainald von Dassel († 14. August 1167), der durch die Erkrankung auf dem vierten Italienzug umkam, wandte sich bereits in den zeitgenössischen Quellen schnell in das genaue Gegenteil der Ehrbezeugungen, die dem Ratgeber des Kaisers zu Lebzeiten zuteilgeworden waren.[663] Er geriet aufgrund seiner Haltung in der schismatischen Situation zum Sündenbock der Seuche, die Welfenchronik nennt ihn gar den „Anstifter des gesamten Unheils".[664] Spätere Legenden erklärten ihn zum Verderben der ganzen Welt. So weiß die Lauterberg Chronik zu berichten, Rainald sei als Kind des Nachts aus dem Schlaf aufgeschreckt und habe gerufen: „Ich bin!". Daraufhin sei sein Hildesheimer Lehrer zu ihm gekommen und habe ihn gefragt, was er sei. Der Knabe soll prophetisch geantwortet haben, er sei das Unheil der Welt. Die Chronik vergisst auch nicht, ihn als Urheber und Mehrer des Schismas zu apostrophieren.[665]

Rainald von Dassel gehörte zu dem Personenkreis aus der Nähe des Kaisers, deren Leichen nach Art des *mos teutonicus* behandelt und zurück nach Deutschland, die des Erzbischofs bis nach Köln, transportiert wurden.[666] Die insulare Überlieferung nimmt diese Begebenheit auf, deutet sie um und bewältigt die Krankheit vor dem Hintergrund ihrer eigenen politischen Lebenswirklichkeit. Die Abtei Melrose in Schottland berichtet, dass man die Knochen Dassels, den Kopf des ganzen Schismas (*totius shismatis capud*), der in den Alpen verstorben sei, abgekocht und nach Köln transportiert habe.[667]

---

663 Zu Dassel mit Einschränkungen lesbar Julius FICKER: *Reinald von Dassel. Reichskanzler und Erzbischof von Köln*, Köln 1850; Rainer M. HERKENRATH: *Reinald von Dassel. Reichskanzler und Erzbischof von Köln*, Graz 1962; HERDE, Katastrophe vor Rom, S. 7.

664 *Episcopi coloniensis, ille qui totius mali huius nec non et scismatis diutini incentor fuit*, Historia Welforum, hg. und übers. von Erich KÖNIG, Stuttgart/Berlin 1938, S. 68, interessanterweise hält die Welfenchronik dabei die Hierarchie von Geistlichkeit absteigend zu den weltlichen Herrschern aufrecht, vgl. ibid.

665 *Anno 1168 Reinoldus Coloniensis archiepiscopus obiit. Hic scismatis auctor et roborator precipuus fuit.* [...] *Fertur enim quod, cum in scolis Hildenesheim puer nutriretur, quodam tempore scolaribus, ut mos est, in meridie quiescentibus, iste inter ceteros dormiens repente huiusmodi vocem imisit: Ego sum. Quod cum sepius repeteret, magister, qui presens erat nec dormiebat, eum percuncturari studuit dicens: Quid est tu? Tunc ille respondit: Ego sum ruina mundi*, Chronicon Montis Sereni, ed. EHRENFEUCHTER, in: MG. SS XXIII, S. 153; vgl. FICKER, Reinald von Dassel, S. 116 f.

666 Vgl. SCHMITZ-ESSER, Leichnam im Mittelalter, S. 243.

667 [...] *et ille Coloniensis electus, totius scismatis capud, in Alpibus extinctus est, et ut ossa a carnibus disiungerentur et Colonie deferentur, totus in aquam coctus est.* [...], Ex Ann. Melrosensibus, ed. LIEBERMANN/PAULI, in: MG. SS XXVII, S. 435, die Annalen entstanden im Kloster Melrose in Schottland, eine Filiation von Rievaulx Abbey, zwischen

Wohl auch im Hinblick auf die von Mailand nach Köln abtransportierten Gebeine der Heiligen Drei Könige, die Rainald von Dassel im Jahr 1164 nach der Zerstörung Mailands transferieren ließ, bemerkt der Annalist, wohl in der Annahme, die Gebeine Rainalds würden in Köln als die Reliquien der Heiligen Drei Könige ausgegeben: „Soviel dazu, dass wir unehrenhafte Reliquien mit falschem Namen hätten."[668]

Hier mischt sich in der Beurteilung die Ehre des Reiches mit der Ehre des Erzbischofs. Unterstellt wird, die Gebeine des Erzbischofs, des Schismatikers, würden den Gläubigen in Köln als die Gebeine der Heiligen Drei Könige präsentiert oder seien in anderer Weise als Reliquien in Köln zugänglich gemacht worden. Die Annalen nennen sie dezidiert „unehrenhaft", und so wird aus dem Überführungsmodus des *mos teutonicus* eine Präsentation des Erzkanzlers als häretischer Pseudoheiliger, der im Reich adoriert würde. Die pejorative Absicht in der Bewältigungsstrategie der Abtei ist kaum zu übersehen, wird aber vor dem Hintergrund der eigenen Lebenswirklichkeit der schottischen Abtei verständlich.

In der Zeit der oberitalienischen Politik des Kaisers und des vierten Italienzuges drehte sich in der Abtei Melrose alles um die Rechtmäßigkeit von Reliquien. Das Kloster hatte schwere Aushandlungsprozesse zu bestehen, die sich innerhalb der Abtei selbst abspielten. Abt William von Melrose weigerte sich beharrlich, die Kanonisation seines Vorgängers, Waltheoffs von Melrose († 3. August 1159), zu fördern. Pilgern, die zu den Gebeinen Waltheoffs vordringen wollten, verweigerte er den Zutritt zum Kloster und trat aufgrund der schweren Differenzen innerhalb der Klostergemeinschaft im Jahr 1170 zurück. Sein Nachfolger hingegen förderte den Kanonisationsprozess, da der Körper des im Geruch der Heiligkeit stehenden Abtes auch elf Jahre nach dessen Tod einen einwandfreien Zustand aufwies. Als im Jahr 1240

1148–1169 hängt Roger of Howden's „New Book" von ihnen ab, vgl. Antonia GRANSDEN: *Historical Writing in England, c. 550–1307*, London 1974, S. 225 f., 229.

668 […] *quantum ad nos satis inhonoras et falsi nominis saltem habere reliquias.*, Ex Ann. Melrosensibus, ed. LIEBERMANN/PAULI, S. 435; zu den Gebeinen und der Überführung vgl. Walter SCHULTEN: „Kölner Reliquien. Die Gebeine der Heiligen Drei Könige", in: Anton LEGNER (Hg.): *Ornamenta Ecclesiae. Kunst und Künstler der Romanik in Köln*, Bd. 2, Köln 1985, S. 75.

das Grab geöffnet wurde, um Reliquien zu entnehmen, war der Leichnam jedoch verwest.[669]

Vor diesem Hintergrund also bewältigt die Abtei das Verbringen erzbischöflicher Gebeine an einen Ort der Adoration derart, dass sie die eigene Situation, in der sie um die Kanonisation eines aus ihrer Mitte stammenden Würdenträgers ringt, auf die Situation des Reiches überträgt. Die Tatsache, dass es sich dabei noch dazu um einen, aus ihrer Sicht, Schismatiker handelt, macht aus der Überführung des Erzkanzlers dann eine unehrenhafte Reliquie, und überträgt die Ehrlosigkeit Rainalds auf die Glaubenspraxis des Reichs.

Doch die Ehre des Erzbischofs wird in den Überlieferungen nicht nur abgesprochen, sondern in einzelner Überlieferung auch verteidigt. Diese Form der Bewältigung geht allerdings einher mit dem *Outgrouping* einzelner Protagonisten. Rainald von Dassel wird so Ehre bescheinigt, Daniel von Prag und Alexander von Lüttich gleichzeitig abgesprochen. Die Kölner Königschronik bedient sich dabei der Bewertung der Art des Sterbens des Erzbischofs von Köln als einer *mors pretiosa*, eines guten Todes, und arbeitet mit einer textuellen Entzerrung der Ereignisse, die besonders elegant genannt werden kann. Der Chronist erwähnt die Einsetzung des Papstes Paschalis III. und ebenso die Krönung Beatrices zur Kaiserin. Dann aber lässt der Chronist den Text abrupt durch eine Paraphrase des Friedensvertrages zwischen dem Kaiser und den Römern brechen, der die ausdrückliche Milde des Kaisers und somit seine Bemühungen um Frieden als Herrschertugenden hervorheben soll.[670] Die Intention dabei ist, den Herrscher von den nun

---

669 Vgl. Richard FAWCETTS/Richard ORAM: *Melrose Abbey*, Stoud 2004, S. 23 f.

670 Chronica regia Coloniensis, ed. WAITZ, in: MG. SS rer. Germ. in us. schol. 18, S. 118; die Kölner Königschronik ist, laut Schmale, um 1197 entstanden und im vorliegenden Berichtzeitraum weitgehend selbstständig, vgl. Franz-Josef SCHMALE: „Chronica regia Coloniensis", in: Kurt RUH/Gundolf KEIL/Werner SCHRÖDER et al. (Hg.): *Die Deutsche Literatur des Mittelalters. Verfasserlexikon*², Bd. 1, Berlin/New York 1978, Sp. 1255 f.; Groten datierte sie hingegen vor 1177 und verortete sie im Kloster Siegburg, vgl. Manfred GROTEN: „Klösterliche Geschichtsschreibung: Siegburg und die Kölner Königschronik", in: *Rheinische Vierteljahresblätter*, 61 (1997), S. 50–78, wohingegen Carl August LÜCKERATH: „Coloniensis ecclesia, Coloniensis civitas, Coloniensis terra. Köln in der Chronica regia Coloniensis und in der Chronica S. Pantaleonis", in: *Jahrbuch des kölnischen Geschichtsvereins*, 71 (2000), S. 1–41 jedoch widersprach. Gleichwohl erscheint der Chronist zu den Ereignissen von 1167 gut informiert, hatte Zugang zu dem Friedensvertrag und benannte als Erster (und vorläufig einziger Chronist)

folgenden Outgroupingstrategien auszunehmen und deutlich zu machen, dass diejenigen, die nun historiographisch aus der Gruppe der Kaiserlichen ausgestoßen werden, die Verwerflichen sind und kein Zweifel aufkommen kann, dass dem so ist. Der weitere Text, der nun zur Krankheit und dem Sterben berichtet und letztlich zu Rainald von Dassel überleitet, schließt sich nicht dem unterbrochenen Teil der Chronik wieder an, sondern verbindet sich mit dem eingeschobenen Friedensvertrag des Kaisers:

> Nach diesen lobenswerten und zuträglichen Taten [gemeint ist der Friedensvertrag durch den Kaiser], kamen die beklagenswerte Krankheit und das Unglück auf, die den römischen Gebieten immer eine Freundin war, wie man bei Ezechiel lesen kann, die, von der Kapelle Gottes beginnend, alle Grade der Priester tötete, die Fürsten niederwarf. Zuerst starb Daniel, der Bischof von Prag, dann Alexander, der Erzbischof von Lüttich am Tag des heiligen Laurentius [9. August] und dann Erzbischof Rainald, ein Mann von Weisheit und wunderbarem Fleiß und in dem der größte Teil des Ruhmes des Kaisers war, starb am Mariä Himmelfahrt [14. August] mit allen kirchlichen Sakramenten, natürlich im Glauben, mit der Kommunion, mit der letzten Ölung, ergebenst den Aufgenommenen, und nachdem sein Testament abgefasst und empfehlenswert geregelt war.[671]

Durch die Bezugnahme auf Ezechiel,[672] bei dem die göttliche Rache Bestandteil der Wiederherstellung einer gestörten Glaubensordnung ist, wie sie sich für die Zeitgenossen in der schismatischen Situation wohl darbot, geriet das Leben Rainald von Dassels zum eschatologischen Kollateralschaden. Gott, der das Erschlagen derer anordnete, die sich von ihm abwandten, und nur die verschonte, die das Zeichen an sich trugen, ließ (*et a sanctuario meo incipite*)[673] in einer organischen Ordnung, beginnend am Kopf der kirchlichen

---

ein Abwenden Daniels von Prag und Alexanders von Lüttich von den kaiserlichen Zielen.

671 *His ita prospere et laudabiliter gestis, miserrima supervenit clades et pestilentia, Romanis finibus semper amica, quae, ut in Ezechiele legitur, a sanctuario Dei incipiens, omnes pene sacerdotalis ordinis dignitates deiecit, principes prostravit. Primo Daniel Praiensis episcopus, dein Alexander Leodensis episcopus in vigilia beati Laurentii obierunt, dein domnus Reinoldus archiepiscopus, vir sapientia et industria mirabilis et in quo maxima pars gloriae imperatoris erat, in vigilia assumptionis beatae Mariae decessit, omnibus sacramentis ecclesiasticis, scilicet confessione, communione, unctione, devotissime susceptis, et testamento suo commendabiliter ordinato et conscripto.*, Chronica Regia Coloniensis, ed. Waitz, S. 118.

672 Ez 9, 6, vgl. Anmerk. durch Waitz Chronica regia Coloniensis, S. 118.

673 Ez 9, 6.

Würdenträger, zuerst Bischof Daniel von Prag (9. August 1167) und dann Alexander von Lüttich († 9. August 1167) sterben. Dass Rainald von Dassel eine Woche später starb, wird hier zum impliziten Argument, obwohl die Chronik die genauen Daten der Todestage der beiden anderen Protagonisten nicht nennt.[674] Das impliziert, dass dieser und Alexander von Lüttich sich vom Kaiser und/oder von Paschalis III. abgewandt hätten, und dass ihr (plötzlicher) Tod durch Gott zur Wiederherstellung einer gestörten Glaubensordnung notwendig gewesen sei. Dass der Kaiser lebte, sprach diesen von allen Bedenken frei, während der Tod Rainald von Dassels chronikal durch eine nahezu überbordende Darstellung einer *mors pretiosa*, beweisen soll, dass dieser frei von allen Verdächtigungen ist und seine Ehre erhalten bleibt. Er, Rainald, ein Mann von großer Weisheit und wunderbarem Fleiß, der den größten Teil des kaiserlichen Ruhms ausgemacht habe, sei am 14. August 1167 mit allen Sakramenten, natürlich im Glauben, nachdem er die Kommunion empfangen, nach der letzten Ölung, nachdem er sein Testament verfasst hatte, und ergeben allen Heiligen verstorben.[675] Innerhalb der Stadt Köln aber spielten die beiden anderen Erzbischöfe eher eine untergeordnete Rolle, sodass die implizite Anklage der beiden durchaus hingenommen werden konnte. Das Einsetzen der Paraphrase spielt bei der Textwahrnehmung durch den Leser dabei eine entscheidende Rolle, weil es dem Leser die Wahrnehmung eines Kausalnexus zwischen der Inthronisation des Papstes und der Krönung der Kaiserin, die andere Quellen für maßgeblich für den Ausbruch der Krankheit verantwortlich machten, deutlich erschwerte, ohne sie zu verschweigen.

Rainald von Dassels Ehre und gutes Leben wird durch die Überlieferung einer *mors pretiosa* betont, das Erschlagen durch Gott Daniels von Prag und Alexanders von Lüttich erscheint dabei als plötzlicher und somit schlechter Tod. Innerhalb der verschiedenen Kategorien von Sterben wird damit, obwohl deutlich wird, dass alle an der genannten Krankheit starben, ein deutlicher Unterschied zwischen Rainald von Dassels Sterben und dem Sterben der

---

[674] Zu den Lebensdaten vgl. Friedrich Hausmann: „Daniel I.“, in: *NDB*, Band 3, Berlin 1957, S. 508; Frédéric Hennebert: „Alexandre II“, in: *Biographie Nationale de Belgique*, Bd. 1, Brüssel 1866, Sp. 216 f.

[675] [...], *vir sapientia et industria mirabilis, et in quo maxima pars gloriae imperatoris erat, in vigilia assumtionis beatae Maria decessit, omnibus sacramentis ecclesiasticis, scilicet confessione, communione, unctione, devotissime susceptis, et testamento suo commendabiliter ordinato et conscripto*, Chron. Reg. Col., ed. Waitz, S. 118 f.

anderen (Erz)bischöfe gemacht. Rainalds Ehre bleibt so unangetastet, während den Lesern zeitgleich Schuldige benannt werden und eine moralische Lehre aus der Geschichte gezogen werden kann, die darin besteht, dass das Infragestellen oder das Abwenden von Obrigkeiten, wie dem Kaiser oder Papst, zu einem schrecklichen Tod führen konnte.

4.4.1.2 Ein gutes Leben und die Ehre Daniels I. von Prag

Anders als bei Rainald von Dassel stand die Rolle Daniels I. von Prag, der seit 1148 die Kathedra innehatte, zu den Ereignissen des Jahres 1167 nie im Vordergrund der Geschichtsschreibung. Hausmann betont seine Rolle am Stauferhof seit 1151 und die Vermittlerposition zwischen Barbarossa und Herzog Wladislaw II. von Böhmen. Er gilt als entscheidender Anhänger der Kirchenpolitik des Kaisers im Schisma und wurde noch im Jahr des Krankheitsausbruchs zum Hofrichter für Italien ernannt.[676] Hilsch bezeichnet ihn gar als „Schlüsselfigur" der böhmischen Politik und betont seine glänzenden politischen Fähigkeiten.[677]

Die Prager Überlieferungslage zur Krankheit im kaiserlichen Heer ist, was ihren Deutungshorizont angeht, in den verschiedenen Quellen durchaus unterschiedlich zu nennen, und scheint erst Stück für Stück in die Historiographie aufgenommen worden zu sein. Das verwundert, denn unter den Chronisten, die zeitgenössisch im Prager Raum tätig waren, befanden sich auch Schreiber, die den Bischof zu Lebzeiten noch gekannt hatten.

Gar keinen Raum nimmt der Ausbruch der Krankheit in den Prager Annalen ein. Der Annalist bemerkt nur kurz, Herzog Theobald und Daniel von Prag seien in Italien verstorben, wobei die Datierung nicht korrekt ist und die kurze Erwähnung der Todesfälle zwischen die Einträge aus 1164 und 1172, die sonst in vier-Jahre-Schritten erfolgten, eingeschoben wirkt.[678]

---

676 HAUSMANN, Daniel, S. 508.

677 Peter HILSCH: *Die Bischöfe von Prag in der frühen Stauferzeit, ihre Stellung zwischen Reichs- und Landesgewalt von Daniel I. (1148–1167) bis Heinrich (1182–1197)*, München 1969, S. 223.

678 *1168. Teobaldus dux et Daniel episcopus in Ytalia obierunt*, Annales Pragenses, ed. PERTZ, in: MG. SS III, S. 121; bei den Prager Annalen handelt es sich um eine Kompilation aus mehreren Werken, die den Berichtzeitraum von 994–1220 umfassen, jedoch lässt sich aufgrund der Kürze des Eintrags zu 1168 (= 1167) keine Abhängigkeit zu einem anderen Werk feststellen; zu den Prager Annalen vgl. Wilhelm WATTENBACH, Deutschlands Geschichtsquellen im Mittelalter. Deutsche Kaiserzeit, S. 803 f.; bei

Der Kaplan und Notar Vinzenz von Prag, der in den Diensten des Prager Bischofs Daniel stand, erwähnt weder den Tod Daniels von Prag selbst († 9. August 1167), noch das Sterben im Heer. Seine Chronik endet abrupt im April 1167, obwohl er selbst bis 1169/1170 schriftlich belegt ist.[679] Dem lauten Schweigen zu Daniels Tod im Jahr 1167 nahm sich erst der Fortsetzer der Annalen, Abt Gerlach von Mühlhausen (1165–1228), an, der an dem vorausgegangenen Text anknüpft:

> In diesem Jahr und in dieser Expedition [gemeint war der vierte Italienzug] zu Beginn des Augusts, weil es ein unerträglicher Sommer war, gingen viele der Ersten des Reiches durch eine nebelhafte und krankhafte Luft unter.[680]

Gerlach von Mühlhausen bewältigte die Krankheit im kaiserlichen Heer wie Isingrim von Ottobeuren mit einem miasmentheoretischen Ansatz, der eine Gottesstrafe von vornherein ausräumen soll. Die eigentliche Intention seiner Historiographie zu den Ereignissen zu 1167 ist jedoch nicht allein in der Zurückweisung einer Gottesstrafe zu sehen, sondern adressiert die Memoria Bischofs Daniels I. von Prag und somit indirekt auch dessen Ehre und die des Reiches, weil die Tugenden des Bischofs durch die Chronik auf das Unternehmen des vierten Italienzuges zurückwirken.

---

den beiden in den Annalen genannten Personen handelt es sich um Bischof Daniel I. von Prag und Theobald von Böhmen-Jamnitz aus dem Geschlecht der Przemysliden, vgl. Friedrich HAUSMANN, Daniel I., S. 508; zu Herzog Theobalds Biographie ist vergleichsweise wenig bekannt, eine noch gut lesbare Stammtafel (III) findet sich in Franz MAYER: *Geschichte Österreichs mit besonderer Rücksicht auf Kulturgeschichte*, Bd. 1, Wien 1874.

679 Vincentii Pragensis Annales a 1166/1167, ed. WATTENBACH, in: MG. SS XVII, S. 683; letztmalig tritt Vinzenz als Zeuge in einer Urkunde auf, vgl. Codex diplomaticus et epistolaris regni Bohemiae I (805–1197), ed. Gustav FRIEDRICH, Prag 1904–1907, S. 223 f., N. 251.

680 *Eodem anno et eadem expeditione intrante Augusto, cum esset estus intolerabilis, nebulosa et pestilentia aura, multi de primoribus regni obierunt, inter quos* [es folgt eine Aufzählung einiger adeliger Opfer], Continuatio Gerlaci Abbatis Milovicensis, MG. SS XVII, S. 683 ff., die Chronik Gerlachs von Mühlhausen entstand zwischen 1215–1222, hierzu vgl. Jana NECHUTOVÁ: *Die lateinische Literatur des Mittelalters in Böhmen. Aus dem Tschechischen übersetzt von Hildegard Boková und Václav Bok* (= Bausteine zur Slavischen Philologie und Kulturgeschichte. Reihe A: Slavistische Forschungen. Neue Folge, Bd. 59) Köln/Weimar/Wien 2007, S. 88 f.

Gerlach von Mühlhausen geht in seiner Chronik deutlich dagegen an, den Bischof durch dessen plötzlichen, wenngleich quasi natürlichen Tod als unehrenhaft in Erinnerung zu wissen. Der Plötzlichkeit seines Versterbens, auch durch eine natürliche Krankheit, die der Chronist geltend macht, das von der Nachwelt als *mors repentina*, als schlechter Tod, hätte gesehen werden können, der schlechten Menschen widerfuhr und rückwirkend eine Deutung des gesamten Lebens zuließ, musste eine Erklärung folgen, die eben das Beurteilen des Prager Bischofs als schlechten Menschen verhinderte. Das galt umso mehr, wenn ein Mensch einsam, ohne Zeugen und ohne Zeremonien starb.[681] Gerlach von Mühlhausen geht in seiner Fortsetzung der Chronik nicht so weit, einen guten Tod Daniels I. von Prag zu bezeugen, sondern verbürgt sich in seiner Chronik für das gute Leben des Bischofs. Nachdem er die Krankheit erwähnt und die Opfer aufzählt, rühmt er Daniel von Prag dann seitenlang. Weise und eloquent sei dieser gewesen, akzeptiert sowohl in der Kirche als auch in der kaiserlichen Kurie. Er würde durch Lobpreisung in Erinnerung bleiben, nicht nur bei denen, die ihn gesehen, auch bei denen, die von ihm gehört hätten.[682]

4.4.2 Ehrübertragung von den Lebenden auf den Toten.

Unter den Wenigen, die die Krankheit überlebt hatten, befand sich Christian von Mainz (ca. 1130–23. August 1183), der seit 1165 Erzbischof von Mainz war und erheblich von der schismatischen Situation profitiert hatte. Sein Vorgänger im Amt, Konrad von Mainz (1120–1200), hatte Paschalis III. nicht anerkannt. Er wurde deshalb von Barbarossa persönlich abgesetzt, und Christian I. schon ein Jahr später, 1166, in Brixen investiert. Nach Dassels Tod folgte er diesem als Erzkanzler nach. Maßgeblich beteiligt war er auch am Friedensschluss zwischen Barbarossa und Alexander III. im Frieden von Venedig 1177, sodass Alexander III. ihn auf der Mainzer Kathedra beließ

---

681 Zum schlechten Tod vgl. HAAS, *Todesbilder*, S. 56; vgl. Philippe ARIÈS: *Geschichte des Todes*, Darmstadt 1996, S. 20 f.

682 *Qui Daniel episcopus quante fuerit, sapientiae et eloquentiae, quamque utilis ecclesiae Dei et acceptus in curia imperatoris, ad enarrandum manet difficile, cuius memoria in bendedictione est, non solum apud eos, qui eum viderunt, sed etiam apud eos quicunque de eo audierunt*, ibid., S. 684, Z. 5–8, zu Abt Gerlach von Mühlhausen vgl. Heinrich von ZEISSBERG: „Gerlach. Abt von Mühlhausen", in: *ADB*, Bd. 9, Leipzig 1879, S. 7 f.

und Konrad nicht wieder investierte.[683] Posthume Aushandlungen bezüglich seiner Ehre gab es nicht, im Gegenteil verfügte Papst Lucius III. (1181–1185) eine einmonatige Trauerzeit, nachdem Christian von Mainz verstorben war.[684]

Die Ehrhaftigkeit des Mainzer Erzbischofes nutzt der Abt des Benediktinerklosters Sankt Marien in Stade, Albert von Stade (1187–1264), und berichtet von dem Kampfhandlungen im Jahr 1167 in Rom, in denen er den Mainzer und den Kölner Erzbischof gekonnt in Szene setzt. Durch den Antrieb Papst Alexanders III. sei es zu Gewalt seitens der Römer gegen das kaiserliche Heer gekommen, und nachdem viele gestorben seien, hätten sie [die Römer] die Köpfe der Verstorbenen auf Lanzen gesteckt. Erst Rainald von Dassel sei es gelungen, das Heer wieder zu motivieren, sich erneut in die Schlacht zu stürzen. Mehr als 6.000 Römer habe das kaiserliche Heer dabei getötet. Von den Leichen sei dann die Krankheit ausgegangen und in der nun fast menschenleeren Stadt seien die Kämpfer dann erkrankt.[685]

Die Schuld an den Ereignissen wird somit Papst Alexander III. zugeschrieben, da der die Gewalt gegen die Kaiserlichen befohlen habe. Die daraus

---

683 Peter Acht: „Christian I.“, in: *NDB*, Bd. 3, Berlin 1957, S. 226 f.; zum Frieden von Venedig vgl. Knut Görich: „Un'avvenimento e la sua ricezione. Federico Barbarossa e Allessandro III a Venezia nel 1177“, in: *Archivo storico italiano. Periodico trimestriale. Ossia raccolta di opere e documenti finora inediti o divenuti rarissimi risguardanti la storia d'Italia*, 182 (2024), S. 3–24.

684 Vgl. ibid., S. 227; vgl. Stefan Burkhardt: *Mit Stab und Schwert. Bilder, Träger und Funktionen zur Zeit Kaiser Friedrich Barbarossas. Die Erzbistümer Köln und Mainz im Vergleich* (= Mittelalter-Forschungen, Bd. 22), Ostfildern 2008.

685 *A. D. 1167. Imperatore existente in Italia, Reinoldus Coloniensis archiepiscopus et Christianus Moguntinus electus cum exercitu Romam vadunt, ubi tunc papa Alexander mansit. Romani hortatu Alexandri faciunt impetum in exercitum, et pluribus occisis, super hastas figunt capita occissorum. Reinoldus Coloniensis et Christianus Moguntinus electus proelium instaurant, hostes invadunt. Et in hoc congressu plus quam 6 milia Romanorum ceciderunt. Alexander fugit, urbs vacua permansit. Pestilentia nimia de cadaveribus exsurrit et victores, qui in loco victoriae incauti permanserant, strage maxima interemit.*; Ann. Stad., ed. Lappenberg, in: MG. SS XVI, S. 345, Z. 42–48; die Weltchronik Alberts ist eine bedeutsame Kompilation verschiedener Quellen, zu 1167 lässt sich die Abhängigkeit nicht aufzeigen. Begonnen wurde die Chronik im Jahr 1202, geht aber über den Berichthorizont einer Historiographie weit hinaus, denn Albert inkorporierte ebenso einen Dialog über eine Romreise, der als Wegweiser gelten kann und unterhielt seine Leser auch mit mathematischen Aufgaben, vgl. Gerda Maeck: *Die Weltchronik des Albert von Stade. Ein Zeitzeugnis des Mittelalters. Studien zur Geschichtsschreibung Alberts von Stade*, Lehrte/Norderstedt 2001.

resultierenden Ereignisse, die wie eine Kaskade der Folge des Sterbens im Krieg erzählt werden, weisen Rainald von Dassel und Christian von Mainz eine besondere Stellung zu, die die Ehre des Reiches verteidigt. Das Abschlagen eines Kopfes eines Toten kam im Hochmittelalter einer Leichenschändung gleich, und durch das Erwähnen des noch dazukommenden Präsentierens der abgeschlagenen Köpfe und deren Zurschaustellung evoziert der Chronist das Gefühl einer ungeheuren Demütigung und Entehrung der Kaiserlichen.[686] Das von Albert von Stade überlieferte Sich-wieder-in-die Schlacht-Stürzen gerät so zu einer absolut notwendigen Maßnahme, um die Ehre des Reiches wiederherzustellen.

Im Vordergrund der Maßnahme steht die Gerechtigkeit (*iustitia)* gegen die erfolgte Ehrverletzung und somit eine Kardinaltugend, die die beiden Akteure, die zudem noch alle anderen motivieren, zu vorzüglichen Akteuren des Reiches macht. Das wiederum impliziert einen hervorragenden moralischen Kompass, der von Gott nicht mit Krankheit und Tod bestraft worden sein kann, weil der Sieg über die Römer einerseits den Beistand Gottes unabdinglich machte und andererseits dazu die Stärke (*fortitudo*) nötig war, die ebenfalls zu den Kardinaltugenden gehört.[687]

Rainald von Dassels Tod wird so in die Nähe eines Märtyrers für die Ehre des Reiches gerückt, und die zum Zeitpunkt der Abfassung bekannte Ehre, die dem überlebenden Christian von Mainz zugekommen war, wird so mit der des Reiches und der des Kölner Erzbischofes verbunden.

---

686 Zur Leichenschändung vgl. SCHMITZ-ESSER, Leichnam im Mittelalter, S. 417.

687 Die vier Kardinaltugenden Klugheit (*Prudenti*a), Gerechtigkeit (*Iustitia*), Mäßigung (*Temperantia*) und Stärke (*Fortitudo*), haben ihre Wurzeln in der Antike und wurden um die drei theologischen Tugenden Glaube (*Fides*), Liebe (*Caritas*) und Hoffnung (*Spes*) ergänzt, vgl. Rolf SCHÖNBERGER: „Tugenden II. Mittelalter", in: Joachim RITTER (Hg.): *Historisches Wörterbuch der Philosophie*, Bd. 10, Basel 1998, Sp. 1548–1554.

Gottfried von Viterbos Verteidigungsschrift für Barbarossa in *imagines agentes* nach den ciceronischen Circumstanzen

Die historiographische Bewältigung der Erkrankung im Tross Kaiser Friedrichs I. Barbarossas erweist sich, wie bereits gezeigt wurde, in den zeitgenössischen Überlieferungen als die Suche nach einer Ursache für eine göttliche Konsequenz und zumeist nach einem Tun-Ergehen-Zusammenhang. Die aus den schriftlichen Überlieferungen herausgearbeiteten Anklagen gegen den Kaiser, die immer wieder seine Herrschereigenschaften und -funktionen adressierten, wogen schwer und reichten, heruntergebrochen zusammengefasst, von der Unterstützung und Inthronisierung des falschen Papstes in Rom über den Vorwurf von Kriegsverbrechen bis hin zur Zerstörung der göttlich-weltlichen Hierarchie, Blasphemie und Häresie. In der Folge hatte der Kaiser selbst den *honor imperii* beschädigt und wurde von Gott, für alle Welt sichtbar, gestraft, indem er als Kaiser ohne Gefolge durch das Land reisen musste.

Allerdings wäre es verfehlt anzunehmen, diese Anklagen seien lediglich zeitgenössisch verschriftlicht worden und die *curia minor* hätte keine Kenntnis davon gehabt. Gottfried von Viterbo geht in seinen *Gesta Friderici* auf die für den Kaiser unerträgliche Situation ein, der nun, nach dem

Krankheitsausbruch, vielen unwillkommen gewesen sei und mit dem man Spott getrieben habe.[688] Diese Aussage, die wohl bewusst eher unpräzise bleibt, um den Spott nicht konkreter zu reproduzieren, lässt durch die Erwähnung des königlichen Zorns (*Rex sedet iratus*) erahnen, wie demütigend Barbarossa schon die persönlichen Reaktionen auf den Wegfall des Gefolges empfunden haben muss.[689] Dass diese Demütigung aber nicht allein durch den Kaiser, sondern ebenso durch die Mitglieder der *curia minor*, entsprechend eben auch vom Hofkaplan Gottfried von Viterbo, empfunden worden sein könnte, lässt sich erahnen. Aus der Perspektive der zeitgenössischen Krankheitsvorstellung lässt sich der kaiserliche Zorn und die wohl mit ihm einhergehende Empörung auf die Reaktionen in seiner Umgebung nicht nur aus der Herrscherperspektive und dem mit ihr einhergehenden *honor imperii* verstehen. Wer überlebt hatte, der war nicht von Gott gestraft, hatte gerade erst also eine göttliche Prüfung durchlaufen. Aus dieser Perspektive der Überlebenden gab es keinen Anlass zu Spott, im Gegenteil.

Wie gezeigt wurde, stellen die wenigen prokaiserlichen Berichte das Überleben des Kaisers nur vorsichtig in den Mittelpunkt, indem sie seine guten Herrschereigenschaften rühmen und über Outgroupingstrategien versuchen, die kaiserliche Eigengruppe vor den ungeheuerlichen Anklagen zu schützen und diese auf andere auszulagern. Doch eine umfassende Erklärung für den Ausbruch der Erkrankung bleiben sie durch die vagen Hinweise auf die Gefährlichkeit des Monats August im Allgemeinen oder die Scheidung von Profanem und Sakralem schuldig.

Die kaiserliche *curia* selbst schwieg zunächst, doch ungefähr zwanzig Jahre nach den Ereignissen auf dem Monte Mario verfasste der kaiserliche Kaplan und zweite Augenzeuge Gottfried von Viterbo (1120–ca. 1196) die *Gesta Friderici*, die wiederum Teil seines größeren Geschichtswerkes, des *Liber universalis*, sind. In seinem Gedicht „Wie das ganze Heer des Kaisers in Rom nach dem Fall der Römer erkrankte und jämmerlich auf Bahren

---

688 *Rex sedit iratus, Ligurum feritate gravatus, Milite nudatus sociisque minirificatus, Pluribis ingratus, ludibrioque datus*, Gottfried, GF, ed. Waitz, Z. 766–768, vgl. Krieg, Herrscherdarstellungen, S. 189.

689 Ibid.

zurückkehrte“[690] überliefert er die Geschehnisse um den tragischen Verlust des kaiserlichen Trosses.

In dem Gedicht beschreibt Gottfried Himmelsphänomene, die er als Grund für die Erkrankung angibt. Der Hundsstern, der sich mit der Sonne vereint habe, lasse durch Glut die Körper an Fieber sterben und füge ihnen Schmerzen zu.[691] Rom, das sich im Kampf nicht habe verteidigen können, werde nun durch das Fieber scheinbar errettet. Die Soldaten, die Rom gestern noch gefürchtet habe, kämen nun durch das Fieber um.[692] Eindringlich und bildlich werden Schmerzen, Fieber und nasse Körper neben meteorologischen Phänomenen beschrieben, die an ein Gewitter denken lassen.[693] Gottfried überliefert Anweisungen des Kaisers, Tragen anfertigen zu lassen, um die Kranken zu transportieren. Doch Material dazu sei nicht zu finden gewesen.[694] Der Autor zeichnet ein Bild der Verzweiflung, ausgehend von der Personalnot durch den Tod so vieler Menschen. Kaum seien genug Menschen verfügbar gewesen, um die Wagen zu führen. Er beschreibt entsetzlichen Gestank, der von den Kranken ausgegangen sei, aber auch die Häuser, die Pferde, die Kleidung erfasst habe.[695] Endlich habe sich das Heer auf den Monte Amiata zurückgezogen, wo auch der Kaiser der Behandlung bedurft habe, und Gottfried beginnt dann, die Namen der Adeligen aufzuzählen, die durch die Seuche umgekommen seien.[696] Er schildert die Not zweier Knappen, die sich ein Grab gesucht hätten, in der Befürchtung, keine Stunde mehr zu leben. Gottfried berichtet vom Schmerz der Mütter, denen nach der Rückkehr Barbarossas in der Heimat dann die Knochen ihrer verstorbenen

690 *Quomodo totus exercitus imperatoris Rome egrotavit post casum Romanorum et in feretris miserabiliter rediit*, Gottfried, GF, ed. WAITZ, S. 321 ff.; das Gedicht beginnt in der Entwurfshandschrift BNF ms. lat. 4894 auf fol. 161r. und endet auf fol. 162r. Eine Handschriftenbeschreibung, findet sich bei Georg WAITZ: „Die Geschichtsschreiber nach der Zeitfolge geordnet, vom 5. bis zum 16. Jahrhundert. Beschreibung von Handschriften, welche in den Jahren 1839–1842 näher untersucht worden sind“, in: *Archiv der Gesellschaft für Ältere Deutsche Geschichte zur Beförderung einer Gesammtausgabe* [sic] *der Quellenschriften*, Hannover 1876, S. 242–428, hier S. 330 ff.

691 Gottfried, GF, ed. WAITZ, Z. 625–629.

692 Ibid., Z. 631–635.

693 Ibid., Z. 640–646.

694 Ibid., Z. 649 ff.

695 Ibid., Z. 661–674.

696 Ibid., Z. 675–692.

Söhne übergeben worden seien, und die daraufhin in Tränen ausgebrochen seien. Dann führt Gottfried den Leser zurück in das erkrankte Heerlager, wo sich wiederum andere Kranke dem Schicksal des Todes ergeben.[697]

Das in den für Gottfried so typischen Tristichen ausgeführte Poem hat sich in zwei Codices erhalten, wobei das Pariser Manuskript BNF lat. 4894 als Entwurfshandschrift gilt, an der Gottfried eigenhändig mitschrieb.[698] Die Forschung geht davon aus, dass die Handschrift noch im frühen 13. Jahrhundert in Viterbo bearbeitet wurde, da der in ihm inkludierte Papstkatalog bis ins Jahr 1227 fortgeführt wurde. Die Provenienz des Werks lässt sich nicht lückenlos erschließen. Im 15. Jahrhundert befand sie sich am Aragoneser Hof in Neapel, wo sie 1495 von König Karl VIII. von Frankreich beschlagnahmt und in die königlich-französische Bibliothek in Blois überführt wurde. Durch die Überführung ebendieser Bibliothek nach Paris ist die Handschrift heute im Bestand der Nationalbibliothek Paris. In der Forschung zu Gottfried von Viterbo trägt sie den Namen B1.[699] Das Manuskript B1 ist unvollständig und bricht in den *Gesta Friderici* hinter Vers 886 ab. Die mittelbar von ihr abhängende Münchener Handschrift B2 (Clm. 43) ließ jedoch eine Rekonstruktion zu.[700]

Die *Gesta Friderici* enthalten keine Widmung, im Gegensatz zum *Liber universalis*, der durch Gottfried verschiedenen Adressaten zugedacht war: Heinrich VI., den deutschen Fürsten, Papst Gregor VIII. (21. Oktober

697 Ibid., Z. 693–714.

698 B1 wurde von Gottfried später zum Pantheon C umgearbeitet, und er arbeitete dort die Widmung, die vordem Heinrich adressierte, um und adressierte Papst Urban III., vgl. E. SCHULZ: „Zur Entstehungsgeschichte der Werke Gottfrieds von Viterbo", in: *Neues Archiv der Gesellschaft für ältere deutsche Geschichtskunde*, 46 (1926), S. 87–131 (hier S. 110); vgl. DORNINGER, Gottfried von Viterbo, S. 92–94; zum *Liber Universalis* und dem Befund der Entwurfshandschrift vgl. Oliver KILLGUS: *Studien zum Liber universalis Gottfrieds von Viterbo*, Augsburg 2001, die Datierung wird zwischen 1185–1188 angegeben, wobei sich im Autographen Gottfrieds Angaben dazu unterscheiden, vgl. DORNINGER, Gottfried, S. 77, die andere Handschrift (Clm. 43) in München ist aus dem 13. Jahrhundert und befand sich im Besitz Hartmann von Schedels, dem Autor der Weltchronik, vgl. DORNINGER, Gottfried, S. 76.

699 Vgl. DORNINGER, Gottfried, S. 76–91; vgl. KILLGUS, *Liber Universalis*, S. 22.

700 Nach SCHULZ und DORNINGER handelt es sich dabei um die *Praedicatio Goliae*, die Walter Map (1140–1208/1210) zugeschrieben werden, die *Historia Anglorum et Saxonum* und die *Insignia imperialia*, vgl. SCHULZ, Entstehungsgeschichte, S. 101 f., DORNINGER, Gottfried von Viterbo, S. 82.

1187–17. Dezember 1187).[701] Es wird angenommen, dass die Handschrift durch die Umarbeitung zum Pantheon C für Papst Urban III. (1185–1187) geplant war, doch zur Dedikation ist es offenbar nie gekommen. Oliver Killgus, der den *Liber universalis* eingehend untersuchte, kam zu dem Schluss, dass die Handschrift in München (Clm. 43) lediglich mittelbar vom Pariser Kodex abhänge und mindestens eine Zwischenstufe fehle.[702] Die einzelnen Gedichte können in der Entwurfshandschrift durch ihre rubrizierten Überschriften als je eigenständige Werke betrachtet werden.

Aber nicht allein der Werkzusammenhang stellt eine Herausforderung dar, sondern auch die Editionslage zu Gottfried von Viterbo gibt Anlass, weit über die vielleicht topische Kritik von Historikern am Mangel von Editionen im Allgemeinen hinaus ein Lamento anzustimmen. Bei den von Waitz edierten Werken Gottfrieds handelt es sich um Teileditionen, die weder ein Gesamtbild des Werkes zulassen noch geeignet sind, einen einfachen Zugang zu gewährleisten. Teile des *Liber universalis* wurden von Killgus zwar in seiner Monographie nachediert, doch auch wer Zugang zum großen Gesamtwerk *Pantheon* Gottfrieds sucht, muss noch immer nicht nur die verschiedenen (nach Dorninger durch Waitz kontaminierten) Rezensionen C, D und E trennen, sondern sieht sich gezwungen, durchaus auch auf eine Pantheonfassung aus dem 16. Jahrhundert zurückzugreifen,[703] will er bestimmte Zusammenhänge im Werk aufzeigen oder verstehen. Die Ermangelung einer kritischen Edition der Werke Gottfrieds wird dabei von Gottfriedforschern allerorten beklagt.[704]

Neben dem Forschungsstand zu den Werken im Allgemeinen ist jedoch auch der zum Autor Gottfried von Viterbo selbst von Belang. Wer sich durch die mangelnde Editionslage seiner Werke nicht ins historiographische Bockshorn

701 Dorninger, Gottfried, S. 77 f.

702 Killgus, Liber Universalis, S. 165.

703 Dorninger, Gottfried, S. 10 ff.; Gottfried, Pantheon sive Universitatis libri, qui Chronici appelantur, ed. B. J. Herold, Basel 1559.

704 Vgl. Thomas Förster: „Godfrey of Viterbo and his Readers: Introduction", in: ders.: *Godfrey of Viterbo and his Readers. Imperial Tradition and Universal History in Late Medieval Europe* (= Church, Faith and Culture), Burlington 2015, S. 1–12, eine Zusammenfassung der Rezeptionsgeschichte findet sich nicht nur in Dorningers Monographie über Gottfried von Viterbo, sondern wurde in ihrem 2015 erschienenen Artikel nochmal gesondert behandelt, vgl. Maria E. Dorninger: „Modern Readers of Godfrey", in: ibid., S. 13–36.

hat jagen lassen, der findet seinen möglichen Protagonisten Gottfried im Dunkel einer ihn teilweise immer noch überschattenden positivistischen Geschichtsschreibung des 19. Jahrhunderts vor, aus dem er bislang noch nicht endgültig befreit und dessen Forschungsgeschichte von Maria Dorninger untersucht wurde, weshalb nachfolgend nur auf die prominentesten Stationen seiner Forschungsgeschichte eingegangen wird. Die Kritik, die sich durch die positivistische Geschichtsschreibung über den hochmittelalterlichen Autor ergoss, kann als vernichtend beurteilt werden. Unselbstständig sei seine Prosa, die Qualität seiner Verse mangelhaft, Fabeln habe er benutzt. Während die Edition durch Waitz sehr positiv aufgenommen wurde und als »möglichster Grad der Vollendung« galt, nannte der Literaturbericht Scheffer-Broichhorsts im Jahr 1873 Gottfried emotionsreich jeden »politischen Verständnisses baar [sic]«, die Schriften eine »Wüstenei« und »ein poetisches Hackbrett«, die eine Qual zu lesen seien.[705] Wilhelm Gundlach, der die *Gesta Friderici* in seinen »Heldenliedern der deutschen Kaiserzeit« dann in Versform übersetzte, kam bezüglich ihnen zu dem Schluss, diese hätten »für uns als Leistung der Geschichtsschreibung überhaupt nur einen geringen Wert«,[706] bevor er mit seiner Übersetzung dann im Bemühen um Reime das Gedicht vollends seiner lateinischen Bedeutung entzog.

Erst die jüngere Forschung beschäftigte sich eingehender mit dem hochmittelalterlichen Dichter, der von Friedrich Hausmann und Gerhard Baaken als ein Notar der Kanzlei Friedrich Barbarossas identifiziert wurde und in der Diplomatik den Namen Arnold II C innehat.[707] Für die staufische Geschichtsschreibung ist Gottfried dabei von besonderem Belang: Nicht

---

705 Vgl. DORNINGER, Modern Readers, S. 13–36, vgl. DORNINGER, Gottfried, S. 1 ff.; vgl. Paul SCHEFFER-BROICHHORST: „Literaturbericht", in: *Historische Zeitschrift*, 29 (1873), S. 441–446.

706 Wilhelm GUNDLACH: *Heldenlieder der deutschen Kaiserzeit* 3 [zuerst 1899], Innsbruck 1970, S. 491.

707 Vgl. Gerhard BAAKEN: „Zur Beurteilung Gottfrieds von Viterbo", in: Karl HAUCK/ Hubert MORDEK (Hg.): *Geschichtsschreibung und geistliches Leben im Mittelalter. Festschrift für Heinz Löwe*, Köln 1978, S. 373–396 (insbes. S. 390); Friedrich HAUSMANN: „Gottfried von Viterbo: Kapellan und Notar, Magister, Geschichtsschreiber und Dichter", in: Alfred HAVERKAMP (Hg.): *Barbarossa. Handlungsspielräume und Wirkungsweisen des staufischen Kaisers* (= Vorträge und Forschungen, Bd. 40), Sigmaringen 1992, S. 603–621 (hier S. 603 f.); DORNINGER, Gottfried, S. 7 f.

nur gehört er der »höfischen Geschichtsschreibung« unter Barbarossa an,[708] sondern in einer eschatologisch ausgerichteten Historiographie, die den Weltkaiser der Endzeit erwartete, der alle anderen christlichen Reiche unterwerfen würde, entwickelte Gottfried von Viterbo die Idee eines genealogischen Kaisergeschlechts, das eine Linie von den Trojanern bis zu den Staufern verbinde. Der von ihm selbst entwickelte Begriff des Kaisergeschlechts (*imperialis prosapia*) diente dabei einerseits der Lösung von jedem Anspruch des Papsttums auf das Kaisertum, andererseits war dieses Geschlecht nicht einem konkreten territorialen Reich verhaftet. Das Besondere an dieser *imperialis prosapia* bei Gottfried drückt sich aber auch darin aus, dass diese Traditionslinie nicht nur rückwärts konstruiert, sondern auf vorwärts gedacht wurde; der Endzeitkaiser also aus diesem Geschlecht hervorgehen werde.[709] Dabei war Gottfried von Viterbo in seinen Schriften immer um einen Ausgleich zwischen dem Herrscher und der päpstlichen Kurie bemüht.[710]

Ausgenommen von diesen Ideen schienen die *Gesta Friderici* zu sein, die noch Peter Herde in seiner epidemiologischen Studie zu 1167 in den 1990er Jahren »heruntergeleierte Verse«[711] nannte, wohl übersehend, dass die Hexameter der Tristichen durchaus von einiger Qualität geprägt sind.[712] Herde sah in dem Gedicht über die Seuche im kaiserlichen Heer die literarische Verarbeitung der Augenzeugenschaft, die einzig auf den persönlichen Beobachtungen Gottfrieds basierte, und in dem Vorgängertexte sich nicht finden ließen.[713] Diese Ansicht wurde schon durch Langosch

---

708 Thomas SZABÓ prägte diesen Begriff vgl. ders.: *Herrscherbild und Reichsgedanke. Eine Studie zur höfischen Geschichtsschreibung unter Friedrich Barbarossa*, Freiburg 1971.

709 Vgl. Thomas FÖRSTER: „Der Prophet und der Kaiser: Staufische Herrschaftsvorstellungen am Ende des 12. Jahrhunderts", in: Stefan BURKHARDT/Thomas METZ/Bernd SCHNEIDMÜLLER/Stefan WEINFURTER (Hg.): *Staufisches Kaisertum im 12. Jahrhundert: Konzepte, Netzwerke, politische Praxis*, Regensburg 2010, S. 253–293 (hier S. 259 ff.).

710 Vgl. BAAKEN, Zur Beurteilung Gottfried von Viterbo, S. 390, vgl. auch DORNINGER, Gottfried, S. 8.

711 HERDE, Katastrophe vor Rom, S. 143.

712 Für den Hinweis auf die Reimqualitäten danke ich Ralf Lützelschwab.

713 HERDE, Katastrophe vor Rom; S. 143 f., insbes. S. 144, Anm. 30; DORNINGER, Gottfried, S. 89 hingegen bezeichnete die *Gesta Friderici* als das in historischer Hinsicht am wichtigsten zu erachtende Werk Gottfrieds; grundlegende Untersuchungen seines Schaffens existieren bezüglich der Pariser Handschrift jedoch zum *Liber universalis* durch KILLGUS, *Liber universalis*, und zum *Pantheon*, vgl. Friederike BOOCKMANN: *Studien zum Pantheon des Gottfried von Viterbo*, München 1985.

vertreten, der die *Gesta Friderici* derart charakterisierte, dass sie sich von Gottfrieds Weltgeschichten dadurch unterscheiden, dass sie »nur historische Begebenheiten, aber keine Sagen schildern und Gottfried mancherlei Eignes hinzutat, sodass man fast nur diesem Werk Gottfrieds historischen Wert zugeschrieben« habe.[714] Die Vermutung, einzig Gesehenes und Erlebtes in Verse gekleidet niedergeschrieben zu haben, ließ ein Bemühen um eine Interpretation Gottfrieds *Gesta Friderici* obsolet erscheinen.[715] Wo die Verse dem sprachlich-ästhetischen Anspruch der Forschung nicht genügten, wurde demnach kein Versuch unternommen, zu ergründen, ob sich hinter den, von den Forschern als so mangelhaft empfundenen Reimen ein auf einer Rhetorik basiertes Arbeiten des Autors finden ließe, das sowohl einen interpretatorischen Zugang zu den *Gesta Friderici*, als auch eine Begründung für die rezeptive Irritation der Wissenschaftler liefern könnte.

Die These zu Gottfrieds Gedicht in den *Gesta Friderici* ist, dass diese von Forschern seit dem 19. Jahrhundert immer wieder hervorgehobene Irritation vom Autor intendiert ist. Die Kritik der Historiker und Literaturwissenschaftler bezog und bezieht sich nämlich allein auf den Literalsinn des Werkes, der auch zu den Ereignissen auf dem Monte Mario im Jahr 1167 keine stringente Erzählung zu eröffnen, sondern Einzelereignisse aneinanderzureihen scheint, die zudem noch den Anschein einer chronologischen Verworrenheit haben. Der ganze Text irritiert zutiefst den, der erwartet, dass sich durch den Literalsinn eine Ordnung in ihm öffne, als habe man beispielsweise ein Gedicht Goethes vor sich. Anders ausgedrückt ordnet sich das Gedicht Gottfrieds ausdrücklich nicht unseren Lesegewohnheiten unter. Doch diese Erwartung, dass ein Text sich dem Leser füge, ist nicht mit dem erwachsenen und gebildeten Lesen des 12. Jahrhunderts zu vereinbaren und von daher ahistorisch. Illich führt in seinem Kommentar zu Hugo von St. Victor aus, die Geschichte werde nicht der Ordnung des Lesers unterworfen, sondern er, der Leser, müsse sich in ihre Ordnung fügen. Die Suche nach der Weisheit

---

714 Karl Langosch: „Gottfried von Viterbo“, in: ders. (Hg.): *Die Deutsche Literatur des Mittelalters. Verfasserlexikon*, Bd. V Nachträge, Berlin 1955, Sp. 272–285 (hier Sp. 280). Hier zeigt sich auch eine erste Verknüpfung der Rezeptionsgeschichte Gottfrieds, war doch der Medizinhistoriker Gundolf Keil sowohl am Verfasserlexikon als auch an der Studie Herdes beteiligt.

715 Heinz Krieg: Herrscherdarstellungen, S. 33–36, nimmt zur Fragestellung des Herrscherbildes Bezug auf die *Gesta Friderici*.

sei eine Suche nach den Symbolen der Ordnung, denen wir auf der Seite begegnen.[716]

Der Literalsinn ist eine untergeordnete Kategorie in der zeitgenössischen Lesepraxis und literarischen Produktion des 12. Jahrhunderts,[717] und hinter ihm verbergen sich in Gottfrieds Gedicht, wie gezeigt werden wird, fünf *imagines agentes*, aktive Bilder, die nach der Rhetorikschrift *Ad Herennium* verfasst wurden und jeweils auf einer der Ciceronischen Circumstanzen aus *De inventione* beruhen, wobei die Reihenfolge der Bilder der Abfolge der Circumstanzen entspricht. Gottfried vereint in seinem Gedicht dabei sowohl zeitgenössisches medizinisches Wissen als auch die gottunmittelbare Kaiseridee mit der juristischen Verteidigungsrhetorik in der *Ars memoriae* zu einer präzisen Verteidigungsrede für Friedrich I. Barbarossa, die im zeitgenössischen Kontext nicht nur Ausdruck eines Kulturtransfers von der französischen Literaturproduktion in die des Reiches darstellt, da *imagines agentes* im 12. Jahrhundert vorwiegend in Frankreich erschaffen wurden, sondern als zeitgenössisch-wissenschaftlicher Beleg für den Grund des Krankheitsausbruchs im Tross Barbarossas angesehen werden kann. Ob auch die als *literata* geltende Kaiserin Beatrix, die den Hof für literarische Einflüsse aus Frankreich öffnete, Gottfried zu seinem kreativen Prozess inspirierte, kann nicht belegt, aber auch nicht ausgeschlossen werden.[718] Das Gedicht hat durch das Kreieren der *imagines agentes* die bewusste Absicht, zu irritieren, setzt gezielt Worte und Sätze als mnemonische Trigger ein, damit die Erinnerung an andere Werke beim Leser angeregt wird und dieser aus der Intertextualität dann Antworten auf seine Fragen zum Seuchenausbruch selbstständig ableiten kann und Erkenntnis erlangt. Diese Wirkung der aktiven Bilder deckt sich mit der grundsätzlichen Intention Gottfrieds zu seiner literarischen Produktion. Über diese gab er in seinen Schriften *Memoria seculorum* und im *Pantheon* an, er wolle Wissen unterhaltsam vermitteln und den Leser so zur Erkenntnis führen, damit dieser dadurch zu klugem Handeln befähigt würde.[719]

---

716 Ivan ILLICH: *Im Weinberg des Textes. Als das Schriftbild der Moderne entstand*, München 2010, S. 35.

717 Mary CARRUTHERS: *The Craft of Thought. Meditation, Rhetoric, and the Making of Images, 400–1200*, Cambridge 1998, S. 30.

718 Vgl. Knut GÖRICH: *Friedrich Barbarossa. Der erste Stauferkaiser*, München 2022, S. 50.

719 [...] *quod es eis* [der Geschichte] *mirabilis fructum et noticiam omnium seculorum poteris adipisci et ad futura omnia sapientior inveniri*, Gottfried, Memoria seculorum,

Das Kreieren der *imagines agentes* ist, ohne Gottfrieds Bildungsbiographie zu berücksichtigen, und ohne die Bezugnahme der *imperialis prosapia* auf Karl den Großen, nicht zu verstehen, weshalb es nötig ist, diese Punkte aufzuzeigen, da sich aus ihnen auch mit einiger Vorsicht die persönliche und politische Motivation Gottfrieds für die komplexen *imagines agentes* ableiten lässt und sich daraus ein Blick auf das kuriale Selbstverständnis in der Umgebung Barbarossas ergibt. Wer also war Gottfried von Viterbo und wie ist seine Bildungsbiographie einzuordnen?

Um 1125 wurde Gottfried in Viterbo geboren. Er benannte sich nach seiner Heimatstadt, die für ihn *patria* war.[720] Wilhelm Gundlach vermutete, dass vielleicht Gottfrieds Vater als Invalide im Gefolge Lothars III. im Jahr 1133 Grundbesitz in Viterbo übereignet bekommen haben könnte. Dies, so Gundlach, sei wohl den Heilquellen Viterbos geschuldet gewesen. Der Kaiser habe dort seinen verdienten Rittern ihr weiteres Dasein ermöglicht. Gottfried selbst nahm Bezug auf die Bäder der Stadt und bezeichnete Viterbo selbst als *vite meritum* für alte oder verwundete Ritter.[721] Kaiser Lothars Sorge galt jedoch wohl nicht allein Gottfrieds Vater, sondern er sorgte auch für die Ausbildung des jungen Gottfrieds an einer der Eliteschulen des Reiches: Gottfried wurde nach Bamberg auf die Domschule gesandt.[722] Eine „strenge Lehrerin“[723] war ihm diese Schule, aber auch eine „Freundin“ (*amica*).[724]

---

ed. Waitz, S. 106; *quia* [...] *sapientia indiget, cogitur eam ab aliis frequenter emendicare*, Gottfried, Pantheon CDE, ed. Waitz, S. 132, Z. 15–18; Dorninger, Gottfried, S. 59.

720 *Fertilis est patria, quam copia multa beavit.*, Gottfried von Viterbo: „Pantheon“, in: ders.: *Opera*, ed. G. Waitz, MGH SS XXII, Hamburg 1872, S. 107–307 (hier S. 267); Dorninger, Gottfried, S. 33.

721 *Ad vite meritum veniunt vexilla Viterbum, Unde patens herebus fontem* [...] *Emeritos equites, senio seu vulnere pressos, Sic vite meritum res facit ipsa locum.*, Gottfried, Pantheon, ed. Waitz, S. 267, 10 f., 17 f.; Wilhelm Gundlach, Heldenlieder der deutschen Kaiserzeit, S. 469 f.; vgl. Friedrich Hausmann, Gottfried von Viterbo. Kapellan und Notar, S. 618; Dorninger, Gottfried, S. 33. Hausmann hingegen hielt es für wahrscheinlich, dass Gottfrieds Vater während des zweiten Romzuges Kaiser Heinrichs V. 1117, nach Viterbo kam, in: ders.: Gottfried von Viterbo. Kapellan und Notar, S. 618.

722 *Eo tempore ego per Lotharium positus sum puer in scolis aput Babenberc*, Gottfried, Pantheon, ed. Waitz, S. 259; vgl. Hausmann, Gottfried von Viterbo, S. 618; vgl. Dorninger, Gottfried, S. 34.

723 *Prisca fuit* [...] *Bamberga magistra*, Gottfried, Pantheon, ed. Waitz, S. 214, 20; Hausmann, Gottfried von Viterbo. Kapellan und Notar, S. 618, Dorninger, Gottfried, S. 34.

724 Ibid., S. 214, 21, Dorninger, Gottfried, S. 24.

Als Gottfried diese Schule besuchte, hatte sie unter Bischof Otto I. ihre Blütezeit. Gesprochen wurde nur lateinisch.[725] Der Domschulmeister aus dieser Zeit ist namentlich bekannt: Diakon Tuto unterrichtete dort von 1122/1123 bis 1145, den Gottfried gekannt haben muss. Als Tuto nach 1157 starb, hinterließ er der Schule eine beachtliche Buchsammlung.[726] Wer dort unterrichtet wurde, war zumeist bereits für eine Karriere in Kirche oder Reich prädestiniert – meist durch Geburt.[727] Aus Bamberg gingen künftige Bischöfe genauso hervor, wie spätere Mitglieder der Hofkapelle und der Kanzlei. Insbesondere Grammatik wurde gelehrt, wovon uns Gottfried selbst berichtet.[728] Auch eine literarische Produktion gab es in Bamberg und Umkreis, die die Reichsnähe der Schule bezeugt. Es entstanden Chroniken, Kaiser- und Bischofsviten. Zudem wurde reichlich Material zum Investiturstreit gesammelt. Fremd jedoch soll dem Bildungsbetrieb die Dialektik geblieben sein. Wer dieses Wissen suchte, der musste im 12. Jahrhundert nach Frankreich ziehen, um es zu erhalten. So formulierte Erich Fried: »Das Fehlen der Dialektik als hochentwickelter Spezialdisziplin ist ein Wesenszug der deutschen Domschulen.«[729] Doch die Bamberger suchten den Austausch mit Frankreich bereits ab dem Beginn des 12. Jahrhunderts und entsandten Studenten nach Reims. Wilhelm von Champeaux (1070–1121), der berühmte Gelehrte des Universalienstreits und Verfasser von Kommentaren zu Rhetorikschriften wie beispielsweise *Ad Herennium*, die grundlegend für aktive Bilder ist, war den Domschülern bekannt.[730] Dass Gottfried mit den Werken Ciceros vertraut war, beschreibt er selbst in seinem Brief an Heinrich VI., den der

---

725 *Solat solet cunctis lingua Latina dari*, Gottfried Pantheon, ed. WAITZ, S. 240, 33; vgl. Johannes FRIED: „Die Bamberger Domschule und die Rezeption von Frühscholastik und Rechtswissenschaft in ihrem Umkreis bis zum Ende der Stauferzeit", in: ders. (Hg.): *Schulen und Studium im sozialen Wandel des hohen und späten Mittelalters* (= Vorträge und Forschungen, Bd. 30), Ostfildern 1986, S. 163–201 (hier S. 166), DORNINGER, Gottfried, S. 34.

726 FRIED, Domschule, S. 166.

727 Ibid.

728 *Docmate grammatico clerus solet ille beari*. Gottfried, Pantheon, ed. WAITZ, S. 240, 26, FRIED, Domschule, S. 167 f.

729 FRIED, Domschulen, S. 171.

730 Ibid.

dem *Speculum regum* voranstellte.[731] Die von Bamberg nach Frankreich entsandten Studenten brachten Werke aus Frankreich mit: so befanden sich in der Dombibliothek auch Sentenzensammlungen der sogenannten *Schule von Chartres*.[732]

Wann Gottfried von Bamberg zurück nach Italien kehrte, ist nicht gewiss. Hausmann erkannte jedoch in den von Gottfried später in Urkunden Barbarossas verwendeten Formulierungen Einflüsse der päpstlichen Kanzlei. Diese zeigen sich, Hausmann zufolge, im Diktat Gottfrieds und seiner *Data per manus-Formel*, die sich erst im Laufe der Zeit an der kaiserlichen Kanzlei verlor. Gottfried nutzte Arengen in den kaiserlichen Urkunden, die sich wohl an die Initien päpstlicher Privilegien unter Eugen III. (1145–1153) anlehnten. Dabei sollen insbesondere in Viterbo ab 1140 ausgestellte Urkunden eine Vorbildfunktion gehabt haben.[733] Auch der von Gottfried genutzte *Cursus Romanus*, ein Briefstil der Römischen Kurie, der zum Ende des 12. Jahrhunderts fester Bestandteil der Briefstillehre (*Ars dictaminis*) des Mittelalters wurde, scheint die These, Gottfried sei an der Römischen Kurie ausgebildet worden, zu belegen.[734] Gottfried selbst hielt sich mit autobiographischen Aussagen zu seiner Zeit in Rom zurück. Er habe sein Material für seine Schriften auch von Gesandten aus Griechenland und den Ländern des Vorderen Orients an der päpstlichen Kurie und an der kaiserlichen Kurie

---

731 In einem Bescheidenheitstopos gemahnt er Heinrich, von ihm, Gottfried, nicht die schön klingenden Reden oder die Eloquenz Ciceros zu erwarten, *In hoc autem volumine aureum illud eloquentie flumen aut verborum leporem vel dictaminis elegantiam lectoris providentia non requirat, cu a me viro imperito sermones falerati seu Tuliana eloquentia non prodecant, set simpliciter materiam rusticano stilo prolatam sine arrogantia reprehensionis attendat*, Gottfried, Speculum regum, ed. Waitz, MG. SS XXII, S. 22, Z. 16–19.

732 Fried, Domschulen, S. 173, der Schulbegriff wurde als wörtliches Zitat übernommen.

733 Hausmann, Gottfried von Viterbo, S. 609 f.; Dorninger, Gottfried, S. 34.

734 Vgl. Kurt Zeilinger: „Die Notare der Reichskanzlei in den ersten Jahren Friedrich Barbarossas", in: *Deutsches Archiv*, 22 (1966), S. 472–555 (hier S. 527 ff., 551); Dorninger, Gottfried, S. 35; zum *Cursus Romanus* vgl. Tanja Broser: *Der päpstliche Briefstil im 13. Jahrhundert. Eine stilistische Analyse der Epistole et dictamina Clementis pape quarti* (= Beihefte zum Archiv für Diplomatik, Schriftgeschichte, Siegel- und Wappenkunde, Bd. 017), Köln/Weimar 2018, S. 59 f.

erhalten.[735] Hausmann schloss daraus, diese Legationen seien unter Papst Eugen III. (1145–1153) vor 1152 erfolgt.[736]

Am königlichen Hof befand sich Gottfried schon unter Konrad III. (1093–1152) und bezeichnete sich selbst als „dessen Diener" (*cuius famulus*).[737] Mit dieser Bezeichnung rückt er sich selbst in die Nähe der *curia minor*, des täglichen Hofes. Diese bestand, im Gegensatz zur *curia maior*, aus den Ratgebern, Kaplänen und Notaren und den Inhabern der Hofämter, den Dienern.[738] Eine Urkunde des Mainzer Erzbischofs testierte er im Jahr 1151 als Kaplan des Kollegiatstiftes zu Frankfurt. In dieser Funktion kann Gottfried, dessen Identifizierung Hausmann gelang, in zwölf Urkunden, zunächst als Kaplan, ab 1162 als Mainzer Domherr, gefunden werden.[739] Seit April 1152 war Gottfried der Hauptnotar der Kanzlei Friedrich I. Barbarossas. Wieder war es Hausmann, der mit Notar »Arnold II C« Gottfried von Viterbo identifizierte.[740] Hausmann verglich dabei die vom kaiserlichen Notar geschriebenen Diplome und Teile des Pariser *Liber universalis*, die Gottfried eigenhändig schrieb.

Es war wohl, folgt man Hausmann, keine leichte Zeit für Gottfried. Beim Schreiben ergaben sich für ihn Probleme bei der Lauterkennung. Beide Überlieferungen, die Diplome und der *Liber*, weisen nach Hausmann ähnliche Merkmale auf: Gottfried musste Buchstaben nachtragen, die er beim Schreiben ausgelassen hatte, manchmal fehlten ganze Silben, manchmal wurden sie verdoppelt. Gottfried verwechselte Buchstaben, *l* und *b* bereiteten ihm Schwierigkeiten. Da wurde *cubpa* aus *culpa* und *Abbertus* aus *Albertus*.

---

735 *Sepe enim Greci a Constantinopoli et Sarraceni a Babillonia et Persi a Perside et Armeni ab Armenia ad curiam imperialem et papalem venientes et magnas legationes ferentes, me instruxerunt et sua scripta aliquando tradierunt mihi*, Gottfried, Memoria Seculorum, ed. WAITZ, S. 105, 45 ff., DORNINGER, S. 35, Anm. 18; HAUSMANN, Gottfried von Viterbo, S. 612 f.

736 HAUSMANN, Gottfried von Viterbo, S. 613, DORNINGER, Gottfried, S. 35.

737 Gottfried, Pantheon CDE, ed. WAITZ, S. 264, 18; DORNINGER, Gottfried, S. 35.

738 Zum Begriff der *curia* vgl. Johannes LAUDAGE: „Der Hof Friedrich Barbarossas. Eine Skizze", in: ders./Yvonne LEIVERKUS (Hg.): *Rittertum und höfische Kultur der Stauferzeit*, Köln/Weimar/Wien 2006, S. 75–92 (hier S. 83 ff.).

739 HAUSMANN, Gottfried von Viterbo. Kapellan und Notar, S. 513 f., DORNINGER, Gottfried, S. 36.

740 Für Hausmann waren dies Merkmale einer lebenslangen Legasthenie, vgl. HAUSMANN, Gottfried von Viterbo. Kapellan und Notar, S. 610 f.

Obtimus, docma, menbrum: *p* und *g* konnte Gottfried nicht sicher unterscheiden, den Unterschied zwischen *n* und *m* oft auch nicht.[741] Vielleicht ist darin der Grund dafür zu sehen, dass Gottfried zeitlebens stets versuchte, sich für seine Aufzeichnungen dem Trubel und dem Lärm des Hofes zu entziehen und seine Ruhe für diese Tätigkeit zu finden, doch sind die Schwierigkeiten beim Lesen und Schreiben nicht mit einer Schwierigkeit beim logischen Denken gleichzusetzen, sodass sich daraus kein Grund ergibt, dem hochmittelalterlichen Autor nicht sehr viel mehr zuzutrauen, als bislang geschehen.

Dass das Recht bei seinen Tätigkeiten eine Rolle spielte und er in ihm bewandert war, zeigte sich spätestens im ersten Italienzug Barbarossas, der von 1154–1155 dauerte. Auch Gottfried begleitete Barbarossa, dessen Heer 1.800 Ritter und noch einmal so viele Menschen im Tross umfasst haben soll.[742] Es ging nach Roncaglia, wo Barbarossa einen Hoftag auf den Feldern abhielt.[743] Gottfried nahm am 5. Dezember dort an der Verfassung der ersten roncaglischen Lehenskonstitution teil und arbeitete auch am Scholarenprivileg (*Authentica habita*) mit, das Anfang Dezember in Roncaglia erlassen, jedoch erst bei Bologna promulgiert wurde. Das Privileg regelte die universitäre Gerichtsbarkeit und unterstellte die Studenten und Dozenten der Jurisdiktion des Rektors.[744] Ab 1158 ist Gottfried als Probst von Frankfurt und Kaplan in Mainz greifbar, was, wie gezeigt werden wird, für das Gedicht von Belang ist.[745]

---

741 Ibid.; eine Untersuchung Rechtschreib- und Orthographieschwierigkeiten der zwölf an der Kanzlei tätigen Notare unternahm vgl. Rainer M. HERKENRATH: „Ein Legastheniker in der Kanzlei Barbarossas. Studien zum kaiserlichen Notar Arnold II D (1152–1155)", in: *Archiv für Diplomatik*, 33 (1987), S. 169–291. Gottfried (Arnold II C), arbeitete demnach in der Kanzlei mit einem Notar, dessen Diplome noch mehr Fehler aufweisen als seine.

742 DORNINGER, Gottfried, S. 36; zur Teilnehmeranzahl des Italienzuges GÖRICH, Barbarossa, Biographie, S. 231.

743 GÖRICH, Barbarossa, Biographie, S. 232.

744 Vgl. Kurt ZEILINGER: „Das erste roncaglische Lehensgesetz Friedrich Barbarossas, das Scholarenprivileg (*Authentica habita*) und Gottfried von Viterbo", in: *Römisch-Historische Mitteilungen*, 26 (1984), S. 191–217, zur Verfasserfrage vgl. ibid., S. 197 f.; HAUSMANN, Gottfried von Viterbo. Kapellan und Notar, S. 611; DORNINGER, Gottfried, S. 37.

745 HAUSMANN, Gottfried von Viterbo. Kapellan und Notar, S. 619, DORNINGER, Gottfried, S. 39.

Zu seiner Ausbildung an der Eliteschule des Reiches und zur juristischen Praxis kam in Laufe der Zeit medizinisches Wissen hinzu, das sich Gottfried selbst angeeignet haben muss. Dass Gottfried auf dem Gebiet der Heilkunde gebildet war, ist in der Forschung bekannt. Er suchte und fand Zugang zu diesem Wissen bei einem Salernitaner Arzt, Marius Salernitanus, den er in seinem *Pantheon* als „seinen Lehrer" (*preceptor meus*) bezeichnete, und las auch Alfanus von Salerno, einen weiteren Arzt der Medizinschule.[746] Mit der Lektüre des Marius begab sich der kaiserliche Kaplan in die wohl literarische Unterweisung eines Mannes, der zu den Herausragendsten seines Faches gehörte. Die Ärzte aus Salerno galten als die besten Mediziner des 12. Jahrhunderts in ganz Europa. Sie schrieben eigene medizinische Handschriften und übersetzten schon vor 1.100 Schriften aus dem Arabischen. Ihre Lehrmethode beinhaltete dabei konsequent scholastische Logik, aristotelische Elemente sowie Philosophie.[747] Zudem las Gottfried Honorius Augustodunensis' *Elucidarium*,[748] sowie Galen und Hippokrates.[749] In seinem Pantheon weist er sich als Kenner der Mikrokosmos-Makrokosmos-Theorie des Honorius aus, die den Menschen mit der Welt parallelisiert und wiederum

746 Zur Beziehung der beiden Männer vgl. Dagmar GOTTSCHALL: „Marius Salernitanus und Gottfried von Viterbo", in: *Sudhoffs Archiv*, 75, 1 (1991), S. 111–113, Gottfried von Viterbo: *Pantheon*, Würzburger Universitätsbibliothek, Sod. M. ch. F. 23, ohne Folioangabe zitiert nach GOTTSCHALL, Marius Salernitanus, S. 112, die Handschrift gleicht nach Dorninger Fassung E, jedoch wurde dieser Teil mit den Angaben zu Marius nicht von Waitz ediert.

747 Zur sogenannten Schule von Salerno und ihren Übersetzungen vgl. Ilse SCHNEIDER: „Die Schule von Salerno als Erbin der antiken Medizin des 12. Jahrhunderts", in: *Philologus*, 115, 1 (1971), S. 278–291; zu den Ausbildungsformen und Schriften der Salernitaner vgl. Paul Oskar KRISTELLER: „Neue Quellen zur Salernitaner Medizin des 12. Jahrhunderts", in: Gerhard BAADER/Gundolf KEIL (Hg.): *Medizin im mittelalterlichen Abendland*, Darmstadt 1982, S. 191–208.

748 Zum *Elucidarium* und seiner Rezeptionsgeschichte vgl. Dagmar GOTTSCHALL: *Das „Elucidarium" des Honorius Augustodunensis. Untersuchungen zu seiner Überlieferungs- und Rezeptionsgeschichte im deutschsprachigen Raum mit Ausgabe der niederdeutschen Übersetzung*, Tübingen 1992, S. 8–51; vgl. FINCKH, Minor mundus homo, S. 78 f.

749 *Omne corpus ex 4 elementis factu est.* […] *Sangunie, flegmate, rubea et cholera nigra.*, Gottfried, Pantheon sive Universitatis libri, ed. HEROLD, Sp. 79–81 (hier Sp. 79), zu Mensch, Säften und Temperamenten vgl. auch ibid., Sp. 29 f., als Autoritäten zum Körperaufbau nennt er u.a. Hippokrates und Galen ibid., Sp. 31.

aus der jüdischen Haar-Gras-Analogie entlehnt als Dialog im *Elucidarium* inkorporiert wurde.[750] Gottfried schreibt:

> Wenn wir lesen, dass Adam aus dem Schlamm der Erde geformt wurde, muss man verstehen, dass dies aus vier Elementen geschah. Die größere Welt besteht nämlich aus vier Elementen: aus dem Feuer, der Luft, dem Wasser und der Erde. Der menschliche Körper wird Mikrokosmos genannt, er ist die kleinere Welt. Er hat aus der Erde das Fleisch, aus dem Wasser die Flüssigkeiten (*humores*), aus der Luft den (Atem)hauch, aus dem Feuer die Wärme. Sein Kopf aber ist rund, gleichwie der Himmel. In diesem schimmern zwei Augen gleich zwei Gestirnen am Himmel. Sein Bauch wird durch die Flüssigkeiten zusammengehalten, gleichwie das Meer. Brust und Lunge schicken die Stimmen aus, gleichwie die himmlischen Harmonien widerhallen. Die Füße halten, gleichwie die Erde, den gesamten Körper aufrecht. Aus dem Himmelsfeuer hat er den Blick, aus der oberen Luft hat er das Hören, aus der Unteren das Riechen, aus dem Wasser den Geschmack, aus der Erde hat er das Gefühl. Die Härte in den Knochen teilt er mit den Steinen, die Energie hat er mit den Bäumen. In den Haaren und Nägeln hat er den Schmuck mit den Gräsern und Blumen.[751]

---

750 *Discipulus: Unde corporalis? Magister: De quatuor elementis; unde et microcosmos, id est minor mundus, dicitur. Habet enim ex terra carnem, ex aqua sanguinem, ex aere flatum, ex igne calorem. Caput ejus est rotundum caelestis sphaerae modum; in quo oculi, ut duo luminaria in caelo, micant; quod etiam septem foramina, ut septem caeli harmoniae, ornant. Pectus, in quo flatus et tussis versatur, simulate aerem, in quo venti et tonitrua concitantur. Venter omnes liquors, ut mare omnia flumina, recipit. Pedes totum corporis pondus, ut terra cuncta, sustinent. Ex caelesti igne visum, ex superior aere auditum, ex inferior olfactum, ex aqua gustum, ex terra habet tactum. Participitum duritiae lapidum habet in ossibus, virorem arborum in unguibus, decorem graminum in crinibus, sensum cum animalibus. Haec est substantia corporalis. Discipulus: Unde spiritualis? Magister: Ex spirituali igne, ut creditor, in qua imago et similtudo Dei exprimitur.*, vgl. Honorius Augustodunensis: Elucidarium, in: Yves Lefèvre: *L'Elucidarium et les Lucidaires. Contribution, par l'histoire d'un texte, à l'histoire des croyances religieuses en France au Moyen Âge* (= Bibliothèque des écoles françaises d'Athènes et de Rome 180), Paris 1956, I, S. 59–61, zur Kompilation vgl. S. 283–287 und ibid. S. 115 f., Anm. 1; vgl. Finckh, Minor Mundus Homo, S. 76–79.

751 *Cum legimus Adam de limo terrae formatum, intellegendum est, ex quatuor elementis. Mundus enim iste maior, ex quatuor elementis constat; igne, aere, aqua et terra. Humanum quoque corpus dicitur Microcosmos, id est minor mundus. Habet namque ex terra carnem, ex aqua humores, ex aere flatum, ex igne calorem. Caput autem eius est rotundum, sicut coelom. In quo duo oculi, tamquam duo luminaria in coelo micant. Venter eius, tamquam mare contenet omnes liquors. Pectus et pulmo emittit voces et quasi coelestes resonat harmonias. Pedes tamquam terra sustinent corpus universum. Ex igni coelesti habet visum, e superiori aere habet auditum, ex inferiori habet olfactum, ex aqua gustum, ex terra habet tactum. In duritie participat cum lapidibus in ossibus, vigorem habet cum Arboribus. In capillis et*

Seit dem letzten Drittel des 11. Jahrhunderts erfuhr diese Theorie neuen Aufwind durch den Einfluss arabischer Medizinschriften, die über Toledo ihren Weg nach Europa gefunden hatten. Deren Rezeption in Richtung des europäischen Ostens, nach Frankreich und ins Reich war aber überaus unterschiedlich.[752] Dass Gottfried zudem insbesondere die Verflechtung von Philosophie und Medizin schätzte, drückte er auch in seiner Beschreibung der Pfalz Hagenau aus, deren Bibliothek er erwähnte: „Die Gesetze und die Künste sind dort und alle Poeten, der große Aristoteles, Hippokrates und die Lebensführung Galens geben würdigen Rat […]"[753]

Die Heilkunde hielt im 12. Jahrhundert auch Einzug in die volkssprachige Literatur der Romane. In der Tradition der homerischen Heldenepen entwickelten sich in Frankreich und England die höfischen Romane. Allenthalben traten nun Heilkundige in den Erzählungen auf, wie im *Perceval* des Chrétiens de Troyes. In den Alexanderromanen wurde der junge Alexander selbst als Heilkundiger dargestellt, in Ritterromanen wurden die verletzten Ritter durch die Heilkünste junger adeliger Frauen versorgt. Auch Sternenkundige kamen vor.[754] Der Mensch selbst, als Schöpfung Gottes, erhielt einen Eigenwert, und aus dem literarischen Umgang mit diesem neuen Stoff wurde die *Kosmologie*

---

unguibus decorum habet cum graminibus et floribus, Gottfried, Pantheon, ed. HEROLD, Sp. 82 f.; vgl. FINCKH, Minor mundus homo. S. 77 f., eine kritische Edition liegt bislang nicht vor, vgl. James Loren WEBER: *Godfrey of Viterbo's "Pantheon": Origin, Evolution and later Transmission*, Los Angeles 1993; einzige vollständige Fassung ist bislang die Edition von B. J. HEROLD: Pantheon sive Universitatis libri chronici appelantur XX, Basel 1559; zur Kosmologie im Pantheon vgl. auch Michele CAMPOPIANO: „Cosmology, Theology of History and Ideology in Godfrey of Viterbo's Pantheon", in: ders./Henry BAINTON (Hg.): *Universal Chronicles in the High Middle Ages*, New York 2017, S. 121–140.

752 Vgl. Heinrich SCHIPPERGES: „Einflüsse arabischer Medizin auf die Mikrokosmosliteratur des 12. Jahrhunderts", in: Paul WILPERT (Hg.): *Antike und Orient im Mittelalter* (= Miscellanea Mediaevalia 1), Berlin 1962, S. 129–154.

753 *Leges aut artes ibi sunt, omnisque poeta, Magnus Aristoteles, Ypocras, Galiena dieta, Dant ibi consilia digna* […], Gottfried von Viterbo: „De nominatio regnorum imperio subiectorum", ed. L. DELISLE, in: *Littérature latine et histoire du Moyen Âge*, Paris 1890, S. 41–50 (hier S. 48, Z. 151–153).

754 Vgl. Bernhard D. HAAGE: „Wissenschafts- und bildungstheoretische Reminiszenzen nordfranzösischer Schulen bei Gottfried von Straßburg und Wolfram von Eschenbach", in: *Würzburger medizinhistorische Mitteilungen*, 8 (1990), S. 91–135 (insbes. S. 97–115); vgl. ders.: „Die Wertschätzung von Naturwissenschaft und Medizin in der deutschen Dichtung des Mittelalters", in: *Sudhoffs Archiv*, 70 (1986), S. 206–220 (insbes. S. 206–211); Bernhard D. HAAGE: „Medizin und Dichtung (Mittelalter)", in:

von Chartres. Medizin und Naturwissenschaften wurden so in die Literatur des 12. Jahrhunderts mit einbezogen. Wer von den hochmittelalterlichen Autoren das Tempo der Veränderungen auf dem literarischen Gebiet mitgehen und zu den Besten gehören wollte, der war deshalb nun gezwungen, auch medizinisch gebildet zu sein, wollte er den literarischen Anforderungen standhalten.[755]

Medizinisch war Gottfried in der Lage, die komplexen Zusammenhänge zwischen Mensch und Weltall, dem Mikrokosmos und dem Makrokosmos, literarisch zu verarbeiten und den Anforderungen an einen hochmittelalterlichen Autor zu genügen. Doch auch dieses Können reichte im Hochmittelalter keinesfalls aus, um sich einer Aufgabe wie der poetischen Deutung einer Krankheit im Kaiserlager als historiographischer Dichter nähern zu können. Vor allem nicht, wenn der Autor seine Ausbildung auf der Bamberger Eliteschule des Reiches erhalten hatte, denn diese stellte besondere Anforderungen an die literarische Produktion.[756] Die Ausrichtung der Schule nach Frankreich führte in Bamberg im 12. Jahrhundert zu einem eigenen Traktat, in dem das Wissen aus Frankreich aufgenommen wurde. Angelehnt an Hugo von St. Victors *Didascalicon* teilte der anonyme Scholastiker die Wissenschaften in Gruppen ein und widmete dabei der Philosophie und dem Erschaffen von menschlichen Werken besonderen Raum.[757] Nach ihr besteht die Weisheit oder Philosophie in der Erkenntnis der Dinge und in der Eloquenz. Die Weisheit wird dabei als immer nützlich beschrieben und könne niemals schaden, während die Eloquenz nicht immer nützlich sei, sondern auch Schaden anrichten könne.[758] Eloquenz, also die Beredsamkeit,

---

Werner E. GERABEK et al. (Hg.): *Enzyklopädie Medizingeschichte*, Berlin/New York 2005, S. 929–932.

755 Vgl. HAAGE, Medizin und Dichtung, S. 929–932.

756 Vgl. auch zu den Auslegungsanforderungen an historische Schriften Hans-Werner GOETZ: „Die Gegenwart der Vergangenheit im früh- und hochmittelalterlichen Geschichtsbewusstsein", in: *HZ*, 255 (1992), S. 61–67.

757 Zur Handschrift vgl. Martin GRABMANN: *Die Geschichte der scholastischen Methode*, Bd. 2, Freiburg im Breisgau 1911, S. 31–38.

758 *Scientie species due sunt, sapientia et eloquentia. Sapientia est v*[er]*a cognitio rerum. Eloquentia e*[st] *scientia p*[ro]*ferendi cognita cu*[m] *ornatu verborum. S*[ed] *quod iste species sunt div*[er]*se sic brevit*[er] *colligit*[ur]. *Sapientia numquam o*be[s]*t, semp*[er] *prode*[st], *eloquentia aut*[em] *non semp*[er] *prodest*, Anonymus: Opus philosophico-theologicum, Bamb., Msc. Patr. 47, fol. 1r.

ist ohne die Weisheit demzufolge unnütz und geeignet, schädlich zu sein. Schöne Worte allein reichten nicht aus, denn es bedurfte zum Erschaffen von Werken der Dialektik und Rhetorik.

> In der Eloquenz oder Logik, weil sie selbst es ist, die von den Worten handelt, muss zuerst die Grammatik hinzukommen, weil die Grundlage der Eloquenz ist, zu wissen, wie man richtig schreibt und das Geschriebene auszusprechen ist. Daher ist die Dialektik gleich einer Vermehrung und wahres Salz der Eloquenz ist die Wissenschaft des vernünftigen und weiteren Erörterns. Daher ist die Rhetorik quasi die Vollkommenheit der Eloquenz, welche im Schmuck der Worte und der Sätze besteht.[759]

Gerade bei dem Erschaffen menschlicher Kunst wurde dem Schaffenden eine besondere Verantwortung vor Augen geführt. Es gebe nämlich dreierlei Werke: Die Gottes, die Erschaffung von etwas, das vorher nicht war, als Ausdruck von Schöpfung, das Werk der Natur, das im Entfalten und Ausgestalten der Lebenskräfte und -keime bestehe (der Autor verweist hier auf die Grünkraft), und das Werk des Menschen, das Nachahmung der Natur sei und damit unechtes, nachgeahmtes Werk.[760] Rhetorik und Dialektik waren somit unverzichtbar beim Erschaffen eigener Werke.

Allein vor diesem Hintergrund ist das Lesen Gottfrieds Gedichts, wie es bislang einzig nach dem Literalsinn geschah, nicht die Art des Lesens, auf das der hochmittelalterliche Autor abzielte, denn die verschiedenen Möglichkeiten, einen Text auszulegen, wurden vom Autor bereits beim Schreiben und beim Aufbau des Textes berücksichtigt. Insbesondere den Geschichtsschreibern kam es zu, ihre Texte gleichwie ein Haus aufzubauen, dessen Schmuck in der Möglichkeit einer moralischen Interpretation bestand. Gregor der Große

---

759 *In eloquentia sive in loyca, quia ipsa est que de vocib*[bus] *tractat, primo addiscenda e*[st] *gra*[am]*matica, quia principiu*[m] *eloquentie scire recte scribe*[re] *et recte p*[ro]*nuntiare scripta. Deinde dyalectica q*[u]*asi p*[er]*fectio eloquentie, augmenta et verum sal eloquentie., i. scientia disserendi rationabilit*[e]*r vel sophistice. Deinde rethorica q*[ua]*si p*[er]*fectio eloquentie, que ornatu v*[er]*boru*[m] *et sententiarum consistit.*, Bamb. Msc. Patr. 47, fol. 1v.

760 *Sunt enim tria op*[er]*a. Opus D*[e]*i, opus nat*[ur]*e, opus ho*[min]*is artificis imitantis naturam. Opus D*[e]*i e*[st] *non erat creare, ut illud: In principio creavit D*[eu]*s celu*[m] *et t*[er]*rram. Opus nat*[u]*re quod latuit, ac ac actum p*[ro]*ducere, ut illud: Producat t*[er]*ra herbam virent*[em]. *Neque enim potuit vel terra celum creare vel homo herbam p*[ro]*ducere, qui nec palme longitudine*[m]*ad staturam suam adde*[re] *pot*[est]. *Opus artificis imitantis naturam est vel coniuncta separare vel disgregata, ut illud: Consuerunt folia ficus est factum est fit*, ibid. fol. 2r.

(540–604), der das Buch Hiob in seiner *Moralia in Job* nach dem dreifachen Schriftsinn interpretierte, beschrieb den Aufbau eines Geschichtstextes durch einen Vergleich mit der architektonischen Ordnung:

> Es ist zu wissen, dass es einige Teile gibt, die wir in einer historischen Schilderung durchgehen, einige, die wir bei der Untersuchung der typischen Bedeutung allegorisch aufspüren, einige, die wir allein in den Lehren der Morallehre allegorisch vermitteln, während es einige gibt, für die wir mit besonderer Sorgfalt alle diese Wege gemeinsam suchen und sie in einer dreifachen Methode untersuchen. Zuerst legen wir die Grundlagen der Geschichte, dann bauen wir durch typologische Interpretation das Gewebe unseres Geistes in der ummauerten Stadt des Glaubens auf; und am Ende kleiden wir das Gebäude durch die Gnade unseres moralischen Verständnisses wie mit zusätzlicher Farbe ein.[761]

Lesen war im 12. Jahrhundert eine Kunst, die kaum zwischen dem Lesen selbst und dem Schreiben unterschied. Dem Lesen, insbesondere dem klerikalen und monastischen, war dazu noch ein meditativer Akt immanent, der dazu aufrief, über das Gelesene nachzudenken, es auszulegen und zu memorieren.[762]

Nun sind allein die Bildungsbiographie Gottfrieds und die Anforderungen der Bamberger Schule des 12. Jahrhunderts an Geschichtsschreiber keine tragfähigen Indizien dafür, dass im Gedicht Gottfrieds diesen Anforderungen Genüge getan wurde. Allerdings deuten sich diese in der sogenannten Entwurfshandschrift B1, dem Pariser Manuskript BNF lat. 4894 an, die die Zuweisung Killgus' als reinen Entwurf der Handschrift Gottfrieds, der dazu gedient habe, aus ihm Werke zu kompilieren und zu dedizieren, kritisch hinterfragen lassen. Während bis Folio 28 zwar in Rot und Grün ausgeführte Lombarden die ein- bis zweispaltige Handschrift oft zieren, bricht der Beginn des Gesamtwerks *Pantheon*, dem die *Gesta Friderici* in der Handschrift nachgeordnet sind, auf Folio 29 verso

---

761 *Sciendum vero est, quod quaedam historica expositione transcurrimus et per allegoriam quaedam typica investigatione perscrutamur, quaedam per sola allegoricae moralitatis instrumenta discutimus, nonnulla autem per cuncta simul sollicitius exquirentes tripliciter indagamus. Nam primum quidem fundamenta historiae ponimus, deinde per significationem typicam in arcem fidei fabricam mentis erigimus; ad extremum quoque per moralitatis gratiam quasi superducto aedificium colore vestimus.*, S. Gregorii Magni: Moralia in Iob, ed. von Marci ADRIAEN (= CCSL 143), Turnhout 1979, S. 4; vgl. zur Lesepraxis auch CARRUTHERS, Craft of Thought, S. 18 f.

762 Vgl. ILLICH, Im Weinberg des Textes, S. 33–66.

(Abb. 5) vollends aus der bisherigen Dekorgestaltung durch Federzeichnungen aus. Die zweispaltige Gestaltung des Folios zeichnet sich durch eine prächtige Rankeninitiale mit fünffach genagelten Spangen und zusammengeklappten Blättern mit welligem Rand aus, die aus dem Buchstaben *O* des Satzes *O vos qui me legitis viri literati* („Oh Ihr, die Ihr mich lest, lesekundige Männer“) und einer Rankeninitiale mit ebenfalls fünffach genagelten Spangen, die aus dem unzialen *D* des Satzes *De mundi principio* („Über den Anfang der Welt“) gebildet wird. Die Ranke der rechten Initiale wird dabei aus dem Maul eines geflügelten Hundes oder Drachens gespien, dessen Leib zweimal in sich gewunden ist und dessen Schwanzende in einer dreiblättrig umgeschlagenen Palmette aufgeht, die die linke Initiale fast berührt.[763]

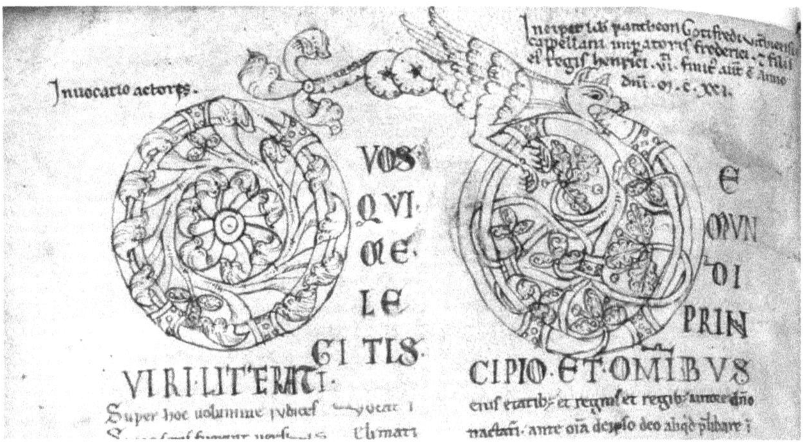

Abb. 5. Initialen und geflügelter Hund des Pantheons.

Es scheint nicht wahrscheinlich, eine prachtvolle Buchmalerei allein für die Ausgestaltung einer Entwurfshandschrift in Auftrag gegeben zu haben. Avril und Zaluska bezeichnen den Stil dieser Initialen zwar als »[...] archaïque pour le 4e quart du XIIe siècle«,[764] übersehen aber, dass die Motive, die belebten Ranken und der geflügelte Hund, in der Bamberger Schule wurzeln und demgegenüber

[763] BNF, ms. lat. 4894, fol. 29v; auf ibid. Fol. 30r. ist eine weitere Schmuckinitiale F des Wortes *Fecerat* zu sehen, die ebenfalls prächtig ausgeführt ist.

[764] François Avril/Yolanta Zaluska: *Manuscrits enluminés d'origine italienne I (VIe–XIIe siècles)*, Paris 1980, S. 58.

geradezu feingliedrig gearbeitet sind. Gude Suckale-Redlefsen, die die Michelsberger Handschriften des Skriptoriums untersuchte, kommt zu dem Schluss, dass, obgleich verschlungene Ranken zwar zu den Standardformen der Initialornamentik im süddeutschen Raum des 12. Jahrhunderts gehörten, zusammengeklappte Blätter mit welligem Rand so häufig vorkommen, dass sie »als Stilmerkmale des Michelsberger Skriptoriums angesehen werden können«.[765] Ebenso kamen geflügelte Drachen oder Hunde (Abb. 6 und 7)[766] als Teil der Buchstabenkörper vor und Vögel, die charakteristisch für die Buchproduktion auf dem Michelsberg in der ersten Hälfte des 12. Jahrhunderts waren.[767] In der zweiten Hälfte des 12. Jahrhunderts dann werden die Rankenzüge, ganz wie bei Gottfried, spiralförmig aufgerollt, symmetrisch angeordnet und enden in Halbpalmetten, deren Ränder sich wellig umschlagen.[768]

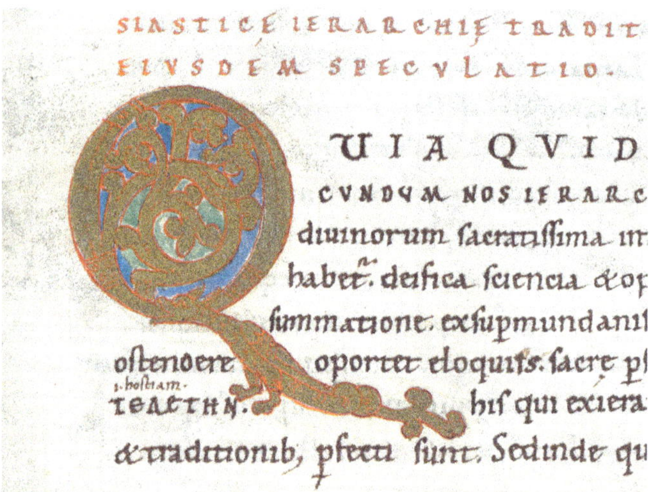

Abb. 6. Drache als Buchstabenkörper, Bamberg, erste Hälfte 12. Jh.

765 Gude Suckale-Redlefsen: *Die Handschriften des 12. Jahrhunderts der Staatsbibliothek Bamberg*, Wiesbaden 1995, S. XXV.

766 Staatsbibliothek Bamberg, Abb. 6, Msc. Patr. 66, fol. 25v; Abb. 7 ibid., Msc. Patr. 80, fol. 84r, für die Abbildungen danke ich Herrn Raab von der Staatsbibliothek Bamberg.

767 Ibid.; BNF, ms. lat. 4849 weist auf fol. 67v einen Vogel auf, von dem aber unklar ist, ob er zur originären Ornamentik gehörte.

768 Suckale-Redlefsen, Handschriften, S. XXXVI.

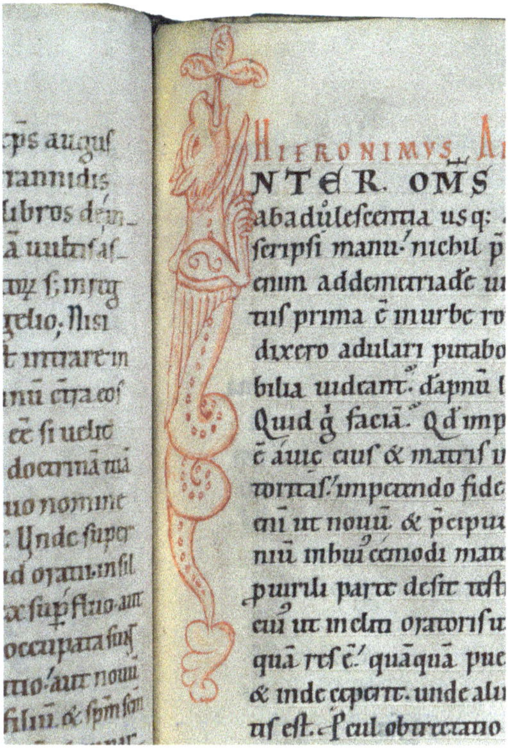

Abb. 7. Drache, Bamberg, erste Hälfte 12. Jh.

Wenngleich die rankenartige Initialornamentik also im 12. Jahrhundert durchaus beliebt war und die Handschrift Gottfrieds wohl in Viterbo entstand,[769] ist doch nicht zu übersehen, dass die motivische Ausgestaltung durch Rankeninitialen mit geflügeltem Hund/Drachen, sich umschlagenden, welligen Blättern und der ausgeprägten Symmetrie mit einiger Vorsicht auf die Bamberger Gelehrsamkeit rekurriert und von Gottfried genau deshalb in Auftrag gegeben worden sein könnte, um darauf zu verweisen, und er sie deshalb zitiert.[770] Vielleicht hatte er die Ornamentik bei seinem Studium in Bamberg kennengelernt, möglich auch, dass er im April 1153 in Bamberg

769 Hausmann, Gottfried von Viterbo. Kapellan und Notar, S. 620.
770 Zitat hier im kunsthistorischen Sinn.

nicht nur in der Stadt war, sondern auch die Bibliothek genutzt haben könnte.[771] Zu denken wäre auch, dass Gottfried Kopien seiner Bücher auch nach Bamberg geben wollte, da er bereits Heinrich V. bat, Werke bei Gefallen auch in den Schulen zirkulieren zu lassen.[772]

Für die Motivation des Autors zum Kreieren aktiver Bilder in seinem Gedicht hingegen finden sich Indizien in der sich durch sein Werk andeutenden Persönlichkeitsstruktur und dem Wissenshorizont Gottfrieds, der, wie bereits ausgeführt, einerseits ein ausgebildeter Kleriker, andererseits dem Kaiser dermaßen unabdingbar verpflichtet war, dass Heinz Krieg ihn zurecht »ausgeprägt tendenziösen Panegyriker«[773] nannte. Wie gezeigt wurde, finden sich zeitgenössische Überlieferungen zu den Ereignissen im Jahr 1167 bis ins erste Viertel des 13. Jahrhunderts, und die Suche nach einer Ursache für die göttliche Konsequenz geschah dabei sowohl äußerst aktiv, wenn in Medizinbüchern Kausalitäten abgeleitet wurden, als auch äußerst pejorativ in der Ausführung der zudem oft sensationsheischenden Berichte. Doch gerade die Suche nach Wahrheit, das Suchen nach Informationen, das Aufschreiben und Sichbeschäftigen mit Dingen, die nicht zu Gott führten, wurden im zeitgenössischen Kontext als das auf Augustinus zurückgehende Laster der Neugierde (*vana curiositas*), der nutzlosen Akribie, gesehen. Als gefährdet angesehen wurden dabei vorrangig die Historiographen selbst, aber auch, wer ein solches Werk, ebenfalls aus Neugierde, las, erlag damit seinem nicht weniger lasterhaften Drang nach Informationen, um einen nutzlosen Drang nach Wissensdurst zu stillen – der Augenlust (*concupiscentia oculorum*).[774] Das Nutzen von aktiven Bildern war eine Möglichkeit, die Geschichte vom Untergang des Trosses erzählen zu können, ohne sie selbst zu erzählen, da der Leser die Zusammenhänge aus den Bildern selbst zusammenfügen musste und so zur Wahrheit und, wie gezeigt werden wird, zu kosmologischen und damit zu göttlichen Erkenntnissen fand. Augustinus befürwortete das Nutzen

---

771 Diplomata regum et imperatorum Germaniae, 10, 1. ed. Heinrich Appelt, Hannover 1979, MGH DD F. I, X, DD. S. 92–96, Nr. 54 und 55.

772 [...] *et diuturnis laboribus de multis voluminibus exflorata sapientia tui numinis, si placet, in puerorum scolis facias lectitari* [...], Gottfried, Speculum regum, MG. SS XXII, S. 22, Z. 12 f.

773 Krieg, Herrscherdarstellungen, S. 166.

774 Die Wurzel der Ausdeutung von Neugierde im Mittelalter beruht dabei auf Augustinus, vgl. Barbara Schlieben: „Neugier im Mittelalter", in: *HZ*, 296, 2 (2013), S. 330–353.

aktiver Bilder der Gedächtniskunst, die er *phantasmata* nannte, wenn sie die Bedingungen erfüllten, wahrheitsdienlich zu sein, oder von Poeten durch bildhafte Rede evoziert wurden.[775]

Neben der Sorge um den Verdacht der eigenen Lasterhaftigkeit als Kaplan des gottunmittelbaren Herrschers und der um das Heil seiner Leser – dies ist immer auch als Ausdrucks des Selbstverständnisses zu denken, Teil der gottunmittelbaren Herrschaft zu sein und dementsprechend verpflichtet – können aber auch sehr persönliche Motive intendiert gewesen sein, die mit der von Gottfried eingeführten *imperialis prosapia* zusammenhängen und den Begriff auf die dem Kaiser angehörige *curia minor* erweiterten bzw. sie mitdachten. Eine feste Bezugsgröße im imperialen Geschlecht Gottfrieds war immer wieder Karl der Große, mit dem Barbarossa zeitgenössisch auch verglichen wurde.[776] Vor allem für Gottfried war Karl der Große dabei der genealogische Ein- und Ausgangspunkt, an dessen Schnittstelle die deutschen, griechischen, trojanischen und attischen Kaiser zusammentrafen und den Stammbaum sodann als gemeinsame Linie der Deutschen Kaiser bis zu Friedrich I. und Heinrich VI. fortführten.[777] Am 29. Dezember 1165 wurde der große kaiserliche Vorgänger auf einem Hoftag Friedrich Barbarossas heiliggesprochen.[778] Die Forschung weist diesem Vorgang dabei einerseits politische Brisanz zu und sieht darin den Loslösungsakt des Kaisertums vom Papsttum, andererseits sei, so Görich, auch die Möglichkeit gegeben,

---

775 Zum Schema der Phantasiebildtypen bei Augustinus vgl. die Untersuchung von Jörg Jochen BERNS: „Schmerzende Bilder“, in: Roland BORGARDS (Hg.): *Schmerz und Erinnerung*, München 2005, S. 25–56 (insbes. S. 31 f.).

776 SZABÒ, Herrscherbild und Reichsgedanke, S. 103 f.; Robert FOLZ: *Le souvenir et la légende de Charlemagne dans l'empire germanique médiéval*, Paris 1950, S. 160–266; Odilo ENGELS: „Des Reiches heiliger Gründer. Die Kanonisation Karls des Großen und ihre Beweggründe“, in: Hans MÜLLEJANS (Hg.): *Karl der Große und sein Schrein in Aachen*, Aachen 1988, S. 37–46; Jürgen PETERSOHN: „Kaisertum und Kultakt in der Stauferzeit“, in: ders. (Hg.): *Politik und Heiligenverehrung im Hochmittelalter* (= Vorträge und Forschungen, Bd. 42), Sigmaringen 1994, S. 101–146 (hier S. 108–111, 128–130).

777 SZABÒ, Herrscherbild, S. 105.

778 Emil PAULS: „Die Heiligsprechung Karls des Großen und seine kirchliche Verehrung in Aachen bis zum Schluss des 13. Jahrhunderts“, in: *Zeitschrift des Aachener Geschichtsvereins*, 25 (1903), S. 335–354.

dass Friedrich Barbarossa lediglich dem Glaubensbedürfnis der Aachener nachkommen wollte.[779]

Die *curia minor* war an dem Kanonisationsprozess wenigstens mittelbar beteiligt, stellte sie doch den Aachenern eine Urkunde aus, in der sie in der *Narratio* auch Angaben über die Kanonisation machte, wobei Görich hervorhebt, dass Karl der Große schon lange als Vorbildherrscher galt und bereits in Urkunden Heinrichs IV. als »Archetyp des christlichen Herrschers gefeiert« wurde.[780] Glaubt man der Urkunde Barbarossas, dann hat sie ihr Wissen über Karl den Großen aus „Werken und Büchern über dessen Taten"[781] bezogen. Um 1170 entstand dann in Aachen die *Vita Karoli Magni*, die den Heiligen, wie Görich es ausdrückt, nicht als Kämpfer, sondern als tugendhaften Herrscher mitsamt seiner Wunder zum kanonischen Heiligen stilisiert.[782] Mit einiger Vorsicht mag es also an der *curia* eine Art der historischen Recherche zu Karl dem Großen gegeben haben, die dem Wahrnehmungshorizont des leseeifrigen Kaplans kaum entgangen sein wird. Innerhalb der *Vita Karoli Magni* aber wird nicht allein der Kaiser gerühmt, sondern dessen Strahlkraft auch auf die gebildeten Männer seines Hofes erweitert, wobei das Recht und die Eloquenz miteinander verknüpft werden.[783]

Dass für Gottfried Kaiser Friedrich I. Barbarossa den nun heiligen Vorgänger sogar noch übertraf – die *imperialis prosapia* also einer steten

---

779 Knut Görich: „Karl der Große – ein ‚politischer Heiliger' im 12. Jahrhundert?", in: Ludger Körntgen/Dominik Wassenhoven (Hg.): *Religion and Politics in the Middle Ages: Germany and England by Comparism*, Berlin 2013, S. 117–155.

780 Ibid., S. 119.

781 […] *ipsa eius opera et gestorum volumina*, […], DD F. I, Nr. 502, S. 432, Z. 34 f.; vgl. Görich, Karl der Große, S. 121, der darin *Pseudo-Turpin* und die *Descriptio clavi et corone Domini* vermutet, die auch bei der Karlsvita grundlegend sind.

782 Die Aachener Vita Karoli Magni des 12. Jahrhunderts, neu ediert und übers. von Helmut und Ilse Deutz (= Veröffentlichungen des Bischöflichen Diözesanarchivs Aachen, Bd. 48), Siegburg 2002, zur Intention der Vita vgl. Görich, Karl der Große, S. 121.

783 *Liberalium artium studiosissimus cultor earumque doctorum munificentissimus extitit venerator, quorum alios ampolissimis opibus ditavit, alsio summis dignitatibus dotavit, alios gloria et honore coronavit.* […] *Noluit enim dispensatio divina verum patronum iusticie cuiusquam interpretis seduci fallacia, quatinus veritate litis et cause in omni genere sermonis utraque ex parte plene percepta* […] *Erat vero eloquentia copiosus et exuberans, poteratque quicquid vellet apertissime exprimere et divine dono gratie quicquid menti occurrebat facile proferebat.*, Vita Karoli Magni, ed. Deutz, S. 86.

Weiterentwicklung bis hin zum Endzeitkaiser unterlag – betont Gottfried in seinen *Gesta Friderici* und im *Speculum regum*.[784] Vor allem im Fürstenspiegel bezieht er sich auch auf die Gelehrten am Hof früherer Zeiten – womit wohl der Karls des Großen gemeint ist – und betont gegenüber Heinrich VI. das Herrscherideal des gebildeten Königs in der karolingischen Tradition.[785] Im 12. Jahrhundert haben wir in Gottfried also ein Mitglied der unmittelbaren Umgebung des Kaisers, der den Herrscher fast schon adoriert, als den Heiligen Karl übertreffend darstellt und zeitgleich mögliche Kenntnisse über das historische Leben Karls des Großen hatte.

Nun gibt es als historisches Vorbild dieser wohl asymmetrischen Beziehung zwischen Gottfried als gelehrtem Kaplan und Friedrich Barbarossa eine weit weniger asymmetrische Beziehung zwischen dem Hofgelehrten Alkuin von York (735–804) und Karl dem Großen, also einem der hervorragenden Gelehrten, die in der *Vita Karoli Magni* hervorgehoben werden, und zudem in der Medizin bewandert waren.[786] Von Alkuin gibt es einen ersonnenen Dialog zwischen ihm selbst, Albinus, und Karl dem Großen, der, genau wie Gottfried, die Gedächtniskunst und die Gerichtsrede mitsamt ihrer ciceronischen

---

784 *Quos ibi ter denis devicit Karolus annis, Hos, frederice, potes citius supponere bannnis, Pace tenere truces et renovare duces, in duo divisit, que dux solet alter habere, Bernradumque ducem partem iubet inde tenere, Intima Saxonie cesaris arma tenet*, Gottfried, GF, ed. Waitz, Z. 1183–1188, vgl. Krieg, Herrscherdarstellungen, S. 167; *Karolus Magnus Romam et ecclesiam liberaverunt, sufficienter explanat, qualiter Karolus imperium suis viribus acquiserit, plene describit*, Gottfried, Speculum regum, ed. Waitz, MG. SS XXII, S. 22, Z. 7–9.

785 *Gaudeo me regem habere philosophantem, cuius maiestatem non oporteat in causis rei publice scientiam ab aliis mendicare neque tamquam nescium aut imperitum consistere, ubi altissima seculi negotia competit actitare. Imperator enim expers philosophiae, cum omnibus hominibus solus preesse credatur, ipse, si fuerit pholosophie nescius, errare potius quam regnare videtur, quia, dum in causis necessariis sapientia indiget, tunc cogitur docentibus quodammodo subiacere.*, Gottfried Speculum regum, ed. Waitz, MG. SS XXII, S. 21, Z. 15–18, vgl. Anton, Fürstenspiegel, S. 211, Anm. 7.

786 Hermann Schefers: „Iste est laudabilis ordo. Ein Beitrag zum Stellenwert der Medizin am Hof Karls des Großen und zum Problem der karolingischen ‚Hofschule'. Friedrich Prinz zum 75. Geburtstag gewidmet", in: *Kloster Lorsch. Handreichungen zur Geschichte, Archäologie und Kunstgeschichte des Klosters Lorsch*, Lorsch 2009, S. 269–283, zur Verbindung zwischen Barbarossa, Rhetoriklehren und Dialogen vgl. Florian Hartmann: „Wie sag' ich's dem Kaiser? Friedrich Barbarossa als fiktiver Kommunikationspartner in der italienischen Rhetoriklehre", in: Karl-Heinz Ruess (Hg.): *Friedrich Barbarossa*, Göppingen 2017, S. 32–47.

Circumstanzen miteinander verbindet und zwischen 793–796 abgefasst wurde.[787] Nachdem Albinus dem Kaiser die Circumstanzen, also die Teile einer Gerichtsrede, erklärt hat, möchte in diesem Dialog Karl der Große wissen, was es dabei mit dem edelsten Teil der Rhetorik, der Gedächtniskunst, auf sich habe, denn offensichtlich ist ihm an einer Verbindung von der Gedächtniskunst mit der Gerichtsrede gelegen.[788] Albinus erklärt ihm, dass er ihm nichts anderes zu sagen vermag, als das, was schon Cicero gesagt habe. „Das Gedächtnis ist eine Schatzkammer aller Dinge. Wenn diese nicht verwendet wird in allem, was wir gedacht und gefunden haben, seien dies nun Wörter oder Dinge, dann haben sie keinen Nutzen und wenn sie noch so bedeutend wären."[789] Karl fragt, ob es eine Möglichkeit gebe, das Gedächtnis zu erwerben oder zu erweitern. Doch Alkuin weiß als Albinus wenig Antwort. Es gäbe keine Regeln außer Übung des Sprechens, Gewohnheit des Schreibens, eifriges Nachdenken und Vermeidens des Trinkens, das dem Körper die Gesundheit und dem Geist die Unversehrtheit nehme.[790] Karl der Große wollte demnach eine Verbindung zwischen der Gerichtsrede und der Gedächtniskunst, um die Gelehrsamkeit zu perfektionieren, doch selbst der große Alkuin konnte ihm diese nicht geben.[791]

Auch wenn ich nicht beweisen kann, dass Gottfried dieses Werk von Alkuin kannte, ist für mich auffällig, dass er genau die überlieferte Lücke zwischen der Gerichtsrede und der Gedächtniskunst mit seinem Gedicht füllt, Barbarossa also

---

787 Vgl. Luitpold Wallach: *Alcuin and Charlemagne: Studies in Carolingian History and Literature* (= Cornell Studies in Classical Philology, Bd. 32), Ithaka 1959, S. 29–34; E. Ann Matter: "Alcuin's Question-And-Answer-Texts", in: *Rivista di Storia della Filosofia*, 45, 4 (1990), S. 645–656.

788 *Karl: Quid dicis de nobilissima, ut reor, rhetoricae parte, memoria?*, Alkuin von York: De rhetorica et virtutibus, ed. C. Halm, in: ders. (Hg.): *Rhetores latini minores*, Leipzig 1863, S. 525–550 (hier S. 545), vgl. auch ohne Quellenangabe Illich, Weinberg des Textes, S. 49 f.

789 *Albinus: Quid alius nisi quod Marcus Tullius dicit? Quod thesaurus est omnium rerum memoria, quae nisi custos cogitatis inventisque rebus et verbis adhibeatur, intellegimus omnia, etiamsi praeclara fuerint, in oratore perutia*, ibid., S. 545 f.

790 *Karl: Suntne aliqua eius praecepta, quomodo vel illa optinenda sit vel augenda? Albinus: Non habemus eius alia praecepta, nisi ediscendi exercitationem et scribendi usum et cogitandi studium et ebrietate cavenda, quae omnibus bonis studiis maxime nocet, quae non solum corpori aufert sanitatem, sed etiam menti adimit integritatem*, ibid., S. 546.

791 Die *Rhetorica Ad Herennium* wurde erst im 12. Jahrhundert wiederentdeckt, vgl. Karl Manitius: „Zur Überlieferung des sogenannten Auctor ad Herennium," in: *Philologus*, 1/2 (1956), S. 62–66 (hier S. 62).

als für ihn noch vollkommenerem Kaiser als Karl der Große geben kann, was Alkuin seinem Kaiser dereinst nicht zu geben vermochte. Mit einiger Vorsicht kann daraus die persönliche Motivation Gottfrieds abgeleitet werden, sich selbst als Nachfolger Alkuins zu inszenieren und damit die immer vollkommener werdende und auf den Endzeitkaiser zusteuernde *imperialis prosapia* auf die Vollkommenheit der *curia minor* zu erweitern, da mit der Vollkommenheit der Herrschaft auch die des täglichen Hofs des vollkommenen Herrschers mithalten sollte.

Demnach gibt es für das Gedicht zwei Lesarten. Einmal den Literalsinn, der für die weniger Gebildeten gedacht war, und einmal die hochkomplizierte Auslegung der Gerichtsrede in *imagines agentes*, die dem augusteischen Wahrheitsgedanken verpflichtet sind und die nur von Gebildeten, also den *viri literati*, die Gottfried im *Pantheon* – und nicht im *Liber universalis* – anspricht, entschlüsselt werden konnten, aber, wohl in Ermangelung einer Dedikation, nie wurden.

5.1 *Ars memoriae*. Die Gedächtniskunst in *imagines agentes* und die Circumstanzen

In ihrem Buch »Vom Leben des Geistes« ging die Philosophin Hannah Arendt (1906–1975) der Frage nach, wie der Vorgang des Erinnerns als Denkerfahrung funktioniert:

> »Mnemosyne, das Gedächtnis, ist die Mutter der Musen, und das Erinnern, die häufigste und auch grundlegendste Denkerfahrung, hat mit Dingen zu tun, die abwesend, den Sinnen entschwunden sind. Doch das Abwesende, das hervorgerufen und dem Geist vergegenwärtigt wird – eine Person, ein Ereignis, ein Gebäude –, kann nicht so erscheinen, wie es den Sinnen erschienen war, als wäre das Erinnern eine Art Hexerei. Damit es nur dem Geiste erscheint, muss es erst entsinnlicht werden, und die Fähigkeit, Sinnesgegenstände in Vorstellungsbilder zu verwandeln, heisst ‚Einbildungskraft'. Ohne sie, die Abwesendes in entsinnlichter Form vergegenwärtigt, wären überhaupt keine Denkvorgänge und Gedankengänge möglich. […] Beim Denken ist man nicht dort, wo man wirklich ist; man ist nicht von Sinnesgegenständen umgeben, sondern von Vorstellungsbildern, die sonst niemand sehen kann. […] Das Denken hebt zeitliche und räumliche Entfernungen auf. Man kann die Zukunft vorwegnehmen, man kann sie denken, als wäre sie schon Gegenwart, und man kann die Vergangenheit erinnern, als wäre sie gar nicht entschwunden.«[792]

[792] Hannah ARENDT: *Vom Leben des Geistes. Das Denken. Das Wollen*[10], München 2020 (zuerst New York 1977), S. 90 f.

Nach Arendt besteht das Gedächtnis aus Bildern, die der sich Erinnernde vor seinem inneren Auge aufrufen und reproduzieren kann. Sich zu erinnern und zu denken sind dabei unbedingt miteinander verknüpft und beinhalten auch zeitliche Komponenten, durch die das Gedachte sowohl historisch als auch in die Zukunft gerichtet betrachten werden kann. Arendt rezipiert hier einen wesentlichen Bestandteil der antiken Gedächtniskunst, nach der das Erscheinenlassen von Bildern vor dem inneren Auge des Zuhörers/Lesers die Aufgabe eines Rhetoren war und die im 12. Jahrhundert wiederentdeckt wurde.[793] Diese Gedächtniskunst beruhte auf dem dritten Buch der *Rhetorica ad Herennium*, einer Rhetorikschrift, die in den 80er Jahren des 1. Jahrhunderts vor Christus entstand und, wie der Name verrät, einem nicht identifizierten Herennius zugedacht war. Von der Antike bis ins Mittelalter wurde die Rhetorik Cicero zugeschrieben – und in Bamberg gelehrt.[794]

Forschungsgeschichtlich findet eine Auseinandersetzung seit der Mitte der 1960er Jahre mit der Historizität der Mnemotechnik statt, für die den Grundstein die aus dem Warburg-Kreis stammende Historikerin Frances Yates (1899–1981) gelegt hat. Sie gilt als die erste Historikerin, die sich mit *Ad Herennium* auseinandersetzte und von Übertragungen dieser mnemonischen Praxis bis in die gotische Architektur hinein ausging.[795] In den 1990er Jahren nahm dann die Literaturwissenschaftlerin Mary Carruthers die Studien wieder auf. Ging noch Yates für das Mittelalter davon aus, es habe *The Art of Memory* gegeben, arbeitete Carruthers heraus, dass es nicht die eine, sondern viele Arten von Mnemotechniken gab, von denen die Anwendung des antiken Stoffes aus *Ad Herennium* lediglich eine Variante darstellte.[796] Die aus der Anwendung der Rhetorik hervorgehenden Bilder, die zumeist vor dem inneren Auge des Betrachters erscheinen – wobei auch bildliche Darstellungen bekannt sind, die aktive Bilder beim Bildbetrachter

793 CARRUTHERS, Craft of Thought.

794 FRIED, Bamberger Domschule, S. 171, zur Rhetorik vgl. auch Joachim ADAMIETZ: *Ciceros de inventione und die Rhetorik ad Herennium*, Marburg 1960; Friedhelm L. MÜLLER: *Kritische Gedanken zur antiken Mnemotechnik und zum Auctor ad Herennium*, Stuttgart 1996; Michael von ALBRECHT: *Geschichte der römischen Literatur von Andronicus bis Boethius und ihr Fortwirken*, Bd. 1, 3, Berlin 2012, S. 495–498.

795 Frances YATES: *The Art of Memory*, London 1966.

796 Vgl. Mary CARRUTHERS, Craft of Thought, Mary CARRUTHERS/Jan M. ZIOLOKOWSKI (Hg.): *The Medieval Craft of Memory*, Pennsylvania 2002; Mary CARRUTHERS: *The Book of Memory. A Study of Memory in Medieval Culture*, Cambridge 2008.

hervorbringen sollten – sind somit sowohl Untersuchungsgegenstand der Kunstgeschichte und Bildwissenschaften, den Geschichtswissenschaften sowie der Literaturwissenschaft.[797]

Nach *Ad Herennium* gibt es ein natürliches und ein künstliches Gedächtnis. Als natürliches Gedächtnis wurde dasjenige bezeichnet, welches angeboren war, das künstliche Gedächtnis jedoch konnte durch Übung und Einprägung gestärkt werden.[798] Dies geschah durch die Erinnerung an Worte, Dinge oder Orte. Ursprünglich war diese Mnemotechnik in der Antike dazu gedacht, sich lange Reden einprägen zu können oder Texte von Theaterstücken zu memorieren, und teilte die Möglichkeiten des Erinnerns in die drei Kategorien. Es gab das Wortgedächtnis (*memoria verborum*), welches aufgrund einer Wortähnlichkeit oder Silbenähnlichkeit funktionierte. Ihm wurde ein geringer kognitiver Wert zugeschrieben. Den höheren Erinnerungswert hatte das Sachgedächtnis (*memoria rerum*), das den Oberbegriff eines Erinnerungsgegenstandes memorierte. Das Ortsgedächtnis (*memoria loci*) hingegen platzierte den Erinnerungsgegenstand an einen Ort, der natürlich oder menschengemacht sein konnte. All diese Erinnerungsmöglichkeiten sollten als innere, aktive Bilder, *imagines agentes*, genutzt werden, sich also vorgestellt werden. Aktiv werden die Bilder deshalb genannt, weil sie die aktive Funktion hatten, ähnlich wie ein Computerordner oder ein Link, den Leser der aktiven Bilder mit anderen Medien zu verknüpfen.[799]

Im 12. Jahrhundert wurde die antike Tradition wiederbelebt, und nun wurde die Gedächtniskunst nicht nur genutzt, um sich selbst Dinge zu merken, sondern insbesondere das auf der Gedächtniskunst basierende Erschaffen neuer Dinge war die Aufgabe, war die Kunst eines Poeten. So fasst Carruthers zusammen: »Indeed, those who practised the crafts of memory used them – as all crafts are used – to make new things: prayers, meditations, sermons,

---

797 So ging zum Beispiel Horst BREDEKAMPS Bildakttheorie aus ihnen hervor.

798 *Sunt igitur duae memoria: una naturalis, altera artificiosa. Naturalis est ea, quae nostris animis insita est et simul cum cognitatione nata, artificiosa est ea, quam confirmat inductio quaedam et ratio praeceptionis*, Rhetorica ad Herennium, hg. und übers. von Theodor NÜSSLEIN, Düsseldorf/Zürich 1994, S. 164; vgl. Francis A. YATES: *Gedächtnis und Erinnern, Mnemonik von Aristoteles bis Shakespeare*, Berlin 2001, S. 14.

799 Vgl. Mary CARRUTHERS: „The Poet as Master Builder: Composition and Locational Memory in the Middle Ages“, in: *New Literary History*, 24, 4 (1993), S. 881–904 (hier S. 881 f.); vgl. YATES, Gedächtnis und Erinnern, S. 14.

pictures, hymns, stories, and poems.«.[800] Und gerade die Intensität von Bildern in Texten müsse, so Carruthers, verstanden werden als »[…] a creative device of meditation itself, the first task of an artist […] planning his work.«.[801]

Das Auflösen, das Interpretieren der *imagines agentes* wird dabei durch *Memoria* an und Assoziation mit anderen Werken erreicht, die der Leser erinnern muss, will er die hochmittelalterliche Verknüpfung aufrufen. Assoziatives Memorieren als Methode erscheint uns heute methodisch wissenschaftsfremd. Der Umgang mit Bildern als Quelle, deren Existenz nicht anhand einer Darstellung nachweisbar ist, weil sie sich lediglich vor dem inneren Auge des Lesers assoziativ und imaginativ vollziehen, stellt dabei eine besondere Herausforderung für das wissenschaftliche Arbeiten dar. Zu leicht ließe sich vermuten, dahinter verberge sich nicht-rationales Wissen und es berühre den Bereich der Esoterik. Zwar läutete Gottfried Boehms Frage »Was ist ein Bild?«[802] in den 1990er Jahren die ikonische Wende ein, und Historiker begannen, sich mit der Frage zu beschäftigen, wie Bilder als ernstzunehmende und zu interpretierende Quellen gelesen werden könnten, doch die Auseinandersetzung mit *imagines agentes* im vermeintlichen Spannungsfeld zwischen Text und Bild ist keineswegs wissenschaftlicher Alltag.

Carruthers plädiert dafür, dass es keine grundsätzliche Opposition zwischen visuellen (*pictural*) Bildern und aktiven, inneren Bildern gebe, gerade das Sichtbare sei das Begrenzte. Man könne auch Musik sehen, in Noten oder darin, wie die Hände auf der Tastatur spielten, und/oder sie vor dem inneren Ohr hören.[803] *Imagines agentes* wurden im Mittelalter genutzt, wie auch Gottfried es versucht, um zu moralisieren, um eine »Hilfestellung zu leisten, den Himmel zu erreichen und die Hölle zu vermeiden«.[804] Sie zu kreieren verlangte insbesondere ein emotionales Engagement, das Empathie,

---

800 Carruthers, Book of Memory, S. 3.

801 Ibid.

802 Vgl. Gottfried Boehm: *Was ist ein Bild?*, München 1994; Peter Burke: *Augenzeugenschaft. Bilder als historische Quellen*, Berlin 2001.

803 »The trope articulates processes of recollection whose goals are to invent and compose in the present – not to reproduce a record of past events«, Carruthers, Book of Memory, S. 21.

804 Yates, Gedächtnis und Erinnern, S. 65, Amaranta Saguar Garcia: „The Concept of Imago Agens in Celestina: Text and Image", in: *Celestinesca*, 39 (2015), S. 247–274 (hier S. 249).

Sympathie, Bewunderung und Sorge mitumfasste.[805] Verengen wir den Blick auf *imagines agentes* durch den Verdacht der Esoterik, wird er ahistorisch, denn die Autoren des Hochmittelalters kannten den Unterschied zwischen wissenschaftsimmanenter und wissenschaftsexterner Stellung der aktiven Bilder nicht, und der Esoterikbegriff geht fehl.[806] Ganz genauso wie ein gemaltes Bild, ist eine *imago agens* ein ernstzunehmendes, kulturgeschichtliches Medium und steht dem gemalten Bild im Ausdruck in nichts nach. »Medieval memoria thus includes, in our terms 'creative thought', but not thoughts created 'out of nothing'. It built upon remembered structures 'located' in one's mind as patterns, edifices, grids, and – most basically – association-fabricated networks of 'bits' in one's memory that must be 'gathered into an idea'.«[807]

Die wohl bekannteste *imago agens* des 12. Jahrhunderts, die immer wieder in die Bibel als Erinnerungsmedium überleitet, ist die Arche Hugo von St. Viktors (1097–1141) – wir erinnern uns, dass es Sentenzen seiner Kommentare in einer eigenen Abfassung in Bamberg gab –, die er in seinem „Büchlein über die Gestaltung der Arche“ beschreibt.[808] In diesem Buch leitet er seine Schüler an, vor ihrem inneren Auge in mehreren Schritten die Arche Noah entstehen zu lassen und sie mit dem Wissen zu füllen, auf das sie mit Hilfe dieses aktiven Bildes immer zugreifen konnten. Anachronistisch ausgedrückt handelt es sich bei der Arche Hugos um einen virtuellen Raum, den sich der Studierende in seinen Gedanken aufzubauen und mit dem ihm anvertrauten Wissen zu füllen hatte. Diesen virtuellen Raum, die Arche, konnte der Studierende dann lebenslang in seinen Gedanken abschreiten, wie die Regalreihen einer Bibliothek, und das in ihm verborgene Wissen finden.[809] Die Interaktion zwischen einer *imago agens* und dem Rezipienten mitsamt seinen Verknüpfungen lässt sich am ersten Baustein, dem Grundbaustein

---

805 GARCIA, Concept, S. 250.

806 Wissenschaftlern, die sich mit historischen Phänomenen auseinandersetzen, die aus heutiger Sicht irrational sind, wie etwa der Geschichte der Magie, ist sdieses Diskursproblem durchaus nicht fremd, vgl. P.-A. ALT/J. EMING/T. RENZ: „Einleitung“, in: dies. (Hg.): *Magia daemonica, magia naturalis, zouber. Schreibweisen von Magie und Alchemie in Mittelalter und Früher Neuzeit* (= Episteme in Bewegung. Beiträge zu einer transdisziplinären Wissensgeschichte 2), Wiesbaden 2015, S. 1–18 (hier S. 2).

807 CARRUTHERS, *Craft of Thought*, S. 23.

808 Hugonis de Sancto Victore: Libellus de formatione Arche, in: *Hugonis de Sancto Victore Opera* (= CCCM 176), ed. von Patrice SICARD/D. POIREL, Turnhout 2001, S. 120–161.

809 CARRUTHERS, Craft of Thought, S. 201.

Hugos Arche, demonstrieren, der für Christus, die Kirche und das Wissen steht, das vom Memorierenden bewahrt und weitergegeben wird:

> Zu Beginn suche ich auf der Fläche, auf der ich die Arche abbilden will, den Mittelpunkt und, nachdem ich den Punkt festgelegt habe, zeichne ich um ihn ein kleines gleichseitiges Viereck, im Ausmaß der Elle, in der die Arche zur Vollendung. Gebracht werden soll. Dann zeichne ich um dieses Quadrat ein anderes, ein wenig größeres, derart, dass dieser Zwischenraum, der sich zwischen dem äußeren und dem inneren Viereck befindet, wie die Rahmung des Ellen-Maßes erscheint. Nachdem dies geschehen ist, male ich ein Kreuz in das innere Quadrat, sodass dessen Spitzen die einzelnen Quadratseiten berühren und überziehe es mit Gold. Dann bekleide ich jene Zwischenräume, die auf der Oberfläche des Quadrats zwischen den vier Ecken des Kreuzes und des Quadrats verbleiben, mit Farbe. Die zwei Oberen Feuerrot, die zwei Unteren in Blau, sodass die Hälfte der Elle in leuchtendem Rot erscheint und die andere Hälfte in Blau eine Wolke vor Augen zu stellen scheint. Dann schreibe ich im Rahmen der Elle über das Kreuz ‚A', was der Anfang ist. Gegenüberliegend, unterhalb des Kreuzes schreibe ich ω [Omega], was das Ende ist. An der rechten Spitze des Kreuzes schreibe ich X [chi], was als erster Buchstabe im Namen Christi gesetzt wird und die Zehn Gebote des Gesetzes anzeigt, die dem alten Volk gegeben worden sind, nachdem es erwählt und zur Rechten aufgestellt worden ist. Zur linken Ecke stelle ich das ‚C', das ist der letzte Buchstabe im Namen Christi [griechisch] und bezeichnet durch die Einhundert die Vollendung der Gnade, die den Heiden gegeben wurde, die zuerst wegen ihres Unglaubens fallengelassen wurden und zur Linken angesiedelt werden sollten. Daraufhin bekleide ich den Rahmenspalt überall mit roter und grüner Farbe; außen rot und innen grün. Und in der Mitte des goldenen Kreuzes male ich ein stehendes einjähriges Lamm. Nachdem dies getan wurde, ist die Elle fertig.[810]

---

810 *Primum in plantie, ubi archam depingere volo, medium centrum quero, et ibi fixo puncto parvam quadraturam equilateram ad similitudinem illius cubiti, in quo consummata est archa, ei circumduco. Itemque illi quadrature aliam paulo maiorem circumscribo, ita ut spatium, quod est inter exteriorem et interiorem quadraturam, quasi limbus cubiti esse videatur. Hoc facto in interiori quadratura crucem pingo, ita ut cornua eius singula latera quadrature attingant, eamque auro superduco. Deinde spatia illa, que in superficie quadrature inter quatuor angulos crucis et quadrature remanent, colore vestio, duo superiora flammeo et duo inferiora saphirino, ita ut medietas una cubiti in flammeo colore ignem et altera medietas in saphirino colore nubem representare videatur. Post hec in limbo cubiti super crucem scribo A, quod est principium. Decontra subter crucem scribo ω, quod est finis. Ad dextrum cornu crucis scribo X. Que littera prima ponitur in nomine Christi, et significat decalogum legis, que antiquo populo primum quasi electo et iusto ad dextram collocato data est. Ad sinistrum cornu pono C. Que est ultima in nomine Christi, et significat in centum perfectionem gratie, que data est gentilitati que primum propter infidelitatem abiecta et ad sinistram collocanda videbatur. Deinde spatium limbi circumquaque purpureo et viridi*

Basierend auf Diagrammen, die vor dem geistigen Auge des Lesers evoziert werden, setzt jeder Leser Stück für Stück die Arche zusammen. Hugos Grundbaustein gibt dabei die in Genesis 6 angegebenen Abmessungen der biblischen Arche zum Aufbau der mentalen Arche an. Die Basis seines Bildes bildet das Quadrat, das ebenso die Form des himmlischen Jerusalem darstellt. Die von Hugo angegebenen Formen und Farben ließen sich von seinen Schülern auch im Alltag entdecken, wenn sie das Kreuz vor dem Altar oder in dessen Relief sahen und so konnten sich Farben und die Formen zu mnemotischen Kombinationen verbinden. Das Diagramm verweist auch auf die Struktur des Tabernakels des Exodus und auf den visionären Tempel Ezechiels. Jeder, der die Arche vor seinem inneren Auge erbaute, baute gleichsam den Tempel in sich selbst.[811] Gemäß Hugo von St. Viktors dreiteiligem Exegeseschema, das auf seinen drei Circumstanzen, den drei bedeutendsten Umständen geschichtlicher Ereignisse, beruht (*De tribus maximis circumstantiae gestorum*),[812] liegt mit der fertig erbauten mentalen Arche nicht allein diese, sondern auch ein Sinnbild der Kirche und der Kirchengeschichte vor, mit Hilfe derer ein jeder die Leiter der spirituellen Verbesserung zu Gott über die Meditation und Kontemplation erklimmen konnte, und so ist die gebaute Arche auch als abstraktes Bild für das Rettungsschiff der eigenen Seele zu verstehen, dessen Stamm Christus selbst ist, der alles zusammenhält.[813]

Deutlich wird an diesem Beispiel die mögliche Komplexität der aktiven Bilder, die bereits dort besteht, wo die Anweisungen für den Leser, wie bei Hugo und seiner Arche, deutlich zu erkennen sind. Hugo von St. Viktor beschreibt seine Bilder punktgenau, um seine Schüler zur Erkenntnis zu führen. Die Irritation beim Leser entsteht dadurch, dass er von dem evozierten

---

colore induo: exterius purpureo et interius viridi. Et in medio crucis auree quam feceram agnum anniculum stantem pingo. Quo facto, perfectus est cubitus., Hugo v. St. Viktor, De formatione Arche, S. 121 f.

811 Carruthers, Craft of Thought, S. 243 f.

812 Die drei großen Zirkumstanzen sind Person, Ort und Zeit, vgl. Hugo of St. Victor: De tribus maximis circumstantiis gestorum, ed. von William M. Green, in: *Speculum*, 18 (1943), S. 488–492.

813 Patrice Sicard: *Diagrammes Médiévaux et exégèse visuelle. Le libellus de formatione arche de Hugues de Saint-Victor* (= Bibliotheka Victorina IV), Paris/Turnhout 1993, sieht in der Arche eine verschriftlichte Wiedergabe von Bildern, die Hugo selbst sah, während Mary Carruthers, The Medieval Craft of Memory, S. 41–44, den pädagogischen Aspekt hervorhebt.

Diagramm aus die Bezugspunkte zur Auslegung finden muss, die in piktoralen Bezügen und Bibelverweisen mit dem Bild verwoben werden. Die Lesbarkeit des eigentlichen Textes ist dabei uneingeschränkt vorhanden, weil die in ihm enthaltenen Anweisungen klar und deutlich wahrgenommen werden können. Hugos Arche entstand fast ein halbes Jahrhundert früher als das Gedicht Gottfrieds.[814]

Texte, die auf diese Art und Weise Medien miteinander verknüpfen, sind uns aus unserem modernen Alltag bekannt. Wenn wir heute eine beliebige Seite im Internet aufrufen, können wir an bestimmten Stellen, Worten oder Positionen des Textes mit unserem Cursor auf einen Hyperlink klicken und auf ein darunterliegendes Medium, sei es ein anderer Text, eine Graphik, Videos, Musik oder Geräusche, zugreifen. Es erscheint uns nicht ungewöhnlich, dass wir, ausgehend von dieser über Allem liegenden Textseite, dem *Hypertext*, Zugriff auf ganz verschiedene Medien haben, weshalb wir in diesem Zusammenhang von *Hyper Media* und/oder *hypermedialem Text* reden. Hypertexte und/oder Hypermedien werden über die Hyperlinks durch den Einsatz verschiedener Strukturen verbunden. Neben der linearen Struktur, die von einem Text zu einem anderen führt, gibt es die Baumstruktur, bei der, ausgehend vom Hypertext, jeweils andere Medien oder Texte angesteuert werden können.[815] Auslösendes Moment für das Anklicken eines Hyperlinks wird dabei im Wesentlichen eine Frage, ein Interesse an dem dahinterliegenden Medium, sei es eine Erklärung und somit Vertiefung des Wissens oder schiere Neugierde sein.

Ganz ähnlich funktionieren die *imagines agentes* im Gedicht Gottfrieds. Bestimmte Worte, Wortgruppen oder Begriffe evozieren als *imago agens* einen von Gottfried ausgelösten Dialog zwischen dem Leser und dem Bild, der stark dem Prinzip des Schüler-Meister-Dialogs ähnelt, wobei Gottfried

---

814 William M. GREEN: „Hugo of St. Victor“, in: *Speculum*, S. 484.

815 Vgl. Jeffrey CONKLIN: „Hypertext: An Introduction and Survey“, in: *Computer*, 20 (1987), S. 17–41 (hier S. 17 f.); zu Hyperlinkstrukturen vgl. Jörg SCHELLHAASE: *Entwicklungsmethoden und Architekturkonzepte für Web-Applikationen. Erstellung und Administration Web-basierter Lernumgebungen*, Wiesbaden 2001, S. 4–55; literaturwissenschaftlich vgl. Uwe WIRTH: „Hypertextuelle Aufpfropfung als Übergangsform zwischen Intermedialität und Transmedialität“, in: Urs MEYER/Roberto SIMANOWSKI/Christoph ZELLER (Hg.): *Transmedialität. Zur Ästhetik paraliterarischer Verfahren*, Göttingen 2006, S. 19–38.

als Autor die Rolle des Lehrers durch seine Bilder zukommt. Aufgabe des Schülers ist es, diese Bilder, die Ordnung, ihre Intermedialität wie in einem Meister-Schüler-Dialog der vorgegebenen Reihenfolge nach aufzulösen. Damit wohnen Gottfrieds *imagines agentes* die bereits von Berns betonte »pseudolebendige Handlungsmacht« der aktiven Bilder inne.[816] Durch die Verknüpfung der aktiven Bilder mit den ciceronischen Circumstanzen erhält der lesende Schüler nach erfolgtem Dialog die Antwort auf die Fragen, wann und was geschehen ist, woran die Erkrankten starben, warum all das geschehen ist, welche Rolle dem Kaiser zukam und welche Lehren sich daraus ergeben, ohne diese Fragen je aktiv gestellt zu haben. Dass diese Fragen beantwortet werden, liegt an der bereits von Arendt betonten Aufhebung der zeitlichen Entfernung. Es ist die von Gottfried vorwärts und von uns rückwärts gedachte Erinnerung, auf der er uns und wir ihm begegnen. Mit den sich aus den *imagines agentes* ergebenen Antworten ist es uns möglich, die uns von Gottfried dargebotene Geschichte der Krankheit im kaiserlichen Tross zu erweitern und weiterzuerzählen. Damit erfüllt das Gedicht nach literaturwissenschaftlichen Maßstäben nicht nur eine weitere Hypertextbedingung, sondern imitiert in der imaginierten Gottfried-Leser-Interaktion auch eine *lectio* und *quaestio*, vollführt Lehre, an deren Ende der Schüler/Leser durch den Erkenntnisgewinn das Wissen des Meisters Gottfried vermeintlich überragt.[817]

---

816 Vgl. BERNS, Schmerzende Bilder, S. 25–55; vgl. BREDEKAMP, Bildakt, S. 30.

817 „Tatsächlich gehen Konzepte der Hypertextualität und Konzepte der Intertextualität von den gleichen Prämissen aus, nämlich zum einen, dass der Text kein fertiges Produkt ist, sondern ein »Gewebe«, das ständig weitergeflochten wird, zum anderen, dass der Text einen aktiven Leser fordert, der die Funktion eines mehr oder weniger gleichberechtigten »Ko-Produzenten« übernimmt. Dergestalt wird Lesen zum Mitschreiben“, WIRTH, Hypertextuelle Aufpfropfung, S. 23; zum scholastischen Lehrprinzip vgl. William J. HOYE: „Die mittelalterliche Methode der Quaestio“, in: Norbert HEROLD/Bodo KENSMANN/Sibille MISCHER (Hg.): *Philosophie: Studium, Text und Argument*, Münster 1997, S. 155–178, das Übertreffen des Meisters galt als das eigentliche Ziel und wurde noch im 16. Jahrhundert durch das Sprichwort *Saepe rogare, rogata tenere, retenta docere. Haec tria discipulum faciunt superare miagistrum*, Bernardino BUSTI: *Rosarium sermonum per quadragesimam, ac in omnibus diebus, tam dominicis, quam festis per annum. Necnon de unaquaq. Materia praedicabiluum*, Brixen 1588, S. 736 ausgedrückt; auch von Leonardo da Vinci ist das Zitat überliefert, dass der Schüler armselig sei, der seinen Lehrer nicht übertreffe, vgl. Marie HERZFELD: *Leonardo da Vinci der Denker, Forscher und Poet. Aus seinen veröffentlichten Schriften*, Jena 1926, S. 138; Gottfrieds *imagines* imitieren im philosophischen Sinn auch eine

5.2 Die fünf *imagines agentes* im Gedicht Gottfrieds

5.2.1 Imago agens I

Die Eröffnungsszene, durch die uns Gottfried direkt und unvermittelt mit den Geschehnissen konfrontiert, kann sich in ihrer unheilvollen Düsterheit durchaus mit modernen *Openern* aus dem Genre der postapokalyptischen Filme messen.[818] Es ist eine besondere Nacht, die Gottfried uns zeigt, und, wie sich erweisen wird, gar nicht mehr richtig Nacht, sondern fast schon das Morgengrauen des 1. Augusts 1167. Gemeinsam mit Gottfried stehen wir auf dem Monte Mario im kaiserlichen Lager. Wie in Taddeo Gaddis (1230–1366) Fresco „Verkündigung an die Hirten", dem wohl ersten Nachtstück aus dem 14. Jahrhundert, Landschaft und Himmel miteinander verschmelzen und in den typischen Genres der Nachtaufnahme Astrofotografie und Landschaftsfotografie fließend ineinander übergehen, lässt uns Gottfried Himmel und Erde erblicken.[819]

> Der heiße Stern am Himmel, der Hundsstern, ist mit dem Löwen vereint, durch die Ordnung des Tierkreises das Gestirn mit der Sonne verbindend, und lässt durch die Hitze des Himmels die Körper am Fieber sterben.[820]

Gottfried zeigt uns mit dem Verweis auf die sterbenden Körper keine konkreten Personen, nicht deren Anzahl, und so bleibt die Szene vorerst obskur, undeutlich und schemenhaft. Die Illumination, die uns das Geschehnis in dieser Nacht an der Grenze zwischen Licht und Dunkelheit wahrnehmen lässt, ist ein intendierter Effekt. Er beruht auf den Regeln für die Ausleuchtung eines Ortes in der *Rhetorica ad Herennnium*:

---

disputatio, die sich allerdings im Denken als Ausdrucks des „Reden mit sich selbst" beschränkt, zum Selbstdialog, der die notwendig dialogische Form alles Denkens durch „die Zwei, die unserem Selbst entsprechen" ist, vgl. Hannah Arendt: *Denktagebuch*, Bd. 2, München 2003, S. 688.

818 Der Regisseur Geoff Murphy eröffnete den 1985 erschienenen Film „Quiet Earth. Das letzte Experiment" ebenfalls mit einer himmlischen Morgenszene.

819 Vgl. Tzootcho Boiadjiev: *Die Nacht im Mittelalter*, Würzburg 2003, S. 441; vgl. Brigitte Borchardt-Birbaumer: *Imago noctis. Die Nacht in der Kunst des Abendlandes*, Wien/Köln/Weimar 2003, S. 224 f.; Alexander Kerste: *Astrofotografie für Einsteiger: Der Leitfaden von den ersten Milchstraßen-Bildern zur Deep-Sky-Fotografie*, Heidelberg 2019, S. 54.

820 *Fervida stella poli canis est coniuncta leoni, Ordine zodiaci connenctens sidera soli, Datque calore poli febre mori*, vgl. Gottfried, GF, ed. Waitz, Z. 625 ff.

> Weiterhin darf man weder zu sehr erleuchtete noch zu stark verdunkelte Orte haben, damit die Bilder weder durch die Dunkelheit verdunkelt noch durch den Glanz hervorleuchten.[821]

Lediglich die Sterne scheinen das Dunkel der Nacht zu erhellen, und wecken unser Interesse, denn wie in einem Planetarium hebt Gottfried einzelne Sterne hervor und verweist auf den Tierkreis. Die Erwähnung der Sonne lässt vermuten, dass die Sonne sich eben am Himmel zeigt, doch Gottfried begnügt sich nicht mit der Beschreibung eines gewöhnlichen Sonnenaufgangs, sondern schmückt diesen mit den ungewöhnlichen Konjunktionen aus. Es ist also kein alltäglicher Himmel, den wir hier sehen, sondern ein ganz Besonderer. Auch das geht auf die *Rhetorica ad Herennium* zurück, die dem Autor für die Beschreibung eines Himmels den Hinweis gibt, dass den Sonnenaufgang, den Sonnenlauf und ihren Untergang niemand bewundere, weil sie alltäglich seien. Nur besondere Himmelsphänomene, wie beispielsweise eine Sonnenfinsternis, würden bewundert, weil sie viel seltener vorkämen.[822]

Der durch die *imago agens* intendierte Dialog beginnt, wenn wir uns fragen (bzw. uns Gottfrieds Bild aufgibt, zu fragen), was die Bedeutung dessen ist, was wir wahrnehmen? Behandeln wir dieses Bild, ganz gleich, wie ein jeder von uns es imaginiert, nach dem Interpretationsschema Panofskys und fragen, was genau darauf zu sehen ist, entdecken wir den Himmel und Menschen, die den Makrokosmos und seine Mikrokosmen symbolisieren. Diese bildliche Metapher dient als erste große Ordnungsschublade des Gedichts, als Hilfestellung, durch die Gottfried uns eine Richtung angibt, nach welchen Kriterien wir als Leser die Ordnung in seinem Text und in den *imagines* suchen müssen.[823] Damit erfüllt er die Anweisung der Rhetorikschrift, nicht

---

[821] *Tum nec nimis inlustris vehementer obscucros locos habere oportet, ne aut obcaecentur tenebris imagines aut splendore praefulgeant*, Rhetorica Ad Herennium, S. 170 f.

[822] *Solius exortus, cursus, occasus nemo admiratur, propterea, quia cottidie fiunt; at eclipsis solis mirantur, quia raro accidunt, et solis eclipsis magis mirantur quam lunae, propterea quod hae crebriores sunt*, Ad Herennium, S. 174 f.

[823] Hugo von St. Victor verglich die Ordnung des Wissens mit einem Tresor, der viele Fächer habe, so, wie ein Geldwechsler viele Fächer für seine unterschiedlichen Münzen habe: *Fili, sapientia thesaurus est et cor tuum archa.* [...] *Vides nummularium diversas monetas habentem, quemadmodum marsupium unum multiplici divisione intersepiat, ita ut unus ambitus plures intrinsecus cellas complectatur*, Hugo v. St. Victor, De tribus maximis circumstantiae, S. 488; Zu der Funktion der Ordnungsschubladen der *imagines* vgl. CARRUTHERS, Craft of Thought, S. 7–59.

viel mehr als nur den Zugang zu seinen Bildern bereitzustellen, wie es *Ad Herennium* fordert:

> Warum wollen wir jemanden vom Fleiß abbringen, um ihm, damit er nicht selbst etwas sucht, alles vorbereitet und ausgesucht zu übergeben? [...] Schließlich ist es Aufgabe des Lehrers zu lehren, auf welche Weise man etwas suchen soll, und das eine oder das andere, nicht alles, was von dieser Art ist, als Beispiel anzufügen, damit die Sache um so klarer sein kann.[824]

Diese Hilfestellung kann als Einladung von Gottfried, als Öffnen der großen Tür seines Wissenstresors gesehen werden, hinter dem sich weitere, schwierigere Kammern verbergen, die wir jedoch nur betreten können, wenn wir auf die Kammern unserer eigenen Erinnerung, unseres eigenen Wissens zugreifen, oder bereit sind, dazuzulernen.

Indem die *imago* agens das Wesen der Mikrokosmos-Makrokosmos-Theorie wiedergibt (*memoria rerum*), ahmt das Bild gleichzeitig die Natur nach. Eine Aufforderung, die in *Ad Herennium* von Gottfried verlangt wird.[825] Gleichzeitig kann das Bild aber auch als Zusammenfassung dessen angesehen werden, was auf dem Monte Mario geschehen ist. Eine Sternenkonjunktion trat auf und tötete Menschen aus dem kaiserlichen Heer. *Ad Herennium* führt in seiner Anweisung zum Erstellen eines Gesamtbildes das Beispiel einer Krankheit an, was die Abhängigkeit Gottfrieds Gedicht von und dessen Nähe zur Rhetorik unterstreicht:

> Wenn wir uns daran zuerst erinnern wollen, damit es für die Verteidigung dienlich sei, werden wir am ersten Ort ein Bild des ganzen Vorganges gestalten; wir werden den Menschen selbst, um den es geht, uns krank [...] vorstellen, [...] wenn wir ihn nicht kennen, werden wir irgendeinen Kranken [...] nehmen.[826]

Allerdings haben wir, obwohl es nun ein Gesamtbild des Geschehens gibt und eine Hilfestellung, wo wir suchen sollen, noch keine Verknüpfung, keinen intermedialen Verweis aktiviert. Diese Verknüpfung scheint auf, wenn

---

824 *Deinde cur volumus ab industria quemquam removere, ut, ne quid ipse quaerat, nos illi omnia parata, atque quaesita tradamus? [...] Postremo praeceptoris est docere, quaemadmodum quaeri quidque conveniat et unum aliquod aut alterum, non omnia, quae eius generis erunt, exempli causa subicere, quo res possit esse dilucidior,* Ad Herennium, S. 178 f.

825 *Imitetur ars igitur naturam, et, quod ea desiderat, inveniat, quod ostendit, sequatur,* Ad Herennium, S. 176 f.

826 Ad Herrenium, S. 172 f.

wir uns fragen, welche Bedeutung die Sternenkonjunktionen haben, auf die Gottfried mit dem Hundsstern und dessen Eintritt in die Sonne verweist, denn dahinter verbirgt sich die Vorstellung eines göttlichen Handelns der Mikrokosmos-Makrokosmos-Theorie, das sich in den Sternen konkret zeigt. Um das zu verstehen, muss die zeitgenössische Kosmogonie mitsamt ihren theologischen Implikationen betrachtet werden.

Im geozentrischen Weltbild des Hochmittelalters stand die Erde im Mittelpunkt des Universums und bildete den Kern, der von sieben kristallenen Kugeln umschlossen war, auf denen die sieben Planeten diesen Kern umkreisten. Gefüllt waren diese sphärischen Zwischenräume mit dem fünften Element, den göttlichen Äther, aus dem die Engel auch ihre Körper erhielten, wenn sie auf die Erde kamen.[827] Dieser Aufbau des Kosmos verstand sich hierarchisch. Die von der Erde am weitesten entfernten Sphären wurden durch eine achte, die als Träger der Fixsterne agierte, und eine neunte, die mit Gott selbst identifiziert wurde, ergänzt. Von außen bewegte Gott dabei durch Liebe – love makes the world go round – nur die äußerste Sphäre (*primum movens*), die dann durch Reibung alle anderen Sphären anschob.[828] Eine Himmelsaufteilung, die auch Gottfried von Viterbo kannte, der in diesem Aufbau eine Trinität des Universums sah.[829]

Die Regelmäßigkeit, mit der der Tierkreis am Himmel erblickt werden konnte, stand demnach nicht allein für eine göttliche Ordnung, sondern für

---

827 *Ignis quartum elementum scribitur, quasi non gignis dicitur. A luna usque ad firmamentum extenditur. Is tantum es aere subtilior, quantum aer acqua tenuior, aquoi terra rarior. Hic et aether, quasi purus aer dicitur, et perpetuo splendore laetatur. De hoc angeli corpora summunt, cum ad homines missi veniunt*, vgl. Honorius Augustodunensis: De imagine mundi, in: *PL*, 172, Paris 1895, Sp. 119–186 (hier Sp. 138); auch zur Kristallkugeltheorie vgl. Sollbach: *Die mittelalterliche Theorie vom Mikrokosmos und Makrokosmos*, Hamburg 1995, S. 10 f.

828 Vgl. Sollbach, Mikrokosmos, S. 10 f.

829 In seinem Pantheon reduziert er den Himmel auf 3 Teile: einen Sichtbaren, einen Geistigen und das Himmelreich. *Tres coeli esse dicuntur. Unum corporeum et aetherum, quod videmus. Alterum spiritum, in quo spirituale creature, idest angeli, habitare dicuntur. Illud enim coelum. Spirituales creaturas a corporalibus omnis non secernit. Tertium coelum, id est empireum, dicitur intellectuale, in quo sanctorum animae, summam Trinitatem cum angelis contemplantur*, Gottfried, Pantheon sive Universitatis libri, ed. Herold, Sp. 27. Die Dreiteilung, die er dort vornimmt, und der nachfolgende Verweis auf Plato weist ihn dabei durchaus als Neuplatoniker aus, den er auch ibid., Sp. 29 als Autorität nennt, zu Gottfried und Plato vgl. auch Campopiano, Cosmology, S. 130 f.

eine Ordnung, die Gott selbst herbeiführte. Wenn also nach der Mikrokosmos-Makrokosmos-Theorie auf dem Monte Mario Menschen durch die Einwirkung der Sterne starben, zeigt Gottfried uns damit sowohl göttliches Handeln, als auch eine Gottesstrafe an. Dieses Handeln wurde vollzogen durch die Sonne, das Tierkreiszeichen des Löwens und den Hundsstern. Die Sonne war in das Tierkreiszeichen eingetreten, und der Hundsstern (Sirius) am Himmel zu sehen. Die Intermedialität – hier Intertextualität – wird deutlich, wenn wir uns fragen, worin diese Wirkung der Sterne bestand, die sie auf die Körper ausgeübt haben.

Für einen hochmittelalterlichen Leser war diese Verknüpfung äußerst einfach zu lösen, indem er sich selbst an den Text erinnerte, oder wusste, wo er nachzuschlagen hatte, denn für das mittelalterliche Konzept der Mikrokosmos-Makrokosmos-Theorie war der Kirchenvater Isidor von Sevilla (560–636) von besonderer Wichtigkeit. Zum einen genoss er als patristischer Autor eine besondere Strahlkraft, und zum anderen wurden seine Werke jahrhundertelang stark rezipiert. Gottfried verweist auf Isidor auch als eine der Quellengrundlagen zu seinem *Liber Universalis*, zu dem die *Gesta Friderici* gehören.[830] In seinen *Etymologiae* kompiliert Isidor von Sevilla antikes Wissen enzyklopädisch und durch die galenische Tradition der Vier-Säfte-Lehre, die mit den vier Elementen parallelisiert wurde, erklärt er die humoralpathologische *Eukrasie* (Harmonie der Säfte) zum Gesundheitsbegriff *per se*.[831]

> So, wie es aber vier Elemente gibt, so gibt es vier Körperflüssigkeiten und jede Körperflüssigkeit ahmt ihr Element nach. Das Blut die Luft, die gelbe Galle das Feuer, die schwarze Galle die Erde, der Schleim das Wasser. Und es sind die vier Körpersäfte, wie die vier Elemente, die unsere Körper erhalten.[832]

---

830 Gottfried unterscheidet die erinnerungswürdigen Bücher nach der Zeit des Alten und des Neuen Testaments. Isidor rechnet er zum Alten Testament. *Testes autem et autores super vetus* [...], *quos imitamur et sequimur sunt hii: Moyses, Iosue, Esdras, Iosephus, Isidorus, Dionisus et Strabus* [...], Gottfried, Liber universalis, Introductiones ed. von Oliver Killgus in: ders.: Studien zum Liber universalis, S. 177 f., zu Gottfried und seinen Quellen vgl. ibid., S. 47 f.

831 Vgl. Finck, Minor mundus homo, S. 62.

832 *Sicut autem quattuor sunt elementa, sic et quattuor humores, et unusquisque humor suum elementum imitatur: sanguis aerem, cholera ignem, melancholia terram, phlegma aquam. Et sunt quattuor humores, Sicut quattuor elementa, quae conservant corpora nostra*, Isidoris Hispalensis: *Etymologiae*, ed. Lindsay, Oxford 1911, IV, 5, 3; vgl. Finck, Minor mundus homo, S. 62.

Wie bereits im Kapitel zur retrospektiven Diagnose ausgeführt wurde, sind in den *Etymologiae* auch die Auswirkungen des Hundssterns auf den menschlichen Körper nachzulesen. Der Hundsstern wird dort von Isidor als ein Stern beschrieben, der in den Sommermonaten am Himmel stehe, und da die aufgehende Sonne zu dem Stern emporsteige, würde die Wärme des Sterns mit der der Sonne vereint, verdoppele sich, entkräfte die Körper und erhitze sie zudem. Diese Zeit würde auch Hundstage genannt, weil zu diesen Tagen Beschwerden kämen und die Körper durch Krankheit (Diarrhoen) geknechtet würden.[833] Ebenso sind in den *Etymologiae* die Auswirkungen des Tierkreiszeichens des Löwens beschrieben. Der Löwe sei der von Herkules besiegte Nemäische Löwe, der aufgrund seiner Tapferkeit einen Platz am Sternenhimmel der Tierkreiszeichen bekommen habe. Käme der Löwe mit der Sonne zusammen, so erführe die Welt durch deren verdoppelte Wärme außerordentlichen Verdruss.[834]

Durch die *imago agens* wird eine Verknüpfung mit den *Etymologiae* des Isidors von Sevilla hergestellt, der der Leser nachgehen muss. Wir gelangen zu der Erkenntnis, dass im Heerlager auf dem Monte Mario die Sonne in das Sternbild des Löwen eintrat und zudem noch der heliakische Aufgang des Hundssterns am Himmel zu sehen war. Durch diese doppelte Konjunktion starben Menschen an einer Fiebererkrankung. Der uns kompliziert anmutende Weg über das Nachschlagen im Werk Isidors war dabei für durchschnittlich gebildete Menschen im Hochmittelalter nicht unbedingt notwendig. Für Carruthers gehörte das Einprägen von Sternenkonstellationen, sowohl mittels Bildtafeln als auch durch Texte, zu der Grundausrüstung der mnemotechnischen Tools eines mittelalterlichen Gelehrten,[835] sodass der Weg nur für uns schwerer nachzuvollziehen ist

833 *Canicula stella, quae et Sirius dicitur, aestevis mensibus in medio centri caeli est: et dum sol ad eam ascenderit, coniuncta cum sole duplicatur calor ipsius, et dissolvuntur corpora et vaporantur, Unde et ex ipsa stella dies caniculares dicuntur, quando et molestae sunt purgationes* [bezeichnet Diarrhoen]. *Canis autem vocatur propter quod corpora morbo afficiat, vel propter flammae candorem, quod eiusmodi sit ut pare ceteris lucere videatur. Itaque quo magis eam cognoscerent, Sirion apelasse.*, Isidor von Sevilla, Etymologiae, III, Caput LXXI, De nominibus stellarum, Z. 14 f.

834 *Leonem ingentem in Grecia Ercules occidit. Et propter virtutem suam hunc inter XII signa constiterunt. Hoc signum sol cum attigerit, nimium calorem mundo reddit et animi flatus molestos facit*, Isidor von Sevilla, Etymologiae, III, Caput LXX, De statum stellarum, Z. 27.

835 Vgl. CARRUTHERS, Craft of Thought, S. 24–29.

als für einen mittelalterlichen Leser, der diese mnemonische Leistung in Sekunden durch Nachdenken und Memorieren erfüllen konnte, weil die Werke Isidors sehr bekannt waren.

Doch wie bereits ebenfalls ausgeführt, lässt sich hinter dem Eintritt in die Sonne auch das Datum herauslesen, an dem die Sonne in den Löwen eintrat und die Krankheit sich im Lager bemerkbar machte. Dies ist nicht mit moderner Technik zu ermitteln, denn die endgültigen Sternbildgrenzen, wie sie für uns heute gelten, wurden erst im Jahr 1928 festgelegt.[836] Im 12. Jahrhundert trat die Sonne immer am ersten August in den Löwen ein.[837] Sie blieb dann immer für einen Monat dem Tierkreiszeichen verbunden.[838]

Auch auf dem Monte Mario muss also am 1. August 1167 nach damaligem Wissen die Sonne in das Sternbild des Löwen eingetreten sein, und so betrachtet Gottfried mit uns in seiner Einleitung den nächtlichen Himmel auf dem Monte Mario am Morgen des 1. August. Das war in der Tat ein heikles

---

836 Für die Informationen zu den modernen Sternbildgrenzen und Hilfen zur nachfolgenden Berechnung des Aufganges von Sirius danke ich Dr. Klaus Jäger vom Max-Planck-Institut für Astrophysik.

837 Zu den übermittelten Daten: *K*[alendis] *Ianuarii: Sol intrat in capricorniu*[m], *K*[alendis] *februarii: Sol intrat in aquariu*[m], *K*[alendis] *mar*[tii]*: Sol intrat in piscem, K*[alendis] *Apri*[li]: *Sol intrat in ariete*[m], *K*[alendis] *Mai*[i]: *Sol intrat in tauru*[m], *K*[alendis] *Iunii: Sol intrat in geminos, K*[alendis] *Iulii: Sol in*[trat in] *cancru*[m], *K*[alendis] *Aug*[usti]: *Sol intrat in leone*[m], *K*[alendis] *Sept*[embri]: *Sol intrat in virgine*[m], *K*[alendis] *Oct*[obri]: *Sol intrat in libram, K*[alendis] *Nove*[mbri]: *Sol in scorpione*[m] *intrat, K*[alendis] *Dec*[embri]: Sol intrat in sagittariu[m,] vgl. Miscellanea medicinalis: De zodiaci et de ventis, BNF ms. lat. 7028, f. 154 v.; Folio 155r hingegen zitiert Isidor v. Sevillas Etymologien bzgl. der Tierkreiszeichen, was auf die Verbindung von Isidor und seinen Einfluss auf die Astronomie hinweist, die im 11. und 12. Jh. deutlich bestanden haben muss.

838 Auch Honorius Augustodunensis überlieferte die Sonneneintritte und die Veränderung des Löwen durch den Eintritt der Sonne in diese Tierkreiszeichen. Seine Erklärung folgt dabei der Isidors von Sevilla. *Quintum est leo, qui maximus ab hercule occisus inter sidera est translatus. Designat autem quod sicut leo in anteriori parte calidae naturae, in posteriori est frigidae. Ita sol in illo signum Augustum mensem prius facit calidum, ad postremum frigidum*, vgl. Honorius Augustodunensis, De imagine mundi, *PL* 172, ed. J. P. Migne, Paris 1895, Sp. 119–186 (hier Sp. 142).

Datum: es war der Tag der kaiserlichen Krönung durch Papst Paschalis III. in Alt St. Peter.[839]

Gottfried muss sich der Brisanz des Datums bewusst gewesen sein, denn zu leicht hätte sich für den kundigen Leser dadurch der Ausbruch der Krankheit schon zu Beginn des Gedichtes mit dem Durchsetzen Paschalis' III. und der Krönung verbinden lassen. Vor allem die Bewertungen der Zeitgenossen bezogen sich ja, wie gezeigt wurde, gerade immer auf den Ausbruch der Krankheit als Gottesstrafe für das Einsetzen des kaisernahen Papstes und dessen liturgische Handlungen in Alt St. Peter. Am Morgen des 1. Augusts war, wie bereits ausgeführt, Paschalis III. bereits inthronisiert, doch die gemeinsame Krönung des Paares noch nicht erfolgt, die von der Öffentlichkeit so intensiv wahrgenommene Aneignung des sakralen Raums hatte demnach noch nicht stattgefunden. Das ist für die staufische Wahrnehmung und Selbstwahrnehmung wesentlich, wie sich noch zeigen wird, denn hinter den Konjunktionen verbirgt sich mehr als eine poetische Legende des Kaplans.

Zu leicht ließe sich vermuten, es handele sich bei den genannten Sternenkonjunktionen zu Beginn des Gedichts um Topoi. Aber dem ist nicht so. Am römischen Morgenhimmel ging der Hundsstern am Morgen des 29. Juli auf.[840] Allerdings ist fraglich, ob er so früh bereits mit bloßem Auge zu sehen war. Im Osten, auf dem Monte Mario stehend (wo sich übrigens heute noch eine Sternwarte befindet) wird der Horizont durch eine Hügelkette begrenzt, die die Sicht auf den Horizont deutlich einschränkt (Abb. 8).

---

839 Petersohn, Kaisertum, S. 219. Bereits am Tag zuvor war der Kaiser allein gekrönt worden, am 1. August wurde das Kaiserpaar gemeinsam gekrönt, vgl. ibid.

840 Auch für diese Berechnung danke ich Dr. Klaus Jäger.

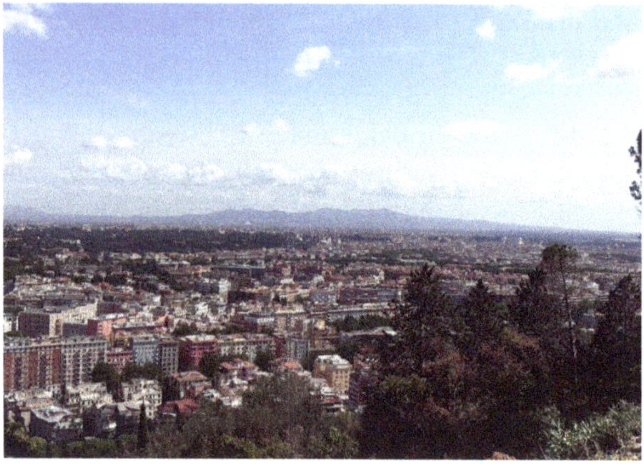

Abb. 8. Blick vom Monte Mario 2020 nach Osten.

Am 1. August 1167 war Sirus am östlichen Himmel über Rom gegen 04:10 Uhr zu sehen (Abb. 9), was eine Simulation durch das Computerprogramm »Stellarium« beweist, und um 05:20 Uhr trat die Sonne (makroskopisch) in das Sternbild des Löwen ein (Abb. 10). Jedoch war es wohl zu diesem Zeitpunkt schon fast hell. Auch hier stimmt also die Simulation mit der *imago agens* Gottfrieds, die Illumination betreffend, überein.

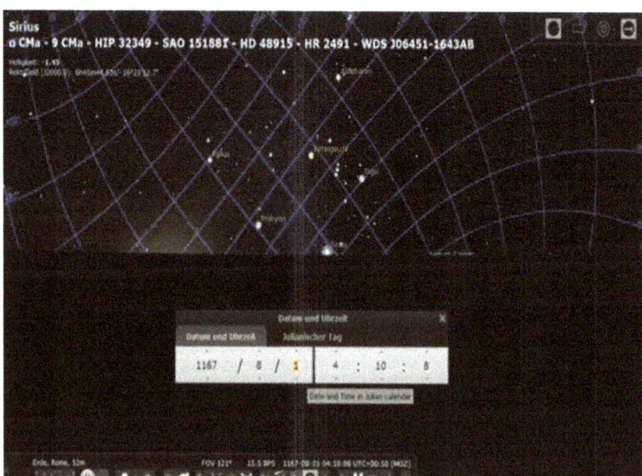

Abb. 9. 1. August 1167, Rom, heliakischer Aufgang Sirius im Osten.

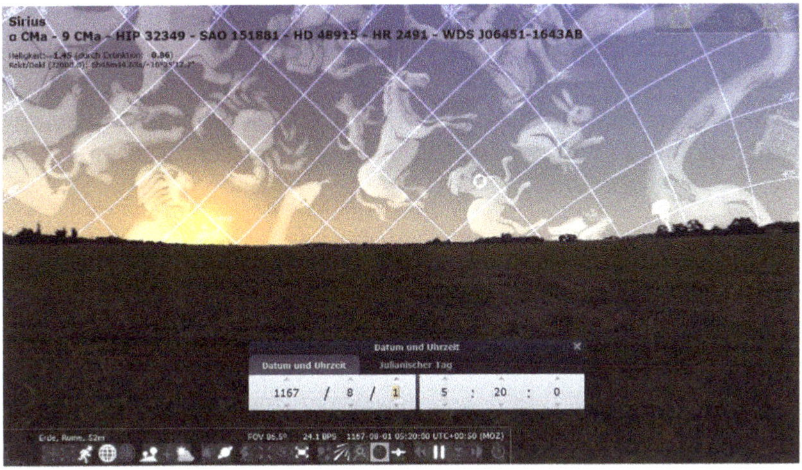

Abb. 10. Eintritt Sonne in den Löwen, Rom, 1. August 1167, künstlicher Horizont.

Obwohl Gottfried nicht damit rechnen konnte, dass dereinst astronomische Simulationen möglich und somit der Wahrheitsgehalt seiner Aussagen je überprüfbar sein würden, bilden sie die Realität der Beobachtungen ab, die tatsächlich im kaiserlichen Heerlager gemacht wurden. Ob Gottfried selbst es war, der die Konjunktion am römischen Himmel sah und schon vor Ort um ihre Bedeutung wusste, ist dabei nicht zu beweisen. Möglich ist auch, dass er sich auf Aussagen der Astrologen des Kaisers bezog. Dass Barbarossa interessiert an der Sternenbeobachtung war und sich deshalb Texte aus dem Arabischen übersetzen ließ, ist in der Forschung gesichert.[841] Sein Hang zur Astrologie ging so weit, dass er sich die Zukunft aus den Sternen vorhersagen ließ, was von der Kirche nicht goutiert wurde.[842]

Wenn wir die Fragen, die die erste *imago agens* uns aufgegeben hat, vollständig durch die sich ergebenen Verknüpfungen mit den *Etymologiae* und dem mittelalterlichen Jahreskalender beantwortet haben, erhalten wir im Gegenzug aus dem Wissenstresor Gottfrieds Angaben darüber, was und wann es geschehen ist. Dies ist keinesfalls Zufall, sondern der Cirkumstanzenlehre, den Umständen einer Handlung, zuzuschreiben, die Gottfried der Erschaffung

---

841 Vgl. Nicholas Campion: *The Medieval and Modern Worlds. History of Modern Astrology*, Auckland 2009, S. 30, 35.

842 Ibid.

seiner Bilder zugrunde legte. Eine gemeinsame *Circumstantia* als Gesamtschau und Zeitangabe findet sich in den Rhetoriken lediglich in Ciceros *De inventione*.[843] Dort beschreibt Cicero, dass zuerst eine Zusammenfassung des Ganzen[844] und auch eine Zeitbestimmung zu erfolgen habe. Die Zeitangabe wird dabei in *De inventione* durch nachvollziehbare Begriffe definiert:

> Die Zeit aber – wie ich den Begriff jetzt gebrauche – ist ein Teil der Ewigkeit mit der bestimmten Bezeichnung eines Zeitraumes, eines Jahres, eines Monats, eines Tages, einer Nacht.[845]

Und so ist es eine konsequente Ausführung Gottfrieds, wenn er in seinem Bild eine Nacht beschreibt, die dann von uns durch die Auflösung der *imago* zu einem konkreten Datum mit Tag, Monat und Jahr (in diesem Fall, wenngleich nicht durch das Bild beabsichtigt, sogar mit Uhrzeit) aufgelöst werden kann. Gottfried erschuf demzufolge seine Bilder anhand Ciceros *Circumstantiae* und führte die Bilder dann nach *Ad Herennium* aus. Er lehnte sich dabei dermaßen eng an die Rhetoriken an, dass die Intertextualität der Schriften im ersten Bild mehr als deutlich für uns nachzuvollziehen ist. Damit leistet er für den Leser eine weitere Hilfestellung auf dessen Suche nach der Ordnung in den Versen, denn jetzt ist deutlich, dass der Leser sich bei der weiteren Suche nach *imagines agentes* an den *Circumstantiae* Ciceros orientieren kann.

Wie nun sind die Aussagen Gottfrieds, Sternenkonjunktionen als Ausdruck göttlichen Willens hätten vor Rom zum Tod des Heeres geführt, in den historischen Kontext einzuordnen? Obwohl Hunderte mit dem kaiserlichen Tross zurück nach Deutschland kamen und die Erkrankung von so vielen Quellen rezipiert wurde, benennt nicht eine einzige noch die unheilvollen Zeichen am Himmel beim Ausbruch der Erkrankung, obwohl die Konjunktionen tatsächlich gesehen wurden. Auch der Lodeser Anonymus, der zweite Augenzeuge neben Gottfried, war offenbar nicht über die himmlischen Zeichen informiert. Eine Massenpanik, wie Ende der 1180er Jahre,

---

[843] Vgl. Johannes GRÜNDEL: *Die Lehre von den Umständen der menschlichen Handlungen im Mittelalter* (= Beiträge zur Geschichte der Philosophie und Theologie des Mittelalters, Bd. 39), Heft 5, Münster 1963, insbes. S. 71.

[844] *Ex his prima est brevis complexio totius negotii, quae summam continet facti* [...], Cicero, De inventione, S. 78.

[845] Ibid., S. 80 f.

brach im Heer nicht aus.[846] Gottfrieds Informationen scheinen exklusiv und in der *curia minor* im kleinen Rahmen kursiert zu sein. Gleichwohl wirken die Bemühungen um das Einsetzen des Papstes Paschalis III. und die kaiserliche Krönung zeitlich sehr gedrungen. Acerbus Morena war noch mit dem Einsammeln der Fidelitätseide beschäftigt, als die Krönung vollzogen wurde.[847] Es ist denkbar, dass Kaiser Friedrich Barbarossa tatsächlich bestrebt war, die Stadt zu verlassen, um einer drohenden Erkrankung zu entgehen. Wie oben gezeigt wurde, war der Kaiser bedacht, Rom zu Beginn des Monats August zu verlassen, weil dieser Monat als gefahrvoll bekannt gewesen sei. Möglich, dass er damit nicht einzig seine Untergebenen schützen wollte, sondern dabei vor allem intendiert war, Krankheit zu vermeiden, um in der öffentlichen Wahrnehmung keinen Zusammenhang zwischen einem eventuell drohenden Krankheitsausbruch und seiner Anwesenheit in Rom herstellen lassen zu können. Not zur größtmöglichen Eile hingegen gab es für Kaiser Friedrich I. persönlich vorerst nicht, denn gerade hatte sich doch durch den Sieg über die Römer erwiesen, dass Gott auf seiner Seite war. Dennoch geschah das für den modernen Menschen Undenkbare: die Konjunktion zeigte sich am Himmel und die entsetzliche Krankheit brach aus. Wie bereits gezeigt, waren jedoch unter dem Einfluss des Hundssterns Aderlässe medizinisch nicht möglich, da man annahm, diese schädigten die Kranken. Da für einige von ihnen angenommen wurde, dass nur noch Gott sie retten konnte, war es Zeit, das Lager abzubrechen, zumal der Kaiser sich dem Willen Gottes zu beugen hatte.

Dass die Konjunktionen also nicht über die *curia minor* hinaus kommuniziert wurden, ist wohl dem Auserwähltheitsgefühl Barbarossas zuzuschreiben, für den das Einsetzen des Papstes und die Einnahme der Stadt untrennbar mit seinen Herrschaftsvorstellungen als Schutzherr von Rom und gottunmittelbarer Herrscher verbunden waren. Die Befehls- und Kommunikationsstränge im kaiserlichen Heer waren streng hierarchisch gegliedert. Allein der Kaiser

846 Vgl. Dorothea WELTECKE: „Die Konjunktion der Planeten im September 1186: Zum Ursprung einer globalen Katastrophenangst“, in: *Saeculum. Jahrbuch für Universalgeschichte*, 54, 2 (2003), S. 179–212.

847 Vgl. PETERSOHN, Kaisertum, S. 222, der ebenfalls davon spricht, dass sich Barbarossa beeilte, seine Herrschaftsrechte wahrzunehmen.

bestimmte, wohin eine Information zu gelangen hatte.[848] Hier bestimmte er wohl, dass diese Information seinen täglichen Hof nicht zu verlassen hatte. Kontrafaktisch wären Unruhen im Lager wohl die Folge gewesen, hätte der Hof seine astrologischen Beobachtungen vorab in den Tross kommuniziert, und die Sternenkonstellation hätte sich in anderen Quellen niedergeschlagen. Dies ist aber in dieser Kausalität nicht der Fall. An diesem Punkt muss also unterschieden werden zwischen dem Wissen als Ausdruck von Erlebtem, das vor Ort keineswegs jedem Menschen zugänglich war, da nicht ein jeder die Himmelskonstellationen auf dem Monte Mario am Himmel lesen und deuten konnte, und dem *ex post* konstruierten Gedicht, das dieses fehlende Wissen auf der Basis von Buchwissen an den Leser weitergibt oder es ihn memorieren lässt. Mit anderen Worten können wir nicht davon ausgehen, dass ein jeder Lesekundige im Tross, der die *Etymologiae* kannte, in der Lage war, mit diesem Wissen auch einen Sternenhimmel zu beobachten und ihn zu deuten, denn sonst hätten wir über diese Konjunktion von mehr als einer Quelle Zeugnis.

Vor allem aber, und das wird noch eine wichtige Rolle spielen, hatte Friedrich I. Barbarossa den Ausbruch der Krankheit überlebt, und deshalb war es nach den Ereignissen für den Kaiser und seinen Hof nicht mehr relevant, was dort am Himmel zu sehen gewesen war. Welche göttliche Botschaft sich auch immer dort am Himmel verborgen hatte: Sie hatte nicht dem Kaiser gegolten. Das hatte sein Überleben bewiesen. Wenn Gottfrieds Argumente, die sich ja auf die Opfer als von Gott gestrafte Menschen bezogen, bereits damals am Hof bekannt waren, hatten diese Barbarossas Auserwähltheitsgefühl sicherlich noch verstärkt. Was konnte Barbarossas Gottunmittelbarkeit und Auserwähltsein stärker betonen, als von Gott selbst verschont worden zu sein? Dies begründet wohl, weshalb erst der *Toledo-Brief* als Ausgangspunkt des Konjunktionsglaubens betrachtet wird und die Beobachtung der Konjunktionen auf dem Monte Mario, trotz der Empirie Hunderter, sich nicht im Reich verbreitete und keinen Katalysator für die Entwicklung der *Melothesie/Iatromathematik* im Reich bot.

Gleichzeitig muss hier aber auch eine der Erklärungen gesehen werden, weshalb Barbarossa zur Wiederannäherung an Papst Alexander III. und zum

---

848 Zu den Kommunikationssträngen vgl. WEBER, Kaiser Friedrich I. und das Heeresaufgebot für die Italienzüge, S. 78–92.

Frieden von Venedig 1177, nach Görich, geradezu gedrängt und gezwungen werden musste.[849] Für den Kaiser ergab sich aus staufischer Perspektive kein Argument dazu. Vor Rom hatte er gesiegt, Gott hatte am Himmel eine Erkrankung angekündigt, und er war nicht gestorben. Das Einsetzen Paschalis III. konnte vor dem Hintergrundwissen aus der kaiserlichen Perspektive nur richtig gewesen sein. Was also musste ihn, Barbarossa, das Gerede seiner späteren Berater kümmern, wo es doch wahrhaft göttliche Zeichen an den gottunmittelbaren Herrscher gegeben hatte?

Die beiden Pole des Alexandrinischen Schismas zementieren sich in ihrer widerstreitenden Deutung der Ereignisse auf dem Monte Mario. Für die Obödienz Alexanders III. war das Heer des Kaisers gestorben, weil dieser als Schismatiker Rom angegriffen und Paschalis III. eingesetzt, das Kriegsrecht verletzt, die Lombardischen Städte zerstört und Sakrilege begangen hatte. Für Kaiser Friedrichs I. und seinen Papst Paschalis III. jedoch hatten sowohl der Kaiser als auch Paschalis III. die Ereignisse unbeschadet überlebt, waren nicht gestraft von Gott. Nach der Mikrokosmos-Makrokosmos-Theorie war das ein nicht weniger gewichtiges Argument. Der Kosmos prüfte schließlich das Wollen und Handeln jedes einzelnen Individuums, eine Kollektivstrafe sah diese Theorie nicht vor. Die Argumente der Gegenseite konnten vor diesem Hintergrund von der *curia* nur ignoriert werden und müssen dem unmittelbaren Gefolge des Kaisers nahezu absurd vorgekommen sein. Und auch das wird dem Gefühl des Kaisers, ein gottunmittelbarer Herrscher einer prosperierenden Zeit mit der Bildungselite an seiner Seite zu sein, vorerst Auftrieb gegeben haben.

Zusammenfassend kann gesagt werden, dass Gottfried uns in seiner ersten *imago agens* zeigt, dass man im näheren Umfeld bereits am Morgen des 1. Augusts 1167 die Sternenkonjunktionen, die für das Auftreten von Krankheiten bekannt waren, am Himmel ausmachte, während zeitgleich Menschen im Lager von der Erkrankung befallen waren. Diese Informationen bedienen einerseits somit die Fragen, wann und was geschehen ist, wie es die Circumstanzen Ciceros fordern, und andererseits wurde die erste *imago* sorgfältig nach den Anweisungen *Ad Herenniums* konstruiert. Das Bild leitet in die Schriften Isidors von Sevilla über, bei dem nachzulesen ist, dass Fieber mit Diarrhoen bei den Betroffenen auftrat, was gleichsam als Gottesstrafe zu deuten war. Die Sterne konnten tatsächlich im Lager beobachtet und als

849 Görich, Barbarossa, Biographie, S. 442.

Zeichen Gottes verstanden werden. Da Friedrich I. Barbarossa selbst unversehrt blieb, lässt sich draus ableiten, dass das als göttliches Zeichen der allerhöchsten Zustimmung zur Inthronisierung Paschalis III. verstanden wurde und eventuell noch jahrelang die kaiserliche Politik beeinflusste und sein Auserwähltheitsgefühl als gottunmittelbarer Herrscher steigerte.

5.2.2 Imago agens II

In seiner Diskursanalyse »Die Geburt der Klinik. Eine Archäologie des ärztlichen Blicks«[850] betont Michel Foucault (1926–1984), dass Krankheit bis zum 18. Jahrhundert »für uns die Sprache von Phantasmen«[851] spreche und erst spätere Krankheitsbeschreibungen uns in eine »Welt konstanter Sichtbarkeit«[852] führten. Foucault spricht dabei tatsächlich vom Sehen und nicht vom Lesen, ganz ähnlich wie Augustinus *imagines agentes phantasmata* nannte.

Auch Gottfrieds Krankheitsbeschreibung kann, so wird gezeigt werden, als durchaus abstrakt eingestuft werden, da er sie als aktives Bild ausführt, dessen Sichtbarkeit durch die Historizität der Krankheits- und Körpervorstellungen auf den ersten Blick verborgen bleibt, die Buchseite aber gleichsam selbst zum Bild macht und dem Leser die Möglichkeit der Nacherfahrung und des Mitleidens bietet.

In einer ciceronischen Gerichtsrede musste nach der Ausführung, wann und was geschehen war, der Umstand der Gelegenheit (*occasio*) geschildert und dabei auch angegeben werden, was allen gemeinsam geschehen war. Cicero unterscheidet dabei drei Arten der Umstände. Die Öffentliche, für die er als eines der Beispiele den Krieg angibt, die Gemeinsame, die allen zur gleichen Zeit widerfahre, für die er beispielhaft auch Hitze und Kälte angibt, und die Besondere, die er bei Festen gegeben sieht.[853] Es ist fundamental für das Verstehen Gottfrieds kreativen Prozesses, dass sich das Substantiv *ocassio*

---

850 Michel Foucault: *Die Geburt der Klinik. Eine Archäologie des ärztlichen Blicks*[10] [zuerst unter dem Titel Naissance de la Clinique 1963], München 1988.

851 Ibid., S. 8.

852 Ibid.

853 *Occasio autem est pars temporis habens in se alicuius* [...] *Haec distribuitur in tria genera: publicum, commune, singulafre. Publicum est, quod civitas universa aliqua de causa frequentat, ut* [...] *bellum. Commune, quod accidit omnibus eodem fere tempore, ut* [...] *calor, frigus. Singulare autem est, quod aliqua de causa privatim alicui solet aciidere, ut nuptiae* [...] *convivium* [...]., Cicero, De inventione, S. 82.

dabei nicht nur mit der „Gelegenheit", sondern auch mit „Handstreich" übersetzen lässt. Diese Doppeldeutigkeit des Begriffes kann dabei den Ausschlag für Gottfried gegeben haben, die *imago agens* in der Weise auszuführen, wie sie uns erscheint. Diese Begrifflichkeit stammt aus dem Militärischen und bezeichnet dort einen überraschenden Schlag oder einen überfallartigen Angriff.[854] Die Begriffe der Hitze und der Kälte wiederum sind seit der Antike ebenfalls doppeldeutig, denn neben dem Wetter oder ganz allgemeinen Temperatureinflüssen sind sie auch Bestandteile der Humoralpathologie, wo sie die Primärqualitäten darstellen.[855] Gemäß einer zunächst ganz allgemeinen Übertragung dessen, was Gottfried uns durch seine erste *imago agens* aufzeigte, kann demnach das, was allen Opfern gemeinsam geschah, als göttlicher Handstreich gedeutet werden, der beim Fest der Krönung im Krieg gegen die Römer durch die kosmische Auslösung einer Dyskrasie geführt wurde. Verbunden mit diesem aktiven Bild ist gleichzeitig eine Steigerung der Schwierigkeit der Auflösung für den Leser, respektive Schüler Gottfrieds.

Fast die Hälfte seiner Verse verwendet Gottfried darauf, die Erkrankung und ihre Symptome näher zu beschreiben. Die Sonne Roms, so führt er aus, pflege die Körper zu verderben. Diesmal jedoch sei es schlimmer als gewöhnlich gewesen. Die deutsche Jugend sei bei Ankunft des Fiebers gefallen. Jeder Mensch sei triefend nass, doch als die Hitze der Sonne gewichen sei, sei Kälte aufgekommen. Kopfschmerzen, Bauchschmerzen und Gliederschmerzen seien die Folge gewesen.[856]

Dem Leser, der die Zeilen liest, eröffnet sich dabei keine Geschichte. Die Verse klingen tatsächlich zusammenhanglos und merkwürdig zerrissen. Nach dem Lesen des Teils ergibt sich auch keine Ahnung von der Chronologie der Ereignisse. Die Passage irritiert zutiefst. Wieder und wieder, das fiel schon Herde auf, stolpert der Leser mit den Augen über den Begriff des Fiebers.[857] Doch daneben stolpert der Leser auch fortwährend über Begriffe der Humoralpathologie oder ihre Entsprechungen.[858] Sie sind einzeln Bestandteile des Wortgedächtnisses

---

854 Friedrich Kluge: „Handstreich", in: Elmar Seebold (Hg.): *Etymologisches Wörterbuch der deutschen Sprache*[24], Berlin 2002, S. 389.

855 Ortrun Riha: „Körperwelten. Säfte und Symbole. Konzepte mittelalterlicher Medizin", in: *Spektrum der Wissenschaft*, 2, (2002), S. 48–53.

856 Gottfried, GF, ed. Waitz, Z. 625–645.

857 Ibid., Z. 627, 629, 632, 633, 639, 644; Herde, Katastrophe vor Rom, S. 144, Anm. 31.

858 Ibid., Z. 625, 626, 627, 628, 634, 635, 638, 639, 641, 642, 643, 644, 645.

(*memoria verborum*), aktiviert der Leser sie jedoch gemeinsam, was sich vorstellen lässt, wie das Spielen eines Akkordes auf einer Klaviatur, dann verbinden sie den Leser, je nach Akkord, entweder mit dem humoralpathologischen Schema nach Galen oder mit einem Diagramm (*memoria loci*) Isidors von Sevilla, dem Gottfried den Vorzug zu geben scheint. Bevor wir das verstehen können, müssen wir uns mit den Gemeinsamkeiten und Unterschieden der beiden Beziehungsgeflechte bei Galen und Isidor vertraut machen.

Das humoralpathologische Schema Galens (129–199 n. Chr.) fußt auf dem *Corpus Hippocratium*. Bis in das 19. Jahrhundert hinein war es das vorherrschende Erklärungsmodell für Krankheitsabläufe. Sein Beziehungssystem wurde im Laufe der Zeit erweitert. Eingang fanden neben den Charakteren auch Farben und die Evangelisten.[859] Im Hochmittelalter war folgendes Modell vorherrschend.

	aer	**ignis**	**Terra**	**aqua**
qualitates	calidum humidum	calidum siccum	frigidum siccum	frigidum humidum
humores	sanguis	cholera	melancholia	phlegma
temperamenta	sanguinicus	cholericus	melancholicus	phlegmaticus
membra	cor	hepar	splen	cerebrum
Aetates	iuvenis	vir	senex	infans
tempora anni	ver	aestas	autumnus	hiems[860]

Es ist dabei wichtig zu wissen, dass diese diagrammatische Zusammenfassung der Lehre Galens in seinen Schriften selbst nicht zu finden, sondern eine Abstraktion durch die Rezipienten ist.[861]

---

859 Vgl. Schöner, Das Viererschema, S. 56; vgl. Raymond Klibansky/Erwin Panofsky/Fritz Saxl: *Saturn und Melancholie. Studien zur Geschichte der Naturphilosophie und Medizin, der Religion und der Kunst*[8], Frankfurt/Main 2015 [zuerst 1964], S. 51 f.; vgl. Markwart Michler: „Xanthos-Citrinus-Gelb. Zur Bedeutung der Farbe ‚gelb' in der antiken Heilkunde", in: *Würzburger medizinhistorische Mitteilungen*, 23 (2004), S. 508–512 (hier S. 510), zu Humoralpathologie im Gedicht auch Spataro, La Catastrophe.

860 Tabelle nach Finckh, Minor mundus homo, S. 25 f. Finckh stellte in ihrer Tabelle alle Zuordnungen zusammen, für die vorliegende Arbeit wurde das Diagramm auf die wesentlichen Merkmale reduziert.

861 Ibid.

Als Diagramm findet sich die Humoralpathologie jedoch in Isidors Werk *De natura rerum*. Isidors Buch über die Natur der Dinge enthält eine ganze Reihe Kreisdiagramme, sodass es ursprünglich *liber rotarum* (Buch der Kreise) genannt wurde, weil die Demonstrationsfiguren dem Leser die Textbezüge anschaulich vor Augen führten.[862] Diese Interaktion zwischen Text und Bild wird Diagrammatik genannt. Sie hatte im 12. Jahrhundert, also zu Lebzeiten Gottfrieds, Konjunktur. Hinter dem Begriff der Diagrammatik verbirgt sich das Zusammenspiel zwischen einem Text und einem Bild, oftmals einer geometrischen Figur, wie einem Kreis oder einem Viereck. Auch menschengemachte Figuren, wie ein Rad, ein Baum oder eine Leiter können diagrammatisch eingesetzt und zu Diagrammformen stilisiert werden. Diagramme interagieren dabei zumeist mit dem ihnen beigeordneten Text, können in ihn eingreifen, ihn erklären oder ergänzen. Da die Diagramme das Unsichtbare für den Leser sichtbar machen sollten, wurden sie als Medien der Gotteserkenntnis angesehen. Dies galt insbesondere für kosmische Diagramme, weil diese Einblicke in das Werk Gottes erlaubten und das Unsichtbare sichtbar machten.[863] Die visuellen Zuordnungen machten es dem Leser möglich, sich zu orientieren, und so bildet das Diagramm »ein eigenständiges Instrument der Erkenntnis und der Deutung von Welt, das weder durch Schrift noch durch die visuelle Figur allein zu ersetzen ist«.[864]

Isidor stellt in *De natura rerum* eine enge Verbindung von Mensch und Welt her und spiegelte so den Menschen als Abbild der Welt selbst: „Der Mensch aber wird Mikrokosmos, das bedeutet ‚kleine Welt' genannt".[865] *Figura V*, als

862 Vgl. Bruno Reudenbach: „Das Mikrokosmos-Makrokosmos-Schema des Isidor von Sevilla", in: Christoph Markschies/Ingeborg Reichle/Jochen Brüning/Peter Deuflhard (Hg.): *Atlas der Weltbilder*, Berlin 2011, S. 32–41 (hier S. 33 ff.).

863 Vgl. Christel Meier: „Die Quadratur des Kreises. Die Diagrammatik des 12. Jahrhunderts als symbolische Denk- und Darstellungsform," in: Alexander Patschovsky (Hg.): *Die Bildwelt der Diagramme des Joachims von Fiore. Zur Medialität religiös-politischer Programme im Mittelalter*, Ostfildern 2003, S. 23–54; vgl. Eckart Conrad Lutz: „Diagramm, Diagrammatik und diagrammatisches Denken", in: ders./Vera Jerjen/Christine Putzo (Hg.): *Diagramm und Text. Diagrammatische Strukturen und die Dynamisierung von Wissen und Erfahrung*, Wiesbaden 2014, S. 9–22. (hier S. 12).

864 Vgl. Reudenbach, Das Mikrokosmos-Makrokosmos-Schema des Isidor von Sevilla, S. 33 f.

865 *Homo autem microcosmos, id est minor mundus est appelatus*, Isidor, De natura rerum, IX, ed. Becker, S. 21; vgl. dazu auch vgl. Reudenbach, Mikrokosmos, S. 40.

kosmologisches Schema, wird in der Kunst- und in der Kulturgeschichte zu den Weltbildern schlechthin gezählt.[866] Seine Gliederung wird dabei zusammengesetzt aus zwei konzentrischen Kreisen, denen doppellinig weitere Innenkreise beigefügt wurden, um dem Innenkreis um drei weitere zu erweitern und eine Rahmung zu bilden. Durchbrochen wird die Figur von sechs Halbkreisen, die sich jeweils auf der Mittelachse des Außenkreises begegnen. Im Innenkreis stehen die Worte *Mundus-Annus-Homo* (Welt-Jahr-Mensch) und werden geschnitten von den *humores sanguis, cholera, melancholia und humor/phlegma* (Blut, Galle, schwarze Galle und Schleim). In der Rahmung des äußeren Kreises hingegen befinden sich die Grundelemente *ignis, aer, aqua* und *terra* (Feuer, Luft, Wasser und Erde) und die vier Grundeigenschaften *siccus, calidus, humidus* und *frigidus* (trocken, heiß, nass und kalt) verbinden die Elemente im mittleren Kreis mit den *humores* (Abb. 11).[867]

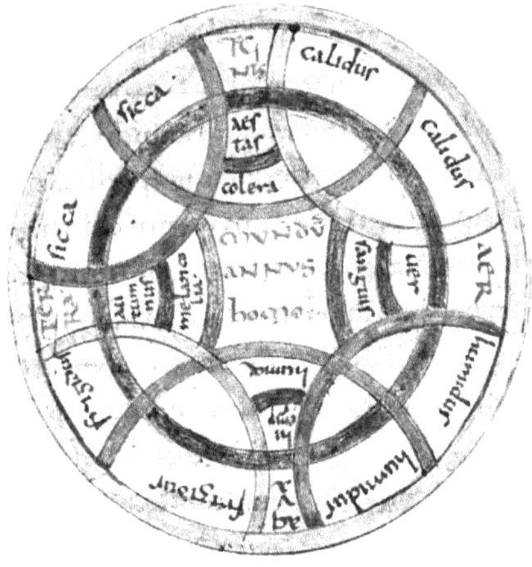

Abb. 11. *Figura V*, Isidor von Sevilla, *De natura rerum*.

---

[866] Vgl. BÖHME/BÖHME: *Feuer, Wasser, Erde, Luft*, S. 93 ff.; vgl. LUTZ, Diagramm, Diagrammatik und diagrammatisches Denken, S. 9–22.

[867] Zur Diagrammatik vgl. Steffen BOGEN/Jens THÜRLEMANN: „Jenseits der Opposition von Text und Bild. Überlegungen zu einer Theorie des Diagramms und des Diagrammatischen“, in: Alexander PATSCHOVSKY (Hg.): *Die Bildwelt der Diagramme des Joachims von Fiore. Zur Medialität religiös-politischer Programme im Mittelalter*, Ostfildern 2003, S. 1–22 (hier S. 5 ff.).

Der Text, der *Figura V* zugeordnet ist und mit dem Diagramm interagiert, bezeichnet weder die Stellung des Menschen noch die des Jahres oder die der Welt zum Makrokosmos selbst. Er erläutert lediglich, dass die Welt aus vier Teilen bestünde und die Elemente und Qualitäten ineinander übergreifen und so die Welt zusammenhalten würden.[868] Die Worte „Welt, Mensch, Jahr" kommen dabei im Text selbst also nicht vor. Die geometrische Anordnung der Termini in *Figura V* umfasst das vollständige Mikrokosmos-Makrokosmos-Modell und inkludiert auch eine Analogie der Jahreszeiten. Ausgehend von Innenkreis mit den Termini *Mundus-Annus-Homo* bilden sich zum Außenkreis entwickelnde Zonen, ähnlich Blütenblättern, die die Termini auch kreuzähnlich miteinander verbinden. Der Frühling wird mit dem Blut und der feucht-heißen Luft verbunden, der Sommer mit der gelben Galle und dem heiß-trockenen Feuer, der Herbst mit der schwarzen Galle und der trocken-kalten Erde, der Winter mit dem Phlegma und dem kalt-feuchten Wasser.[869]

Galens Schema und das Isidors weisen inhaltlich folgende Gemeinsamkeiten und Unterscheidungsmerkmale auf: Beide Diagramme beinhalten die vier Säfte, die vier Jahreszeiten, die vier Elemente und die Grundeigenschaften/ Qualitäten. Die Lebensalter hingegen finden sich lediglich im Schema Galens und einzig Isidors *Figura V* beinhaltet im Innenkreis den Welt-Jahr-Mensch-Bezug. Beide Diagramme gehören der Mikrokosmos-Makrokosmos-Theorie an. Bei Galen durch die Einbeziehung der Elemente, die für ihn aus dem Kosmos stammten; bei Isidor wird dieser Bezug noch verstärkt, denn neben den Elementen ist der Mensch als Mikrokosmos, im Zentrum der ihn umgebenden Welt und des Kosmos zu sehen.

---

868 *Partes mundi quattuor sunt: ignis, aer, aqua, terra.* [...] *Ipse quoque aer medius inter duo compugnantia per naturam, hoc est inter aquam et ignem, utrumque illud elimentum sibi conciliat, quia aquae humore et igni calore coniungitur. Ignis quoque cum sit calidus et siccus, calore aeri adnectitur, siccitate autem in communionem terrae sociatur, adque ita sibi per hunc circuitum quasi per quemdam chorum concordi societate convenitur.* [...] *Quorum distinctam communionem subiecti circuli figura declarant.*, Isidor, De natura rerum, XI, 1, 3, ed. Becker, S. 24.

869 Vgl. Charles West Clark: *The Zodiak Man in Medieval Astrology*, Colorado 1979, S. 122–130; vgl. Finck, Minor mundus homo, S. 64; für Wolfgang Hübner ist die Intermedialität das entscheidende Kriterium zweier Traditionsstränge der Melothesie: schriftliche Überlieferung mit und ohne Bildmaterial, vgl. ders.: *Körper und Kosmos. Untersuchungen zur Ikonographie der zodiakalen Melothesie*, Wiesbaden 2013, S. 4 f.

Carruthers folgend, dass es keine Opposition zwischen den Medien Bild und imaginierte *imago agens* gibt, lässt sich Gottfrieds kreativer Prozess, der den Handstreich Gottes gegen die Opfer ausdrückt, nun künstlerisch derart erklären, dass er die beiden Diagramme gedanklich in die Hand zu nehmen und sie auf seiner Textseite zerschellen zu lassen scheint, sodass nur mehr versprengte Teile der Diagramme wie Scherben oder Tropfen in seinem Gedicht davon zu finden sind. Er schleudert demnach die humoralpathologischen Termini durch seine Gedichtseite in einer Art des verbalen *drippings*, wie sie uns in ihrer kraftvollen Ausdrucksweise in Bildern erst wieder bei Jackson Pollock (1912–1956) begegnen wird, der Farbe in einem ebenso kraftvollen Akt auf seine Leinwände schleuderte (Abb. 12).[870]

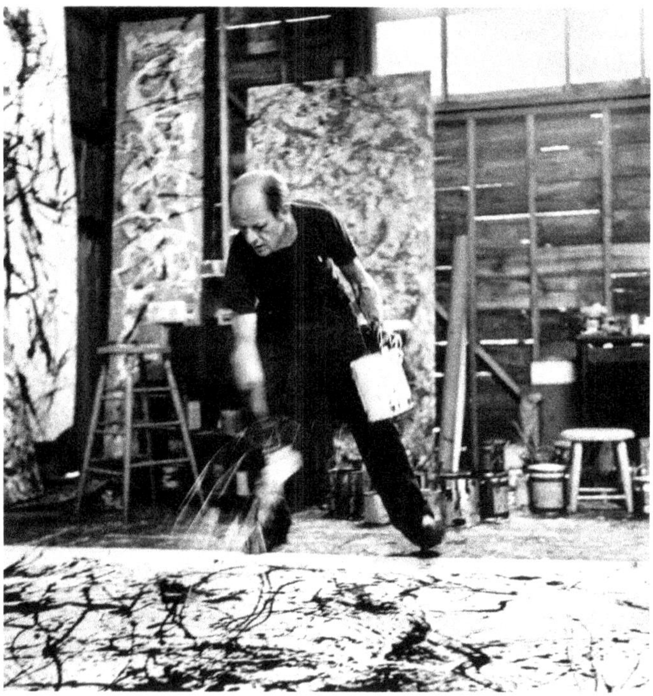

Abb. 12. Jackson Pollocks Dripping

[870] Vgl. Bredekamp, Bildakt, S. 273.

Die Allgewalt Gottes, durch deren Willen die Menschen starben, wird somit kraftvoll ausgedrückt. Die Ordnung, die der Leser finden, und, mehr noch, wiederherstellen muss, ist damit das Einsammeln der humoralpathologischen Termini. Gehen wir die Zeilen demnach durch und sammeln die versprengten Worte ein, die sich durch Hervorhebung zur besseren Visualisierung kennzeichnen lassen (Abb. 13).

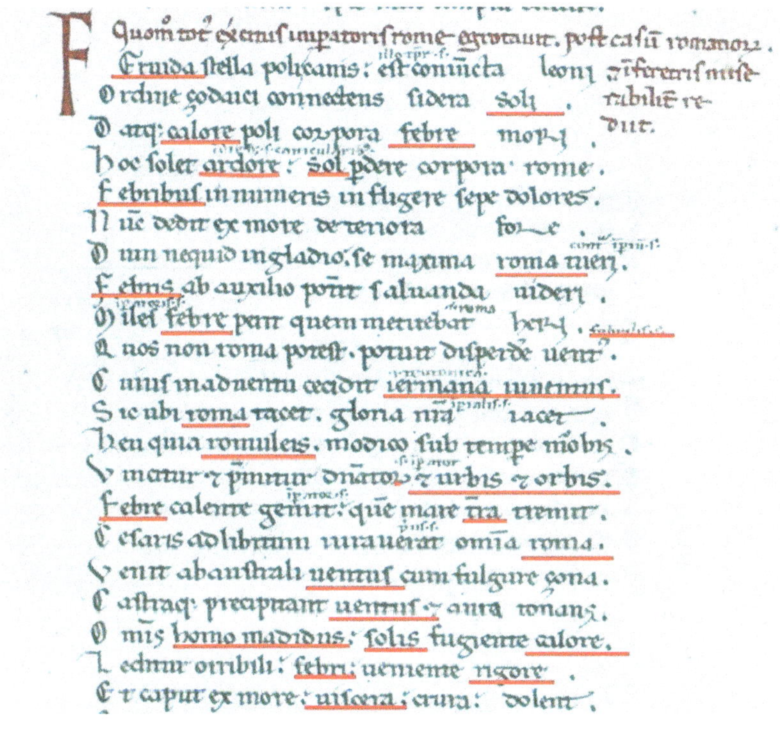

Abb. 13. Die Termini in der Entwurfshandschrift mit hinzugefügten Hervorhebungen.

Der heiße Stern am Himmel, der Hundsstern, ist mit dem Löwen vereint,
durch die Ordnung des Tierkreises das Gestirn mit der *Sonne* verbindend,
und lässt durch *die Hitze* des Himmels die Körper am *Fieber* sterben.
Durch dieses *Feuer* pflegt die *Sonne* in Rom die Körper zu verderben,
den zahllosen *Fiebern* oft Schmerzen hinzuzufügen.
Nun ließ sie Schlimmeres als gewöhnlich geschehen.
Während das gewaltige *Rom* sich nicht mit dem Schwert verteidigen kann,
wird es durch die Hilfe des *Fiebers* errettbar scheinen:

Der Soldat, den es gestern noch fürchtete, kommt durch das *Fieber* um.
Die *Rom* nicht dahinraffen konnte, konnte der Wind zugrunde richten.
Bei dessen Ankunft fiel die Deutsche *Jugend*.
So liegt, wo *Rom* schweigt, unser Ruhm danieder.
Oh Jammer, weil in kurzer Zeit durch römische Seuchen
Der Beherrscher der Stadt und des *Erdkreises* besiegt und bezwungen wird,
im *Fieberglühen* seufzt der, vor dem Meer und *Erde* erzittern.
Nach des Kaisers Belieben hatte Rom einst alles geschworen.
Es kommt aus südlicher Zone ein Blitz mit *Wind*,
jäh stürzen der *Wind* und donnerndes Wehen das Heer ins Verderben.
Jeder *Mensch* ist *triefend nass*, doch als die *Hitze* der *Sonne* weicht,
kommt *Kälte* auf und er wird von entsetzlichem *Fieber* geplagt.
Und Kopf, *Eingeweide*, Beine schmerzen mehr als gewöhnlich.[871]

Sortieren wir die humoralpathologischen Begriffe zurück in ihre ursprünglichen Beziehungsgeflechte und beginnen mit dem Schema Galens.

In diesem Schema sind dem Blut das Element der Luft, die feuchte Wärme und die Jugend als Lebensalter zugeordnet. Diese Bestandteile lassen sich unschwer auch in Gottfrieds Versen isolieren. Bei ihm lässt sich die Luft in Form des Windes finden.[872] Die „deutsche Jugend“ (*Iermana iuventus*),[873] die Gottfried im Gedicht nennt, passt nicht zu den Daten der im Gedicht überlieferten Personen: Rainald von Dassel war Mitte vierzig, als er starb,[874] also schon entfernt von einer gewissen Jugendlichkeit, Theobald von Böhmen Mitte fünfzig und Welf VII. starb ungefähr Ende zwanzig.[875] Der Begriff steht demnach nicht für das Lebensalter der Opfer, sondern dient der Einordnung in das Schema nach Galen. Die Wärme nennt Gottfried eigenständig (*calor*)[876] und in der Verbindung mit den „triefnassen Menschen“ (*Omnis homo madidus*)[877] wird sie zur »feuchten Wärme«.

---

871 Gottfried, GF, ed. Waitz, Z. 625–644.

872 *Venit* […] *ventus* […], Ibid., Z. 641.

873 Ibid., Z. 635.

874 Rainald von Dassel wurde um 1120 geboren, vgl. W. Georgi: „R. v. Dassel“, in: *LexMA*, Bd. VII, München 1995, Sp. 418 f.

875 Vgl. Gottfried, GF, ed. Waitz, Z. 687 f; zu Theobald von Böhmen vgl. Jindřich Demek: „Děpoltici: K mocenskému postavení a osudům jedné vedlejší větve Přemyslovců“, in: *Mediaevalia Historica Bohemica*, 1 (1991), S. 89–144; Karin Feldmann gibt das Lebensalster Welfs VII. mit 27 Jahren an, vgl. dies.: Herzog Welf VI., S. 71.

876 Gottfried, GF, ed. Waitz, Z. 627, 643.

877 Ibid., Z. 644.

Der gelben Galle sind im Schema Galens das Feuer, der Sommer und die Qualität »trockene Wärme« zugeordnet. Eines der bei Gottfried genannten Symptome ist der „Bauschmerz".[878] Im Oberbauch des Menschen befindet sich die Leber und somit die Galle. Das Feuer benennt Gottfried wieder eigenständig (*ardor*),[879] doch auch die Erwähnung der Sonne (*solis*)[880] steht für das Feuer. Isidor von Sevilla beschreibt in „Über die Natur der Dinge": „Aus Feuer nämlich ist die Sonne. Das Feuer aber erleuchtet sowohl, als auch erwärmt es."[881] Die Angabe des Datums, der 1. August, lässt sich leicht mit dem Sommer assoziieren und somit im Schema Galens ebenfalls der gelben Galle zuordnen, und wer sich mit dem Datum nicht genau auskannte, das belegen die oben genannten Quellen, wusste, dass es Sommer war, oder konnte es aus dem Tierkreiszeichen des Löwen ableiten oder auch bei Honorius Augustodunensis nachschlagen.

Anders als im Schema Galens ist das Lebensalter nicht Bestandteil des Diagramms Isidors. Der Innenkreis, der in *Figura V* Isidors die Worte *homo mundus annus* beinhaltet, findet sich in Gottfrieds Gedicht in den Begriffen Mensch (*homo*), Rom, Sommer. Gottfried konkretisiert damit das Geschehen, denn nicht alle Menschen auf der Welt waren erkrankt, sondern die in Rom und nicht das ganze Jahr hindurch, sondern im Sommer. Gottfried gibt dabei eindeutig dem Diagramm des Kirchenvaters den Vorzug, denn die Schlüsselzeile „Jeder Mensch ist triefendnass"[882] imitiert die Bezugslinie im Isidorschen Diagramm der Galle von innen nach außen und dient somit wohl der Erinnerungsauslösung an das Diagramm als *memoria loci*.

Zurücksortiert in die ursprünglichen Beziehungssysteme der Humoralpathologie fällt dabei auf, dass die von Gottfried genutzten Begriffe dem Beziehungsgeflecht der Galle und dem des Blutes entstammen. Lediglich die Erde und die Kälte durchbrechen dieses Vorgehen.

---

878 Ibid., Z. 645.

879 Ibid., Z. 628.

880 Ibid., Z. 643.

881 *Igneus enim est sol, ignis autem et illuminat et exurit.*, Isidor von Sevilla: De natura rerum liber, XIII, 1 S. 29.

882 Gottfried, GF, ed. Waitz, Z. 373.

	Ventus	*Ardor/sole*	**terra**	**aqua**
qualitates	**Calor madidus**	**calidum siccum**	**rigor**	frigidum humidum
humores	Sanguis	***Viscera***	melancholia	phlegma
temperamenta	Sanguinicus	cholericus	melancholicus	phlegmaticus
membra	Cor	hepar	splen	cerebrum
aetates	***Iermana iuventus***	vir	senex	infans
tempora anni	Ver	**Sol intrat in leonem**	autumnus	hiems[883]

Diese Ordnung ist nicht zu verstehen, wenn wir sie isoliert vom immer wieder bei Gottfried genannten Fieber betrachten, das sich in den Autographen sogar einmal in einer Interlinealglosse findet.[884] Was für uns bislang gar keinen Zusammenhang ergibt, war im Mittelalter Teil der medizinischen Lebenswirklichkeit. Wir sind es gewohnt, Fieber in Grad zu messen und die Intensität des Fiebers über die Höhe der Temperatur zu definieren. Doch dieses Prinzip war im Mittelalter unbekannt. Basierend auf der Fieberlehre Galens wurde das Fieber in Tagen und Tagesintervallen gemessen. Fieber war nicht, wie für uns, nur ein Symptom, sondern Bestandteil einer ganz eigenen Krankheitslehre. Die intermittierenden Fieber, die kamen und gingen, waren dabei noch verhältnismäßig harmlos. Sie wurden übertroffen von den Brennfiebern, der schlimmsten Fieberform, die, so wurde geglaubt, hervorgerufen wurde durch die *Dyskrasie* zweier Körpersäfte.[885] Sie wurden

---

883 Tabelle nach Finckh, Minor Mundus Homo, S. 25 f.

884 Gottfried, GF, ed. Waitz, wischen Z. 634 und 635.

885 Es ist Karl Sudhoff zu verdanken, dass drei seiner Schüler sich salernitanischer Medizinquellen annahmen, von denen zwei für diese Arbeit relevant sind. Willy Anschütz arbeitete im Jahr 1919 zu einem Fragment eines Fiebercodex und gliederte diesen in das Wissen um einen Breslauer Codex, dessen Signatur von ihm nicht genannt wurde, mit ein, vgl. Willy Anschütz: *Zwei Fieberschriften des Breslauer Codex Salernitanus und die Fieberlehre der Schule von Salerno*, Leipzig 1919. Gleichwohl sich bei ihm eine Zusammenfassung der Entwicklung der Fieberlehre findet (S. 1–36), und er den Fiebertraktat des Magisters Ferrarius paraphrasiert und auch versucht, diesen der arabischen Fieberlehre gegenüberzustellen, ist die Editionslage als schwierig einzuschätzen und durch die nichtwörtliche Zitation ist der so wichtige Artikel nur noch eingeschränkt lesbar. Der Fiebertraktat des Ferrarius wurde 1901 ediert Piero

deshalb als *sinocides* (σύνοχος „zusammenhaltend; anhaltend") oder *causonides* (καίω „brennen, verbrennen") bezeichnet: als Brennfieber.[886] Sie entstanden aus einer *Dyskrasie* der beiden Körpersäfte Galle und Blut, doch zwischen den Ausprägungen der *sinocides* und dem *causon* wurde dabei noch fein tariert zwischen denjenigen Körpersäften, die vorranging betroffen waren. Da diese Fieberarten aus der Salernitanischen Medizin stammen, kann davon ausgegangen werden, dass Gottfried von Viterbo ursprünglich eine Fieberschrift des Marius von Salerno zugrunde legte. Diese ist verloren, doch sind die Fiebervariationen nahezu identisch und sowohl bei Magister Ferrarius (12. Jh.) als auch bei Maurus von Salerno (1130–1214) belegt:

> Synochides ist ein hauptsächlich aus dem Blut und an zweiter Stelle aus der Galle entstandenes Fieber; Synoche oder Causonides dagegen entsteht hauptsächlich aus der Galle, an zweiter Stelle aus dem Blut.[887]

Giacosa: „Curae Magistri Ferrarii", in: *Magistri Salernitani nondum editi: Catalogo ragionato della Esposizione di Storia della medicina aperta in Torino nel 1898*, Mailand/Rom/Florenz 1901, S. 1–64. Die Edition bezieht sich auf den Codex Nr. 1506 der Biblioteca Angelica. Der Breslauer Codex ist laut Anschütz bei einem Henschel beschrieben und dort vielleicht auch mit Signatur aufgeführt, jedoch vergaß der Autor, Henschel in seiner Bibliographie aufzuführen, vgl. ANSCHÜTZ, S. 1f sowie S. III. Anzuregen wäre eine zusammenfassende Edition der Fieberschriften. In der Recherche ergab sich, dass Henschel den Breslauer Codex zusammen mit de Renzi 1852 herausgegeben hat, vgl. August Wilhelm HENSCHEL: „Die Salernitanische Handschrift", in: *Janus. Zeitschrift für Geschichte und Literatur der Medicin in Verbindung mit mehreren Gelehrten des In- und Auslandes*, 1 (1846), S. 40–84; 300–368; vgl. ders.: „Der älteste medicinische Codex der Breslauer Universitätsbibliothek", ibid., S. 369–384. Zu Henschels Biographie und seine Leistungen zur Erforschung der Salernitaner Schule vgl. Markwart MICHLER: „August Wilhelm Henschel", in: *NDB*, Bd. 8, Aachen 1969, S. 556 f.

886 Norri, JUHANI: „Causonides ", in: ders. (Hg.): *Dictionary of Medical Vocabulary in English, 1375–1550. Body Parts, Sicknesses, Instruments, and Medical Preparations*, London/New York 2016, S. 176.

887 *Sinocides est febris facta ex sanguine principaliter et ex colera secundario; sinoche vel causonides e contrario fit principaliter ex colera, secundario ex sanguine* [...], Magister Ferrarius: Curae Magistri Ferrarii, ed. GIACOSA, S. 49; *Febris continua composita facta, de diversis humoribus in uno loco intra vasa putrefactis, est sinochides et causonides. Fiunt autem tam sinochides quam causonides ex sanguine et colera*, Maurus von Salerno: De febribus compositis et continuis. De sinochide et causonide, ed. Salvatore DE RENZI, in: *Collectio Salernitana*, Bd. III, Neapel 1854, S. 28 ff.; zu weiteren Handschriften des Maurus vgl. Laurence MOULINIER: „La fortune du De urinis de Maurus de Salerne et ses volgarizzamenti inédits", in: *Mélanges de l'ecole française de Rome*, 122, 22 (2010), S. 261–278.

Auch Gottfried gewichtet in seinem Gedicht die Galle stärker als das Blut. Aus diesem Beziehungsgeflecht finden sich mehr Begriffe in seinen Versen als von denen des Blutes. Der Handstreich, mit dem Gott die Menschen also vernichtete, war ein *Causon*, ein Brennfieber, das, so lehrt es die erste *imago agens*, auftrat, weil die Körper durch Gott vermittels dem Hundsstern und dem Zodiac erhitzt wurden. Es sei nur erwähnt, dass diese Fieberzuordnung zu den infrage kommenden Krankheiten einer gewissen historischen Stabilität unterliegt.[888] Auch die sonst von Gottfried genannten Symptome, der Durst und der außerordentliche Kopfschmerz, finden sich in den Symptomaufzählungen der Salernitanischen Mediziner wieder. Diese beschreiben die vordinglichsten Merkmale des *Causon* als:

> [...] Durst mit Rauheit der Zunge, Geschwindigkeit des Pulses mit Kopfschmerz treten bei beiden Leiden auf, aber mehr beim Causon.[889]

In diesem Zusammenhang ist auch das vereinzelte Nennen der Kälte (*rigor*) durch Gottfried zu verstehen. Die Kälte gehört dem Beziehungsgeflecht der Melancholie, der schwarzen Galle an. In der Vorstellung des Hochmittelalters war es möglich, dass bei zu hohem Fieber die gelbe Galle zu schwarzer Galle verbrannte. Dieses Ansengen, das einen Leibessaft in einen anderen verwandeln konnte, war eine Fieberart, deren Bestehen von der Schule von Salerno gelehrt wurde und auf Galen beruhte. Bekannt wurde dies durch die Pantegni-Übersetzungen des Constantinus Africanus (ca. 1010–1087).[890] Wieder haben wir durch die Auflösung Gottfrieds *imago agens* eine Antwort auf eine Frage erhalten, die wir nicht stellten. Keine der zeitgenössischen

---

[888] »So nimmt die Krankheit bey vorhin gesunden Personen [...]in den ersten Tagen nach ihrer Entstehung offenbar den Charakter der *Synocha* an. Die Farbe der Haut ist unter diesen Umständen sehr roth, ude Hitze auch für das Gefühl des Kranken sehr groß, der Puls geschwind, [...] die Kopfschmerzen sind scharf, das Phantasieren laut und lebhaft mit heftigen Leidenschaften und starker Muskelbewegung verbunden«, Hartmann, Theorie des ansteckenden Typhus, S. 53.

[889] *Sitis cum lingue asperitate pulsus velocitas cum capitis dolore* [...], Magister Ferrarius, S. 49; *Patiens calore infestatur continuo et in humore colere acutis, vigilarium instantia et dolore frontis acutissimo* [...], Maurus von Salerno, De febribus, S. 30.

[890] Vgl. dazu die arabische Übersetzung der Fieberschrift Galens, in der das Verbrennen des Körpersaftes auch mit dem Aufgehen des Hundssterns in Verbindung gebracht wird, GALEN: Über die Arten der Fieber. In der arabischen Version des Hunain Ibn Ishak, ed. und übers. von Matthias WERNHARD, München 2004, S. 39 ff., S. 231 Willy ANSCHÜTZ, Fieberlehre, S. 26.

Quellen sah sich in der Lage anzugeben, woran das Heer des Kaisers gestorben sei. Gottfried jedoch lässt uns, und das nach damaligem Wissensstand wissenschaftlich genau, wissen, woran das Heer starb. Die Gegenleistung, die er für diese exklusive Information verlangt, ist die zugegebenermaßen für uns diffizile Auseinandersetzung mit dem kosmologischen Diagramm, das Gotteserkenntnis verspricht, die hier eintritt, weil uns eindringlich die Allgewalt Gottes buchstäblich vor Augen geführt wird.

Gottfrieds kreativer Prozess kann der Rhetorikschrift *Ad Herennium* zugeordnet werden. Das Fieber, das als ein unnatürlicher Zustand begriffen wurde, der die Harmonie der Säfte empfindlich störte und sie durcheinanderbrachte, wird von ihm in einer Weise des *drippings* auf eine völlig unharmonische Weise dargestellt. Die humoralpathologischen Begriffe werden durcheinandergebracht, obwohl sie ihren Beziehungsgeflechten entsprechend eingestreut sind. *Ad Herennium* rät, die Natur zu imitieren: „Die Kunst soll also die Natur nachahmen und das herausfinden, wonach die Natur sich sehnt, und sich dem anschließen, was die Natur zeigt.“[891] Gottfrieds unharmonisches Durcheinander imitiert neben der Naturgewalt Gottes somit auch die Disharmonie der Säfte. Gottfrieds Bild verweist also auf die zeitgenössische Fieberlehre, anhand derer deutlich wird, dass die Zeitgenossen die Krankheit als Brennfieber verstanden. Daneben gibt es aber auch eine abstraktere, zusätzliche Deutungsmöglichkeit, da die Gedichtseite nicht nur beim Lesen vor dem inneren Auge wirkt, sondern gleichsam selbst zum Bild wird, was eine Bedeutungsveränderung und dramatische Steigerung nach sich zieht.

Es ist kein Zufall, dass wir über die Begriffe aus der Humoralpathologie beim Lesen fortwährend stolpern, und Gottfried die Diagramme durch sein Gedicht schleudert. Der Handstreich Gottes samt seiner Macht und Allgewalt wird so für den Leser erfahr- und greifbar. Die zerschmetterten Diagramme stehen für die vielen von Gott zerschmetterten Körper und drücken so bildhaft aus, was andere Quellen mit ihren Wendungen des „Zerschmetterns“ (*percussit*) oder „Zermalmens“ (*contriti sunt*)[892] beschreiben, wenn sie von den Opfern sprechen. Dass die Situation auf dem Monte Mario für die

[891] Ad Herennium, S. 177.

[892] Historia calamitatum ecclesiae Salisburgensis, S. 310, S. 312; *percussi* auch in Ex Ann. Winchecumbensibus, ed. Pertz, in: MG. SS XVI, S. 481, Z. 42 und Ex Aimoini Continuatione Sangermanensi, ed. Waitz, in: MG. SS XXVII, S. 152.

Augenzeugen eine stark angsterzeugende Komponente gehabt haben muss, liegt nahe. Es war kein gütiger Gott, der die Männer aller Hierarchiestufen vor Rom tötete, sondern das, was Peter Dinzelbacher als »tötende Gottheit«[893] bezeichnet. *Ad Herennium* führt aus:

> Bilder müssen wir also in der Art festlegen, die man am längsten in Erinnerung behalten kann. Das wird der Fall sein, wenn wir ausnehmend bemerkenswerte Ähnlichkeiten festlegen, wenn wir nicht stumme und unbestimmte Bilder, sondern solche, die etwas in Bewegung bringen, hinstellen. Wenn wir [...] sie durch etwas entstellen, z.B. eine blutige oder mit Schmutz beschmierte oder mit roter Farbe bestrichene Gestalt einführen, damit diese umso hervorstechender sei.[894]

Mit dem Darstellen nur einer einzigen Person und dem Hervorheben der Krankheit und des Leids jedoch hätte Gottfrieds *imago agens* nicht die gleiche Bedeutung gehabt, da die Allgewalt Gottes damit nicht zum Ausdruck gekommen wäre. Der *imago agens* ist nicht nur ein intrinsischer Bildakt immanent, der kraftvoll die Macht Gottes durch das Zerschmettern der *Eukrasie* ausdrückt, sondern ebenso ein substitutiver Bildakt, bei dem das Bild selbst für die Körper der Opfer steht und die soziale Gemeinschaft der Umgekommenen symbolisiert.[895]

Das erinnerte Diagramm, das Gottfried hier zerschmettert, muss, nach *Ad Herennium* als Ort auch nicht in seiner Gesamtheit gezeigt werden, denn:

> [...] wie es für uns nicht wichtig ist, wenn wir mehrere Bekannte in einer Reihe stehen sehen, ob wir von oben oder von unten oder von der Mitte an beginnen, ihre Namen zu nennen, wird es ebenso bei Orten, die der Reihenfolge nach festgesetzt sind, der Fall sein, dass wir in jeder beliebigen Richtung an jedem beliebigen Ort, von Bildern erinnert, das nennen können, was wir den Orten zugeschrieben haben.[896]

Da also den humoralpathologischen Diagrammen eine innere Ordnung vorgegeben ist, die in einer logischen Reihenfolge angeordnet und bereits von

---

893 Vgl. Peter Dinzelbacher: *Angst im Mittelalter. Teufels-, Todes- und Gotteserfahrung: Mentalitätsgeschichte und Ikonographie*, Paderborn/München et al. 1996, S. 137–181.

894 *Imagines igitur nos in eo genere constituere oportebit, quod genus in memoria diutissime potest haberi. Id accidet, si quam maxime notatas similtudines constituemus, si non mutas nec vagas, sed aliquid agentes imagines ponemus,* [...] *aut si quam rem deformabimus, ut si ccruentam aut caeno oblitam aut rubrica delibutam inducamus, quo magis insignita sit forma*, Ad Herennium, S. 176 f.

895 Insbesondere bei Bildstrafen oder bei Bilderstürmen tritt uns der substitutive Bildakt entgegen, vgl. Bredekamp, Bildakt, S. 194–212; zum intrinsischen Bildakt vgl. ibid., S. 249–266.

896 Ad Herennium, S. 169.

den Lesern lange vor dem Lesen seines Gedichtes memoriert wurde, kann Gottfried beim Aufrufen der Begriffe in seinem Gedicht davon ausgehen, dass der Leser sie erkennen wird, ganz gleich, in welcher Anordnung sie sich dem Leser präsentieren und der Leser die Erkrankung auffindet.

Doch Gottfrieds Visualisierung dient nicht allein der Kennzeichnung der Krankheit. Zum einen dient die Visualisierung der *Dyskrasie* im Text selbst der Erzeugung von Mitleid. Das literarische Zerschmettern der Körper führt durch die Imagination qua *imago agens* zu einer *compassio* als christlichem Leitmotiv, das, nach Berns, den *imagines agentes* durch die Memoria immanent ist.[897] Dies erzeugt einerseits, so es erkannt wird, beim Leser Gottesfurcht, andererseits führt es den, der es erkennt, weg von den violenten Beurteilungen der Umgekommenen, wie wir sie bei den Gegnern Barbarossas gesehen haben, und hin zur Gotteserkenntnis. Ähnlich dem Motiv der körperlichen und geistigen Fürsorge die Kranken der Kreuzzüge, für die ab dem 11. Jahrhundert in Hospitälern gesorgt wurde, wirbt Gottfried somit für *compassio* für die Gestorbenen des Italienzuges.[898]

Dass mit dem zerschmetterten Diagramm nicht allein die Krankheit, sondern auch der Tod und das Sterben gemeint sind, wird aus den Teilen des Bezugssystems ersichtlich, die Gottfried nicht verwendet. *Eukrasie*, das harmonische Zusammenspiel aller Säfte, bedeutete das Leben.[899] Zu sterben bedeutete demnach die völlige Auflösung der Termini. Sterben bedeutet im philosophischen Sinn, für die Lebenden aus der Welt zu entschwinden und nicht mehr unter den Lebenden (Menschen) zu sein (*inter homines esse*). Das bereits aufgelöste Diagramm, das vor unseren Augen bereits zerstreut im Text sich weiter aufzulösen scheint, steht somit für diesen Prozess, der sich in Textform auch in den *Etymologiae* Isidors finden lässt. „Der Körper (*corpus*) aber wird so genannt, weil er verdirbt (*corruptum*) und untergeht. Auflösbar nämlich und sterblich ist er, und irgendwann muss er aufgelöst werden."[900]

---

897 Berns, Schmerzende Bilder, S. 25 f.

898 Zur Krankenpflege auf den Kreuzzügen vgl. Thomas Gregor Werner: *Die Seuchen der Kreuzzüge: Krankheit und Krankenpflege auf den bewaffneten Pilgerfahrten ins Heilige Land*, Würzburg 2009.

899 *Sanitas est integritas corporis et temperantia naturae ex calido et humido, quod est sanguis; unde et sanitas dicta est, quasi sanguinis status*, Isidor, Etymologiae, IV, V.

900 *Corpus dictum eo qubod corruptum perit. Solubile enim atque mortale est, et aliquando solvendum*, Isidor, Etymologiae, XI, 14.

Diese Auflösungsmetapher für das Sterben und den Tod blieb durch die Zeit relativ stabil. So ist von Innocenz III. (1161–1216) der Ausspruch zum Altern überliefert, das Leben des Menschen gehe mehr und mehr zurück.[901] Hannah Arendt, die ebenfalls Schmerz und Tod verknüpfte, wie Gottfried Mitleiden im Schmerzensbild der *imago agens* und Tod, sah im Selbstporträts Leonardos (1452–1519) den gemalten Auflösungsprozess des Alterns durch den Künstler (Abb. 14) und auch Goethe, der unter dem Einfluss der Humoralpathologie lebte, nannte Altern das stufenweise Zurücktreten aus dem Leben, wonach der Tod für beide der vollendete Auflösungsprozess, das Entschwinden war.[902]

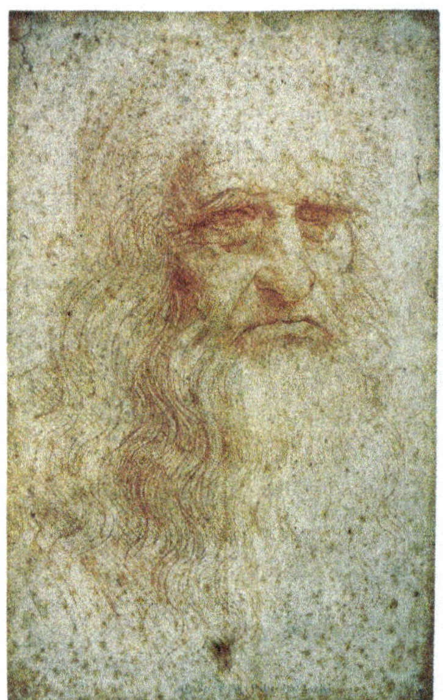

Abb. 14. Leonardo da Vinci, mögliches Selbstbildnis.

[901] [...] *sed cum magis a magis vita recidatur humana* [...], Lotharii Cardinalis: „De miseria humane conditionis I, 9", in: *Quellen zur Alltagsgeschichte im Früh- und Hochmittelalter*, ediert und übers. von Ulrich Nonn, Darmstadt 2003, S. 244 f.

[902] Vgl. Hannah Arendt: *Vita Activa oder vom tätigen Leben*[20] [zuerst München 1967], München 2002, S. 64, Anm. 44, zum philosophischen *inter homines esse* ibid.

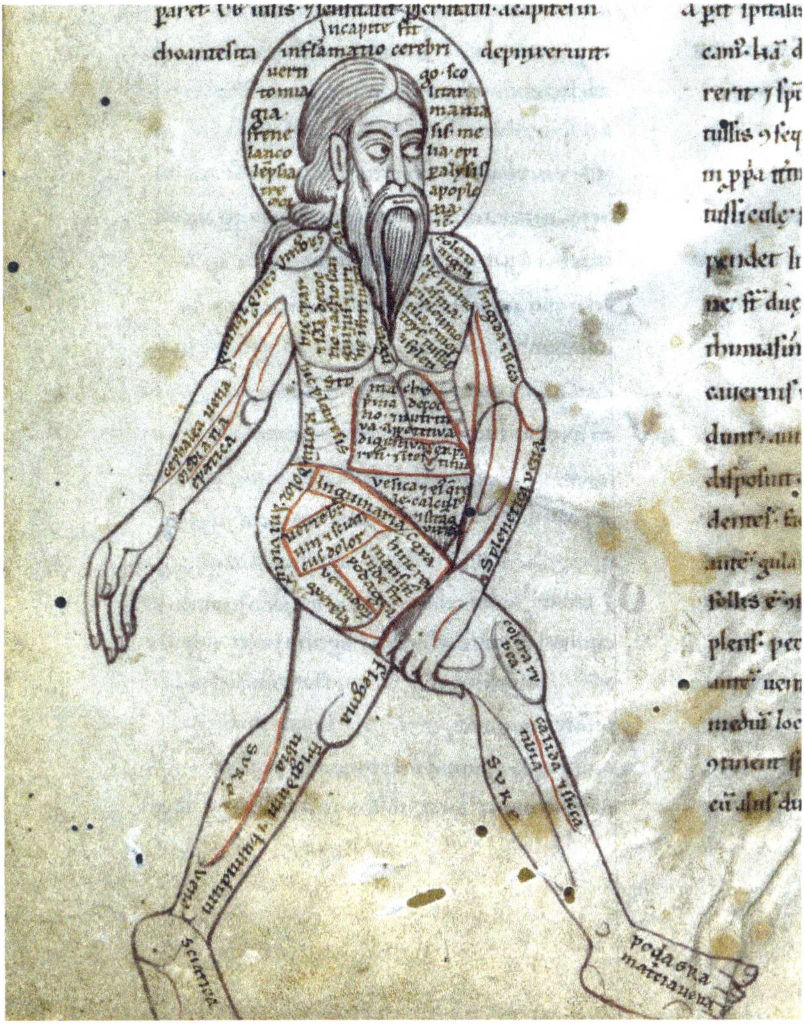

Abb. 15. Krankheitsmann, Aufbau der Glieder, 12. Jh., Bamberg.

Was das Zerschmettern der Körper durch Gott angeht, geht der kreative Prozess möglicherweise nicht allein auf abstrakte Diagramme zurück. In der Staatsbibliothek Bamberg hat sich eine Handschrift über den Aufbau des Körpers (*De scemate humano*) aus dem 12. Jahrhundert, also aus dem schulischen Umfeld Gottfrieds, erhalten, die eine Darstellung des sogenannten Krankheitsmannes enthält.[903] Dessen „Aufbau der Glieder“ (*expositio membrorum*) geht zurück auf Vindicianus Afri (4. Jh.), einen römischen Arzt und Autor.[904] Die linke Schulter der Figur ist dabei mit der schwarzen Galle (*colera nigra*) beschrieben, die rechte Schulter mit dem Blut (*sa*[n]*guis*), das rechte Knie mit der roten Galle (*colera rubea*) und die Zone des linken Knies mit dem Schleim (*flegma*). Die Anordnung der Qualitäten erfolgt dabei jeweils auf den dazugehörigen Extremitäten. So ist das rechte Schienbein des Mannes mit „trocken-warm“ (*calida, sicca*), das Linke mit „feucht und kalt“ (*frigidum, humidum*), der linke Oberarm mit „kalt, trocken“ (*frigida, sicca*) und der Rechte mit „feucht, warm“ (*calid*[um], *humid*[um]) beschrieben (Abb. 15).

Ein Auseinanderreißen der Qualitäten und *Humores* aus diesem anatomisch-harmonischen Gebilde, wie es Gottfried in seinem Gedicht mit den Termini darstellt, hätte zwangsweise das Zerschmettern des Körpers zur Folge. Gottfrieds Erinnerungsbild drückt dabei fast schon plastisch aus, was sich nicht malen oder zeigen ließ, und evoziert durch diese Leseerfahrung die Möglichkeit, das Geschehen im Heer nicht nur medizinisch und moralisch zu begreifen, sondern fast schon nachzuempfinden. Dies zeigt sich einerseits in der Größe des Gedichtteils, durch den sich die Termini ziehen, der nahezu die Hälfte des Gedichtraumes einnimmt, genauso wie in der zeitlichen Leseerfahrung, als Länge und Dauer des Gehörten, des Gelesenen. Durch diese Komponenten wird der Leser mit dem Ausmaß des (Nach)erlebten konfrontiert, ihm eine Ahnung im wörtlichen Sinn vermittelt, und er beim Lesen von Gottfried durch das erkrankte Lager und durch und über die erkrankten, sterbenden Körper geführt. In der Draufsicht auf das Blatt ergibt sich für den Leser dadurch auch ein Überblick über das Chaos, über die Auflösung der göttlichen Ordnung, und stellen wir uns die bereits verschwundenen, nicht genannten Termini vor, die versunken scheinen – und deren Fehlen ja vom Leser bemerkt wird –, dann

903 Anon.: De scemate humano, Bam. Ms. Med. 6, fol. 142v; der Text korrespondiert mit einer Leipziger Überlieferung und wurde durch Karl SUDHOFF: „Zur Anatomie des Vindicianus. Handschriftenstudie“, in: *Archiv für Geschichte der Medizin* 8, 6 (1915), S. 414–423 ediert, im Vergleich zur Handschrift in Leipzig nennt der Bamberger Traktat den Menschen *Microcosmos*, vgl. ibid., S. 418.

904 Vgl. Heinrich SCHIPPERGES: *Der Garten der Gesundheit. Medizin im Mittelalter*, München/Zürich 1985, S. 147, eine Handschriftenbeschreibung findet sich bei SUCKALE-REDLEFSEN, Die Handschriften des 12. Jahrhunderts, S. 103.

wird diese Erfahrung annähernd räumlich. Damit geht das Gedicht Gottfrieds weit über eine bloße Historiographie hinaus.

Mit diesem Spiel der Figuren und Diagramme bildet das Gedicht Gottfrieds jedoch durchaus keinen mnemonischen Einzelfall des 12. Jahrhunderts.[905] Indem Gottfried uns zwingt, das Vermittelte zu rekonstruieren, erzeugt er ein Gedächtnis für das Vermittelte, für dieses von ihm bezeugte Wirken Gottes und greift somit einem Satz Thomas von Aquins vor: „Der Mensch kann ohne Phantasie nichts verstehen."[906] Dass Gottfried mit dieser *imago* ein vergleichsweise schwieriges und abstraktes Gedankenspiel mit Text und Diagrammen einfordert, ist noch dazu nicht ohne historischen Vorgänger, der im Umfeld Karls des Großen, der historischen Bezugsgröße Gottfrieds und dem idealtypischen Vorgänger Barbarossas aus Sicht des Kaplans, gefunden werden kann – somit gleichsam einen Vorgänger Gottfrieds am karolingischen Kaiserhof darstellt, zu dem ja bereits die Grundmotivation für das Ausführen des Gedichts, wie gezeigt, eine Rolle spielte.

Die Nutzung von Diagrammen in Gedichten, die als In-Text in einem anderen Text erscheinen, der auf Gott verweist, ist gut untersucht. Aus der Karolingerzeit sind ähnliche Vorgehensweisen in der Gattung der Figurengedichte bekannt, die ebenfalls geometrische Strukturen aufnahmen, wenngleich diese gemalt waren und nicht memoriert wurden. Ein Beispiel dafür gibt das „Vom Lob des Heiligen Kreuzes" von Hrabanus Maurus (780–856), bei dem es sich um einen Gedichtzyklus handelt, der in Gittergedichten mit In-Texten geschrieben wurde. Die Figuren, bei denen es sich um geometrische Formen, Worte und Zeichnungen handelt, sind als gemalte Bilder dem jeweiligen Text beigegeben und zählen zu den bedeutendsten Werken der karolingischen Buchmalerei (Abb. 16).[907]

---

905 CARRUTHERS, The Book of Memory, S. 248; vgl. Matthias VOLLMER: *Fortuna diagrammatica. Das Rad der Fortuna als bildhafte Verschlüsselung der Schrift Consalatione philosophiae des Boethius*, Frankfurt/Main 2009; S. 134, zur Gedächtniskunst und. Diagrammen vgl. Wilhelm SCHMIDT-BIGGEMANN: „Robert Fludds Theatrum memoriae", in: Jörg Jochen BERNS/Wolfgang NEUBER (Hg.): *Ars memorativa: Zur kulturgeschichtlichen Bedeutung der Gedächtniskunst 1400–1750*, Tübingen 1993, S. 154–169 (hier S. 156 f.).

906 *Nihil potest homo intilligere sine phantasmate*, S. Thomas Aquinatis: In Aristotelis Libros. De sensu et sensato. De memoria et reminiscentia. Commentarium^3, ed. Raimondo M. SPIAZZI, Turin 1973, S. 92; vgl. VOLLMER, Fortuna diagrammatica, S. 133.

907 Von *De laudibus sanctae crucis* sind 80 Manuskripte erhalten, die Sinn des jeweiligen Gedichts kann nur erfasst werden, wenn die auf der jeweils gegenüberliegenden

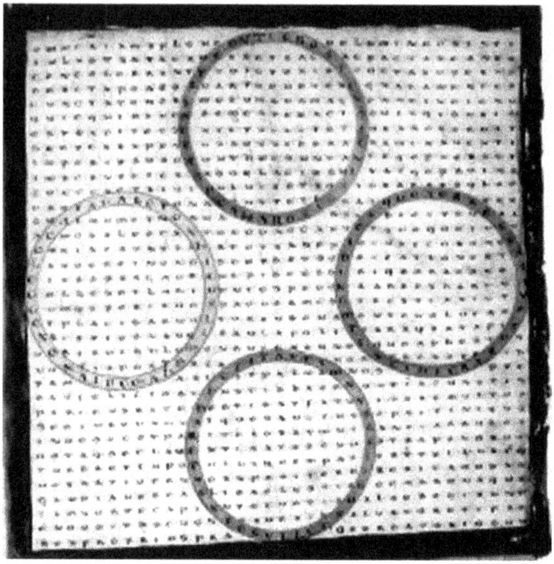

Abb. 16. Hrabanus Maurus, *De laudibus Sanctae Crucis*.

Auch wenn sich die *imago agens* Gottfrieds bezüglich ihrer Eleganz, Präzision und Bedeutsamkeit kaum mit den Texten des Hrabanus Maurus messen kann, sind die theoretischen Parallelen beider Werke in Ausführung und Abstraktion durchaus eingänglich. Mit einiger Vorsicht kann demnach angenommen werden, dass Gottfried versucht war, durch die komplexe Diagrammfigur in seinem Gedicht auch an Figurengedichte der Karolingerzeit aus dem Umfeld Karls des Großen anzuknüpfen, um auch in dieser Hinsicht die Tradition weiterzuführen.[908] Neben einem möglichen Vorgängerwerk lassen sich aber

Seite ausgeführte Erläuterung als Lesehilfe vom Leser ausgeführt wird, vgl. Matthias Schulz: „Der codierte Christus. Figuration als Bild-Text-Dynamik im De laudibus sanctae crucis des Hrabanus Maurus", in: *Zeitschrift für Kunstgeschichte*, 79 (2016), S. 10–43.

908 Ob das Zufall ist, oder sich Gottfried dezidiert an Werken Hrabanus Maurus orientierte, kann nicht vollständig geklärt werden. Die Domschule Bamberg hielt Handschriften von ihm, vgl. Raymund Kottje: Verzeichnis der Handschriften mit den Werken des Hrabanus Maurus (= MGH Hilfsmittel, Bd. 27), Hannover 2012, S. 7–9, Hrabanus Maurus: In honorem Sanctae Crucis, Bib. Apost. Vaticana, Reg. lat 124 soll Fuldaer Provenienz sein, das Werk gilt aber, siehe Kottje, als breit überliefert.

auch weitere Verknüpfungen zu einem anderen Text finden, dessen bislang angenommenes Nichterscheinen in Gottfrieds Werken in der Forschung diskutiert wurde.

Durch die Auflösung der *imago agens* lässt sich eine weitere Intertextualität mit Bezugnahme auf Gottfrieds Kenntnisse näher beleuchten, denn bei seiner Nutzung der Termini ergibt sich eine Auffälligkeit, die sich leicht übersehen ließe. Gottfried setzt den Wind (*ventus*) der Luft (*aer*) in den humoralpathologischen Beziehungsgeflechten gleich. Obwohl, wie gezeigt wurde, Gottfried den Mediziner Marius Salernitanus seinen Lehrer nannte, war es bislang auffällig, dass sich dessen Werk „Über die Elemente“ (*De elementis*) scheinbar in Gottfrieds Schriften nicht nachweisen ließ.[909] Gottfrieds Parallelisierung von Luft und Wind kann *en passant* dazu beitragen, diese Frage zu lösen.

Die Gleichsetzung von Luft und Wind war im 12. Jahrhundert keine Selbstverständlichkeit. Es war Marius Salernitanus, der sich in seinem Buch über die Elemente, in dem er teilweise Schriften aus dem Arabischen übernahm,[910] auch mit dem Problem der verschiedenen Zustände der Luft auseinandersetzte. In der damals beliebten Form der Dialoge erklärt der Magister seinem Schüler die Zusammenhänge:

„Schüler:	Dies verstehe ich gut [voran ging ein Dialog zur Gleichsetzung von Dampf und Luft], doch was ist der Unterschied zwischen Wind und Luft?
Lehrer:	Wahrlich, es ist derselbe Unterschied zwischen diesen beiden, wie er es zwischen Luft, bevor sie in einen Blasebalg hineinkam und der gleichen Luft, nachdem sie mit Kraft aus einem Blasebalg herausgestoßen wurde, ist.
Schüler:	Es wird nun klar aus deinen Worten, dass Wind Luft ist, aber bewegte Luft, keine ruhende.“[911]

909 BOOCKMANN, Studien zum Pantheon, S. 88 f., Gottfried zitiert in seinem *Pantheon* aus einem anderen, verschollenen Werk Marius', vgl. ibid.

910 Der erste Teil von *De elementis* scheint aus einer *Porta elementorum* genannten Schrift aus dem arabischen Raum zu sein. Vgl. Sébastien MOUREAU: „Physics in the Twelfth Century: The Porta Elementorum of Pseudo-Avicenna's Alchemical De Anima and Marius' De Elementis“, in: *Archives d'histoire doctrinale et littéraire du Moyen Âge* 80 (2013), S. 147–222.

911 *Discipulus: Hoc ecce intelligo bene* [gemeint ist die Gleichsetzung von Dampf und Luft], *sed inter aerem et ventum quid est distantie? Magister: Revera idem distantie est et inter eos quod est inter aerem antequam in folles intraverit et eundem cum vi follium expulsus*

Die Gleichsetzung von Luft und Wind durch Gottfried lässt vermuten, dass er *De elementis* kannte und sich zur Ausarbeitung seiner Verse intensiv mit den verschiedenen Begrifflichkeiten der Humoralpathologie und den Elementen auseinandersetzte, um sie niederschreiben zu können.

Zusammenfassend kann gesagt werden, dass Gottfried als einzige Quelle die historische Krankheit in einer *imago agens* preisgibt. Er kreiert dazu ein Bild, das durch humoralpathologische Begrifflichkeiten das Wesen der Krankheit, eines Brennfiebers, nachbildet, und drückt so, nicht anders als die proalexandrinischen Quellen, aus, die Kranken seien von Gott zerschmettert worden. Die Buchseite kann dabei gleichsam als Bildseite betrachtet werden, die dem Wesen nach ein Figurengedicht als In-Text darstellt, das narrativ Diagrammatik aufnimmt und Krankheit ausdrückt.

5.2.3 Imago agens III

Bislang wurde durch die Auflösung der *imagines agentes* deutlich, dass das Heer am 1. August 1167 durch eine Sternenkonjunktion, hinter der sich göttliches Handeln verbarg, von einem Brennfieber befallen wurde. Mit dem Wissen über die Mikrokosmos-Makrokosmos-Theorie verbunden wird klar, dass sich dahinter die Vorstellung einer Gottesstrafe verbarg. Doch auch im Gedicht, dem Hypertext selbst, gibt Gottfried Hinweise dazu, sodass eine Ergründung durch den Leser, ob es sich um Leid, Prüfung oder Strafe gehandelt habe, dem Literalsinn nach unnötig wird. Dass eine Gottesstrafe vorlag, betont Gottfried selbst: „Ach! Welch […] furchteinflößende Strafe!“[912] Gottfried nutzt zur Kenntlichmachung dieser Strafe Gottes in seinem Gedicht noch weitere direkte Hinweise, denn auch hinter Gottfrieds Erwähnung des Todesbogens (*arcus mortis*)[913] verbirgt sich eine im 12. Jahrhundert vermehrt aufkommende Ikonographie, die eine Gottesstrafe ausdrückte und sich auch in Texten niederschlug.[914] Wie bei Gottfried wurde sie genutzt, um

---

exierit. D.: Patet certe ex tuis sermonibus quia ventus est aere, sed aer motus, non quietus. Marius: On the Elements. A Critical Edition and Translation by Richard C. Dale, Los Angeles 1976, S. 49, zur Einordnung Marius' Werk in den wissenschaftlichen Kontext des 12. Jahrhunderts vgl. Richard C. Dale: „Marius 'On The Elements' And The Twelfth-Century Science of Matter“, in: *ProQuest* 3, 1 (1972), S. 191–218.

912 *Heu* […] *orrida pena*! Gottfried, GF, ed. Waitz, Z. 667.

913 Ibid, Z. 683.

914 Dinzelbacher, Angst, S. 136, S. 150–54.

das Auftreten von Massenerkrankungen (Epidemien) zu symbolisieren, die Gott sandte. Die Pfeile des Todesbogens symbolisierten die Strafe Gotte.[915]

Gottfrieds Eingeständnis, dass es sich bei dem Sterben im kaiserlichen Heer um die Auswirkungen der Mikrokosmos-Makrokosmos-Theorie, also dem Krankheitsverständnis nach um eine göttliche Strafe gehandelt habe, wirft die Frage auf, an welcher Stelle und auf welche Art und Weise die Opfer ihren moralischen Kompass verlassen hätten. So verwundert es nicht, dass diese uns als nächstlogisch vorkommende Frage gleichsam die nächste *Circumstantia* aus Ciceros *De inventione* ist:

> Die Art und Weise aber ist das, bei dem man fragt, wie und in welcher Gesinnung etwas getan wurde. Ihre Arten sind Überlegung und Unwissenheit. Nach der Art der Überlegung aber fragt man aufgrund dessen, was jemand heimlich, offen, mit Gewalt oder Überredung getan hat.[916]

Gottfrieds *imago agens* beschäftigt sich also mit der Frage nach Schuld und Richtspruch, nach dem Warum und das in Hinblick auf die Mikrokosmos-Makrokosmos-Theorie. Der Himmel selbst, also der Makrokosmos und somit Gott, muss sich nun zeigen. Das war im 12. Jahrhundert einfacher gesagt, als getan, denn die Frage, was Gott sei – und demzufolge, wie Gott in Texten und Bildern darstellbar sei, ohne die kirchliche Lehre zu verlassen – wurde philosophisch erörtert.[917] Da Gottfried den Sternenhimmel als Makrokosmos in seinem Gedicht bereits zu Beginn zeigt, muss es demzufolge andere Himmelsphänomene geben, durch die sich das Wirken Gottes ausdrücken lassen.

Wie bereits gezeigt, nutzten viele Berichte das Wetter als Motiv, um über die Krankheit zu berichten, und handeln vor diesem Hintergrund auch immer wieder politisch-theologische Differenzen aus. Auch Gottfried von Viterbo bemüht das Wetter in seinem Gedicht, was bislang ereignisgeschichtlich

---

915 Vgl. Peter Dinzelbacher: „Pestbild", in: Werner E. Gerabek/Bernhard D. Haage, Gundolf Keil et al. (Hg.): *Enzyklopädie Medizingeschichte*, Berlin/New York 2005, S. 1128.

916 Cicero, De inventione, S. 83.

917 Zum Beispiel im „Buch der 24 Philosophen", die vierundzwanzig Definitionen Gottes kompilierten, vgl. Kurt Flasch: *Was ist Gott? Das Buch der 24 Philosophen*, München 2011; das Buch wurde im 12. Jahrhundert durch Alanus ab Insulis zitiert und verbreitete sich dann, vgl. Kurt Ruh: *Geschichte der abendländischen Mystik*, München 1996, S. 33–44 (hier S. 36).

interpretiert wurde. Peter Herde sagte über diesen Teil des Poems, dass Gottfried hier über denselben Gewitterregen spreche wie der Lodeser Anonymus, und Gottfried habe »gerade diese Begebenheit relativ anschaulich, wenn auch etwas ausgeschmückt«[918] erzählt, es könne sich keineswegs um Topoi der Miasmentheorie handeln.[919] Bei näherer Betrachtung der Verse zeigt sich jedoch eine Auffälligkeit. Gottfried schreibt, es käme aus der südlichen Zone ein Blitz mit Wind, jäh hätten der Wind und donnerndes Wehe das Heer ins Verderben gestürzt.[920] Dass insbesondere Wetterumschwünge die literarische Funktion haben, politische Ereignisse zu signalisieren, die sich ankündigen oder gerade stattfinden, zeigte Aaron Gurjewitsch auf.[921] Jedoch erweist sich bei Gottfried eine Irritation: den Versen Gottfrieds fehlt ein wesentliches Element für einen Regenguss: der Regen selbst. Vorhanden sind der Südwind, Blitze und Donner, göttliche Naturkräfte also, von denen bereits Krieg auffiel, dass Gottfried von ihnen sagt, diese habe gegen sich, wem Barbarossa seine Huld entzöge, also diejenigen, die sich gegen ihn stellen.[922]

Wenngleich der Südwind, der Donner und Blitze auch, wie Herde richtig herausarbeitete, nicht mit der Miasmentheorie zu vereinbaren sind, sind sie doch Bestandteil der Mikrokosmos-Makrokosmos-Theorie. Fragen wir, welche Bedeutung ihnen zukommt, dann führt der erste Weg der *imago agens* wieder zu Isidor von Sevilla, der in seinem Werk *De natura rerum* Wetterphänomene im Kontext dieser Theorie beschreibt. Der Donner ist dort nichts weniger als die göttliche Stimme selbst:

> Anderen aber ist das Donnergrollen der höchste Tadel der göttlichen Stimme oder die reine Predigt der Heiligen, welche durch kräftiges Weinen durch den gesamten Erdkreis in den Ohren der Gläubigen heftig dröhnt, durch die die Welt ihre Schuld des Zweifelns anerkennen möge.[923]

---

918 HERDE, Katastrophe vor Rom, S. 143 f.

919 Ibid., S. 144, Anm. 30.

920 *Venit ab australi ventus cum fulgure zona, Castraque precipitant ventus et aura tonans*, Gottfried, GF, ed. WAITZ, Z. 641 f.

921 GURJEWITSCH, Das Weltbild des mittelalterlichen Menschen, S. 63, SCHULZ-GROBERT, Wetterfühligkeit, S. 244 f.

922 *Gratia dum cedit domini, fortuna recedit, Quem Caesar cedit, sol, pontus et aera ledit, Talia nam dominis gratia summa dedit*, Gottfried, GF, ed. WAITZ, Z. 427–429, KRIEG, Herrscherdarstellungen, S. 325.

923 *Alias autem torniturum vocis divinae superna est increpatio sive praedicatio sanctorum, quae clamore forti per totum orbem terrarum in auribus fidelium perstrepit per quod*

Auch die von Gottfried erwähnten Blitze als makrokosmische Phänomene werden von Isidor in *De natura rerum* erklärt. Sie seien Wunder der Heiligen, die durch ihr Funkeln zum Innersten der Seele durchdrängen.[924] Die Gottesstrafe scheint für Gottfried also, ausgedrückt durch Isidors Erklärung des Donners und der Blitze, die Folge eines Zweifelns gewesen zu sein. Das Unwetter vor dem Seuchenausbruch war für Gottfried damit so etwas wie eine allerletzte Warnung Gottes und der Heiligen, von einem Zweifeln und der damit einhergehenden Schuld abzulassen. Welche Zweifel mag er ausdrücken wollen, wenn sich die Natur, also Gott, mit ihren Elementen gegen diejenigen stellt, die sich gegen den Herrscher stellen?

Mit einiger Vorsicht lässt sich die staufische Lesart aus den anzunehmenden Ereignissen beim Ausbrechen der Erkrankung ableiten. Die Krankheit brach, wie bereits gezeigt, aus, als Paschalis III. bereits inthronisiert war, und dem Tross war bewusst, weshalb sie nach Rom gekommen waren und dass sie dem Papst auf den Thron geholfen hatten. Die Frage, weshalb man erkrankte, stand aber nach der zeitgenössischen Vorstellungswelt immer im Vordergrund, sodass man sich gefragt haben wird, warum man erkrankte. Ein Teil des Trosses kann durchaus versucht haben, das massenhafte Auftreten der Krankheit schon vor Ort mit dem gerade erst erfolgten eigenen Handeln in Verbindung zu bringen. Vielleicht war Paschalis III. doch nicht der wahre Stellvertreter Gottes? Vielleicht bestrafte Gott die Kämpfer nun, weil sie dem Kaiser geholfen hatten, ihn einzusetzen? Jedem musste klar sein, dass wenigstens ein Teil der Kämpfenden ein Sakrileg begangen hatte, als St. Maria in Turri in Brand gesetzt wurde. Irgendeinen Auslöser, ein Fehlverhalten, musste es geben. Und wir können davon ausgehen, dass man im Lager nach dem Grund dafür suchte, dass plötzlich Menschen erkrankten und starben. Gott handelte nicht, wenn das Individuum ihm nicht durch sein Fehlverhalten einen Grund gegeben hatte.[925]

---

possit culpam suam admonitus agnoscere mundus, Isidor von Sevilla, De natura rerum, Lib. XXVIIII.

924 *In fulminibus autem sanctorum accipiuntur miracula claritate signorum ac virtutum micantia adque ad intima cordis pervenientia*, ibid., Lib. XXX.

925 Ortrun Riha: „Mikrokosmos Mensch. Der Naturbegriff in der mittelalterlichen Medizin", in: Peter Dilg (Hg.): *Natur im Mittelalter. Konzepte-Erfahrungen-Wirkungen*, Berlin 2003, S. 111–123, hier S. 118.

Dazu kommt die Möglichkeit, dass es sich bei der ausgebrochenen Erkrankung um eine Infektion handelte, deren Symptome mit denen uns bekannter Krankheiten wie Typhus und/oder Fleckfieber übereinstimmen. Diese gingen, wie gezeigt wurde, immer einher mit Angstzuständen, Wahnvorstellungen und völlig unkontrolliertem und unkontrollierbarem Verhalten, sodass wir die komplexe Gemengelage im Heerlager nur erahnen können – wurden die Erkrankten zudem, wie ebenfalls gezeigt wurde, als Böse erachtet, ließe sich so auch der Abzug des Kaisers aus Rom erklären, denn ein sich bewegender Tross ließ sich unter diesen Bedingungen sicherlich besser kontrollieren als ein stehendes Lager. Doch an der Entscheidung des Kaisers, Rom einzunehmen und Paschalis III. zu installieren, zu zweifeln, war eine diffizile Angelegenheit. Der Kaiser galt als gottunmittelbar und als Weltkaiser. An ihm zu zweifeln, war gleichbedeutend, an Gott zu zweifeln, und kam einem Majestätsverbrechen gleich.[926] Dies mag im Jahr 1167 auf dem Monte Mario umso mehr gegolten haben, als dass hier zugleich der für Kaiser Friedrich I. legitime Stellvertreter Gottes involviert war, ein Infragestellen also die allerhöchsten Instanzen zeitgleich angriff.

Möglicherweise geäußerte Kritik am Vorgehen aber und das gleichzeitig auftretende Sterben im Lager, das sich durch alle hierarchischen Stränge deklinierte, konnte aus staufischer Sicht nur als Abfall vom Kaiser gewertet werden. Die Wahrnehmung des Ausbruchs der Erkrankung und die zeitgleich mit ihr auftretende Frage nach dem göttlichen Grund dafür könnten sich hierbei überlagert haben, sodass bereits hier der kausale Zusammenhang verschieden gedeutet wurde. Aus staufischer Sicht wurde der, der erkrankte, verdächtig, und spätestens der nahende Tod signalisierte nach damaligem Kenntnisstand, dass Gott Heilung nicht gewähren würde und die Strafe Gottes eintrat. Im schlimmsten Fall muss eine im Lager aufgekommene Heterogenität einen Konflikt herbeigeführt haben, die als Abfall vom Kaiser und vom Glauben – hier also auch von Paschalis III. – wie sie, wie bereits gezeigt, die Kölner Königschronik überliefert, verstanden wurde. Dass es zu tumultuarischen Szenen gekommen sein könnte, lässt sich auch aus den Annalen der Republik Genua lesen, in denen der Annalist berichtet, dass eine besondere Krankheit durch Rauheit der Luft das kaiserliche Heer befallen habe und es zu Aufruhr unter dem Soldaten gekommen sei, sodass zu Fuß

---

926 Vgl. Szabó, Herrscherbild, S. 72–76.

Gehende [Gemeine] und zahllose Männer aus der Menge des kaiserlichen Volkes untergingen.[927]

Dass diese situative Brisanz möglicherweise nicht überschätzt werden kann, zeigt sich auch darin, dass Gottfried die Erklärung in der Mikrokosmos-Makrokosmos-Theorie findet. Traten doch diese in dieser Funktion des Aufzeigens menschlichen Handelns nicht bei Lappalien in Erscheinung. Ihre Resonanzkraft auf den Menschen bezog sich nur auf Angelegenheiten großen, öffentlichen Ausmaßes.[928]

Im Zusammenhang mit der Mikrokosmos-Makrokosmos-Theorie ist Gottfrieds Erwähnung des Südwindes von besonderem Belang. Die auf den menschlichen Körper einwirkenden Winde wurden erst zu Lebzeiten Gottfrieds der Theorie hinzugefügt und finden sich in diesem Zusammenhang erstmalig in Hildegard von Bingens (1098–1171) *Liber divinorum operum* (LDO). Die große Kosmosschau entstand zwischen 1163–1173/1174, also vor Gottfrieds Gedicht.[929] Der *Genter Codex*, der den LDO enthält und als älteste Hildegard-Handschrift gilt, wird in der Forschung als Arbeitsexemplar, wenn nicht gar als Autograph betrachtet. Insgesamt erhalten haben sich vom LDO vier Handschriften.[930] Für Hildegard ist der Mensch ein »Spiegel von Gottes Gesamtwerk«[931] und bildet sowohl Schöpfung als auch schattengleich das Wesen Gottes ab. Daraus ergibt sich für den Menschen die Aufgabe, diese Funktion als Abbild Gottes zu begreifen und ganzheitlich als *operarius divinitatis* zu erfüllen.

---

927 [...] *morbus eximius, aeris puritate turbata, militum turbas, agmina ducum, aties principum adeo mirabiliter invasit, quod pedites et sine numero viri ex multitudine populi imperatoris perierunt* [...], Annali Genovesi di Caffaro e de' suoi continuatori, dal MXCIX al MCCXCIII, ed. von Luigi Tommaso Belgrano: Fonti per la Storia d'Italiana, Bd. 1, Rom, 1890, S. 204.

928 *Sol vero et luna et cetera planete non semper opera hominis ostendunt, sed raro. Et cum ipsi aliquid ostendunt, hoc magnum est et ad publicam rem pertinent*, Beate Hildegardis: Causae et curae, I, 35, ed. Riha, Beuron 2011, S. 38.

929 Finckh, Minor mundus homo, S. 203.

930 Gent, UB, Cod. 241, dort wird das Werk *De operatione Dei* genannt; vgl. Heinrich Schipperges: *Hildegard von Bingen: Welt und Mensch. Das Buch De operatione Dei aus dem Genter Codex übersetzt und erläutert*, Salzburg 1965, S. 10; vgl. Finck, Minor mundus homo, S. 204.

931 Finckh, Minor mundus homo, S. 206.

In der dritten Vision Hildegards erhält das bis dahin statische Bild von Kosmos und Mikrokosmos eine kosmische Dynamik. Der Ost- und der Südwind drehen das Firmament um die Erde und der Westwind hingegen bewegt die Planeten in die entgegengesetzte Richtung. Diese Dynamik nimmt Einfluss auf die vier Säfte im menschlichen Körper und damit erhält die Rotation des Kosmos auch eine medizinische Bedeutung, die über das Ein- und Ausatmen der zweiten Vision hinausgeht.

> Daraufhin bemerkte ich, wie die Säfte im menschlichen Organismus durch die verschiedenen Qualitäten der Winde und der Luft, sobald sie miteinander in Streit geraten, erschüttert und verändert werden, indem sie deren Qualitäten aufnehmen.[932]

Die vier Winde, die verschiedenen Himmelssphären entstammten und unterschiedliche Eigenschaften hätten, befänden sich normalerweise im Gleichgewicht. Nur durch Regelwidrigkeiten der Sternbahnen oder auf Gottes Befehl (was der Abweichung der Sternbahn ebenfalls entspricht) könne ein Wind sich als stärker als die anderen erweisen und die Luft seiner Nebenwirkung nach verändern. Dann nähme er Einfluss auf den Menschen, denn wenn dieser die veränderte Luft aufnehme und ins Körperinnere weiterleite, verändere er die Säfte des Organismus, die im Körper seien, und bringe häufig entweder Krankheit oder Gesundheit.[933]

Eukrasie der Säfte, also Gesundheit des Menschen, entsteht oder besteht, wenn diese Winde im Gleichgewicht sind; nimmt einer von ihnen eine stärkeren Einfluss auf den Menschen als die anderen, dann wird der Mensch krank. Physische Gesundheit ist für Hildegard Ausdruck moralischen Handels des Menschen. Gott nimmt durch die Winde Einfluss auf die Gesundheit des Menschen:

> Wenn nun die erwähnten Säfte sich weder übermäßig trocken noch übermäßig feucht, sondern in ausgewogener und angemessener Weise gemischt in den

---

932 *Deinde etiam vidi quia per diversam qualitatem ventorum et aeris cum sibi invicem concurrunt, humores qui sunt in homine commoti et immutati, qualitatem illorum suscipiunt*, Hildegardis Bingensis, LDO, 1, 3, 23–25; Finckh, Minor mundus homo, S. 215, übers. ibid.

933 *Cum* […] *homo* […] *aerem hunc sic immutatum in se inducit et emmitit, eo quod anima illum suscipiens ad interiora corporis transmittat, humores, qui in ipso sunt etiam immutantur, eique aut infirmitatem aut sanitatem* […] *multociens inducunt*, Hildegardis Bingensis, LDO, 1,3,1, 45–50; Finckh, Minor mundus homo, S. 216 f.

> Gliedern des Menschen verteilen, dann bleibt er körperlich gesund und in seinem Bewusstsein zum Guten wie zum Bösen fähig. Das bedeutet auch, dass die Gedanken des Menschen, wenn sie weder zu hart in ihrer Heftigkeit noch zu flüchtig in ihrer Oberflächlichkeit sind, sondern entsprechend menschlichen und göttlichen Maßstäben in sittlichem Anstand gut und harmonisch geordnet sind, den Menschen körperlich durch Ausgeglichenheit ruhig und sein Bewusstsein feinfühlig machen […][934]

Krank zu sein, bedeutete demnach auch immer eine Auseinandersetzung mit den beiden moralischen Polen Gut und Böse. Und das Verlassen des moralischen Kompasses des Einzelnen wurde von Gott schon erkannt, wenn der Mensch nur zu heftige oder zu oberflächliche Gedanken hatte. Dieses System gleicht also einer göttlichen mentalen Surveillance.

Die Winde, die Auswirkungen auf die Gesundheit des Menschen nahmen, wenn dieser seinen moralischen Kompass verließ und ein Hauptwind dann stärker als die anderen Winde wurde, kannte Gottfried nicht aus einem gemalten Diagramm, sondern aus Hildegards Text.[935] Die strafende Funktion des Südwindes als Ausdruck göttlicher Gerichtsbarkeit betont Hildegard von Bingen im LDO mit Nachdruck:

> Wie aber alles einen Bezug auf das Heil der Seele hat, das soll der Mensch einsehen. Denn im Zeichen des leuchtenden Feuers, das die göttliche Macht bezeichnet, sieht man gleichsam den Löwenkopf, d.h. das Urteil Gottes, das schrecklich ist. Das ist deshalb so, weil Gott mit vollkommener Gerechtigkeit alles beurteilt und nichts ungeprüft lässt.[936]

---

934 *Quod si praefati humores nec supra modum sicci, nec supra modum humidi, sed equali et congruo modo temperati per membra hominis diffunduntur, in corpore suo ille sanus permanent, et in scientia sive ad bonum sive ad malum vigens. Quod significat etiam quia si cogitationes hominis nec nimis in feritate durae, nec nimis in facilitate lubricate sunt, sed quod tam secundum hominem quam secundum Deum in honestate morum bene et decenter compositae existent, ipsum in corpore per mansuetudinem quietum, in sientiaque subtilem reddunt* […], LDO, 1, 3, 19, 1–9, S. 119; Finckh, Minor mundus homo, S. 217, übers. ibid.

935 Erst um 1230 wurde dann im Zuge des des nicht vollendeten Kanonisationsverfahrens der Lucca-Codex angefertigt, in dem die Visionen als ganzseitige Miniaturen ausgeführt wurden. Vgl. Clark, Zodiac Man, S. 183–285; Karl Clausberg: „Zukunft voraus! Hildegards Heil(ungs)geschichtliches Weltbild", in: Markschies et al. (Hg.): *Atlas der Weltbilder*, Berlin 2011, S.. 90–101 (hier S. 91).

936 *Quomodo autem omnia haec ad salutem animae respiciant homo intelligat, quia quod in signo lucidi ignis divinam potentiam designatis, velut caput leonis, id est iudicium Dei,*

Der Löwenkopf, der im Windschema Hildegards den Südwind symbolisiert, steht bei Gottfried also für die Auslegung der Krankheit als Gottesstrafe, als Urteil und verweist somit auf die kosmische-göttliche Resonanz durch den Makrokosmos auf die Körper, die vor Rom erkrankten. Ihn erwählte Gottfried als Terminus (*memoria verborum*) *der* göttlichen Gerichtsbarkeit, der dem ordnenden narrativen Diagramm der Winde bei Hildegard entlehnt wurde.[937]

---

quod terribile est, aspicitur, hoc ideo est, quoniam Deus iusta aequitate omnia dijudicans, nichil inexaminatum relinquit, Hildegardis Bingensis, LDO, 1, 2, 1–5; übers. Heieck aus: Hildegard von Bingen, Das Buch vom Wirken Gottes, Beuron 2011, S. 55.

937 Gottfrieds so frühe Rezeption des LDO wirft dabei erneut die Frage auf, ob der Briefwechsel der Hildegard von Bingen, in dem Hausmann den *G. solo nomine prepositus in Frankenforth* als Gottfried von Viterbo identifizierte, tatsächlich den beiden zuzuordnen sei, Hausmann, Gottfried, S. 208; Hausmann datierte den Brief um 1151/1152, der LDO entstand zwischen 1163–1173/1174, Lieven van Acker hingegen datierte den Brief auf das Jahr 1173, vgl. Hildegardis Bingensis: Epistolarium pars secunda (XCI–CCL) (= CCCM), Turnhoult 1993, S. 253 f.; es bestehen Vorbehalte gegen den Briefwechsel. Dies beachtend ist aber insbesondere der Inhalt der im Kodex überlieferten Antwort Hildegards auf das Schreiben des Probstes aus Frankfurt bemerkenswert. Sie antwortete, der Überlieferung nach, mit einer Vision auf sein Schreiben, in der sie das Seufzen des Nordwindes erwähnte, *In vera visione hec verba vidi et audivi: Prima lux diei rutilat, postea aurora denudatur et interdum etiam cum magna vicissitudine nubium implicatur; et sic, aquilo surgit ac magna suspiria facit, quia priora tempora diei absque vicissitudine turbinis pulchra erant.*, Hildegardis Bingensis: Epistolarium II, Turnout, S. 254, der Vision wurde auch keine interpretierende Erklärung beigegeben, lediglich wird erwähnt, Probst G. kenne ja den Unterschied zwischen Gut und Böse, *unde o vir, qui scientiam boni et mali habes*, ibid,. Ob nun Hildegard von Bingen diese Antwort wirklich schrieb oder ob der Schreiber des Kodex diese Antwort von ihr in die Nachwelt tragen wollte: Entweder waren Hildegard und der Probst G. in der Lage, auf der Basis von Kosmosvisionen bezüglich der Winde so zu kommunizieren, dass die Antwort für ihn sinnhaft war, oder jemand traute den brieflich Kommunizierenden diese Fähigkeit zu, und das kurz nach Hildegards Tod. Dass der LDO mit seinem Entstehungszeitraum zur Zeit der Katastrophe vor Rom zusammenfällt, könnte demnach darauf hindeuten, dass Gottfried von Viterbo zeitnah nach der Entstehung des LDO und nach 1167, dem Jahr der Katastrophe, über die Kosmosvisionen und die humoralpathologischen Zusammenhänge zwischen Wind und den vier Säften informiert war, diese Perspektive des LDO als Teil seiner persönlichen Bildung im Sinne der Mikrokosmos-Makrokosmos-Theorie also bewusst suchte, ähnlich seiner Bildungssuche bei Marius Salernitanus oder Honorius. Hildegard von Bingens Antwort, dass Probst G. ja Kenntnis über Gut und Böse habe, wiese ihn im Sinne des LDO als gesunden Menschen aus, der im Einklang mit Gott

Was die *imago agens* also ausdrückt, ist ein individuelles Gericht nach erfolgter Warnung durch Gott und sein dann ergangenes Einzelurteil über diejenigen, die sich dem Kaiser entgegensetzten. Diese Vorstellung eines Partikulargerichts ist Ausdruck einer eschatologischen Erwartungshaltung, die, nach Gurjewitsch, als »kleine Eschatologie«, die das Individuum betraf, neben der »großen Eschatologie«, die das Individuum als Mitglied einer Gemeinschaft betraf, koexistierte. Die Vorstellung, dass nach dem Tod am Ende der Welt das Jüngste Gericht eintreten werde, in dem Christus als Richter die Gerechten von den Verdammten trennen würde, findet sich ab dem 12. Jahrhundert vermehrt über den neu erbauten Westportalen der gotischen Kirchen. Die postmortale Existenz, ihre Qualen und ihre Freuden, wurden dort für die Gläubigen sichtbar.[938] Diese bildlichen Darstellungen verschmolzen jedoch einerseits mit mündlichen und schriftlichen Überlieferungen postmortaler Visionen, die das ganze Mittelalter hindurch äußerst populär waren, andererseits arbeiteten die Künstler zur Auslegung der Evangelien mit dem bereits erwähnten *Elucidarium* des Honorius Augustodunensis, also der Mikrokosmos-Makrokosmos-Theorie.[939] Mit seiner *imago agens* folgt Gottfried demnach im Wesentlichen der Kunst seiner Zeit, die er selbst, der er stets und ständig auf Reisen war, in den Westportalen sehen und aus Büchern lesen konnte. Gottfried war das Partikulargericht bekannt, er selbst wob eine solche Übergangsreise in sein *Pantheon* ein.[940]

5.2.4 Imago agens IV

In einer ciceronischen Gerichtsrede ist der auf die *occassiones* folgende Teil die Darlegung einer Antithese durch die Mittel (*facultates*), die dem Fall zuträglich oder abträglich sind. Auf der Basis dieses Umstandes ist es möglich,

lebte. Um diese Antwort verstehen zu können, muss der Probst den LDO aber gekannt haben. Dass Gottfried das Windrad Hildegards in seinem Gedicht nutzte, um Gut und Böse zu kontrastieren, ist auch für die Beurteilung dieses Briefwechsels von Belang. Dann wäre Hausmanns Identifizierung Gottfrieds von Viterbo als Probst G. als korrekt anzusehen, legte man van Ackerns Datierung zugrunde.

938 Vgl. Phillippe Ariès: *L'homme devant la mort*, Paris, 1977, S. 107.

939 Vgl. Aaron Gurjewitsch: „Die Darstellung von Persönlichkeit und Zeit in der mittelalterlichen Kunst und Literatur“, in: *Archiv für Kulturgeschichte*, 71, 1 (1989), S. 1–44 (hier S. 15).

940 Gurjewitsch, Darstellung von Persönlichkeit und Zeit, S. 35.

Gegenargumente zur Anklage bzw. zum Fall einzubringen. Als Gegensätzlich bezeichnet Cicero dabei alles, was einer verschiedenen Gattung angehört und von dem, wozu es genannt wird, sehr weit entfernt ist, wie die Kälte von der Hitze, vom Leben der Tod.[941]

Nachdem nun also in Gottfrieds Darlegungen in *imagines agentes* in seinem Gedicht bislang die Fieberhitze die vom Kaiser abfallende Personen als Gottesstrafe in Rom heimsuchte und sie mit Schmerzen und Hitze quälte, die Rom wie einen *locus terribilis* erscheinen lassen, widmet er den Folgeabschnitt allein Friedrich Barbarossa. Er lässt diesen abrupt den Ort wechseln und beschreibt dessen Aufenthalt auf dem Monte Amiata, den er als den höchsten Berg der Toskana beschreibt.[942]

Dass es sich dabei um einen poetischen Raum handelt und nicht um eine topographische Ortsbestimmung des Lagers, deutet sich im Itinerar an, denn Friedrich I. hatte den Tross über Gottfrieds Geburtsstadt Viterbo – Gottfried erhielt kurz nach den Ereignissen vom Kaiser dort ein Allodialgut – zum Kloster S. Salvatore geführt, das an der *Via Francigena* und östlich des Berges lag.[943] Das Kloster, das dem Erlöser geweiht war, verfügte über eine ganz besondere Darstellung des Gekreuzigten: ein monumentales Kruzifix, einen *Volto Santo*, ein heiliges Antlitz Christi,[944] was in die Etappenplanung mit hineingespielt haben mag.

Dem poetischen Raum, also der Raum, in dem der Dichter seine Handlung spielen lässt, wird in der Literaturwissenschaft eine durchaus dynamische

---

941 *Facultates sunt, aut quibus facilius fit aut sine quibus aliquid confici non potest.* [...] *Contrarium est, quod positum in genere diverso ab eo, cui contrarium dicitur, plurimum distat, ut frigus calori, vitae mors.*, Cicero, De inventione, S. 82.

942 *Cedit ab irrigua laudata cacumina terre*, Gottfried, GF, ed. WAITZ, Z. 674; *Summus aput Tuscos mons dicitur ille Miatus*, ibid, Z. 676.

943 Ferdinand OPLL: *Das Itinerar Kaiser Friedrich Barbarossas* (1152–1190) (= Forschungen zur Kaiser- und Papstgeschichte des Mittelalters, Beihefte zu J. F. Böhmer, Regesta Imperii), Wien/Köln/Graz 1978, S. 42; zum Kloster vgl. Günter BUCHER: *Die sakrale Baukunst Italiens im 11. und 12. Jahrhundert*, Köln 1987, S. 193–194; Heinz SCHOMANN: *Kunstdenkmäler in Italien: Toskana*, Darmstadt 1990, S. 379.

944 Die Figur ist bis heute im Kloster erhalten, vgl. Katharina Christa SCHÜPPEL: „Drei französisch beeinflusste Kruzifixdarstellungen des frühen 12. Jahrhunderts. Das Udenheimer Kruzifix, das Kreuzigungsfresko am Südportal der Kathedrale S. Giusto in Susa und das Kruzifix der Abteikirche S. Salvatore al Monte Amiata“, in: *Mainzer Zeitschrift. Mittelrheinisches Jahrbuch für Archäologie, Kunst und Geschichte*, 100 (2005), S. 69–86, hier S. 81 f.

Bedeutung beigemessen.[945] Ortswechsel, wie hier der nahezu abrupte Wechsel des kaiserlichen Heeres auf den Monte Amiata, dienen dazu, Bewegungen zu symbolisieren.[946] Durch die dem Weg vorangehende Beschreibung der Schwierigkeiten, den Weg selbst logistisch aufzunehmen,[947] ist eine dem Ortswechsel immanente, transzendierende Bedeutung zu negieren. Doch der Ortswechsel vollzieht sich bei Gottfried eben nicht nur auf horizontaler Ebene, sondern führt vertikal himmelwärts, eben auf den höchsten Berg der Toskana. Mit der Erwähnung der Höhe des Berges bekommt der Ort durch die zeitgenössische Weltvorstellung gleichsam eine kosmische Konnotation, wird also zu dem Ort, an dem man in der Toskana Gott am nächsten kommen kann. Die Natur, die auf diesem Berg die Kulisse bildet, wird damit zu einer kosmischen und göttlichen Natur. Das Emporheben des Kaisers himmelwärts, der auf dem Berg stehend gezeigt wird,[948] kann demnach von vornherein als makrokosmische Himmelsnähe, als Gottesnähe, interpretiert werden und betont somit die kaiserliche Gottesunmittelbarkeit. Die Gottesnähe auf dem Berg vollzieht sich durch den Aufstieg, der näher an die Himmelssphären und deshalb automatisch näher zu Gott, der hinter der letzten Sphäre angenommen wurde, führt. Zudem schwingt hier durch das Hinaufsteigen auf den Berg durch den Kaiser als Führer des Trosses und des Reiches auch der Anklang an den Aufstieg Moses auf den Berg Sinai mit, der die kommende legislative Macht Gottes ausdrückt.[949] Das juristische Motiv

---

945 Grundlegend dazu vgl. Andrea GLASER: *Der Held und sein Raum. Die Konstruktion der erzählten Welt im mittelhochdeutschen Artusroman des 12. und 13. Jahrhunderts*, Frankfurt/Main 2004, zur Raumgestaltung mit *imagines agentes* vgl. CARRUTHERS, Poet as Master Builder.

946 Ibid., S. 19.

947 Gottfried, GF, ed. WAITZ, Z. 655–665.

948 *Sanus et incolumis dum staret monarcus*, ibid., Z. 682.

949 Vgl. 2 Mose 19, 3; das wäre für Gottfried keine neuartige Verknüpfung. Auch in seinem *Speculum regum* beruft er sich auf den Herrscherstammbaum der Staufer Friedrichs I. Barbarossa und seines Sohnes Heinrich, der zurück bis Jupiter führe. Eine Glosse dazu notiert, dass dies die Zeit gewesen sei, da Moses das Gesetz auf dem Berg Zion erhalten habe, aber nun hätten Heinrich VI. und sein Vater, also Barbarossa, das Recht inne, *Nota, quod tempore Iovis regis lex data fuit Moysi in monte Syon*; Gottfried von Viterbo: Speculum regum, in: MG. SS XXII, ed. WAITZ, München 1872, S. 21–93 (hier S. 39). Im *Speculum regum* selbst betont Gottfried, dass nun aber nur Heinrich und sein Vater das Recht innehätten: *Nunc tenet Heinricus cum patre iure solum*, ibid.; vgl. auch SZABÒ, Herrscherbild, S. 44.

in der Verknüpfung von Kaiser, Recht und Gott war Gottfried vertraut. In seinem Widmungsbrief an Heinrich VI. betont er dessen besondere Stellung. Könige seien, im Gegensatz zum Menschen, nicht dem Recht unterworfen, sondern einzig Gott. Dies zeige das Exempel Davids.[950]

Im Kontext der von der Antike ausgehenden *prosapia imperialis* ließe sich auch argumentieren, Gottfried wolle hier an das im Mittelalter sehr beliebte Epos Alexanders des Großen anknüpfen und Barbarossa in dessen Fußstapfen treten lassen. Im Alexanderlied Leos von Neapel (10. Jh.) besteigt Alexander einen hohen Berg, der ihn und seine Gefährten nahezu in den Himmel trug ([…] *erat ibi mons altus, ascendimus eum et quasi essemus in celo*).[951] Auf diesem hohen Berg ließ sich, der Sage nach, Alexander dann ein Gefährt bauen, mit dem er sich von Greifen weiter höher in den Himmel tragen ließ. Diese Luftfahrt Alexanders, dieser Aufstieg in den Himmel, präfigurierte die Himmelfahrt Christi und somit Gottesnähe. Doch es gab auch kritische Stimmen, denn dieser Greifenflug wurde auch als *superbia*, als Hochmut, ausgelegt. Die natürlichen Barrieren zwischen Himmel und Erde zu übertreten, galt als eine unnatürliche Grenzüberschreitung. Doch im Hochmittelalter war man gleichzeitig auch von diesem Flug fasziniert. Die Himmelfahrt Alexander des Großen war eines der häufigsten Bildmotive des Mittelalters bezüglich des antiken Vorbildes (Abb. 17).[952] Bei Gottfried aber bleibt Barbarossa auf dem Berg stehen. Er akzeptiert damit die gottgemachten, natürlichen Barrieren und begeht diese Grenzüberschreitung nicht. In der Forschung ist bekannt, dass das Alexandermotiv Gottfrieds *Pantheon* bereits

---

950 *Sane cum omnis homo legibus non suciacere. Reges omnes solius Die subiunctur examini eorumque peccatum solis Die iudicio reservatur. Unde rex David, cum graviter pecasset, ait: Tibi soli pecccavi, Domine.*, Gottfried, Liber universalis, ed. KILLGUS, S. 141, zum Rechtsverständnis Gottfrieds vgl. KILLGUS, Liber universalis, S. 126 ff., dass Gottfried sich mit diesem Satz an das *Corpus iuris civilis* (Novella 105,2,4) anlehnt, zeigte Thomas SZABÓ: „Römisch-rechtliche Einflüsse auf die Beziehung des Herrschers zum Recht. Eine Studie zu vier Autoren aus der Umgebung Friedrich Barbarossas", in: *QFIAB* 53 (1973), S. 34–48 (hier S. 37).

951 Der Alexanderroman des Archipresbyters Leo (= Sammlung mittellateinischer Texte 6), Heidelberg 1913, S. 126.

952 Vgl. Herwig BUNTZ: *Die deutsche Alexanderdichtung des Mittelalters*, Stuttgart 1973, S. 45, zu Tapisserien und Wandmalereien ab dem 12. Jahrhundert mit dem Alexandermotiv vgl. Birgit FRANKE: „Herrscher über Himmel und Erde. Alexander der Große und die Herzöge von Burgund", in: *Marburger Jahrbuch für Kunstwissenschaft*, 27 (2000), S. 121–169.

ab dem 13. Jahrhundert sowohl in Miniaturen als auch durch Inserate von Teilen des Alexanderromans hinzugefügt wurde,[953] eine Verknüpfung durch die Rezipienten fand also über den Pantheontext hinaus statt.

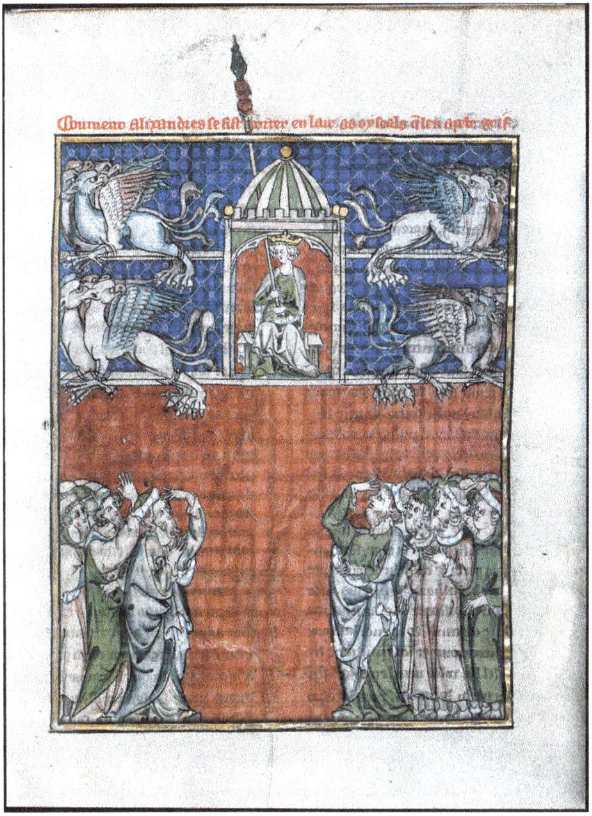
Coument Alixandres se fist porter en lair as oysials qlen apele grif.

Abb. 17. Greifenflug Alexanders, 14. Jh.

Die Verflechtung zwischen der Himmelsnähe und der besonderen Stellung des Kaisers, die hier implizit vorhanden ist, attribuiert damit Barbarossa als auf den göttlichen Richterspruch wartenden, Alexander noch übertreffenden

---

953 Vgl. Kristina Secomska: „The Miniature Cycle in the Sandomierz Pantheon and the Medieval Iconography of Alexander's Indian Campaign", in: *Journal of the Warburg and Courtauld Institutes* 38 (1975), S. 53–71.

Idealherrscher. Galt doch gerade Alexander der Große als »idealer Ritter, vorbildlicher Herrscher [...] sowie Friedensstifter«.[954] Eine *imago agens* und eine generelle Antithese bilden diese Implikationen jedoch nicht, gleichwohl sie sicherlich geeignet waren, auch den weniger Lesekundigeren ein panegyrisches Deutungsangebot zu machen.

Die antithetische *imago agens* ist als Wortgedächtnis (*memoria verborum*) in die Landschaftsbeschreibung der kosmischen Natur eingebettet und führt zu einem Ortgedächtnis (*memoria loci*). Gottfried beschreibt dort einen „Wald, der durch Quellen und Sand lieblich war" (*lucus amoenus*).[955] Gottfried spielt hier mit einer Silbenähnlichkeit, die sowohl als auditive, als auch lesbare Hilfestellung zu sehen ist. Durch ein charmantes Wortspiel mit dem *lucus amoenus* soll der Leser animiert werden, durch dessen Klang die Assoziation an eine im Mittelalter sehr beliebte literarische Landschaftsdarstellung zu wecken: Hier soll der liebliche Ort (*locus amoenus*) als Antithese zum *locus terribilis* Rom assoziiert und memoriert werden. Die *memoria verborum* fungiert damit auch als Tür zur *memoria loci* und ist somit doppelt belegt. Das erscheint einfach, hat seine Begründung aber in der Rhetorik *Ad Herennium*. Da die letzten Bilder, insbesondere das Bild der *occassio*, kompliziert zu lösen waren, gibt es nach *Ad Herennium* die Möglichkeit, gerade bei der *memoria verborum*, auch etwas Leichteres aufzugeben: „Denn ich glaube, diejenigen, die etwas Leichteres ohne Anstrengung und Last tun wollen, müssen sich vorher in Schwierigerem geübt haben."[956]

Der *locus amoenus* hat seine Wurzeln als Landschaftsideal Vergils in der Antike und findet sich auch in der mittellateinischen Literatur, jedoch auch in der mittelhochdeutschen Heldenepik hielt er um 1150 durch das Alexanderlied des Pfaffen Lamprecht Einzug.[957] Der Lustort ist eine idealtypische Naturbeschreibung, die in der Forschung lange als Topos der Naturschilderung angesehen wurde.[958] Dagmar Thoss untersuchte in ihren

---

954 Zur mittelalterlichen Bewertung Alexanders vgl. FRANKE, Alexander der Große, S. 122.

955 Gottfried, GF, ed. WAITZ, Z. 675.

956 Ad Herennium, S. 179.

957 Zu Naturschilderungen in der mittelhochdeutschen Heldenepik vgl. Josef BILLEN: *Baum, Anger, Wald und Garten in der mittelhochdeutschen Heldenepik*, Münster 1965.

958 Als erster Mediävist setzte sich Edmond FARAL mit dem *locus amoenus* auseinander, vgl. Edmond FARAL: *Les arts poétiques du XIIe et du XIIIe siècle, recherches et documents*

Studien zum *locus amoenus* verschiedene Musterbeschreibungen des lieblichen Ortes in Bezug auf ihren Zusammenhang zwischen Theorie und Praxis der mittelalterlichen Dichtkunst und kam zu dem Ergebnis, dass der Lustort den Rahmen eines Topos sprenge, weil er von bedeutungsmäßiger, funktioneller und struktureller Vielfalt sei.[959] Seine Funktion in der Literatur hat dabei tatsächlich vielschichtige Ausprägungen angenommen. Im Heldenepos kann es der Ort sein, von dem aus der Held zu seinen Abenteuern aufbricht. Der *locus amoenus* kann den Helden anzeigen, doch es ist ebenso der Ort, an dem sich tragisch Liebende sehen, denen als Paar die Erfüllung ihres Glücks versagt ist, und bildet somit eine Kulisse der Minne ab. In einem Streitgedicht aus dem Ende des 12. Jahrhunderts (*Phyllis et Flora*) beschützt das Blätterdach der Bäume die Liebenden vor der Sonne und wirkt auf alle ihre Sinne ein.[960] Doch der Lustort kann auch, wie in dem Teil Gottfrieds Gedicht, Gottes Gerichtsbarkeit anzeigen.[961]

Das vermehrte Aufkommen des *locus amoenus* in der Literatur des 12. Jahrhunderts ist den *Artes poeticae*, den rhetorischen Musterstücken, geschuldet. Innerhalb dieser befanden sich Musterbeschreibungen des *locus amoenus*, denen der Dichter folgen konnte, von denen uns einige bekannt sind. Eine davon ist vom französischen Schriftsteller und Schüler Bernardus' Silvestris, Matthäus von Vendôme (12. Jh.), (*Ars versificatoria*) und beinhaltet eine Ortsbeschreibung (*descriptio loci*) sowie eine Naturbeschreibung (*descriptio naturae*).[962] Sie entstand um 1175.[963] Es wird vermutet, dass auch Bernardus Silvestris eine Poetik geschrieben habe, die jedoch, so es sie gab, als verloren

---

sur la technique littéraire du Moyen Âge, Paris 1924. Ernst Robert Curtius prägte dann den Begriff der „festen Topoi" der Landschaftsschilderungen, die in der Antike wurzeln. Vgl. ders.: „Zur Literaturästhetik des Mittelalters II", in: *ZrP* 58 (1938), S. 129–232; vgl. ders.: „Rhetorische Naturschilderungen im Mittelalter", in: *RF* 55 (1942), S. 219–256, vgl. ders.: *Europäische Literatur und lateinisches Mittelalter*, Bern 1948. Ein Überblick zur Wissenschaftsgeschichte findet sich bei Dagmar Thoss: *Studien zum Locus Amoenus im Mittelalter* (= Wiener romanistische Arbeiten, Bd. X), Wien 1972, S. 2–13.

959 Ibid.

960 Vgl. Rainer Günter: „Das *wunnecliche tal*", in: *Euphorion. Zeitschrift für Literaturgeschichte*, 55, 4 (1961), S. 341–404 (insbes. S. 346–367).

961 Vgl. Thoss, *Locus amoenus*, S. 114. Nach Thoss argumentiert der *locus amoenus* zu Gunsten des Anklägers.

962 Vgl. Thoss, *Locus amoenus*, S. 33–35.

963 Günter, Das wunnecliche tal, S. 355.

gilt.[964] Doch es gibt eine weitere Schrift von ihm, die den *locus amoenus* als Ideal irdischer Schönheit in sich aufnimmt: Die *Cosmographia* genannten „Zwei Bücher über die allumfassende Einheit der Welt: Makrokosmos und Mikrokosmos",[965] die um 1147 entstanden. In der *Cosmographia* bildet die Schaffung des Mikrokosmos als menschlich-göttliches Doppelwesen im *locus amoenus* den Höhepunkt der Erzählung.[966]

Dass Gottfried von Viterbo Gemeinsamkeiten mit Ansichten Bernardus' Silvestris in seinem *Speculum regnum* ausdrückte, davon ging bereits Jean Dunbabin aus.[967] Es kann also angenommen werden, dass Gottfried die Schriften des Bernardus bekannt waren, zumal es in der Domschule von Bamberg, wie gezeigt wurde, Sentenzen zu den Schriften aus *Chartres* gab, wo Bernadus verortet wurde. Die Ausstattung des *locus amoenus*, die Naturkulisse, war der wichtigste Bestandteil des Lustortes, die keineswegs willkürlich gewählt werden durfte, denn es gab die Regeln der *Artes poeticae* dafür. Gottfried brauchte einen speziellen *locus amoenus*, der den Gegenpol zur hitzigen Erkrankung des Heeres ausdrücken konnte.

---

964 Die Vermutung basierte auf einer Annahme FARALS, die Curtius als gesichert annahm und die sich auf Hinweise von Gervasius von Melkley stützte. H. J. Gräbners Untersuchungen revidierten jedoch die Vermutung wiederum. Vgl. E. FARAL: „Le ms. 511 du 'Hunterian Museum' de Glasgow. Notes sur le mouvement poétique et l'histoire des études littéraires en France et en Angleterre entre les années 1150 et 1252", in: *Studi medievali*, 9 (1936), S. 18–119 (S. 33, zu Bernardus Silvestris S. 69–88); CURTIUS, Rhetorische Naturschilderungen, S. 236, Hans-Jürgen GRÄBNER: „Einleitung" zu Gervais von Melkley: *Ars Poetica*, ed. GRÄBNER, Münster 1965, S. XXV ff., zur Wissenschaftsgeschichte vgl. THOSS, Locus amoenus, S. 35.

965 Bernardi SILVESTRIS: De mundi universitate libri duo sive megacosmos et microcosmos, ed. Carl Sigmund BARACH/Johann WROBEL, Frankfurt/M. 1964.

966 *In secundo libro qui Microcosmos dicitur, id est minor mundus, Noys ad Naturam loquitur et de mundi expolitione gloriatur et in operis suii completione se hominem plasmaturam pollicetur*, Bernardi Silvestris: De mundi universitate libri duo sive megacosmos et microcomos, S. 6; eine Zusammenfassung findet sich bei vgl. BÖHME/BÖHME, Feuer, Wasser, Erde, Luft, S. 193–197; ausführlicher zu Bernards Werk vgl. Mark KAUNTZE: *Authority and Imitation: A Study of the Cosmographia of Bernard Silvestris*, Leiden/Boston 2014, insb. S. 50–89.

967 Vgl. Wilhelm BERGES: *Fürstenspiegel des hohen und späten Mittelalters*, Stuttgart 1938, S. 30, 105; vgl. Jean DUNBABIN: „The Distinctive Elements Among Godfrey of Viterbo's Political Ideas", in: Thomas FOERSTER (Hg.): *Godfrey of Viterbo and his Readers. Imperial Tradition and Universal History in Late Medieval Europe*, Surrey, 2015, S. 36–46 (hier S. 43).

Zwei Rhetorikschriften aus dem Hochmittelalter, die dazu dienten, den Lustort zu beschreiben, haben sich erhalten, wenn man die Verlorene des Bernardus Silvestris vernachlässigt. Neben der bereits erwähnten *Ars versificatoria* von Matthäus von Vendôme, der auf Bernardus aufgebaut haben muss, gab es noch die *Poetria nova* von Galfredus de Vino Salvo. Diese entstand jedoch zwischen 1208–1213,[968] und Gottfried, der bereits vor der Abfassung verstorben war, kann sie nicht mehr gekannt haben. Da sich Gottfried aber einer Musterbeschreibung bedient haben muss, um die Ausstattung den Sinnen zuzuordnen, käme die *Ars versificatoria* in Betracht. Matthäus von Vendôme schrieb sie für den Unterricht junger Knaben und nicht etwa für die Ausübung eines universitären Studiums.[969]

Zwei Musterbeschreibungen (*descriptio loci* und *descriptio naturae*) sind Bestandteil der *Ars versificatoria*, der Aufbau der ausführlichen *topographia* der *descriptio loci* galt in der Forschung als verloren, wurde dann aber von Thoss anhand einer Konsultierung eines Wiener Kodex' rekonstruiert.[970] Nach Matthäus muss es eine Motivation geben, einen Gesamtzweck, um eine *descriptio loci* auszuführen.[971]

> Es folgt ‚über den Ort'. Der Grund für eine Ortsbeschreibung liegt darin, dass er notwendig ist, wenn man vermuten kann, ob etwas war oder nicht war. […] Es sei angemerkt, dass […] die Ortsbeschreibung oder die der Zeit manchmal überflüssig sein kann, manchmal notwendig.[972]

---

968 Vgl. Thoss, Locus amoenus, S. 35, die jedoch keine Datierung bietet, zur Datierung vgl. Gerd Ueding/Bernd Steinbrink: *Grundriß der Rhetorik. Geschichte. Technik. Methode*[4], Stuttgart 2005, S. 69.

969 *Igitur, quia omne bonum in commune deductum clarius elucescit, et quia lucerna nihil potest abscondita, ad informationem puerilis disciplinae quasdam dictions quae cooperativae sunt ornatus presenti opusculo interservi ad exemplarem consimilium positionem*, Matthäus von Vendôme: Ars versificatoria, ed. Edmond Faral in: *Les Arts poétiques du XII*e *et du XIII*e *siècle, recherches et documents sur la technique littéraire du Moyen Âge*, Paris 1958, S. 109–193 (hier S. 154); vgl. Douglas Kelly: „The Scope of the Treatment of Composition in the Twelfth- and Thirteenth-Century Arts of Poetry", in: *Speculum*, LXI (1966), S. 261–278 (hier S. 262).

970 Vgl. Thoss, Locus amoenus, S. 36 f.

971 Thoss, Locus amoenus, S. 36.

972 *Sequitur de loco. Argumentum est a loco quando per opportunitatem loci aliquid factum fuisse vel non fuisse conjecturatur.* […] *Et notandum quod* […] *descriptio loci vel temporis plerumque potest esse superflua, plerumque opportuna.*, Matthäus von Vendôme, Ars versificatoria, S. 147.

Matthäus' Erklärung definiert dabei keine speziellen Gründe, aus denen sich von vornherein Gottfrieds Motivation ablesen ließe. Aber die Voraussetzungen in der Textstruktur, die die Ortsbeschreibungen erwarteten, erklären gleichsam, weshalb der Leser in Gottfrieds Gedicht über die *locus amoenus* Passage stolpert, bevor er den Fortgang der Erkrankung im Erzählfaden wiederaufnimmt. Die Ortsbeschreibung musste sich – und das war allen Musterbeschreibungen des Mittelalters gemein – von der Narration absetzen.[973] Gottfrieds Textbruch und das plötzliche Beschreiben des Monte Amiata lehnen sich also an die Bedingungen an, die die Musterbeschreibungen des *locus amoenus* voraussetzen, und für ihn sind sie unabdingbar, um einem Gesamtzweck zu dienen, der nicht sofort ersichtlich wird, aber auch mit der Forderung nach antithetischer Kontrastierung bei Cicero korrespondiert.

Zu beachten bei Gottfrieds Aufbau des Lustortes sind jedoch die Requisiten, die Gottfried seiner *descriptio loci* beifügt, um den *locus amoenus* auszustatten. Nach Matthäus von Vendôme sind sie wichtig, um die fünf Sinne anzusprechen. Vögel stehen dabei für das Hören, also für deren Gesang, lieblich anzusehen sind Blumen und duften, Bäume spenden kühlenden Schatten, das Murmeln der Bäche dient dem Gehör, aber Quellen haben auch eine kühlende Funktion. Die Luft streichelt. Die Elemente teilen das Schöne und Sinnliche mit dem Akteur, die Natur verschenkt sich vorbehaltlos (*sibi nulla reservans*).[974] Der rhetorische Schmuck des *locus amoenus* hat dabei direkte Auswirkungen auf die fünf Sinne, und keines der Elemente fehlt.[975]

Gottfried folgt dieser Anleitung, bezieht aber keinesfalls alle Sinne mit ein, sondern wählt den rhetorischen Schmuck seines *locus amoenus* mit Bedacht und in Hinblick auf die Fiebererkrankung. Für die Ausstattung des Lustortes beschreibt Gottfried Quellen (*fontibus*) und einen nicht näher definierten Wald (*lucus*), dem er keine bestimmten Bäume beigibt.[976] Er

---

973 Thoss, Locus amoenus, S. 71.

974 Matthäus von Vendôme, Ars versificatoria, S. 148; Thoss, Locus amoenus, S. 38.

975 *Flos sapit, herba viret, parit arbor, fructus abundat, Garrit avis, rivus murmure, flore solum. Gratum murmur aquae, volucrum vox consona, florum suavis odor, rivus frigidus, umbra tepens. Sensus quinque loci praedicti gratia pascit, Si collative quaeque notate notes. Unda juvat tactum, gustum sapor, auris amica est volucris, visus gratia, naris odor. Non elementa vacant, quia tellus concipit, aer blanditur, fervor suscitat, humor alit.*, Matthäus von Vendôme, Ars versificatoria, S. 149; zu den Sinnen und Elementen vgl. Thoss, Locus amoenus, S. 38 f.

976 Gottfried, GF, ed. Waitz, Z. 675.

nennt den Ort „angenehm durch seine Bäume, Wiesen, Luft und Quellen".[977] Die Ausstattung, die Gottfried dem Ort beigibt, ist nicht sehr reichlich, die Requisiten stehen jedoch jeweils für einen, ihnen durch Matthäus zugeordneten Sinn: Die Bäume und die Wiesen sowie die Quellen stehen bei Matthäus für das Kühle, sind also bei Gottfried als Antithese zur Hitze des Fiebers der Erkrankung zu sehen. Auch in der *Cosmographia* steht der Wald, den Bernardus ebenfalls nicht mit bestimmten Bäumen ausstattete, für die Mäßigung der Hitze und für die Abschirmung des Ortes gegen andere, was der Einzelstellung des Kaisers in dieser Passage des Gedichtes entspricht, den Gottfried ja sein Lager auch unter einem (kühlenden) Baum aufschlagen lässt. Bernardus schreibt: „Von den Seiten umschloss diesen Ort ein Wald und brachte ihm zweifachen Vorteil: Er mäßigte das Sonnenlicht und hinderte durch sein Gehege den allgemeinen Zutritt."[978] Wie bei Matthäus und Gottfried die Quellen, steht bei Bernardus das Feuchte gegen Hitze: „Feuer kämpft gegen Feuchte und Feuchtigkeit kämpft gegen Feuer."[979] Auch die Luft als Element ist geeignet, im Rahmen der Elementelehre antithetisch zur Hitze zu agieren.

So wird der Leser durch Gottfrieds Gedicht auch auf einer sinnlichen Ebene geführt. Rom als heißer, fiebernder Vorwegnahme eines *locus terribilis* folgt ein Abkühlen durch den Verbleib auf dem Monte Amiata. Der Lesende kann quasi mitfiebern, durchlebt ein literarisches Wechselbad der Gefühle. Doch die kühle Ruhe des Lesers währt nur kurz, dann bedroht die Erkrankung auch den Kaiser, der einen Aderlass über sich ergehen lassen muss.[980] Durch den *locus amoenus* mit seiner (Fieber)kühlenden Funktion entsteht bereits der Hinweis auf eine kommende Heilung des Kaisers. Dessen Unversehrtheit inmitten der lieblichen Natur, ist das einzige, dem Kaiser von Gottfried zugebilligte Attribut (*sanus et incolomis*)[981] und somit das wichtigste,

---

977 *Arboribus, pratis, aere, letus aquis*, ibid., Z. 678.

978 *Totam loci continentiam utrobique silva lateraliter circumplectens geminato commodo et temperabat solibus et communes acrebat ingressus*, Bernardus Silvestris, Cosmographia, ed. Barach, 2, IX, 47–49; ed. Rath, S. 39 f.

979 *Ignis in humores conpugnat et humor in ignem*, Bernardus Silvestris, Cosmographia, 2, 12, 23, ed. Barach, S. 60, ed. Rath, S. 45.

980 *Dum calor intendit, medici solacia prendit; Curaque flebotomi digna paratur ei*, Gottfried, GF, ed. Waitz, Z. 680 f.

981 Ibid., Z. 682.

denn nach Matthäus von Vendôme ist an einer Person im Lustort nicht nur zu beschreiben, was sie ausmacht, sondern in erster Linie, was sie von anderen unterscheidet.[982]

Die von Gottfried genutzten Attribute *sanus* und *incolomis* sind dabei von besonderer Bedeutung und Ausdruck eines nur auf die Person des Kaisers bezogenen doppelten Gesundheitsbegriffes. Nicht der *sanus*-Begriff sondern der *salus*-Begriff stand, neben seiner gesundheitlichen Bedeutung, in den Arengen mittelalterlicher Herrscherurkunden auch für das Seelenheil. Mit dem *salus*-Begriff wurde außerdem in den Arengen die Hoffnung auf *salus* für Herrscher und Reich ausgedrückt, stand also für das Gemeinwesen unter der göttlichen Gnade.[983] Gottfried nutzt den Begriff als Ausdruck für einen charismatischen Charakter.[984] Doch hier ist nicht das Gemeinwesen gemeint, sondern die beiden Begriffe beziehen sich auf die Person des Kaisers, den er als heil und körperlich gesund attribuiert, nachdem der Aderlass an ihm durchgeführt wurde.[985]

Dieses nach der Behandlung als gesund an Leib und Seele Gelten kommt, Sterben durch Krankheit als Gottesstrafe betrachtend, einem göttlichen Freispruch gleich, der in der göttlich-heilenden und kühlenden Natur in nächster Nähe zu Gott auf dem Berg stattgefunden hat. Der als gesund geltende Kaiser verkörpert nun mit seinem Herrscherkörper als „lebendes Gesetz",[986] das nur Gott verpflichtet ist und über den Gesetzen steht, die Rechtmäßigkeiten seiner Handlungen in Rom, das Einsetzen des kaisernahen Papstes und die Einnahme der Stadt. Ganz ähnlich wie Mose vom Berg Sinai kommt also Friedrich Barbarossa als Verkörperung der eigenen Rechtmäßigkeit des Handelns vom Berg zurück und steht somit als Verkörperung der Antithese der Anklage inmitten des lieblichen Ortes.

---

982 *Amplius, in descriptione debet oberservari et proprietas personarum et diversitas proprietarum.*, Matthäus von Vendôme, Ars versificatoria, S. 119.

983 Krieg, Herrscherdarstellungen, S. 347.

984 Ibid.

985 *Dum calor intendit, medici solacia prendit, Cucraque flebotomi digna paratur ei, Sanus et incolomis dum staret in arce monarcus*, Gottfried, GF, ed. Waitz, Z. 680–682.

986 *Tu lex viva potes dare, solvere, condere, leges, Stantque caduntque duces, regnant te iudice reges, Rem, quocumque velis, lex animata geris*, ibid., Z. 388, vgl. auch Kantorowicz, Die zwei Körper des Königs, S. 145; zu Recht und Gewalt im *Liber universalis* vgl. Killgus, *Liber universalis*, S. 110–114.

Wie in Bernardus *Cosmographia* der *Granusion* genannte *locus amoenus* in seiner Vollkommenheit Heilung spendet und die vollkommene Ausgeglichenheit offenbart,[987] spendet die göttliche All-Natur des Monte Amiata dem gottunmittelbaren Herrscher die vollkommene und ihn freisprechende Gesundheit. Kaiser Friedrich Barbarossa wird somit als der perfekte Mikrokosmos und von Gott befähigte und legitimierte Herrscher gezeigt, der als menschlich-göttliches Doppelwesen geeignet ist, diese hervorragenden Eigenschaften weiterzutragen.[988] Dieses literarische Vorgehen erfüllt eine weitere Bedingung der ciceronischen Circumstantia der Mittel. War es doch gerade die Gestalt eines Körpers, die dazu taugte, als Mittel der Gegensätzlichkeit eingesetzt zu werden.[989] Der gesunde Herrscherkörper als *lex viva* gerät zur Legitimation *per se.* Dies umso mehr, weil der Kaiser für Gottfried nicht nur eine gottunmittelbare Gestalt war, sondern durch den *locus amoenus* und das Zeigen des Kaisers an diesem lieblichen Ort auch auf die Dynastie der Staufer hingewiesen wird, da bei Bernardus Silvestris der ideale Mikrokosmos durch Fortpflanzung seine Eigenschaften an seine Nachfolger weitergibt, „auf dass die neue Geburt gleicht dem Ahn im Gesicht".[990] Dass Sünde der Eltern hingegen Auswirkungen auf die nächsten Generationen

---

987 *Granusion locus est eoum ad cardinem secretior in reducto. Is quidem de recentis puerique solis teneretudine feliciorem aeris temperiem consecutus et virescit ad gramen et germinat ad fecunditatem. Nomen loco Granusion, quia graminium diversitatibus perpetuo conpubescit. Quicquid occurrit morbis, quicquid sanitatem conciliat, quicquid delicioso voluptate sensus irritat, plantas, herbas odoramenta, species in diversa mortalium commode sinus abditus subministrat. Haec in mundo solo est, ut opinior, excepta particular, quae de elementorum intensione nihil in se suscipiens plenam consummatamque temperiem adaptata est confiteri*, Bernardus SILVESTRIS: Cosmographia, 2, IX, 14–25, ed. BARACH, S. 52 f.; die Übersetzung findet sich bei Bernardus SILVESTRIS: Über die allumfassende Einheit der Welt. Makrokosmos und Mikrokosmos², ed. und übers. von Wilhelm RATH, Stuttgart 1989, S. 38 f.

988 *Corporis extremum lascivium terminat inguen, Pressa sub occidua parte pudenda latent. Iocundusque tamen et eorum commodo usus, Si quando, quails, quantus oportet, erit.* [...] *Defluit ad renes cerebri regione remissus Sanguis et albentis spermatis instar habet. Format et effingit sollers natura liquorem, Ut simili genesis ore reducat avos*, Bernardus SILVESTRIS: Cosmographia, ed. BARACH, S. 153–156.

989 *Maius* [...] *ex statura corporis, consideratur.*, Cicero, De inventione, S. 82.

990 *Ut simili genesis ore reductat avos*, Bernadrus SILVESTRIS: Cosmographia, XIV, 170, ed. BARACH, S. 70, ed. RATH, S. 54; zum dynastischen Verständnis Gottfrieds vgl. Jean DUNBABIN, The Distinctive Elements, S. 36–46.

habe, daran lässt Gottfried auch in seinem *Pantheon* keinen Zweifel[991] und verweist vordem nicht auf die biblische Erbsünde, sondern bezieht sich auf die Elementelehre, also auf die Mikrokosmos-Makrokosmos-Theorie.[992] Die literarische Reinwaschung und Heilung Barbarossas im *locus amoenus* durch die Rezeption der *Cosmographia* Bernardus' Silvestris legitimiert somit gleichsam Heinrich VI. als Nachkommen Barbarossas.

Sieben Jahre nach der Entstehung der *Gesta Friderici* sollte sich gerade diese genealogische Sicht auf den gottunmittelbaren Herrscher, der von Gott von aller Krankheit verschont bleibt, bewahrheiten. Nach seiner Krönung im Jahr 1191, die in St. Maria in Turri stattgefunden hatte, also traditionell in der Kirche, die Barbarossas Truppen 1167 verwüstet hatten, zog Kaiser Heinrich VI. gen Sizilien. Vor Neapel wiederholte sich die Katastrophe, diesmal im Heerlager Heinrichs VI. Eine Seuche brach aus und wieder starben Tausende, wieder traf es die Eliten und wieder blieb der Kaiser auf wundersame Weise vom Tod verschont.[993] Gottfried, so er zu diesem Zeitpunkt noch gelebt hätte, wäre das wie eine Bestätigung seines Wissens vorgekommen, dass die Staufer ein besonderes, von Gott geschütztes Geschlecht seien.

5.2.5 Imago agens V

Wie bereits gezeigt, stand für die zeitgenössischen Quellen, neben der historiographischen Bewältigung der Krankheit *per se* auch die Frage nach den Folgen der Erkrankung im Fokus, die sie einerseits in der Beschädigung des *Honor imperii* und/oder in der Beschädigung der persönlichen Ehre sahen. Zeitgleich setzten dadurch aber auch Bewertungen der Verstorbenen durch die Berichtenden ein, die die Opfer der Erkrankung somit pejorativ abwerteten. Nicht ein einziger Bericht erwähnt dabei auch nur am Rande das Motiv des Mitleids als Ausdruck christlicher Tugend, die *Caritas*.

---

991 *Ast ubi peccatum corrupit materiatum, Omne est natum corrumpitur et variatur*, Gottfried, Pantheon sive Universitatis libri, ed. Herold, Sp. 30, Z. 7 f.

992 *Ignis habet choleram. Fert sanguis ab aere normam, Terra melancholica est, fit aquis in flegmate forma, Quatuor ista simul, corpora viva regunt, Horum temeries dum corpora prisca foveret, omnia tunc poterant satis incorrupta manere, tunc erat integritas, omnia sana ferens*, ibid., Sp. Z. 1–6.

993 Vgl. Herde, Katastrophe vor Rom, S. 139 ff., S. 162 ff.; vgl. Csendes, Heinrich VI. Gestalten des Mittelalters und der Renaissance, S. 102 f.

Die Folge (*consecutio*) eines Falls ist bei Cicero ebenso Bestandteil der Gerichtsrede. Ausschließlich *De inventione* führt sie in der Zirkumstanzenlehre als Umstand des Geschehens, das in die Zukunft gerichtet ist, aus. Dabei hat das, was geschah, mit einem angemessenen Namen bezeichnet zu werden.[994] Dieser Aufforderung kommt Gottfried nach, allerdings verlässt Gottfried hier den Pfad der Mikrokosmos-Makrokosmos-Literatur, denn die Folgen dessen, was geschah, beziehen sich nicht auf die Vergangenheit oder die Krankheit an sich, sondern gehen alle an, und demzufolge muss dem (künftigen) Leser die Möglichkeit gegeben werden, das Gelesene zu moralisieren und für sich einzuordnen. Das geht mit einer indirekten Handlungsanweisung an die Rezipienten einher. Als *imago agens* fungiert hier eine einfache narrative Diagrammatik.

Gottfried beendet sein Gedicht über die todbringende Krankheit nahezu abrupt, nachdem er den Rückzug des Heeres nach Pontremoli erwähnt. „Es dreht sich das Rad, wie es das schwankende Schicksal fügt."[995] Deutlich wird hier der Bezug zum Glücksrad bzw. Rad des Schicksals, auch wenn Gottfried auf *Fortuna* als Ausdruck selbst verzichtet, wohl, um das Wortgedächtnis (*memoria verborum*) zu bemühen.

Das Rad der *Fortuna*, der personifizierten Göttin des wechselhaften Verlaufs des Schicksals, wechselte im Laufe der Zeit ihr Attribut. In der Antike waren das Füllhorn, das Steuerruder, Kugel oder Rad ihr zugeordnet und Ausdruck zufälliger, schicksalhafter Ereignisse.[996] Obwohl *Fortuna* durch Augustinus eine wenig günstige Bewertung erhielt, ist es der breiten Rezeption des „Trostes der Philosophie" (*consolatio philosophiae*) des Boethius[997] zuzuschreiben, in dem er die launische Göttin eindrucksvoll beschreibt, dass sie im Mittelalter sowohl bekannt war als auch Popularität genoss. Ihr wichtigstes Attribut wurde das Rad, welches in der wohl bekanntesten Ikonographie von vier Königen umgeben ist und den Lauf des Schicksals durch die sich auf dem

---

[994] *Quarta autem pars est ex eis rebus, quas negotiis dicebamus esse attributas, consecutio. In hac eae res quaeruntur, quae iustum negotium censequuntur: primum, quod factum est, quo id nomine appelari conveniat* [...], Cicero, De inventione, S. 84.

[995] *Volvitur ambigua sorte ferente rota*, Gottfried, GF, ed. WAITZ, Z. 714; vgl. zur Fortuna auch SPATARO, La catastrophe.

[996] VOLLMER, Fortuna Diagrammatica, S. 13.

[997] Boethius: Consolatio philosophiae[6], hg. und übers. von Ernst GEGENSCHATZ und Olof GIGON, Düsseldorf/Zürich 2002.

Rad befindlichen und der intendierten Drehbewegung des Rades ausgelieferten Könige anzeigt. Mit der Drehbewegung des Rades und den Positionen, die die Herrscher dabei einnehmen, thronen, stürzen, liegen oder klimmen die Herrscher und somit ihre entsprechenden Machtpositionen (Abb. 18).[998]

Wie andere Räder, so ist auch das Rad der *Fortuna* ein Diagramm, das als *rota* mnemonische Implikationen beinhaltet. Insbesondere im Hochmittelalter wurde das Glücksrad einer weiter gefassten, historiographischen Bedeutungsebene zugeordnet, die sowohl narrativ als auch illustrativ sein konnte. Sie löste die Diagrammatik nicht prinzipiell auf, machte aber auch das Lesen der *consolatio philosophiae* nicht zwingend erforderlich,[999] obwohl sich die *Schule von Chartres* intensiv mit Boethius beschäftigte.[1000]

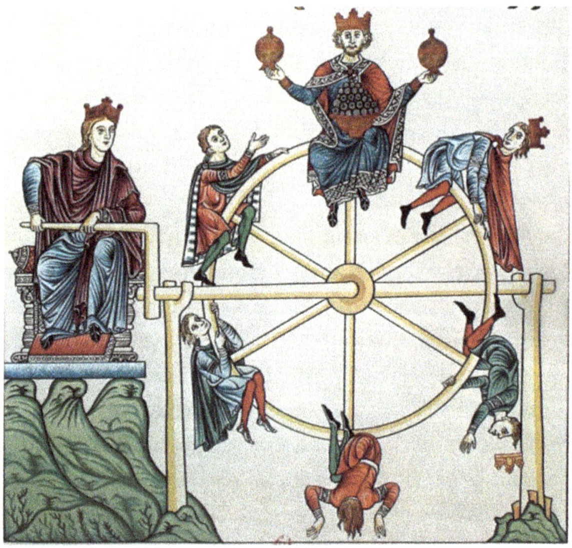

Abb. 18. Rad der Fortuna (Rekonstruktion), 12. Jh.

998 Vgl. Pierre Courcelle: *La consolation de philosophie dans la tradition littéraire. Antécédents et postérité de Boèce* (= Études Augustiennes 8), Paris 1967, insb. S. 141–158; Vollmer, Fortuna, S. 13.

999 Vollmer, Fortuna, S. 18.

1000 Vgl. Illo Humphrey: *Boethius. His Influence on the European Unity of Culture from Alcuin of York († 804) to Thierry of Chartres († 1154)*, Nordhausen 2010, insbes. S. 179–179, 186.

Der Begriff des Glücksrads taucht bei Gottfried nicht allein in den *Gesta Friderici* auf. Stefano Pittaluga wies Gottfrieds Rezeption im *Pantheon* zu Boethius' „Trost der Philosophie" durch das Einsetzen des Rads der Fortuna nach und bezeichnete dieses Vorgehen als Verweis auf die Demonstration der »Zugehörigkeit zur neuplatonischen Denkrichtung«.[1001] Doch das Glücksrad war in der Literatur des 12. Jahrhunderts äußerst vielseitig nutzbar. Als Diagramm erwies sich *Fortuna* mit ihrem Rad als flexibel, um Aussagen bezüglich Erfolg, Vorsehung und Schicksal unter den Vorzeichen von Glück, Unglück und Zufall zu unterstreichen.[1002]

Das Rad der Fortuna als *imago agens* einzusetzen, kann, wie die Ausstattung des *locus amoenus*, erneut auf die *Ars versificatoria* von Matthäus von Vendôme hindeuten. Dieser empfahl seinen jungen Schülern den Hinweis auf *Fortuna* und ihnen sogleich Mustersätze an die Hand, an denen sie sich orientieren konnten: „Wenn also die Unbeständigkeit des Schicksals behandelt werden soll, ist es möglich, zu Beginn ein Sprichwort (*proverbium*) zu setzen: ‚Es schwankt die täuschende Gunst des Schicksals zum Verderben. " [...] Das Rad des Schicksals ist wankelmütig, ist trügerisch'"[1003] Gottfrieds Schlusssatz kommt dem sehr nah.

Wichtig für Matthäus von Vendôme war es dabei, dass seine Schüler sich darüber im Klaren waren, dass *Fortuna* dabei nicht beliebig anzuwenden war und sie strikt darauf zu achten hatten, in welchem Kontext sie sie einsetzten. Essenziell beim Nutzen der Figur war nämlich die Unterscheidung von Schicksal/Glück (*Fortuna*) und Unglück (*Casus*).

1001 »[...] il tema della rota Fortunae [...] nel XII secolo quando la prospettiva neoplatonica boeziana viene definitivamente recuperate dal rinnovato neoplatismo della scuola filosofica di Chartres. In questo senso il riemergere prepotente del motive della volubilità e della ruota della Fortuna anche nella 'Cronica di Goffredo' [...] non è certo casual, ma è l'indubbio segno dell'adesione a una linea di pensiero [...]«, Stefano PITTALUGA: "Boezio, Goffredo da Viterbo e la ruota della Fortuna", in: Andreas BIHRER/Elisabeth STEIN (Hg.): *Nova de veteribus. Mittel- und neulateinische Studien für Paul Gerhard Schmidt*, Leipzig 2004, S. 504–510 (hier S. 510); schon Dorninger wies auf die Aufnahme des Fortuna-Gedankens hin, bescheinigte Gottfried jedoch ein innerhalb der göttlichen Vorsehung eingesetztes Bild des Glücksrades, vgl. dies., Gottfried, S. 160, zu Gottfried und Fortuna vgl. auch SPATARO, La Catastrophe.

1002 VOLLMER, Fortuna, S. 18.

1003 *Siquidem, si agendum erit de instabilitate Fortunae, potest ante tale poni proverbium: Nutat ad occassum Fortunae gratia fallax* [...] *Est rota Fortunae fallax, est mobilis*, Matthäus von Vendôme, Ars versificatoria, S. 113 f.

> Jedoch muss man zwischen Schicksal (*Fortuna*) und Unglück (*Casus*) unterscheiden. Ein Unglück nämlich ist ein Ereignis irgendeines Unglücks, das irgendeiner Person häufig auferlegt zu werden pflegt. Schicksal wahrlich ist der Stand des Lebens, den irgendeiner erringt, entweder aus eigenem Ermessen oder aus dem Lauf der Zeit oder aber aus menschlicher Fügung. […] Aber in diesen besteht ein Unterschied zwischen Unglück und Schicksal, weil das Unglück vergänglich ist, das Schicksal ist dauerhafter und von größerer Wirksamkeit.[1004]

Unglück also ist in der Lage, beim Unglücklichen auch intermittierend oder seriell aufzutreten, und vergeht. Schicksal ist aber etwas, zu dem ein eigener Anteil geleistet werden muss, der einer Entwicklung unterliegt oder menschengemacht ist. Schicksal, sowohl positiv als auch negativ, hingegen, ist unvergänglicher und kann deutlich stärkere Effekte nach sich ziehen oder haben. Die Kontrastierung der beiden Begriffe Schicksal (*Fortuna*) und Unglück (*Casus*) ist dabei für das Verstehen Gottfrieds Gedichts von Relevanz. Unglück/Fall nutzt Gottfried in der Überschrift seines Gedichtes (*post casum Romanorum*).[1005] Der Fall, das Unglück der Römer ist für ihn nicht von Dauer, steht aber am Anfang der Leidensgeschichte des kaiserlichen Heeres. Am Ende dann bemüht Gottfried das Rad der *Fortuna*.[1006] Das Unglück am Anfang und das dauerhafte, menschengemachte, von größerer Tragweite sich ausgestaltende Schicksal der durch die Krankheit Verstorbenen am Ende können so auch als Kausalität gesehen werden, als Ursache und Wirkung, als Anfang und Ende, bei dem das eine zum anderen führt.

Die grundsätzliche Folge, die sich für das Kaiserhaus aus der Krankheit vor Rom ergab, liegt somit zur Zeit Gottfrieds durch das Deutungsangebot des Diagramms auf der Hand. Die Staufer herrschten noch immer, das Schicksalsrad hatte sie nicht von ihrer thronenden Position im Reich geworfen. Das Glück war ihnen gut. Anders jedoch war es den Familien ergangen, die Angehörige durch die Krankheit verloren hatten. Allerdings ist die Erzählung deren Leids und der staufischen Stabilität in die Vergangenheit gerichtet und

---

1004 *Siquidem distinguendum est inter casum et fortunam. Casus etenim est eventus alicujus infortunii, qui alicui personae solet frequenter irrogari. Fortuna est status vitae, quam aliquis adipiscitur vel ex proprio arbitrio vel ex casu temporis vel ex humana dispensation* […], *Vel in hoc distat inter casum et fortunam, quod casus transitorius est, fortuna velo Paulo permanentior et majoris efficaciae*, ibid., S. 142.

1005 Gottfried, GF, ed. Waitz, Abschnitt 27.

1006 Ibid., Z. 714.

nicht, wie Ciceros Circumstanz erfordert, in die Zukunft. Von daher kann das Rad als Diagramm nicht die gesamte intertextuelle Verknüpfung *Imago agens* darstellen, sondern der Text des „Trostes der Philosophie“ selbst muss bemüht werden. Doch wie sollen die Schlüsselstellen im Werk gefunden werden?

Mitleid spielt dabei eine tragende Rolle und scheint die größte gemeinsame thematische Schnittmenge zwischen Gottfrieds Gedicht, Ciceros Rhetorik und dem „Trost der Philosophie“ zu sein, die sich beim Lesen dieses Gedichtteils ergibt. Ciceros Rhetorik *De inventione* ruft zum Evozieren von Mitleid durch Bilder ausdrücklich dazu auf, alles Unheil einzeln vor die Augen des Lesers zu stellen, damit der Zuhörer es zu sehen scheine und durch die Sache selbst, als ob er dabei wäre, nicht nur durch Worte, zum Mitleid zu führen.[1007] Das Nacherzählen einer Geschichte (und demzufolge auch deren Verständnis) gerät zu einer Frage des Urteils und des Charakters.[1008] Von vornherein wird hier also nicht allein der Autor adressiert, der die Zeilen zur Verfügung stellt und kreiert, sondern auch der Rezipient.

Vorangehend des Schlusssatzes bezieht sich Gottfried auf die trauernden hinterbliebenen Mütter der Opfer der Erkrankung. Er erzählt, wie den Müttern der Toten die Knochen ihrer Söhne übergeben wurden, „während sie [die Mutter], nicht wissend um sein [des Sohnes] Schicksal, hoffte, er werde geehrt“.[1009] Das Schicksal der Söhne erscheint somit plötzlich und unerwartet. Nicht nur erreichten die Toten die erhoffte Ehrung nicht, sondern waren gestorben. Gottfried überlieferte das Wehklagen der Mutter in einer wörtlichen Rede: „‚Wer hat bestimmt, mein Sohn, dass Italien Dein Fleisch verdient? Nur Gebein gebar ich mir‘, so sprach sie, ‚für es [Italien] das Übrige.‘“[1010] Dieses Stilmittel, das Wehklagen, gehört zu den sechzehn Gesichtspunkten nach Ciceros *De inventione*, mit Hilfe derer Mitleid evoziert werden kann. Cicero führt zu diesen Punkten aus:

> Das Wehklagen ist die Art der Rede, die das Mitleid der Zuhörer zu gewinnen sucht. Bei ihr soll man zuerst den Zuhörer mild und mitleidsvoll stimmen, damit er umso leichter durch das Wehklagen bewegt werden kann. Dies soll man durch

---

1007 Cicero, De inventione, S. 158 f.

1008 Ibid., S. 19.

1009 Gottfried, GF, ed. Waitz, Z. 703 f.

1010 *Que dedit armatum mater ditissima natum, Ignorans fatum dum sperat honorificatum, Maternis manibus os sine carne datur, Ossa tenes mater lacrimis solatia querit: Quis dedit Ytalie tua viscera, nate, mereri; Ossa michi peperi, cetera, dixit, ei.* Ibid., Z. 703–708.

> Gemeinplätze bewirken, durch die man die Gewalt des Schicksals über alle und die Schwäche des Menschen zu erkennen gibt.[1011]

Der Gemeinplatz, der für Gottfried hier von Belang war, findet sich in Punkt sechs:

> Der sechste [Gemeinplatz ist] der, durch den man aufzeigt, dass der Betreffende wider Erwarten im Elend sei und dass er, während er irgendetwas erhoffte, dies nicht nur nicht erreicht habe, sondern in größtes Elend geraten sei.[1012]

Indem Gottfried den Leser also mit der Situation der Mutter konfrontiert, die in freudiger Erwartung einer Ehre für den Sohn zum Kaiser gekommen sei und die sich nun mit dem Schlimmsten konfrontiert sieht, seinem Tod, wird im Leser am Ende des Gedichts mit Hilfe Ciceros Gemeinplätzen Mitleid mit den Müttern erweckt. Das Motiv der trauernden Frau, das durch die schmerzensreiche Mutter (*mater dolorosa*), die Mutter Jesu, jedem aus der Leserschaft Gottfrieds bekannt gewesen sein durfte, war somit auch jedem verständlich, zumal es im 12. Jahrhundert so Krauß, zu einer Vermenschlichung des Marienbildes und damit einhergehend zu einer »Verschiedenheit der Compassio-Dichtung« kam, zu der Gottfrieds Gedicht im höfischen Kontext damit partiell ebenfalls zuzurechnen wäre.[1013]

Die Verknüpfung des Verlusts von Angehörigen mit dem Schicksal ist spezifisch genug, um nach Hinweisen dazu bei Boethius zu suchen. Im zweiten Buch des „Trostes der Philosophie", als die Philosophie mit Boethius über *Fortuna* spricht, hält sie ihm vor Augen, dass das Schicksal, und mag es noch so wankelmütig sein, sich nicht vollends abgewandt hat, solange die Familie noch lebt. Erst das Versterben von Familienmitgliedern, die das Kostbarste

---

1011 Cicero, De inventione, S. 156–159; diese Anweisung findet sich auch in *Ad Herrenium* wieder: *Conquestio est oratio, quae incommodorum amplificatione animum auditoris ad misericordiam perducit*, Ad Herennium, S. 158.

1012 Cicero, De inventione, S. 158 f.

1013 Die Marienverehrung als *mater dolorosa* intensivierte sich im 13. Jahrhundert zusehends, was sich im Gedicht *Stabat mater*, einem Gedicht mit ungeklärter Verfasserschaft, ausdrückt, vgl. Andreas Krass: *Stabat mater dolorosa. Lateinische Überlieferung und volkssprachliche Übertragungen im deutschen Mittelalter*, München 1998, insbes. S. 15, der argumentiert, dass der Bildkern der Schmerzensmutter nicht erst dem 13. Jahrhundert, sondern bereits der zisterzienischen Compassio-Frömmigkeit des 12. Jahrhunderts entstammt, vgl. ibid.

(*pretiosissimum*)[1014] an Glück auf Erden darstellen, ist das größtmöglich anzunehmende Schicksal.[1015]

Der eigentliche Schicksalsschlag trifft demnach die Angehörigen der Verstorbenen. Ihr Unglück ist dermaßen dauerhaft und wirkmächtig, dass sie Mitleid verdienen, wobei Gottfried hier auch die Motive des Mitleids für die Trauernden mit dem kaiserlichen Huldverlust verknüpft, da aus den Zeilen der Übergabe der Knochen zudem ersichtlich wird, dass der Kaiser die Mütter des Hofes verweist.[1016]

Dieses dauerhafte Schicksal jedoch ist menschengemacht, denn der Tod der Verstorbenen gründet, so erfahren wir ja aus den *imagines agentes*, in der vorausgegangenen (Fehl)Handlung der Opfer, die Gott gestraft hatte, weil sie sich vom Kaiser abgewandt hatten. Dies impliziert eine Beurteilung der Umgekommenen als schlechte Menschen, wie sie uns auch in anderen Berichten entgegentritt, durch den Rezipienten. Doch im vierten Buch des „Trostes der Philosophie" verhandeln Boethius und die Philosophie den Unterschied zwischen Gut und Böse. Die Schlechten – als die Gottfried die Opfer attribuiert – entgehen dabei ihrer Strafe nicht, sie verlieren ihr Menschsein, verlieren ihre menschliche Natur. Dass sie schlecht sind, ist dabei bereits Strafe genug.[1017] Diese tritt dabei auch nach dem Tod ein. Schlechte, die

---

1014 [...] *quod pretiosissimum propinquitatis genus est*, [...], Boethius, Consolatio philosophiae, S. 52.

1015 *Vixit uxor ingenio modesta, pudicitia pudore praecellens et, ut omnes eius dotes breviter includam, patri similis.* [...] *Quid dicam liberos consulares, quorum iam ut in id aetates pueris vel paterni vel aviti specimen elucet ingenii? Cum igitur praecipua sit mortalibus vitae cura retinendae, o te, si tua bona cognoscas, felicem, cui supetunt etiam nunc, quae vita nemo dubiat esse cariora. Que sicca iam lacrimas. Nondum est as unum omnes exosa fortuna nec tibi nimium valida tempestas incubuit, quando tenaces haerent ancorae, que nec presentis solamen nec futuri spem temporis abesse patiantur*, ibid., S. 56 ff.

1016 *Cesar ad hec: Omnes, inquid properanter abite*, Gottfried, GF, ed. WAITZ, Z. 609, was sich mit dem *fortuna*-Begriff als Ausdruck kaiserlichem Huldverlustes beim Sturz Heinrich des Löwen decken würde, vgl. KRIEG, Herrscherdarstellungen, S. 325.

1017 *Sicut igitur probis probitas ipsa fit praemium, ita improbis nequitia ipsa supplicium est.* [...] *Vide autem ex adversa parte bonorum, quae improbos poena comitetur. Omne namque, quod sit, unum esse ipsumque unum bonum esse Paulo ante didicisti, cui consequens est, ut omne, quod sit, id etiam bonum esse videatur. Hoc Igitur modo quicquid a bono deficit, esse desistit; quo fit, ut mali desinant esse, quod fuerant; sed homines adhuc ipsa humani corporis reliqui species ostentat. Quare versi in malitiam humanam quoque amisere naturam.*, Boethius, Consolatio philosophiae, S. 182.

man ungestraft glaubt, erhalten schwerere Strafen.[1018] Boethius zufolge macht es keinen Sinn, schlechte Menschen zu hassen, weil ihre Lasterhaftigkeit eine geistige Krankheit ist, und Weisheit und Vernunft gute Menschen davon abhalten, sie zu hassen. Wie körperlich kranke Menschen verdienen sie Mitleid.[1019]

Durch Gottfrieds Bewertung aller Umgekommenen als bereits von Gott gestrafte Abtrünnige, ist diese Stelle als bereits vollzogene oder sich postum vollziehende Gottesstrafe an den Verstorbenen zu interpretieren. Zukünftige Leser hatten demzufolge die Opfer der Katastrophe nicht weiter zu bewerten, da das göttliche Urteil bereits vollzogen war und deren Familien das größtmögliche Schicksal widerfahren war. Damit appelliert Gottfried hier offenbar die Rezipienten zur Tugend der *pietas*, der Milde und des Vergebens und zum Mitleid sowohl für die Angehörigen als auch für die Opfer, wobei die christlichen Tugenden hier auch implizit die Herrschertugenden mitverhandeln.

Die staufische Sicht auf die Opfer der Erkrankung als schlechte Menschen ergibt sich nicht lediglich aus Gottfrieds Gedicht, sondern korrespondiert mit dem Erklärungsmuster des Hofes. Gottfried schrieb das Gedicht deutlich nach dem Frieden von Venedig im Jahr 1177. Auch dort war er im Gefolge des Kaisers wohl Zeuge der Versöhnung zwischen Friedrich Barbarossa und Papst Alexander III. Am 1. August 1177, eine Woche nach dem Friedensschluss, kam es zu einem Konzil in der *Cà del Papa* in Venedig, an dem sowohl Papst Alexander III., als auch Barbarossa teilnahmen. Aus dem Konzil ist eine Rede Barbarossas überliefert, in der er betont, er sei auf Grund der Einflüsterung schlechter Menschen in die Finsternis des Nichterkennens gehüllt gewesen.[1020]

1018 *Sed quaeso, inquam, te, nulane animarum supplicia post defunctum morte corpus relinquis? Et magna, inquit,* [...] *Cui sententiae consequens est, ut tum demum gravioribus suppliciis urgeantur, cum impuniti esse creduntur*, ibid., S. 193.

1019 *Quo fit, ut apud sapientes nullus prorsus odi locus relinquatur. Nam bonos quis nisi stultissimus oderit? Malos vero odisse ratione caret. Nam si, uti corporm languor, ita vitiositas quidam est quasi morbus animorum, cum aegros corpore minime dignos odio, sed potius miseratione iudicemus, multo magis non insequendi, sed miserandi sunt, quorum mentes omni languor atrocior urguet improbitas*, ibid., S. 197 f.

1020 Vgl. Ulrich Schludi: „*Advocatus sanctae Romanae ecclesiae* und *specialis filius beatri Petri*: der römische Kaiser aus päpstlicher Sicht“, in: Stefan Burghardt/Thomas Metz/Bernd Schneidmüller/Stefan Weinfurter (Hg.): *Staufisches Kaisertum im 12. Jahrhundert: Konzepte, Netzwerke, politische Praxis*, Regensburg 2010, S. 41–73 (hier S. 69 u. Anm. 69); vgl. Görich, Barbarossa, S. 456.

Weiter soll Barbarossa gesagt haben: „[...] und während wir überzeugt waren, den Weg der Gerechtigkeit zu gehen, fanden wir uns abseits der Pfade der Gerechtigkeit. Denn siehe, die Kirche Gottes, die wir zu verteidigen glaubten, haben wir bekämpft, und die wir zu erheben hofften, haben wir fast zerstört."[1021] Bereits dort also übernahm Kaiser Barbarossa die Verantwortung lediglich dafür, auf den Rat anderer, schlechter Menschen, gehört zu haben. Diese sehr menschliche Eigenschaft trennte er aber deutlich von der kaiserlichen *Majestas*, damit dieser Fehler den *honor imperii* nicht befleckte.[1022]

Gottfrieds Bemühungen um Mitleid richten sich demnach einerseits an die künftigen Rezipienten seines Gedichts, möglicherweise aber gründen diese Bemühungen in der eigenen Empirie Gottfrieds, der die Bewertungen der Verstorbenen im Umfeld des Kaisers selbst erlebt haben dürfte.

5.3 Zu den möglichen Adressaten der *Gesta Friderici*

Durch den erfolgten pseudo-Dialog mit Gottfried durch seine *imagines agentes* und die Suche nach Antworten auf die uns aufgegebenen Fragen, die die Bilder auslösen, erhebt sich die Frage nach den Adressaten der *Gesta Friderici* erneut. Ersichtlich wird, dass die Bilder nur von *viri litterati*, wie sie Gottfried in seinem Pantheon adressiert, hätten entdeckt werden können. Doch wo könnte Gottfried diese vermutet haben? Bemühte er die Kombination aus *imagines agentes* und den Circumstanzen in seinem Gedicht als karolingisch-höfisches Desiderat, um an den Glanz der Hofgelehrten anknüpfen und diese übertreffen zu können, muss er die lesekundigen Männer an der *curia minor*, der Hofkapelle und/oder der Kanzlei vermutet haben, um ihnen eine in die Zukunft gerichtete Verteidigungsmöglichkeit in der Angelegenheit zu geben. Doch darüber hinaus sind, abseits der Methodik der *Ars memoriae*, auch die dem Hypertext unterlegten Texte zu betrachten, denn diese weisen Gemeinsamkeit, ihre Legitimität betreffend, auf, die sowohl Rückschlüsse

---

1021 *Nam suggestione pravorum hominum ignorantie fuimus tenebris involuti et per viam veritatis credentis incedere, extra iustitie semitas nos invenimus. Ecce enim Dei ecclesiam, quam credebamus defendere, impugnavimus, et quam sperabamus extollere pene destruximus*, vgl. Romuald von Salerno, Chronicon, ed. Garufi, S. 286, übers. von Görich, in: ders.: Barbarossa, Biographie, S. 456.

1022 Görich, Barbarossa, Biographie, S. 456.

auf das Selbstverständnis der Hofkapelle als auch auf mögliche Adressaten ziehen lassen.

Dass sich unter dem Hypertext Schriften von Isidor von Sevilla und Boethius befinden, kann generell als unproblematisch im Hinblick auf ihre zeitgenössische Legitimation betrachtet werden, da beide zur Patristik gehören. Aber wie steht es um die anderen Autoren? Beachtenswert an der Rezeption Hildegards durch Gottfried ist, dass ihre Schriften, genau wie die des Honorius Augustodunensis, nach Schipperges, in ihrer Mikrokosmos-Makrokosmos-Theorie frei von arabischen Einflüssen waren.[1023] Sieht man von den grundsätzlichen arabischen Einflüssen durch Konstantin den Afrikaner in den Schriften der Salernitaner ab, dann nutzte Gottfried also bewusst auch neue Literatur, um sie in sein Gedicht einzubinden, aber keine Texte, die von Avicenna beeinflusst waren.

Dies muss umso mehr gelten, als dass auch Marius von Salerno zwar der salernitanischen Prägung angehörte, wo arabische Einflüsse in den Schriften Gang und Gebe waren, aber insbesondere den Kanon der Medizin Avicennas nicht nutzte.[1024] Es kann vermutet werden, dass die Legitimierung der Schriften Hildegards durch Papst Eugen III.[1025] ihren Teil dazu beitrug, dass Gottfried diese rezipierte und sich nach dem Beilegen der schismatischen Situation bewusst päpstlich legitimierter Lektüre zuwandte. Bernardus Silvestris (1085–1160/1178) gehört zu den platonischen Philosophen des 12. Jahrhunderts und wurde der sogenannten *Schule von Chartres*, aber auch Tours und Salerno zugeordnet.[1026] Finckh ordnet Bernardus durch dessen Widmung der *Cosmographia* an Thierry von Chartres ebenfalls der Strömung in Chartres zu. Auch die durchdringende Rezeption Platons *Timaios* in Bernards Werk war für sie ein

---

1023 Schipperges, Einflüsse arabischer Medizin im 12. Jahrhundert, S. 133.

1024 »[...] et enfin Marius, auteur mal connu mais dont on s'accorde à situer l'activé autour de 1200. Une lecture exhaustive des œuvres de ces trois maîtres livre une conclusion sans appel : aucun d'entre eux ne fait usage de l'encyclopédie médicale d'Ibn Sina, ni même, du reste, d'aucune des nouvelles traductions médicales de Gérard de Crémone.«, vgl. Chandelier, Avicenne, S. 42 f.

1025 Heinrich Schipperges: *Hildegard von Bingen*, München 1995, S. 24.

1026 Bernard Silvestris wurde ursprünglich der sogenannten *Schule von Chartres* zugeschrieben, diese Zuschreibung dann aber revidiert, vgl. C. S. Barach: „Einleitung. Bernhard von Chartres. Sein Leben, seine Lehrwirksamkeit, seine Schriften", in: ders./Johann Wrobel (Hg.): Bernardi Silvestris: De mundi universitate libri duo sive megacosmos et microcomos, Frankfurt/M. 1964, S. VII–XXI, hier S. VII.

Argument.[1027] Bernardus' Hauptwerk, die *Cosmographia*, entstand wohl in den 40er Jahren des 12. Jahrhunderts, und in einer Glosse zum Werk ist belegt, dass es Papst Eugen III. (1145–1153) bei seinem Frankreichaufenthalt 1147/1148 vorgetragen wurde.[1028] Genau wie bei den Schriften Hildegards von Bingen bezieht sich Gottfried hier also auf ein Werk, das päpstlich legitimiert und somit an der Kurie sowohl bekannt, als auch anerkannt war.

Dieses Vorgehen kann als Ausdruck Gottfrieds Reaktion auf die zeitgenössischen Bewertungen gesehen werden, die den Kaiser ja immer wieder als Schismatiker und Kirchenschänder der Häresie und Blasphemie verdächtigten. Indem Gottfried sein Gedicht weitgehend frei von islamischen Einflüssen hält, bezeugt er in seinem panegyrischen Gedicht als Mitglied des Hofes dessen unabdingbare Rechtgläubigkeit im Sinne des Christentums.[1029] Durch sein Gedicht und das Aufnehmen päpstlich legitimierter Schriften bezeugt Gottfried somit *avant la lettre* die *Christianitas* des Kaisers, indem er nicht auf Schriften aus dem arabischen Raum zurückgreift. Das Gedicht bürgt somit in der Person Gottfrieds, des Kaplans des Kaiserhauses, für die Glaubensreinheit der Staufer und erzeugt damit den Eindruck eines allerchristlichsten Kaisers und Königs in der merowingischen Tradition des *christianissimus*, ein Titel, der verschiedenen Herrschern seit den Merowingern zukam.[1030]

Mit einiger Vorsicht deutet sich hierbei mehr an als lediglich das Selbstverständnis der Glaubensreinheit des Hofes und die Sorge für die zu erwartenden Rezipienten der Schriften des Hofkaplans. Es lässt sich auch ableiten, dass die *Gesta Friderici* auch deshalb so sorgfältig ausgewählte Schriften beinhalteten, weil sie dem Papst vorgelegt werden sollten, demnach dafür gedacht waren, auch in einem breiten kirchlichen Kreis gelesen zu werden – was, wären kontrafaktisch Gottfrieds *imagines agentes* je gesehen worden, gleichsam das Ansehen des Kaiserhauses und das des Autors,

---

1027 FINCKH, Minor mundus homo, S. 119.

1028 Theodore SILVERSTEIN: "The Fabulous Cosmogony of Bernardus Silvestris", in: *Modern Philology*, 46 (1948/1949), S. 92–116 (hier S. 115, Anm. 165); vgl. FINCKH, Minor mundus homo, S. 117–121.

1029 Von der Beeinflussung aus Salerno durch arabische Übersetzungen abgesehen, die für Gottfried wohl nicht erkennbar waren.

1030 In der Mitte des 15. Jahrhunderts wurde *Rex Christianissimus* als *roi très chrétien* dann der Ehrentitel der Könige von Frankreich vgl. Hervé PINOTEAU/Jean de VAULCHIER: *La symbolique royale française : V^e^–XVIIIe siècle*, La Roche-Rigault 2003.

Gottfrieds von Viterbo, gesteigert hätte. Dies scheint umso wahrscheinlicher als vor allem kuriale Eliten bereits mit der Schule von St. Victor im 12. Jahrhundert verbunden waren,[1031] also eine Verzahnung von Kurie und Hugo von St. Victor, dem originären Reinventor der *imagines agentes* wohl bestanden hat. Das ließe vermuten, dass Gottfried den Mitgliedern des päpstlichen Hofes das Lesen seiner Bilder zugetraut haben könnte.

1031 Vgl. Caterina Cappuccino: „Die Schüler des Papstes. Die Beziehungen kurialer Eliten zur Schule von St. Victor im 12. Jahrhundert“, in: Angelika Kemper/Christian Domening (Hg.): *Wissen in mittelalterlichen Gemeinschaften: Diskurse – Ideale – soziale Räume*, Berlin 2022, S. 115–134.

Fazit: 1167 vor Rom. Historiographische Bewältigungen vor dem Hintergrund äußerst individueller Bewältigungsmotive

Im Hochsommer des Jahres 1167 kam es zu einem Krankheitsausbruch im kaiserlichen Tross Friedrichs I. Barbarossa auf seinem vierten Italienzug, als dieser auf dem Monte Mario vor Rom lagerte. Das Ereignis wurde bislang in einen ereignisgeschichtlichen Bezugsrahmen zusammen mit der Einnahme Roms seitens Barbarossas, der Vertreibung Papst Alexanders III., dem Einsetzen Paschalis III., und der durch diesen erfolgten Krönung des Kaiserpaares gesetzt.

Bereits die enorme Quantität an Überlieferungen zeugt davon, dass der Ausbruch im kaiserlichen Heer an Brisanz für die Zeitgenossen Barbarossas kaum zu überbieten war, und die Aufmerksamkeit des christlich geprägten und gebildeten Teils Europas sich nahezu unmittelbar nach Bekanntwerden der tragischen Tode großer Teile des Gefolges der Deutung des Geschehenen zuwandte und begann, das Ereignis historiographisch zu bewältigen.

Im 12. Jahrhundert existierten mehrere Varietäten an Deutungsmöglichkeiten von Krankheit, der einerseits moraltheologische Implikationen als Gottesstrafe im Rahmen eines Tun-Ergehen-Zusammenhangs zugrunde lagen, andererseits aber auch mit verschiedenen medizintheoretischen Begründungen verflochten sein konnten, die teilweise ebenfalls moraltheologisch verzahnt waren. Zu letzterem wäre die Iatromathematik/Iatromedizin zu zählen, bei der der Einfluss der Sterne, die nach zeitgenössischer Idee von Gott gelenkt wurden, das Tun und Handeln des Individuums spiegelten und durch Einflussnahme auf den Körper für Krankheiten verantwortlich gemacht werden konnten. Hierbei wiederum konnten sich medizinische und theologische Erklärungsmodelle überlagern, ergänzen und/oder sogar widersprechen. Das zeigt sich unter anderem an der Idee, geotopographische oder jahreszeitliche Einflüsse der Natur würden für das Auftreten von Erkrankungen verantwortlich sein, wobei wiederum kosmologische Einflüsse in diesen Erklärungsmodellen einerseits integrierbar sein konnten, als das geotopographische Modell auch als abseits theologischer Noxen fungierende Naturphänomen anzusehen war.

Wahrscheinlich Ruhr? Zu den sinnesgeschichtlichen Implikationen und der Frage nach der Grenzen der Methodologie retrospektiver epidemiologischer Studien

Der erste Abschnitt der Arbeit widmete sich der Frage nach der retrospektiven Diagnose Ruhr in Kombination mit Malaria, die seit der Studie Herdes allgemein akzeptiert wird, obwohl zeitgleich retrospektive Diagnosen als hochproblematisch gelten, weil moderne Kategorien von Krankheit sich einerseits nicht auf historische Vorstellungen und Symptombeschreibungen übertragen lassen, andererseits aber auch Krankheiten selbst durch die Zeit hindurch Veränderungen in der Ausprägung und in den Symptomen unterworfen sein können. Solche Veränderungen sind heute nur schwer belegbar, da gerade bakteriologisch und virologisch nur selten Belege für das Auftreten bestimmter Erkrankungen existieren – wie beispielsweise beim Nachweis des Pesterregers im Zahnmaterial archäologischer Funde.

Den zeitgenössischen Aufzeichnungen liegt keine individuelle Krankheitsbezeichnung zugrunde, wodurch dem Sterben im kaiserlichen Heer etwas Namenloses, Unsagbares. Mysteriöses und Unerhörtes anhaftet, was einem Zustand der verbalen Unfassbarkeit gleichkommt, der durch die Benennung vermittels einer retrospektiven Diagnose anscheinend überwunden werden könnte. Vermeintlich bieten retrospektive Krankheitsbenennungen die Möglichkeit, aus der Sicht moderner Krankheitskategorien das Geschehen „so, wie es gewesen ist“ nacherfahrbarer zu machen. Obwohl aber zum Krankheitsausbruch von 1167 bereits mehrere Namen existierten – Pest, Fieberpest durch von Giesebrecht, Malaria durch Celli und Ruhr mit Malaria durch Herde – zeigen die Rezeptionen, wie beispielsweise das durch Historiker begleitete filmische Historiendrama *Barbarossa*, dass die Ereignisgeschichte durch die Namensgebung keinesfalls greifbarer wurde, sondern, im Gegenteil, zugunsten medievalistischer Stereotype vernachlässigt, dramatisierend inszeniert und sozial- und medizingeschichtlich marginalisiert wurde.

Mit Herdes epidemiologischer Studie zog zugleich ein scheinbar tragfähiger methodischer Ansatz in die Geschichtswissenschaften ein, bei der der Vergleich von in Quellen genannten Symptome mit den beschriebenen Symptomen in moderner medizinischer Literatur unweigerlich zu einer belastbaren rückwärtsgestellten Diagnosestellung führen könnte. Dieses Vorgehen schien vor allem auch dadurch gesichert, dass Herde Mediziner wie den Medizinhistoriker Gundolf Keil und Ärzte wie Theodor Nasemann oder Wilhelm Hauck an seiner Studie beteiligte oder auf deren Publikationen verwies, was sein methodisches Vorgehen zu legitimieren schien. Doch Kritik an der Methode, die zugleich die Problematik retrospektiver Diagnosen untermauert, wurde bereits am Studiendesign Herdes geübt, der die in seiner Quelle (Gottfried von Viterbos *Gesta Friderici*) aufgeführten Symptome, mit denen in moderner Medizinliteratur verglich. Nicht nur Krankheiten verändern sich durch die Zeit hindurch, sondern vor allem die Erweiterung medizinischer Behandlungsmethoden. Das zeigt nicht zuletzt der Fall der Infektiologie, wo die Einführung antibiotischer Behandlung um 1940 herum mitsamt der Möglichkeit von Impfungen dafür sorgten, dass die Ausprägung von Krankheitsverläufen, deren Schwere und Intensität sich seit der Mitte des 20. Jahrhunderts so dramatisch verändert haben, dass die ehedem bestehenden Symptomatiken in den aktuellen Lehrbüchern nicht mehr aufgezeigt oder verhandelt werden. Medizinhistorische Brüche also, wie die Entwicklung mittlerweile sehr ausdifferenzierter Therapiemethoden, die offensichtlich im eigenen und individuellen Erleben somit schleichend aber stetig die Wahrnehmung von Krankheit, auch von Historikern als Zeitzeugen, verändern, dass sie als Brüche selbst nicht mehr erlebt werden, und die Selbstverständlichkeit von seitdem vollends veränderten hygienischen Bedingungen verstellten wohl den Blick darauf, dass moderne Lehrbücher aus der Infektiologie nicht die Symptome aufzeigen, wie sie vor der Einführung all dieser Maßnahmen im klinischen Alltag wahrgenommen wurden.

Es scheint also geboten, sollen – aus welchem Grund auch immer – historische Symptome infektiologischer Erkrankungen herausgearbeitet werden, auf medizinische Literatur zurückzugreifen, die im engen Zeitfenster zwischen der Möglichkeit, Erreger zu bestimmen und der Unmöglichkeit, sie zu behandeln, verfasst wurden. Damit ist es wahrscheinlicher, dass sie diejenigen Symptome erfassen, die der ursächlichen Ausprägung infektiologischer Erkrankungen am nahesten kommen, sie aber durch Erregeridentifizierung bereits zweifelsfrei bestätigen. Eine Publikation, die in der Ausdifferenzierung infektiologischer Symptome dafür infrage kommt und beispiellos auch im internationalen Kontext bis heute ist, ist das Lehrbuch Georg Jochmanns, wobei einschränkend darauf hingewiesen werden muss, dass die Lehrbücher aus ärztlichem Selbstverständnis, diejenigen Symptome aufnahmen, die der Arzt verifizieren konnte, Sinneseindrücke olfaktorischer Art, vermutlich aufgrund mangelnder Empirie, oft außeracht lassen. Olfaktorische Sinneseindrücke finden sich, so wurde gezeigt, zwar nicht in medizinischen Lehrbüchern, dafür jedoch oftmals in der historischen Lehrbuchliteratur der Krankenpflege.

Dies ist relevant, weil eines der Hauptargumente Herdes war, der sich lediglich auf die Aussagen Gottfrieds von Viterbos stützte, dieser in dessen Gedicht ein Bild des olfaktorischen Grauens und Ekels zu sehen vermeinte. Herde erhob Gestank zu einer eigenen Kategorie seiner Studie. Dieser schien Ausdruck der Krankheitsfolgen zu sein schien, der von Herde assoziativ mit dem Gestank pathologisch veränderter Stühle in Bezug gesetzt wurde. So wurde Typhus in der epidemiologischen Studie von Herde aufgrund der von ihm angenommenen Olfaktorik ausgeschlossen, da er in medizinischen Büchern keinen Hinweis auf den Gestank von Typhusstühlen finden konnte. Dass dies aber ein Trugschluss ist, zeigt schon allein der Umstand, dass in der pflegerischen Literatur durchaus auf einen solchen Gestank in Zusammenhang mit Typhus verwiesen wurde und er durchweg als übelriechend beschrieben wird, während der Geruch von Stühlen für die medizinische Diagnostik redundant ist.

Es zeigt sich, dass jedwede Beschreibung der Olfaktorik infektionsbedingter pathologisch veränderter Stühle in der modernen und neueren Literatur als übelriechend bezeichnet wird, innerhalb dieser Wahrnehmung aber keine weitere Ausdifferenzierung erfolgt, sodass die Wahrnehmung von üblen Gerüchen bei Stühlen gleichsam nicht als historische oder gar diagnostische Differentialkategorie tauglich ist, weil sie nicht signifikant genug beschrieben werden (können).

Betrachten wir, neben den Aussagen Gottfrieds, die Überlieferung des zweiten Augenzeugen des Krankheitsausbruchs auf dem Monte Mario im Jahr 1167, den Anonymus aus Lodi. Hier fällt zunächst auf, dass dieser, obwohl zeitgleich mit Gottfried im Lager, keinesfalls von einem überall wahrnehmbaren widerlichen Geruch Zeugnis gibt, obwohl auch er aussagt, fast alle im Lager seien erkrankt gewesen. Er thematisiert die Schwere des Ausbruchs und marginalisiert die Krankheit nicht.

Bislang wurde davon ausgegangen, dass Gottfried derjenige war, der die Sinneseindrücke wahrnahm, egal, wohin er sich wandte, folglich die anderen diejenigen gewesen sein mussten, die den Geruch ausströmten. Ein Blick in die ältere Literatur zu Typhus zu Beginn des 19. Jahrhunderts offenbart jedoch, dass eines der heute durch die nicht mehr vollständige Ausprägung der Symptome zutage tretenden Merkmale der Erkrankung, wenigstens im 19. Jahrhundert, war, dass Betroffene einen widerlichen Geruch wahrnahmen, wenn sie von Typhus befallen waren. Diese historische Beobachtung wurde durch Untersuchungen zu Kakosmie bei verschiedenen Infektionskrankheiten noch in den 1980er Jahren gestützt.

Davon ausgehend, dass es sich bei dem von Gottfried überlieferten „unerträglichem Gestank" um seine Eindrücke handelt, sind sinnesgeschichtliche Implikationen hier wegleitend. Die Unterscheidung und Wahrnehmung von Gut und Böse drückte sich im zeitgenössischen Horizont Gottfrieds auch über die olfaktorische Wahrnehmung aus, bei der Wohlgerüche für das Gute und Gestank für das Böse kennzeichnend waren. Die Wahrnehmung und Einteilung der Gerüche fungierten als sozialer Code, wie er uns beispielsweise bei Hildegard von Bingen in ihrem Werk *Scivias* entgegentritt, die in einem Brief an Gottfried diesen überdies einen „Mann, der Kenntnis von Gut und Böse" habe nannte. Da Krankheit im zeitgenössischen Verständnis eine Folge schlechten oder bösen Handelns war, deutet sich an, dass Gottfried diesen Gestank als Indikator des Bösen wahrnahm und ihn deshalb überlieferte. Das unterstreicht auch seine Deutung der Erkrankten als schlechte Menschen im Rahmen seine panegyrischen Tendenz unterstreicht – der Kaiser, den er rühmte, blieb ja unversehrt. Es scheint für

Gottfried ein Sinneseindruck nah an einer *visio* gewesen zu sein, eine Art göttlicher Fingerzeig.

Diese Sinneseindrücke konnte er aber nur erlebt haben, wenn er selbst an einer Infektionskrankheit erkrankt war. Dann ist es allerdings sehr wahrscheinlich, dass er uns sein eigenes Krankheitserleben im Rahmen eines Selbstzeugnisses verschweigt. Andere emotionale Aussagen, wie das Erleben der Angst beim Transport auf einer Bahre bleiben von der historiographischen Unterdrückung jedoch unberührt. Gottfrieds Verbergen seiner eigenen Erkrankung kann mehrere Gründe haben. Zum einen hätte sich Gottfried, der sein Gedicht Jahrzehnte nach dem Ereignis schrieb, selbst als Überlebender einer göttlichen Prüfung verstanden. Zum anderen kann es gerade dieses eigene Überleben des kaiserlichen Kaplans gewesen sein, das sein unabdingbares Festhalten an Barbarossa, den er als göttlich Auserwählten betrachtete, weil dieser die Erkrankung überlebt hatte, erst initiierte.

Ein Erkenntnisgewinn dieser Arbeit ist demnach, dass Krankheit, wie Weise herausarbeitete, zwar historiographisch verschwiegen werden konnte, wenn sie den Herrscher selbst betraf, aber Medizin und Politik nicht allein im Hinblick auf den Herrscher konfligierten.

Krankheit wurde historiographisch auch verschwiegen, wenn sie die unmittelbare Umgebung des Herrschers berührte. Durch das Verschweigen der eigenen Erkrankung grenzt sich Gottfried von Viterbo eindeutig auch von den als Verworfene angesehenen Umgekommenen ab. Dieses Abgrenzen dient auch dazu, Barbarossa, den Gottfried in seinen Werken auch in der direkten Nachfolge Karls des Großen sah, nicht durch das Offenbahren der eigenen Erkrankung politisch, theologisch, moralisch und sozial historiographisch zu infizieren oder zu kontaminieren.

Eine Erkrankung im unmittelbaren Umfeld, wie beispielsweise diejenige von Rainald von Dassel, zog zeitgenössisch schwerwiegende negative Beurteilungen nach sich. Hätte der Kaplan das Durchmachen einer eigenen Erkrankung erwähnt, während er gleichzeitig die Kranken als Verworfene rahmte, wäre die Gefahr groß gewesen, den politischen und heiligen Körper des Kaisers zu schädigen. Dazu kommt wohl, dass eine Heilung durch göttliche Vorsehung und Auserwähltheit dem Herrscher eine Sonderstellung im sozialen Gefüge zubilligte, wie Müller zeigte. Das lässt sich aber wiederum im Fall Gottfrieds nicht ohne Weiteres auf den täglichen Hof übertragen, da mehrfache wundersame Heilungen das Alleinstellungsmerkmal des

Herrschers als göttlich Auserwählten konterkariert und unterminiert hätten. Vor diesem Hintergrund erscheint es sinnhaft, wenn Gottfried in einer panegyrischen Schrift das Besondere lediglich dem Besonderen zukommen lässt. Mit einiger Vorsicht zeigen sich hier medizinethische Implikationen des Hochmittelalters, nach denen der Herrscher die Behandlung Erkrankter nicht einfach verfügen konnte, wenn die Ärzte diesen eine schlechte Prognose diagnostiziert hatten, da der gottunmittelbare Herrscher das Gottesurteil der Verworfenheit der Betroffenen anzuerkennen hatte. Ein gegenteiliges Handeln und Anweisen durch Friederich I. wäre unter den Verdacht des Hochmuts geraten und hätte wiederum das Ansehen des Herrschers beschädigt.

Ereignisgeschichtlich ließ sich gerade an der Überlieferung der mannigfaltigen Symptome aus dem Lager zeigen, dass Barbarossas Entscheidung, die Schwerkranken zurückzulassen, keine leichtfertige Handlungsoption im Rahmen einer herrscherlichen Gewalt bildete, sondern dass nach zeitgenössischer medizinischer Auffassung nach alles getan werden sollte, um den Erkrankten zu helfen. Erst, als prognostisch keine Aussicht mehr bestand, medizinisch sinnvoll eingreifen zu können, und die Erkrankten als von Gott Gestrafte erschienen, denen kein Arzt mehr helfen konnte, unterwarf sich Barbarossa dem göttlichen Urteil über die Betroffenen und ließ das Lager abbrechen, wie es sich einem gottunmittelbaren Herrscher geziemte, der dem göttlichen Urteil nichts entgegenzusetzen hatte, da, so auch Gottfrieds Verständnis, Gott die einzige Macht war, die juristisch über dem Kaiser stand. Vor allem dieses göttliche Urteil scheint in den späteren militärischen Situationen der Katalysator dafür gewesen zu sein, dass diejenigen Erkrankten, die vom Kaiser mittransportiert und nicht zurückgelassen wurden, das Schwert wieder in die Hand nahmen, ihren physischen Zustand vernachlässigend, da auch Schlachten als Gottesurteil galten und so mancher wohl vermeinte, sich an der Seite Barbarossas bei Gott als auf der richtigen Seite stehend beweisen zu können, um das Urteil des Herrn eventuell auf dem Schlachtfeld göttlich revidieren lassen zu können.

Ein weiterer Erkenntnisgewinn der Arbeit besteht in einer neuen Datierung des Krankheitsausbruchs, die nach Herde, der dem Lodeser Anonymus folgte, auf den 2. August datiert wurde, an dem zeitgleich ein Starkregen über Rom stattgefunden haben soll, der die hygienischen Bedingungen im Lager so weit destabilisierte, dass die Ruhr ausgebrochen sein soll. Es konnte gezeigt werden, dass auch Gottfried von Viterbo, verklausuliert durch astronomische Angaben wie den heliakischen Aufgang des Hundssterns und dem Eintritt der Sonne in den Löwen, den Ausbruch der Krankheit datierte – und zwar auf den Morgen des 1. Augusts 1167, was eindeutig vor der kaiserlichen Krönung in Alt St. Peter und dem Regen lag. Gottfried wollte damit wohl wiederum ausdrücken, dass der Ausbruch keinesfalls die göttliche Strafe und Folge für das Einsetzen und die liturgischen Handlungen Paschalis' III. als Gegenpapst zu Alexander III. gewesen sein könne. Es ist möglich, dass die leicht voneinander abweichenden Überlieferungen der Datierungen durch die beiden Augenzeugen und Magnus von Reichersberg am unterschiedlichen Wahrnehmungshorizont der Autoren in einem solch großen Lager liegen.

Darüber hinaus musste die Annahme Herdes, bei den überlieferten Zeitpunkten von Regenguss und Krankheitsausbruch würden die Inkubationszeit markiert werden, korrigiert werden, da der Infektionszeitpunkt aus den gemachten Angaben keinesfalls abzuleiten ist, da vor allem frühere Symptome möglicher Erkrankungen keinen Eingang in die Überlieferung gefunden haben müssen. Zudem muss die Annahme, es gäbe eine Kausalität zwischen den meteorologischen Bedingungen und dem Ausbruch, durch die neue Datierung als Zirkelschluss zurückgewiesen werden muss.

Anhand der veränderten Parameter, die sowohl eine angebliche Inkubationszeit als auch Gestank als Ausdruck von Fäkalgeruch, sowie die zu wenig spezifische Kakosmie Gottfrieds konkludent ausschlossen, wurde sodann die epidemiologische Studie revidiert. Dabei fanden aber, anders als in der Vorgängerstudie, auch die vom Lodeser Anonymus überlieferten Symptome wie massenhafter Haarausfall und die Rekonvaleszenzzeit Eingang in die Untersuchung. Der Erkenntnisgewinn dieses Analyseteils mündet dabei keinesfalls in der Erstellung einer erneuten retrospektiven Diagnose, sondern zeigt auf, dass die Schnittmengen der historischen Symptome mit denen der bislang angenommenen Erkrankung Ruhr kaum vorhanden sind, da die in den Quellen erwähnte, monatelange Rekonvaleszenz und der Haarausfall keine typischen historischen Ruhrsymptome darstellen, während es eine breite Schnittmenge mit den Symptomen der uns heute als Typhus und Fleckfieber bekannten Erkrankungen gibt, die sich aber ohne bakterielle Untersuchungen nicht scheiden lassen – und auch vor der Einführung der Bakteriologie und Infektiologie ärztlicherseits kaum differenziert werden konnten.

Eine weitere Falsifizierung der Vorgängerstudie besteht darin, aufzuzeigen, dass Herdes Annahme, bei den in den Quellen überlieferten Wunden habe es sich um aufgekratzte Mückenstiche und daher um Malaria, Kampfwunden oder Wundfieber als Begleiterkrankungen zur Ruhr gehandelt, ebenfalls zurückzuweisen ist. Dies ist darin begründet, dass vor der Behandlungsmöglichkeit gastrointestinaler Erkrankungen mit Antibiotika durchweg die Möglichkeit bestand, bei Typhus und Fleckfieber auch an Hauterkrankungen wie Roseolen und punktuellen Wunden (Fleckfieberexanthem) zu leiden, die Begleitsymptome der beiden Erkrankungen darstellten, die bei voller Ausprägung der Krankheiten auftraten und sich in den Lehrbüchern unserer Zeit nicht mehr finden lassen.

Es kann hierbei dem Analysekapitel zum Gedicht Gottfrieds vorweggenommen werden, dass abseits einer retrospektiven Diagnose die historische Erkrankung anhand der bei Gottfried von Viterbo überlieferten Symptome identifiziert werden konnte, bei der es sich um ein sogenanntes Brennfieber (*Causon*) handelte, einer Fieberform, die in der Salernitanischen Fieberlehre regelhaft war, die Gottfried bekannt war und deren Symptome sich mit denen bei ihm erwähnten vollends decken, was einen weiteren Erkenntnisgewinn dieser Arbeit darstellt. Dies ist von Relevanz, weil in einem hochpolitischen und moraltheologischen Diskurs hier die Lehren Salernitaner Mediziner als Argumente und Belege seitens eines Mitglieds des täglichen Kaiserhofes des 12. Jahrhunderts angeführt werden, die zeigen, dass, anders als Schütte es in der sich ausbildenden Hegemonie der universitär ausgebildeten Ärzte des Spätmittelalters und der Frühen Neuzeit aufzeigen konnte, die Autorität des Medicus gleichberechtigt neben theologischen Argumenten angeführt wird. Damit kann angenommen werden, dass die Salernitaner und ihre Lehre nicht mit Laienärzten oder klösterlich ausgebildeten Medizinexperten in ihrer medikalen Vorrangstellung konkurrieren mussten, um als Autorität zu gelten.

Die historiographische Bewältigung von Krankheit im 12. Jahrhundert

Erzählfunktionen meteorologischer Phänomene

Der zweite Teil der Arbeit widmete sich im ersten Analysekapitel den meteorologischen Phänomenen, die in der Quantität der Quellen weit über die bislang behandelten Wetterphänomene des Regens hinausgehen und auch gegenteilige Wetterlagen argumentativ ins Feld führen. In der Forschung ist bekannt, dass Wetterlagen politische Veränderungen signalisieren können, während für Wozniak die empirische Dokumentation, das Anzeigen einer göttlichen Strafe sowie die metaphorische Nutzung im Vordergrund stehen. Es zeigte sich, dass die Abgrenzung der Erzählfunktion nicht immer eindeutig zu bestimmen ist. Bezüglich der Überlieferung des Lodeser Anonymus, dessen Regenguss bislang immer als Empirie gedeutet wurde, konnte jedoch gezeigt werden, dass seine Erzählweise von Regen sich an denen Otto und Acerbus' Morena zu orientieren scheint, bei deren Narration Regen immer politische Veränderungen, die den Kaiser betreffen, auch vorzeichenhaft akzentuieren. Darüber hinaus verflocht der Lodeser bei seiner Erzählung über einen plötzlichen Regenguss eine Stelle aus dem ersten Korintherbrief (die er im Lateinischen anders zitiert als Otto Morena). Dieses Zitat adressiert die Zerrissenheit der korinthischen Gemeinde und ahmt für seine Erzählung zum einen das Schisma nach, zum anderen adressiert er somit die Hoffnung auf Auferstehung der durch die Erkrankung Umgekommenen, wenn sie, wie er beispielsweise Acerbus beschreibt, gerechte Menschen waren und über Führungsqualitäten verfügten. Adressiert wird *avant la lettre* auch der Gehorsam, den Acerbus dem Kaiser schuldete, auch wenn er damit gegen Gott gezwungen war, gegen Gott zu handeln, wobei sich Kaiserkritik und Führungsqualitäten des Acerbus narrativ verflechten. Das Wetter hat demnach beim Anonymus die Funktion, die Umgekommenen als Gruppe, die moraltheologisch durch die Krankheit bereits von den Überlebenden als Verworfene geschieden wurden, in sich nochmals zu differenzieren, um ein *Outgrouping* zugunsten Acerbus zu vollziehen, den der Anonymus von den Verdammten durch eine soziale Distinktion ausgenommen wissen will. Diese narrative Funktion zu meteorologischen Phänomenen, die eine soziale Statusänderung in sich birgt, geht über die bislang bekannten Funktionen hinaus. Ist sie doch durch ihre eschatologische Stoßrichtung nicht allein politisch zu betrachten, was auch eine Metaphorik übersteigt und einer Gottesstrafe demnach durch die postmortale und auf die ferne Zukunft des Jüngsten Gerichtes ausgerichtete Hoffnung der Auferstehung des Protagonisten auch nahezu widerspricht.

Erzählfunktionen meteorologischer Phänomene

Ereignisgeschichtlich deutet sich hierbei eine signifikant durchlebte Heterogenität im kaiserlichen Lager an, die auf Konflikte verweist, die ihre Wurzel in der Frage haben könnten, ob die Krankheit auf das Einsetzen des Papstes und das Vertreiben Alexanders III. zurückzuführen sei – eine Andeutung, die sich auch in den Annalen Genuas finden lässt, die den mangelnden Gehorsam des Trosses erwähnen. Diese Heterogenität ist gegebenenfalls nicht allein der moraltheologischen Deutung durch die Mitglieder des Trosses vor Ort geschuldet, sondern kann auch krankheitsspezifischen Symptomen (sowohl Typhus als auch Fleckfieber gingen medizinhistorisch dereinst mit psychischen Ausnahmezuständen und Halluzinationen einher) geschuldet gewesen sein.

Dass eine Abgrenzung zwischen den einzelnen, von Wozinak aufgeführten Erzählfunktionen meteorologischer Ereignisse nicht immer axiomatisch gegeben ist, zeigt die Annalistik der Abtei Fossanova, die berichtet, dass die Kaiserlichen starben, weil der Sommer so heiß gewesen sei, es aber bei ihnen selbst vom 25. Juli bis zum 9. November 1167 oftmals geregnet habe. Was sich, vor allem durch die Preisgabe detaillierter Datumsangaben, wie eine empirische Niederschrift liest, die durch den Bau der Klosterkirche und die zu bestellenden Ländereien der Zisterze durchaus ihre annalistische Berechtigung hätte, ist gleichsam mit einer Gottesstrafe sowie einer ausgefeilten Metaphorik verwoben. Bilden doch die beiden Wetterfronten metaphorisch auch das Schisma, das überdies deutlich in den Annalen Erwähnung findet, nach, wobei die zisterziensische Oboedienz des Ordens zugunsten Alexanders III. bekannt ist, und war doch Regen in der Mentalität der Zisterzienser geeignet, eine moralische Exegese aufzuzeigen, bei der Regen für das Leben an sich steht – die Hitze der Sonne demnach für das Gegenteil. Ausdeutung von Krankheit, auch mit dem meteorologischen Motiv, fand demzufolge nicht allein vor dem Hintergrund der eigenen Oboedienz statt, sondern konnte sich mit der eigenen Mentalität verwoben ausdrücken. Die Distinktion zwischen den (rechtgläubig) Lebenden und den (schismatisch) Toten hat auch hier die Funktion eines *Outgroupings*, in dem Fall derer, die durch die Krankheit starben. Wenngleich hier Empirie, Gottesstrafe und Metaphorik verwoben sind, steht im zeitgenössischen Kontext aber die durch das Wetter ausgedrückte soziale Funktion und Distinktion der Erzählweise durch die Meteorologie im Vordergrund, die, wie bereits ausgeführt, bislang in den Erzählfunktionen keine Berücksichtigung fand.

Neben den bislang erwähnten Erzählfunktionen, die Meteorologie nutzen, um soziale Distinktion zu betreiben, gibt es aber auch Variationen der eher klassisch zu nennenden Funktion, bei der, im Sinne Jankrifts,

Herrschereigenschaften für das Auftreten von Unglück und Seuchen verantwortlich gemacht werden. Die Abtei Saint Germain bei Paris verwebt dabei biblische Exegese und Metaphorik, wobei die von Gott geschickte verderbliche Luft und der glühende Feuerregen zu Kennzeichen seiner Strafe werden. Der himmlische Feuerregen, der in der Bibel Erwähnung beim Untergang Sodoms findet, markiert hier den ruchlosen und grausamen Herrscher, der in Barbarossa gesehen, durch Gott entmachtet und seines Gefolges entledigt wird, was den Ehrverlust des Herrschers zeitgleich kennzeichnet.

Doch nicht allein die Gegner Barbarossas bedienten sich der Erzählfunktionen des Wetters, sondern auch die prokaiserliche Partei, die zu erklären suchte, weshalb der Kaiser überlebte. Darüber hinaus wurde von ihr das Wetter im Sinne einer Kulisse instrumentalisiert, um Herrschereigenschaften in sozialer Distinktion vergleichend heranzuziehen. Die in Geschichtsdarstellungen so oft erwähnte Erzählung des Lambertus Waterlos, nach der Römer den Kaiser vor einem lebensbedrohlichen, hässlichen und abscheulichen Nebel gewarnt hätten, wurde bislang miasmentheoretisch interpretiert. Doch während der Kaiser vor dem Nebel auf den Berg flieht, trifft sein Berater, der Erzbischof Rainald von Dassel, nach Lambertus die Entscheidung, im Tal zu bleiben, was als unklug angesehen wird. Das Wetter dient hier lediglich als Kulisse, vor deren Hintergrund der Chronist die Weisheit des Kaisers und das unkluge Handeln des Erzbischofs distinguierend kontrastiert, und die Kardinaltugend der Weisheit damit unmittelbar berührt, an der es dem Erzbischof mangelt, während der Kaiser sie innehat. Ein Argument, das auch die lediglich fragmentarisch erhaltene Fuldaer Chronik bemüht. Als grausame Folge sterben laut dem Chronisten aus Cambrai 7.000 Mann aus dem erzbischöflichen Gefolge. Neben der sozialen Distinktion wird demnach auch hier das *Outgrouping* deutlich, das hier Rainald von Dassel wiederum aus der Gruppe der am eigenen Tod Unschuldigen ausnimmt, die dem Erzbischof Gefolgschaft zu leisten hatten. Den Kaiser als klug und umsichtig darzustellen, geschieht also vor dem eigenen politischen Hintergrund und beruht offenbar auf eigenen politischen Erfahrungen des Chronisten, der im Jahr des Krankheitsausbruchs das besonnene und umsichtige Handeln des Kaisers bei einer schismatischen Bischofswahl wahrnehmen konnte.

Daneben konnte gezeigt werden, dass Lambertus Waterlos' Erzählung der Ereignisse nicht auf reine Fiktion, sondern auf dem medizinischen Wissen seiner Zeit gründete, das er entweder aus Isidor von Sevillas *De natura rerum* entnehmen konnte oder bei Honorius Augustodunenis in dessen Werk *De imagine mundi* finden und um dessen Krankheitsvorstellung der geotopographischen Noxen herum konstruieren konnte.

Diese geotopographischen Noxen, basierend auf Honorius Augustodunensis' Werk *De philosophia libri quatuor*, bei der die Sommerhitze des Südens eine naturgegebene Gefahrenquelle für Krankheiten darstellt, werden auch als Agens zum Ausbruch in den Annalen von Pöhlde bemüht. *En passant* wird hierbei die Herrschaftspraxis angeführt, die eine Kritik an den Herrschereigenschaften ausschließt, da es zu den Aufgaben des Kaisers gehörte, sich zu seiner Krönung nach Rom zu begeben und der Weg demnach gemeinhin als gefahrvoll erklärt werden kann.

Kosmologisch und kosmogonisch argumentiert man im Regensburger Supplement, in denen ein Blutmond sich vorzeichenhaft fünf Jahre vor dem tragischen Ereignis zeigt. Zu den Opfern, die nicht namentlich genannt wurden, sondern lediglich den sozialen Status der Söhne ihrer Väter zugebilligt bekamen, gehörte der Regensburger Bischof Eberhard, dessen Nachfolger proalexandrinisch gesinnt war, woraus zu schließen ist, dass der Blutmond hier als Omen eingesetzt wird, das dem Glück, durch den Tod Eberhards eben diesen proalexandrinischen Bischof erwählen zu können, als Erzählfunktion zugeordnet werden kann.

Insgesamt kann anhand der Quellen, die die Krankheit vor dem meteorologischen Motiv erzählen, betont werden, dass, wie es aus der mittelalterlichen Vorstellung der Medizin bekannt war, Krankheit und Tod zwar den Einzelnen betreffen, das Phänomen Krankheit aber vor dem Hintergrund der hierarchischen Abhängigkeit des Betroffenen und seiner Einbindung in die Gemeinschaft erzählt und diese Faktoren in der zeitgenössischen Deutung berücksichtigt wurden. Erst diese hierarchische Einbettung in eine Gruppe ermöglichte die narrative Konstruktion eines krankheitsbedingten Großereignisses, was ebenfalls einen Erkenntnisgewinn dieser Arbeit darstellt.

S. Maria in Turri: Die weltliche Aneignung des sakralen Raumes

Wurde in der bisherigen Forschung der Ausbruch der Erkrankung auch und im Wesentlichen der Zerstörung S. Maria in Turris durch die Kaiserlichen und dem Einsetzen des Paschalis' III. ereignisgeschichtlich zugeschrieben, blieb die Frage nach den symboltheologischen Ausdeutungen der Überlieferungen abseits eines allgemeinen, wenngleich schwerwiegenden, Sakrilegs offen. Kirchen kommt in dieser Hinsicht ein maßgeblicher Symbolgehalt zu, denn sie sind mehr als Orte kultisch-religiöser Handlungen und maßgebliche soziale Räume der Wahrnehmung, in denen sich auch die sozialen Beziehungen zwischen dem Profanen und dem Sakralen darstellen, ausdrücken und als solche wahrgenommen werden. Das muss umso mehr für die Kirche des Apostels in Rom angenommen werden muss, die als Raum der Repräsentations- und Aneignungsformen in diesem Spannungsfeld angesehen werden kann und muss. Als erheblich für die Verhandlung der Frage nach der Aneignung des sakralen Raums durch die Kaiserlichen erweist sich dabei die ehemalige Architektur des Gesamtkomplexes Alt St. Peters. Die Kirche war als architektonisches Gesamtgefüge nicht auf die Basilika beschränkt war, sondern hatte einen vorgelagerten Narthex hatte, an dessen vier Ecken sich kleine Oratorien befanden, sodass eine territoriale Abgrenzung zwischen dem sakralen Raum und dem profanen Raum durch den Säulenumgang als fluide und nicht exakt bestimmbar bezeichnet werden kann.

Ereignisgeschichtlich ist bekannt, dass bei den Kämpfen um Rom die Kaiserlichen die Türflügel des Oratoriums S. Maria in Turri in Brand setzten, um sich Zugang zu den sich dort verschanzenden Gegnern verschaffen zu können, wobei der außerordentliche Symbolgehalt des Oratoriums bislang unbeachtet blieb. War doch S. Maria in Turri tief mit dem Kaisertum per se verwoben, da die kleine Kirche als Krönungsoratorium diente, die eine wichtige Funktion beim Krönungszeremoniell innehatte, da der Papst den zum Kaiser zu krönenden König von dort zur Basilika geleitete, nachdem dem König die Krönungsgewänder angezogen worden waren, und der Papst den Fidelitätseid geschworen hatte. Die Zerstörung des Krönungsoratoriums, die ausgerechnet unter dem Befehl des Verteidiger des Glaubens und der Kirche als solche stattgefunden hatte, war zeitgenössisch also weit mehr als ein bereits an sich schwerwiegendes Sakrileg und bellizistisches Verbrechen. Das Tun der Kaiserlichen konnte als willentliches Zerstören und symbolisches Entleeren des Krönungsoratoriums und somit als endgültiges Erheben des weltlichen Schwertes über das Geistliche gedeutet werden, und gleichsam als das Vernichten und Herabwürdigen des tradierten Rituals, als das Aufladen der kaiserlichen Majestas über die Gleichrangigkeit der beiden Schwerter hinaus. Diese Interpretation lag umso näher, als Barbarossa seit dem Hoftag von Besançon (1157) politisch immer wieder deutlich gemacht hatte, dass die Kaiserkrone durch die Wahl der Fürsten als von Gott verliehen und eben nicht vom Papst empfangen angesehen wurde.

Vor allem die durch die Fluidität der Architektur nicht vorhandene Demarkationslinie zwischen dem Sakralen und dem Profanen wird dabei in den Überlieferungen, wie bei Magister Tolosanus, narrativ überwunden, indem der Autor einen von Gott gesandten Nebel den Kirchenkomplex symbolisch ausräuchern und vom weltlichen Kaiser und seinem Gefolge durch die miasmentheoretische göttlich gesandte Krankheit reinigen lässt. Vor allem, wenn Nebel, wie in Reinhardsbrunn, als übelriechend dargestellt wird, impliziert diese Form der Beschreibung auch eine sinnesgeschichtlich mögliche Einordnung durch die zeitgenössischen Rezipienten in Gut und Böse, da Gestank das Bösartige markiert.

Auch Kardinal Boso überwindet in seinem Testimonium die Fluidität des symbolisch aufgeladenen Geländes, indem seine Krankheitsvorstellungen die göttliche in das Heer geschleuderte Antwort auf die Wurfgeschosse des Kaisers symbolisieren, also einen bellizistischen Tun-Ergehen-Zusammenhang konstruiert, der noch dazu in einer Umkehr der Schöpfungsgeschichte nach sieben Tagen das Heer in die Verdammnis stürzt.

Dabei sind es vor allem die durch Paschalis III. in Alt St. Peter ausgeübten liturgischen Handlungen, die bis hin in die insulare Überlieferung hinein immer wieder als Argument für die Unrechtmäßigkeit seines Papsttums ins Feld geführt werden, wobei die Profanität im Sakralen, also das Handeln eines Weltlichen im Heiligsten, die Krankheit als göttlichen Zorn heraufbeschwört, nachdem sogar die eigentlich unzweifelhafte Kardinalswürde dem die vermeintlich Altäre zerstörenden Gegenspieler Alexanders III. abgesprochen wurde.

Es ist auffällig und ein weiterer Erkenntnisgewinn dieser Arbeit, dass mit der Zerstörung der Marienkirche und der narrativen Erweiterung dieser auf die Basilika des Apostelfürsten zwar Heilige ins Feld geführt werden, deren Vermittlerrolle in Bezug auf Krankheiten aber niemals zutage tritt. Es ist nirgendwo in den Quellen angeführt, dass es sich bei der Erkrankung um ein von den Heiligen vermitteltes Strafwunder gehandelt habe, sondern ausnahmslos um die Rache und den Zorn Gottes, der in allen kontrakaiserlichen

Bewältigungsstrategien dieser Art auf die erfolgte Entehrung Mariens und Peters reagiert. Dies soll sicherlich einerseits die Intensität der Erkrankung samt ihrer Todesfolgen unterstreichen, verweist andererseits aber auch auf die hierarchische Beziehung zwischen Gott und dem Apostel und implizit auch auf die Schutzfunktion Gottes als mächtigster männlicher Herrscher gegenüber der weiblichen Gottesmutter, deren Entehrung er, sie beschützend, ahndet, was eine eher atypische Narration von Krankheit darstellt, da Heilige durchaus selbst Krankheit strafend aussenden aber auch deren Heilung vermitteln konnten. Vielleicht ist auch in diesem Zusammenhang, mit Ausnahme bei Gottfried von Viterbo, wie noch gezeigt werden wird, das Fehlen jedweder caritativer Motive zu sehen, die der christlichen Tugend des Mitfühlens gegenüber den Opfern der Erkrankung auch nur den geringsten Raum geben würden. Das erstaunt angesichts der moraltheologischen Perspektive der Zeitgenossen auf das Geschehen einigermaßen, da deren *Christianitas* anhand des Fehlens jedweden Mitgefühls und durch das auf die Verurteilung beschränkte Bewältigen des Ereignisses fokussierte Erzählweise eine rein negativ emotionale Rahmung erfährt, die im Kontext der Zeit selbst pejorative Angriffsfläche im Diskurs bot. Doch zurück zu den Toren des Krönungsoratoriums.

Vor allem das durch die Kaiserlichen erfolgte Zerstören einer Kirchentür war nach zeitgenössischem Wissen dazu geeignet, pejorativ eingesetzt zu werden, um Barbarossas Gefolge die *Christianitas* per se abzusprechen und sie als blasphemische Häretiker zu rahmen. Eine Kirchentür war sowohl Ort der göttlichen Gerichtsbarkeit, stand aber auch symboltheologisch für Christus selbst, den die Kaiserlichen durch das Einschlagen eben dieser Kirchentür damit auch körperlich verletzen. Das konnte als Zerstörung der Kirche per se, aber auch als der Versuch gedeutet werden, Pseudo-Reliquien in Form von Türspänen zu translatieren und somit Handlungen darstellen, die die Krankheit als Tun-Ergehen-Zusammenhang infolge schwerwiegender Glaubensirrungen geradezu herausforderten.

Die vom Kaiser angeordnete Gewalt gegen die Kirche, die teilweise in den kontrakaiserlichen Überlieferungen auch onomatopoetisch Verachtung durch das Speien von Lauten erfährt, was einer Emotionalisierung der Rezipienten dient, gerät zu einem Angriff gegen die Kirche an sich, was das Handeln des Kaisers und dessen Stellung maximal delegitimiert.

Dass all diese zeitgenössischen Anwürfe in der Nähe des Kaisers wohl bekannt gewesen sein müssen, zeigen die argumentativ eher schwachen Historiographien, die Friedrich I. zu verteidigen suchen, indem sie anführen, das Gebiet innerhalb der Säulenhalle selbst sei keinesfalls als sakrales Territorium zu betrachten. Sie berufen sich auf die von ihnen angeführten Herrschertugenden des Kaisers, die sie der Mäßigung zuordnen, da der Kaiser ja die Kirche nicht habe zerstören lassen, und wollen demnach eine Gottesstrafe demnach, die auf Zorn oder Rache gegründet sei, ausschließen.

Insgesamt ist zu bemerken, dass Krankheit vor dem Motiv der Kirchenzerstörung als Tun-Ergehen-Zusammenhang erzählt wird, der Krankheit zur Folge hat, aber seine Stoßrichtung nicht im Sakrileg der Zerstörung einer Kirche allein hat, sondern metaphorisch zur Zerstörung der Kirche durch Nichtchristen per se, Blasphemie betreibende Menschen und Irrglauben erhöht wird. Aus der Schwere und Intensität der Krankheit wird in der Rückschau ein entsprechend schweres moraltheologisches Verbrechen konstruiert, das, zusätzlich noch durch das Evozieren von Abscheu und Ekelgefühlen emotional aufgeladen, auf die Lebenden, vor allem den Kaiser, übertragen wird. Hier wird Krankheit demnach nicht allein als Krankheit erzählt, sondern politisch in der aktuellen Situation instrumentalisiert.

Zum Zusammenhang von Krieg und Krankheit

Krieg und Krankheit wurden seit der Antike als miteinander einhergehende, kriegsbedingte Phänomene betrachtet, wobei im antiken Kontext Krankheit auch als sich auf das Kriegsgeschehen auswirkender Einfluss verstanden wurde. Gemeinsame Wurzeln haben die beiden Phänomene Krankheit und Krieg – beziehungsweise das Versterben an einem von beiden Phänomenen – in der zeitgenössischen Vorstellung vom Gottesurteil, da göttliches Eingreifen, sowohl in militärischen Auseinandersetzungen als auch im individuellen Heilungsverlauf, mit dem zeichenhaften Willen Gottes und dessen strafender Funktion konnotiert war. Das Urteil Gottes war auch unmittelbar nach der Schlacht nicht gesprochen, vor allem, wenn kein eindeutiger Sieger auszumachen war, sondern bedurfte der Deutung der Zeitgenossen.

Anders, als in den traditionellen Körpervorstellungen, die die Physis des Herrschers mit dessen Legitimation und herrscherlicher Gerechtigkeit verbanden, steht bei den Ereignissen im Jahr 1167 im Vordergrund, dass die herrscherliche Physis, Friedrichs I. Gesundheit und Unversehrtheit in der öffentlichen Wahrnehmung in der Herrscherkritik keine Rolle spielten, sein Überleben und seine Gesundheit, völlig atypisch, für dessen Gegner kein prokaiserliches Argument boten, was zu den grundsätzlichen Erkenntnisgewinnen der Arbeit gehört. Dazu gehört ebenfalls die Strategie, Krankheit und Herrschaft zu narrativ zu verweben, wobei die Person des Kaisers, also Friedrich I. Barbarossa, nicht die in ihrer Gesamtheit ungerechte Herrschaft ausübende Majestas abbildet, die als ungeeigneter Herrscher, wie Jankrift zeigte, durch deren Handlung die Natur herausfordert und Krieg, Hunger und Seuchen nach sich zieht. Im Gegenteil fokussieren vor allem die Gegner Barbarossas eher die Ungerechtigkeit der Kriegsführung und das Brechen der Kriegsethik seitens des Kaisers, um die Krankheit in seinem Heer zu bewältigen, während seine Gesamtherrschaft innerhalb dieser Motivik, die das Kriegsrecht bemüht nicht generell infrage gestellt zu werden scheint.

Standen in der bisher ausgeführten Motivik der Bewältigungsstrategien immer prokaiserliche Überlieferungen gegen die seiner Gegner, zeigt sich beim Zusammenhang von Kriegsführung und Krankheit eine weitere Ausnahme: Es sind nicht zwei sich diametral gegenüberstehende Argumentationskategorien, sondern drei grundsätzliche Typen der Bewältigungsstrategien auszumachen. Allen dreien ist zu eigen, dass sie durch die Vorstellung von Tod infolge von Krankheit als Gottesurteil in erster Linie das Sterben in den Blick nehmen, das allerdings jeweils trotz des Kaisers, wegen des Kaisers oder gar durch den Kaiser in seinem Heer Einzug halten konnte. Dadurch wird deutlich, dass sich die Bewältigungsstrategien innerhalb der Kriegsmotivik deutlicher differenzieren lassen als bei den vorangegangenen Ausführungen.

Als von der Person und Majestas entkontextualisiertes Geschehen im Krieg stellt sich dabei diejenige Kategorie dar, die das Sterben als Ereignis erzählt, das trotz des Kaisers stattgefunden habe. Durch eine anderen Strategie wird aufgrund einer Handlung der kaiserlichen Majestät, die ein schuldhaftes Verhalten des Kaisers ausdrückt, sein Verletzen des Kriegsrechts aber nicht thematisiert oder angetastet, wegen des Kaisers gestorben. Die große Majorität der Überlieferungen bewältigt den Krankheitsausbruch jedoch zweifelsfrei als eine Gottesstrafe, der dem Bruch des Kriegsrechts durch den Herrscher vorausgegangen war oder bei der die Kriegsethik aus das Empfindlichste verletzt worden war. Dabei ist wesentlich, dass, anders als in der Forschung bereits bekannt, bereits zeitgenössisch als Siege für Barbarossa ausgedeutete militärische Auseinandersetzungen auch Dekaden später rückwirkend wieder zur Niederlagen umgedeutet werden konnten. Das Gottesurteil stellte also kein feststehendes Urteil dar, sondern konnte auch noch lange Zeit später der bereits ausgedeuteten und nun umgedeuteten göttlichen Revision unterliegen.

In den Aachener Annalen wird der Verlust an Menschenleben als dem Krieg geschuldet dargestellt und der Fokus der Opfer auf diejenigen aus der Stadt verengt, wird eine Krankheit gar nicht erst erwähnt. Ein Verschweigen von Krankheit, ungeachtet der Tatsache, dass der Herrscher gesund blieb, als gängige Bewältigungsstrategie, steht hier zunächst im Vordergrund-Verschwiegen wird aber auch die Niederlage einer kriegerischen Auseinandersetzung. Denn die Opferzahlen der Römer werden als sehr viel höher beziffert als die der Kaiserlichen. Krieg und Krankheit werden so implizit miteinander verborgen. Die anscheinend wenigen Toten, die zudem auch noch als zeitlich losgelöst von dem Ereignis auf das Jahr verteilt werden, bezeichnen eine Umdeutung der Sterbeart der Protagonisten weg von krankheitsbedingter Mortalität und hin zu einer bellizistischen und/oder der Vergänglichkeit als solcher immanenten Letalität. Sowohl das Umdeuten als auch das Verschweigen lassen die gottunmittelbare Majestas des Kaisers sowohl als verantwortlichen Herrscher als auch als Heerführer vollends unangetastet, der eben, trotz der Verluste an Menschenleben, ruhmreich nach Hause kehren kann. Auffällig wird jedoch, obwohl die kaiserliche Krönung in Rom Erwähnung findet, die Person Paschalis' III. außen vor gelassen wird, was strategisch auch das offene Eingreifen des Kaisers in die schismatische Situation verschleiert und somit die bislang in der Forschung angenommene Loyalität des Stifts zu Alexander III. perpetuiert.

Eine andere Bewältigungsstrategie, die anhand von symboltheologischen und körperhistorischen Argumenten die Herrschereigenschaften des Kaisers adressiert, lässt sich in den Annalen aus dem Kloster Egmond finden. Dabei wird vordergründig eine bereits bekannte Strategie, wie sie auch bei der Bewältigung von Kriegsniederlagen im Mittelalter zu finden ist, angewandt, bei der Schuld zunächst ausgeräumt und sogleich in viel größerem Umfang wieder eingeräumt wird. Zunächst betont der Annalist, dass das *ius in bello* kaiserlicherseits unverletzt geblieben sei, was die Funktion des Herrschers als Führer eines Kriegs unangetastet lässt. Schwerwiegender jedoch wiegt bei näherer Betrachtung das Argument des Egmonder, der Kaiser habe sowohl die Kirche als auch die Stadt und gar das gesamte Volk des Apostelfürsten und der der anderen Heiligen unehrenhaft behandelt. Adressiert wird hier die symbolische Person des Kaisers samt seines heiligen Körpers, der durch eine symboltheologische Fehlhandlung in seiner gottunmittelbaren Stellung die hierarchischen Eigenschaftsanforderungen der weltlich-göttlichen Beziehungsebene verletzt und somit die Strafe Gottes und der Heiligen für sein Gefolge nicht allein zu verantworten hat, sondern durch die göttliche Entfernung seines Gefolges auch seines symbolischen Körpers entledigt wird, da ein Herrscher ohne Gefolgschaft kein Herrscher ist und von der *gemina persona* lediglich der Mensch Friedrich *ex natura* übrigbleibt.

Diese Vorstellungen lassen sich auf Fürstenspiegel des Hohen Mittelalters zurückführen, bei der die Unabdingbarkeit des Herrschers der Ehrerweisung gegenüber Gott in geistiger und körperlicher Darbringung, wie sie beispielsweise bei Hélinand von Froidmont (1160–1230) und bei Gilbert von Tournai (1200–1284) ausgeführt werden. Sakrale Orte, Gegenstände und Personen mussten, diesen Fürstenspiegeln zufolge, sowohl durch physische als auch durch geistige Ehrerbietung als Ausdruck der eigenen Herrschervollkommenheit behandelt werden, was auch dazu diente, die eigene herrscherliche Person zu vervollkommnen. Ein Unterlassen dieser Praxis führe, diesen Fürstenspiegeln zufolge, zum Tod. Da die natürliche Person des Kaisers jedoch überlebt hatte, stirbt durch den Tod des kaiserlichen Gefolges hierbei gleichsam die symbolische Person des Herrschers.

Zunächst wäre zu vermuten, dass das Trennen von Herrscher und Gefolge durch den durch Krankheit erlittenen Tod des Trosses die von Spataro auf Schneidmüllers These der konsensualen Herrschaft beruhende Beschädigung des *honor imperii* berühre, bei der ein Herrscher ohne Gefolgschaft eben keinen Konsens seiner Herrschaft herbeiführen konnte. Bei näherer Betrachtung jedoch, vor allem aber auch, weil der Annalist die *Christianitas* des Gefolges als vorbildhaft darstellt, ist die Konstruktion des Egmonder Annalisten viel wirkmächtiger, da sie nicht auf den Konsens der Gefolgschaft abzielt. Im Sinn einer Theodizee ist es nicht der Konsens der Menschen, der hier fehlt, sondern, viel gravierender, es ist der Konsens Gottes zu Barbarossas Herrschaft, der dem Kaiser als gottunmittelbarem Herrscher durch Unvollkommenheit seiner Person und die Herrscherpflichten verletzendem Verhaltens hier abgesprochen wird und damit das größtmöglich vernichtende Urteil über die kaiserliche Legitimation darstellt.

Wie bereits ausgeführt, adressiert ein Großteil der Überlieferungen die Krankheit als Folge eines Tun-Ergehen-Zusammenhangs, der mit der zeitgenössischen Verletzung der Kriegsethik und des Kriegsrechts in Zusammenhang gebracht wird, das sich in der Ermächtigung zum Krieg (*ius ad bellum*) und der Verhältnismäßigkeit der dazu eingesetzten Mittel (*ius in bello*) teilte. Im Vordergrund stehen dabei immer wieder nicht allein das Sakrileg, Kirchen zerstört zu haben, sondern auch das Ermorden von Nichtkombattanten, das den göttlichen Zorn in Form von einer ausbrechenden Krankheit entfacht haben soll, wobei, wie in der Welfenchronik, das Auftreten einer Krankheit auch verschwiegen werden kann, um die Ehre Welfs VII. zu wahren.

Das Verhältnis zwischen dem Kaiser als Kriegsführer und den Umgekommenen, ihm aber Untergebenen, ist bei dieser Bewältigungsstrategie von Relevanz. Die Gehorsamkeitspflicht der Mitkämpfenden gegenüber dem Befehlshaber, wie sie im *Decretum Gratiani* von 1140 überliefert ist, war zwar bindend, allerdings war dem Vorgesetzten lediglich der Gehorsam geschuldet war, solange dessen Befehle nicht gegen Gottes Gebote verstießen. Die Verantwortlichkeit für alles, was in einer militärischen Auseinandersetzung geschah, lag jedoch stets beim obersten Befehlshaber, für die Einnahme Roms im Jahr 1167 also beim Kaiser Friedrich I. Diese Voraussetzungen bildeten im zeitgenössischen Kontext demnach einerseits ein breites argumentatives Einfallstor für eine Erklärung der Erkrankung und eine unmissverständliche Schuldzuweisung an den Kaiser, ließen andererseits aber auch, wie im Fall der Welfenchronik, eine unübersehbare argumentative und logische Lücke. Deutlich wird dies, weil die Bewältigungsstrategien einerseits vor dem Hintergrund der schismatischen Situation betrachtet werden müssen, andererseits aber auch immer die Frage offenblieb, weshalb man sich, wie Welf VII., nicht gegen den kaiserlichen Befehl gewandt hatte, wenn der Befehl Gottes Gebote missachtete – was diese Strategie, abseits von historiographischen Bewältigungsmustern, die Niederlagen bewältigen, vorerst unikal erscheinen lässt.

Sehr leicht ließen sich das Schisma und der Angriff des Kaisers auf Rom verweben, was aus proalexandrinischer Perspektive das Fehlen eines Kriegsgrunds darstellte und demnach den Ausbruch der Erkrankung als Ausdruck göttlichen Zorns hervorrufen musste. Vice versa legitimierte diese Logik jedoch auch Alexander III und wies Paschalis III. einen subalternen Platz in der päpstlichen Rangstreitigkeit zu, wobei dem Ereignis des Ausbruchs der Krankheit und dem Ausgang des Schismas kirchengeschichtlich bislang weniger Platz eingeräumt wurde, als es wohl beanspruchen kann, da die öffentliche Wahrnehmung keinesfalls davon unberührt geblieben sein kann.

Vermeintlich ereignisgeschichtlich verweben sich, wie bei Otto von St. Blasien, das Verletzen des Kriegsrechts, wenn Nichtkombattanten ermordet werden und die Kaiserlichen auch nach bereits erfolgtem Sieg noch weiterkämpfen, und somit morden, mit Körpermetaphern, die das Reich in seiner Gesamtheit adressieren. Das Gottesurteil in seiner ganzen Allmächtigkeit zeigt sich, wenn der Chronist den Protagonisten des Reichs in einer organischen Ordnung durch die Krankheit, und somit durch Gott, zunächst den Kopf und dann die Glieder abschlagen lässt, was sich mit der metaphorischen Vorstellung vom Körper des Reichs deckt, wie sie im zeitgenössischen Kontext im *Policraticus* Johannes von Salisbury (1115–1180) gezeigt werden, und gleichsam Gottes Überlegenheit und Allmacht ausdrücken. Den geschilderten militärischen Szenerien, die den Ausschlag zum Gegenschlag Gottes gegeben haben sollen und überdies sehr detailreich geschildert werden, ist ereignisgeschichtlich dabei mit Vorsicht zu begegnen, da sie wohl im Wesentlichen dazu dienen, die symboltheologische und juristisch-bellizistische Aufladung überhaupt erst zu ermöglichen und keinesfalls das Geschehen wiedergeben müssen, wie es vor Rom erlebt wurde. Dies berührt damit den Diskurs, inwieweit militärisch geschilderte Ereignisse, die Niederlagen deuten, überhaupt geeignet sind, den Hergang einer Schlacht wiederzugeben, da der Adressat die Deutung zweifelsfrei nachvollziehen können muss, was nur gegeben ist, wenn die Erzählung die Deutung unterstreicht.

Im Detail ist dabei die Möglichkeit einer vollständigen zeitlichen Entzerrung gegeben, wie bei Robert von Torigny (1100–1186), die das Deuten von Niederlagen im militärischen Kontext und die hier verschwiegene Krankheit völlig neu kontextualisiert. Während die anderen Berichte, und zwar im Einzelfall auch durch räumliche Entzerrung von Ursache und Wirkung, eine Kausalität zwischen dem kaiserlichen Angriff auf Rom und der Krankheit ins Feld führen, sind die Zerstörung von Kirchen und das Verletzen des *ius in bello* hier lediglich der Endpunkt, der das Fass zum Überlaufen bringt. Viel wesentlicher aber ist, dass durch den Abt auf dem Mont-Saint-Michel unter proalexandrinischer Oboedienz ein bereits allgemein als Sieg gedeuteter und anerkannter Ausgang eines militärischen Ereignisses, nämlich der Sieg Barbarossas über die langobardischen Städte und Mailand, nun theologisch retrospektiv zur Niederlage umgedeutet wird, was durch einen Zahlenvergleich belegt wird, nach dem für jede von Barbarossa zerstörter Stadt je 1.000 Mann aus seinem Gefolge sterben. Durch das Verschweigen einer Krankheit jedoch gerät somit das Sterben im Heer zu einer göttlich-militärischen Rache für bereits zurückliegende Ereignisse. Siege sind also auch nach der Deutung kein stabiler Zustand, sondern können auch Jahre nach dem bereits errungenen Sieg durch ein Gottesurteil revidiert werden. Dies berührt, so zeigen die Annalen aus Cremona, rückwirkend durchaus auch diejenigen, die auf der Seite des Kaisers standen und sogar mit ihm gekämpft hatten. Es mag wohl dem zeitlichen Abfassungskontext der Quelle geschuldet sein, dass der Friede von Venedig 1177 in die Geschichtsschreibung mithinein wirkte, und wiederum zu Umdeutungen führte, was sich an dem für diesen Zeitraum in die Annalistik eingeschoben Insert aufzeigen lässt.

Insgesamt lässt sich zu den Verflechtungen von Krieg und Krankheit sagen, dass deren Nutzung als Bewältigungsstrategie äußerst vielschichtig ist. Das lässt sich einerseits auf das bestehende Kriegsrecht, andererseits aber auch auf die Möglichkeit zurückführen, vermittels diesem Motiv die verschiedenen Herrscherfunktionen adressieren zu können. Da das Sterben im Gefolge des Kaisers so unermesslich groß schien, war es geeignet, als unermesslich große Strafe für eine unerhörte Ungerechtigkeit und Injurie gegen Gott herzuhalten, bei denen sich ein Tun-Ergehen-Zusammenhang zeitgenössisch geradezu aufdrängte, da sich beide Phänomene problem- und nahtlos logisch ineinanderfügen ließen, sieht man von der Lücke, die die Gehorsamkeitspflicht der Untergebenen offenlässt, ab. Dabei war es möglich, dem Kaiser insgesamt seine Herrschaftslegitimation abzusprechen, aber auch, sie unangetastet zu lassen und nur partiell dessen Eigenschaften als Befehlshaber zu adressieren. Dass dabei sowohl zeitgenössisch aktuelle politische als auch theologische, symboltheologische und juristische Verflechtungen zutage treten, deutet auf die Sorgfalt hin, mit der die historiographischen Bewältigungsstrategien konstruiert wurden, was deren ereignisgeschichtlichen Hintergrund grundsätzlich infrage stellt, aber unterstreicht, dass anhand historischer Vorstellung das Ziehen einer moralischen Lehre aus den Ereignissen als wesentlich erachtet wurde. Anders als bereits bekannt, führt hier oftmals nicht ein ungerechter Herrscher zu Seuchen und Krieg, sondern durchaus auch eine ungerechte Kriegsführung, durch einen sonst legitimen Herrscher zu Seuchen. Wird der Tod durch Schlachten dabei im Allgemeinen als dem Krieg geschuldet akzeptiert, kann der Herrscher durch den Tod der Seinen ebenfalls als symbolischer Körper sterben, physisch aber weiterleben und in einer illegitimen Herrschaftsausübung, der der göttliche Konsens fehlt, als folglich Usurpator des Reichs weiterbestehen.

Honor imperii und Krankheit

Während das Infragestellen und Aberkennen des göttlichen Konsenses zur kaiserlichen Herrschaft und somit der Verlust des symbolischen Herrscherkörpers, der *gemina persona*, sich auf die nicht sichtbaren Herrschereigenschaften und -pflichten stützt, berührt die Sichtbarkeit der Dezimierung des Heeres durch den Tod die physisch sichtbare Anhängerschaft des Reiches. Dies hat eine massive Statusveränderung im Gefüge des Reiches zur Folge, die sich mit dem *honor imperii* in Verbindung bringen lässt. Dieses Wegfallen der Ersten des Reiches, so Spataro, sei von Barbarossas Gegner als Schädigung der konsensualen Herrschaft gedeutet worden.

Der Begriff der Ehre des Reiches ist ein komplexer. Die Ehre war wesentlicher Bestandteil der symbolischen Kommunikation und bezog sich, so Görich, auch auf rein äußerlich gezeigte Anerkennung von Rang und Herrschaft des Kaisers. Die Ehre adressierte demnach nicht allein den Kaiser, sondern dachte das Gefüge der Adeligen, mit dem Kaiser an der Spitze, auch in Verhaltensnormen und Lebensformen. Anders als Spataro anführte, kann die Ehre des Reiches durch die Krankheit nicht nur im negativen Sinn beschädigt sein, sondern sogar als prokaiserliches Argument und Deutungshorizont der historiographischen Bewältigung dienen. Vor allen in den Herrschereinzügen, dem *adventus regis*, war die Sichtbarkeit von Kaiser und Gefolge gegeben und unabdingbare Voraussetzung zur öffentlichen Wahrnehmung, ja Pflicht des Herrschers. Dieser Pflicht kam Barbarossa, so der Annalist aus Lobbes, in einer dermaßen großen Pracht nach, dass Alexander III. allein im Angesicht solcher öffentlich zu Schau gestellten Macht- und Prachtentfaltung geflohen sei. Die Krankheit gerät, nachdem Paschalis III. die Kirche wiederhergestellt habe, zum Kollateralschaden, zum Preis, den sowohl die Römer als auch die Kaiserlichen zahlen, weil der Verteidiger des Glaubens, als der der Kaiser agiert, seine Pflicht tut.

Allerdings sind es vor allem die Gegner des Kaisers, die sein sichtbares Heimkommen mit zu wenigen Beteiligten adressieren und zum Argument erheben, die Ehre des Reiches sei beschädigt, wenngleich der Begriff *honor* in den Quellen nicht, bzw. unikal vorkommt. Heimlich gar, so die Annalen auf dem Disibodenberg, soll der Kaiser zurück ins Reich gekommen sein, was in der verminderten Sichtbarkeit des *adventus* gleichsam die Schmach für das Reich und den Kaiser ausdrückt. Allerdings, so zeigt sich gerade auf dem Disibodenberg, offenbart sich gerade bei dieser Argumentation der Quellen oftmals ein verborgener Tun-Ergehen-Zusammenhang, der mit der Krankheit selbst gar nicht in direktem Zusammenhang steht. Die Ausdeutung der Folge der Erkrankung als Schmälerung der Ehre des Reiches erfolgt nämlich in vielen Fällen nicht ohne den eigenen politischen Hintergrund und die damit einhergehende Lebenswirklichkeit und Erfahrung der Deutenden in diese Argumentation, die augenscheinlich in die Deutung vehement hineinspielen. So hatte das Kloster Disibodenberg nämlich durch Barbarossa kurz vor dessen vierten Italienzug im Jahr 1163 selbst einen deutlichen Ehr- und Ansehensverlust erlitten, als der Kaiser das Kloster Rupertsberg zum Reichskloster erhoben hatte, obwohl die Mönche des Klosters Disibodenberg die rechtliche Gewalt über den Rupertsberg jahrelang vehement gefordert hatten. Nahezu ähnlich einer historiographischen Rache für das durch den Kaiser erlittene Unrecht deutet sich so durch den Annalisten die Vorstellung einer Spiegelstrafe an, bei der der Schaden des ehedem klösterlichen Ehrverlustes sich in dem Verlust der Ehre des Reiches abbildet, was wiederum einen Tun-Ergehen-Zusammenhang darstellt, der aber mit dem originären Ereignis des Krankheitsausbruchs gar nicht in Zusammenhang steht.

Neben der demonstrativen Kenntlichmachung der Umgekommenen als Verworfene durch die Betonung auf einen unehrenhaften, weil plötzlichen Tod, der immer auch das Auseinanderbrechen des Gefüges implizit adressiert, das unter dem gemeinsamen Ehrbegriff stand, gerät aber nicht allein das Fehlen von Untergebenen zum Ehrproblem, sondern auch und gerade die Sichtbarkeit der Überlebenden.

Diese hatten, glaubt man dem Anonymus aus Lodi, durch die Krankheit massenhaft Haare verloren, was, dem zeitgenössischen Wissen nach, nicht nur ein deutliches Zeichen für fehlende Mannhaftigkeit durch zu wenig Körperwärme darstellte, sondern auch als göttliche Strafschur und Bußzeichen infolge eines durch Gott geahndeten Fehlverhaltens angesehen werden konnte. Haare symbolisierten darüber hinaus auch Rang und Status, sodass hier mit dem Beschreiben der barhäuptigen Überlebenden eine Abjektivierung der Überlebenden nach Kristeva stattfindet, die geeignet war, Ekel und Abscheu hervorzurufen, was umso mehr für diejenigen gegolten haben muss, denen die Betroffenen der Erkrankung nicht nur in Texten sondern gar persönlich vor Augen standen, was die Ehre des Reiches visuell ganz erheblich (aber nicht nachhaltig, die Haare wuchsen wohl wieder nach) schädigte.

Dies scheint nicht lediglich eine *ex post* konstruierte Begebenheit gewesen zu sein, sondern ein tatsächliches Problem auch schon auf dem Rückzug des Kaisers, wenn dieser das Reich mitsamt seinen Begleitern vertrat. Die bislang nicht in den Kanon der Quellen zu 1167 aufgenommenen *Annales Pisani*, in deren Anmerkungen sich die näher am Original zeigende Teiledition in *volgare* befindet, deutet sich an, dass die Gemeinschaft aus Fürsten und Kaiser durch die Krankheit Rainalds von Dassel und Friedrichs von Rothenburg um die Konsuln von Pisa und Lucca und anderer toskanischer Städte erweitert werden musste, um den Ausfall repräsentativ geeigneter Begleiter bei öffentlichen Auftritten des Kaisers zu ersetzen und sein Gefolge quantitativ zu komplettieren, damit die Ehre des Reiches in seiner Sichtbarkeit, Repräsentanz und Performanz nicht in Mitleidenschaft gezogen wurde. Daran zeigt sich, dass Friedrich I. durchaus ein deutliches Bewusstsein für das Aufrechterhalten der repräsentativen Pflichten in der dramatischen Situation hatte und der Herausforderung klug begegnete, indem er sozusagen mit den Konsuln der Städte auf eine Form der repräsentativen Reservebank des Reiches zurückgriff, die als Backup fungierten, um die Performanz der Repräsentation zu gewährleisten. Dieses Handeln zeigt aber auch, dass die durch ihr krankheitsbedingtes Aussehen stigmatisierten Mitglieder seines Beraterstammes bereits zu diesem Zeitpunkt, obwohl noch lebend und somit noch unter göttlicher Prüfung stehend, bereits repräsentativ für den Kaiser untragbar geworden waren.

Neben der Frage nach der Ehre des Reiches stand aber auch historiographisch und in der Beurteilung der Nachwelt die Ehre einzelner Protagonisten zur Debatte. Vor allem der Erzbischof Rainald von Dassel, der ehemalige Ratgeber des Kaisers, wurde schnell zum Sündenbock der Seuche erklärt, aufgrund seiner Position im Schisma zum Anstifter des gesamten Unheils, ja gar zum Unheil der ganzen Welt. Seine Gebeine wurden abgekocht und nach Köln überführt, was in der Insularen Überlieferung dahingehend umgedeutet wurde, dass die Gebeine des Erzbischofs als diejenigen der Heiligen Drei Könige ausgegeben wurden, was implizit wieder die Ehre und die *Christianitas* des Reiches adressiert. Ähnlich wie die Beurteilung der Situation auf dem Disibodenberg von der eigenen Lebenswirklichkeit mitbestimmt wurde, beeinflusste hier, in der Abtei Melrose, ebenfalls das unmittelbare klosterpolitische Leben die Perspektive auf die Ereignisse auf dem Kontinent. Der Abtei wurde zu dieser Zeit nämlich selbst vorgeworfen, unehrenhafte Reliquien zu präsentieren, worauf ein interner klosterpolitischer Streit entbrannte, sodass sich wohl auch hier das Unmittelbare auf die Ausdeutung der Situation im Reich ausgewirkt haben kann.

Die Ehre des Kölner Erzbischofs wird allerdings in den Quellen nicht nur angegriffen, sondern auch vehement verteidigt. Verklausuliert hinter Bibelzitaten werden dazu der Prager Bischof Daniel I. und Alexander von Lüttich als diejenigen dargestellt, die durch Gott sterben mussten, um die Glaubensordnung auf Erden wiederherstellen zu können. Die Darstellung einer überbordenden *mors pretiosa*, die Rainald von Dassel in der Kölner Königschronik zuteilwird, soll dessen rechtschaffenes und ehrenvolles Leben kontrastierend bezeugen und ihn zum Nachteil der beiden anderen Protagonisten von diesen outgroupen.

Dieses Aufteilen der eigentlichen Eigengruppe der Kaiserlichen in Gute und Schlechte, wie es nun bereits mehrfach in den Quellen vollzogen wird, verdeutlicht wieder, dass ein Bruch durch diese Gruppe gegangen sein muss, der auf eine Heterogenität innerhalb der Kaiserlichen schließen lässt, die bereits während des Italienzuges und während der Krankheit sich manifestierte und ausbildete, was sich später noch deutlicher zeigen wird.

Auch die Ehre Daniels I. von Prag wird, hierbei in Prag, chronikal verteidigt, allerdings nicht durch das Bezeugen einer *mors pretiosa*, sondern durch das Beschreiben eines tugendhaften und gottesfürchtigen Lebens mit außerordentlichen öffentlichen Ansehen.

Persönliche Ehre kann, ähnlich wie Schuldübertragung, auch von den Lebenden auf die Toten übertragen werden. So bürgt chronikal die Ehre des die Krankheit unversehrt überstehenden und zu Lebzeiten an der päpstlichen Kurie Lucius' III. hoch anerkannten Erzbischofs Christian von Mainz, der erst 1183 starb, für die Ehre und das ehrenvolle Handeln Rainalds von Dassels, der durch Albert von Stade in seiner Chronik geradezu in die Nähe eines Märtyrers für die Ehre des Reiches gehoben wird.

Die Frage nach den Folgen der Erkrankung für das kaiserliche Ansehen und die Auswirkungen auf das nachfolgende politische Handeln, die in der Forschung so konträr diskutiert wird, ist demzufolge kaum allgemeingültig zu beantworten, sondern muss sowohl die Tendenz der Quellen, die kaiserlichen politischen Handlungsspielräume, das Schisma und die Adressaten der kaiserlichen Politik mit in die Überlegungen einbeziehen. Ob allein, wie Spataro ausführte, die Quantität an Urkundenexpeditionen für eine nicht zu überwindende administrative Personalie infolge der Erkrankung am kaiserlichen Hof ein Indiz für eine schwerwiegende Strukturveränderung sein kann oder auf Überlieferungschance- und -zufall zurückzuführen sein, mag dahingestellt bleiben, Ersichtlich wird, dass Friedrich I. Barbarossa in der Lage war, bereits während seines Rückzugs den Ausfall an Personal zur Wahrung der Reichsehre intelligent auszubalancieren, was vor Ort sicherlich als hierarchische Aufwertung der toskanischen Konsuln verstanden werden konnte. Zweifelsohne, das wird auch Gottfried von Viterbo noch bestätigen, setzte die Sichtbarkeit der Dezimierung seines Gefolges wie auch durch die Sichtbarkeit der Erkrankung an den Überlebenden die unmittelbare Folge den zeitgenössischen Diskurs um den *honor imperii* unmittelbar in Gang. Dies allerdings überwiegend auf der Seite derer, die ohnehin bereits im Schisma nicht prokaiserlich gesonnen waren, oder aus anderen Gründen bereits Konfliktparteien waren, sodass durch deren Beurteilung, sieht man von den wenigen Zeugnissen derer, die persönlich mittelbar durch das Wegsterben naher Verwandte Betroffene waren, ab, kaum politische oder repräsentative unzweifelhaft, und wird auch durch seine nächste Umgebung, wie noch gezeigt werden wird, bestätigt, dass Barbarossa von dieser Beurteilung Kenntnis hatte und sie ihn emotional beschäftigte, ja geradezu empörte, aber nachhaltig war sie nicht. Sehr viel dauerhafter erscheint der Ehrverlust seiner Berater, von denen er sich in einem bestimmten Rahmen abgrenzte. Wie nun gezeigt werden wird, hatte der Kaiser zu tiefer Sorge auch gar keinen Grund, denn über allem stand Gott – und der hatte sein Urteil auf eine höchst bemerkenswerte Weise dem Kaiser deutlich gemacht, die diesen offenbar jahrelang an seiner Politik unbeirrbar festhalten ließ. Was andere urteilten, konnte dem Kaiser, daran gemessen, nicht wichtig genug erscheinen.

Gottfried von Viterbos Verteidigungsschrift für Barbarossa in *imagines agentes* nach den Ciceronischen Circumstanzen

Die Anklagen gegen den Kaiser wogen schwer und reichten, wie gezeigt wurde, von der Unterstützung und Inthronisierung des falschen Papstes in Rom, über den Vorwurf, Kriegsverbrechen begangen zu haben bis letztlich gar zur Zerstörung der göttlich-weltlichen Hierarchie, Blasphemie, Häresie und adressierten dazu noch immer wieder seine Herrschereigenschaften und originären Funktionen als Schutzherr von Rom und Verteidiger der Kirche. Die Ehre des Reiches war von Gott in sichtbarer Weise in der Folge zur Strafe beschädigt worden, und der Kaiser reiste ohne Gefolge durchs Land.

Dass Friedrich I. durchaus Kenntnis von der zeitgenössischen Be- und Verurteilung hatte, deutet Gottfried von Viterbo, der kaiserliche Kaplan, in seinen *Gesta Friderici* an, der den königlichen Zorn darüber erwähnt, dass man Spott mit dem Herrscher getrieben habe, ohne diesen jedoch zu überliefern. Obwohl es, wie gezeigt wurde, durchaus auch prokaiserliche Überlieferungen gibt, die durch den vagen Verweis auf die Gefährlichkeit des Monats August oder die Scheidung von Sakralem und Profanem die Herrschereigenschaften rühmen, blieb eine umfassende Erklärung oder gar Rechtfertigung von Seiten der kaiserlichen *curia* zunächst aus.

Erst ungefähr zwei Dekaden nach dem Ereignis verfasste Gottfried von Viterbo die *Gesta Friderici*, die Teil seines *Liber universalis* sind, und inkludierte dort das Gedicht „Wie das ganze Heer des Kaisers in Rom nach dem Fall der Römer erkrankte und jämmerlich auf Bahren zurückkehrte", in dem er die Geschehnisse auf dem Monte Mario im Jahr 1167 verarbeitete. Das Poem hat sich in zwei Handschriften erhalten, wobei das Pariser Manuskript BNF lat. 4.849 als Entwurfshandschrift und Teilautograph Gottfrieds gilt und in der Forschung zu Gottfried den Namen B1 trägt, während B2, die Münchener Handschrift Clm. 43, laut Killgus, mittelbar vom Pariser Codex abhängt.

In der positivistischen Geschichtsschreibungen ergoss sich eine vernichtende Kritik am hochmittelalterlichen Autor, dessen Verse als mangelhaft beurteilt wurden, als „Wüstenei", „poetisches Hackbrett" und „eine Qual zu lesen". Erst die jüngere Forschung warf ein besseres Licht auf den Kaplan, der selbstständig die Idee eines genealogischen Kaisergeschlechts (*prosapia imperialis*) entwickelte, aus deren Linie dereinst der Endzeitkaiser hervorgehen werde. Doch von der literarischen Entwicklung schienen die *Gesta Friderici* ausgenommen zu sein, die noch Peter Herde in seiner epidemiologischen Studie „heruntergeleierte Verse“ nannte.Wohl, weil die Forschung Gottfried immer unterstellte, lediglich selbst Erlebtes vermengt mit Sagen und Fabeln in Verse gekleidet zu haben, blieb bislang die Bemühung, einen interpretativen Zugang zu den Versen zu finden seitens der Forschung aus, die dem sprachlich-ästhetischen Anforderungen der Forscher nicht genügten, wie deren irritierte Rezeptionen zeigen.

Kritisiert wurde jedoch seit dem 19. Jahrhundert immer wieder der Literalsinn der Verse, der sich den Lesegewohnheiten nicht unterordnet. Doch ist diese Anforderung an einen Text ahistorisch für das 12. Jahrhundert. Wie Hugo von St. Victor ausführte, unterwirft sich die Ordnung nicht dem Leser, sondern der Leser müsse sich der Ordnung des Textes fügen, sie suchen und diese Suche als eine Suche nach der Weisheit verstehen. Der Literalsinn ist demnach als eine untergeordnete Kategorie des gebildeten Lesens der zeitgenössischen Lesepraxis und der literarischen Produktion zu verstehen und nicht geeignet, Zugang zu den Informationen im Gedicht Gottfrieds zu eröffnen.

Die Irritation des Lesers, so die These, ist vom Autor intendiert. In Gottfrieds Gedicht verbergen sich fünf *imagines agentes*, aktive Bilder, die er nach der Rhetorikschrift *Ad Herennium* verfasste und die jeweils auf einer der Ciceronischen Circumstanzen aus *De inventione* beruhen. Die Reihenfolge der Bilder entspricht dabei der Abfolge der Circumstanzen. Sowohl medizinisches Wissen seiner Zeit als auch die gottunmittelbare Kaiseridee werden im Gedicht von Gottfried durch eine Verbindung der juristischen Verteidigungsrhetorik und der *Ars memoriae* zu einer Verteidigungsrede für Barbarossa verknüpft. Das Gedicht will bewusst irritieren, um durch mnemonische Worte und Sätze, die als Trigger fungieren, die Erinnerung des Lesers an andere Werke zu aktivieren, die dem Leser dann anhand der Intertextualität sehr präzise seine Fragen zum Seuchenausbruch beantworten.

Gottfrieds Bildungsbiographie gibt dieses Vorgehen durchweg her. Er erhielt seine Ausbildung an der Domschule von Bamberg, die *Ad Herennium* lehrte und zudem fortwährend rhetorisches Wissen aus Frankeich vermittelte, wo *imagines agentes* bereits zur literarischen Produktion genutzt wurden, wie das Beispiel Hugo von St. Victor verdeutlicht. Dass Gottfried mit Ciceros Werken, oder vielmehr denen, die diesem zugeschrieben wurden, vertraut war, wissen wir zudem aus seinem Brief an Heinrich V. Gottfrieds Mitwirkung an der Verfassung der roncaglischen Lehenskonstitution und an der *Authentica habita*, die in der Forschung bekannt sind, zeigen, dass er in juristischen Angelegenheiten gebildet war. Ebenfalls bekannt ist, dass er sich medizinisches Wissen selbst angeeignet hatte, wobei er sowohl auf antike Schriften wie denen Galens und Hippokrates, sowie denen Salernitanischer Ärzte zurückgegriffen hatte. Dazu kam noch das Wissen, das er sich durch Werke Honorius' Augustodunensis aneignete. Darüber hinaus ist hervorzuheben, dass Autoren des 12. Jahrhunderts aufgegeben wurde, ihre Texte nicht ohne Rhetorik zu verfassen, da sowohl die Rhetorik als auch die Dialektik als unverzichtbar beim Abfassen eigener Werke galten, wie eine Handschrift der Bamberger Schule aus dem 12. Jahrhundert belegt.

Dass Gottfried in seinem Teilautographen, der Pariser Handschrift, an die Bamberger Gelehrsamkeit erinnert und auf sie rekurriert, deutet sich bereits bei der Betrachtung der bislang in der Forschung vernachlässigten Dekorgestaltung an. Zu Beginn des *Pantheons*, dem die *Gesta Friderici* in der Handschrift nachgeordnet sind, zieren zwei prächtige Rankeninitialen mit fünffach genagelten Spangen und zusammengeklappten Blättern mit gewelltem Rand die Seite, die die Buchstaben O des Satzes *O vos qui me legitis viri literati* und das unziale D des Satzes *De mundi principio* bilden. Die Ranke der rechten Initiale wird hierbei aus dem Maul eines geflügelten Hundes oder Drachen gespien, dessen Leib doppelt gewunden ist und dessen Schwanzende in einer dreiblättrigen Palmette aufgeht.

Obwohl verschlungene Ranken zu den Standardformen der Initialornamentik des 12. Jahrhunderte gezählt werden, sind deren Stilmerkmale, zusammengeklappte Blätter mit welligem Rand, so Gude Suckale-Redlefsen, so charakteristisch, dass sie als Stilmerkmale des Michelsberger Skriptoriums, also der Domschule Bamberg zugeordnet, gelten können, die ebenfalls als Charakteristikum den geflügelten Hund oder Drachen in ihren Handschriften ausführen ließen. Unschwer lassen sich demnach die motivischen Ausgestaltungen, die Gottfried in seiner Handschrift ausführen ließ, mit dem Bamberger Skriptorium in Verbindung bringen und können als Indiz dafür gesehen werden, dass Gottfried auf die Gelehrsamkeit der Schule verweisen wollte, die als Eliteschule des Reiches galt. Das scheint umso wahrscheinlicher, als Gottfried Heinrich V. bat, seine Werke auch in den Schulen aufnehmen zu lassen.

Als Motive für das Kreieren aktiver Bilder in seinem Gedicht lasen sich Indizien heranziehen, die in der Persönlichkeitsstruktur und dem Wissenshorizont des Autors zu suchen und zu finden sind. Zeigten die Untersuchungen der anderen Quellen, dass deren Autoren teilweise in Werken der zeitgenössischen Medizin nach Erklärungsmustern suchten, um ihre Ereignisgeschichte darauf ausgerichtet zu konstruieren, bestand gleichsam für einen ausgebildeten Kleriker des 12. Jahrhunderts, wie Gottfried einer war, ein moraltheologisches Hindernis: Das Aufschreiben sensationsheischender Berichte und das unnütze Suchen nach Wahrheit, die nicht zu Gott führe, wurde der *vana curiositas* verdächtigt und unterlag zudem noch dem lasterhaften Drang nach der Augenlust, kann demnach für den Kaplan des gottunmittelbaren Kaisers nicht infrage gekommen sein, da solch ein als anrüchiges Vorgehen angesehenes Tun wieder auf den Kaiser hätte zurückwirken können. Laut Augustinus aber war das Nutzen aktiver Bilder zur Wahrheitsfindung aber statthaft, sodass sich anhand der *imagines agentes* die Geschichte erzählen ließ, ohne sie selbst erzählen zu müssen, da es dem Leser oblag, zur Wahrheit hinter den Bildern zu gelangen.

Daneben kann es auf die historische Bezugsgröße Karl den Großen, den Gottfried von Viterbo in seinen Werken immer wieder hervorhebt, zurückzuführen sein, dass der kaiserliche Kaplan mit seinen aktiven Bildern die Gedächtniskunst mit der Gerichtsrede verwob. Gab es doch zwischen Karl dem Großen und seinem Gelehrten Alkuin von York den von diesem überlieferten Dialog der beiden, in dem Karl der Große nach eben genau dieser Verbindung von Gerichtsrede und *Ars memoriae* verlangte, und Alkuin bedauernd diese Möglichkeit zurückweisen musste, weil er sich dazu nicht in der Lage sah. Nun jedoch konnte der Kaplan Barbarossas diesem als Mitglied der curia geben, was Alkuin Karl dem Großen dereinst verweigern musste, was wiederum als erneuter Beweis der Vollkommenheit der *curia* Friedrichs I. gesehen werden konnte, wäre, was in der Forschung nicht nachgewiesen ist, es je zu einer Dedikation der *Gesta Friderici* gekommen, und hätte man in den Schulen des Reiches die aktiven Bilder rezipiert. Mit einiger Vorsicht kann also davon ausgegangen werden, dass sich hinter den aktiven Bildern auch der persönliche Versuch Gottfrieds verbirgt, sich als Alkuin des 12. Jahrhunderts und somit als höchster Gelehrter am kaiserlichen Hof für die Nachwelt zu inszenieren, um gleichzeitig das durch die *prosapia imperialis* auf den Endzeitkaiser zusteuernde vollkommene Kaisergeschlecht als

Ausdruck vollkommender Herrschaft mit einer ebensolch Vollkommenheit des täglichen Kaiserhofes auszustatten.

Das Erinnern als Denkerfahrung besteht, nach Arendt, aus dem Aufrufen und Reproduzieren von Bildern vor dem geistigen, inneren Auge. Das Gedachte kann dabei das Historische sowohl mit der Gegenwart als auch mit der Zukunft verknüpfen. Diese Definition bei Arendt ist keine dem Hochmittelalter fremde Definition, sondern hat ihre Wurzeln bereits in der Antike. Im 12. Jahrhundert wurde das Werk *Rhetorica ad Herennium*, das Cicero zugeschrieben wurde, wiederentdeckt. Diente vor allem das dritte Buch des Werkes dazu, sich längere Reden einprägen zu können und Theaterstücke zu memorieren, wurde diese Rhetorik im 12. Jahrhundert, ausgehend von Frankreich, vor allem dazu genutzt, neue Dinge durch Poeten zu erschaffen, indem nach dieser Rhetorik gestaltete Bilder, die vor dem Auge des Lesers durch das Erinnern an Worte, Orte oder Dinge evoziert wurden, ähnlich einem Computerlink, den Leser mit anderen Medien verknüpften. Als besonders prominentes Beispiel dafür gilt die Arche Hugo von St. Viktors (1097–1141), ein Text, bei dem der Leser die Arche Noahs in seinem Geist, quasi virtuell, nach Angaben Hugos nachzubauen hatte, und durch die Erinnerung an Orte immer wieder mit der Bibel verbunden wurde.

Texte dieser Art, die durch Agieren den Leser mit anderen Medien verknüpfen, sind uns aus unserem Alltag bekannt. Klicken wir mit unserem Cursor in Texten im Netz auf bestimmte Stellen, dann werden wir auf darunter liegende Texte, Seiten und Graphiken geleitet, weshalb diese Verknüpfungen auch als Hyperlink und die darüber liegenden Texte als Hypertexte verstanden werden. Angeregt wird das Klicken des Users auf die Hyperlinks dabei im Wesentlichen durch eine Frage, Neugierde oder ein tieferliegendes Interesse an vermehrtem Wissen zu einem Thema. Ganz ähnlich funktionieren die mnemonischen Trigger, die *imagines agentes* in Gottfrieds Gedicht, anhand derer er Krankheit auf eine bislang unikale Weise erzählt.

Gezielt eingesetzte Worte, Wortgruppen oder Begriffe evozieren und initiieren als aktive Bilder einen Dialog zwischen dem Leser und dem Bild, respektive dem Autor Gottfried von Viterbo, der somit einem hochmittelalterlichem Schüler-Meister-Dialog gleichkommt. Die Aufgabe des Lesers, der im Leseprozess zu Gottfrieds Schüler wird, ist es, die Bilder, ihre Ordnung und deren Intermedialität der von Gottfried (letztlich durch Ciceros fünf Circumstanzen) vorgegebenen Ordnung nach aufzulösen, um zur Erkenntnis zu gelangen. Gottfried von Viterbos *imagines agentes* wohnen demnach die bereits von Berns betonte pseudolebendige Handlungsmacht der aktiven Bilder inne. Begibt sich der Leser in diesen Schüler-Meister-Dialog und löst die Intermedialität der Bilder auf, erhält er die Antwort auf die den Circumstanzen immanenten Fragen, wann und was geschehen ist, woran die Erkrankten starben, warum all das geschehen ist, welche Rolle dem Kaiser zukam und welche Lehren daraus für die Zukunft gezogen werden müssen. All diese Antworten werden erhalten, ohne die Fragen an den Text aus der Sicht des Lesers selbst aktiv gestellt zu haben. Die Beantwortung der Fragen ist der bereits von Arendt betonten Aufhebung der zeitlichen Entfernung geschuldet. Wir begegnen Gottfried dabei auf der von ihm vorwärts und von uns rückwärts gedachten Erinnerung ähnlich einem Interview mit einem Zeitzeugen. Mit den Antworten, die wir aus der Auflösung der *imagines agentes* erhalten, ist es dann möglich, die Geschichte um die Erkrankung im kaiserlichen Tross zu erweitern und weiterzuerzählen. Dadurch erfüllt das Gedicht Gottfrieds nach literaturwissenschaftlichen Maßstäben eine weitere Hypertextbedingung, und zudem noch vollführt die imaginierte Gottfried-Leser-Interaktion auch eine durch *lectio* und *questio* vollführte Lehre nach hochmittelalterlichen Maßstäben, nach deren Ende der Schüler, den wir darstellen, durch den gezogenen Erkenntnisgewinn das Wissen des Meisters Gottfried vermeintlich überragt.

Imago agens I

Bereits der Beginn des Gedichts eröffnet dem Leser eine nächtliche Szenerie auf dem Monte Mario vor Rom, in der der Leser sowohl den Sternenhimmel als auch die am Fieber sterbenden Körper quasi erblickt. Gottfried verweist auf den Hundsstern, der sich mit dem Löwen und der Sonne vereint habe und durch die Hitze des Himmels die Körper am Fieber sterben lasse.

Die Szene ist und bleibt obskur, undeutlich und schemenhaft, scheint sich an der Grenze zwischen Licht und Dunkelheit abzuspielen, da wir auf keine konkreten Körper oder Personen verwiesen werden und lediglich die astronomischen Phänomene deutlich vor Augen geführt bekommen, die sich am Himmel abspielen. Bereits die Illumination des Ortes beruht dabei auf den Regeln, die *Ad Herennium* vorgibt. Der Rhetorik nach dürfen die erwähnten Orte weder zu dunkel, noch zu beleuchtet sein, bedürfen also einer bestimmten Ausleuchtung.

Es ist, folgen wir dem Sternenhimmel, anhand dessen Gottfried uns sowohl die Sterne als auch die Sonne erblicken lässt, nicht richtig Tag, aber auch nicht mehr richtig Nacht, während ungewöhnliche Konjunktionen sich am Himmel zeigen. Auch dies geht auf die Rhetorikschrift zurück, die erwähnt, dass alltägliche Himmelsphänomene niemand bewundere, weil sie alltäglich seien, aber besondere Himmelsphänomene, weil sie seltener vorkämen, Bewunderung erfahren würden.

Der Dialog zwischen Gottfried und uns beginnt, wenn wir uns fragen, oder vielmehr das aktive Bild uns aufgibt zu fragen, was wir wahrnehmen? Egal, wie konkret jeder einzelne Leser sich das Bild vorstellt, symbolisieren nach dem Interpretationsschema Panofskys die Sterne den Makrokosmos und die Körper die jeweiligen Mikrokosmen. Diese bildliche Metapher kann als große Ordnungsschublade des Werkes begriffen werden, als Hilfestellung Gottfrieds, der uns damit eine Richtung vorgibt, was ebenfalls eine Anweisung der Rhetorikschrift *Ad Herennium* den Autoren gegenüber darstellt, gleichzeitig aber auch die Natur nachahmt und das Geschehen zusammenfasst – ebenfalls eine Anforderung, die die Rhetorik deutlich anweist. Eine Sternenkonjunktion trat auf und tötete Menschen aus dem kaiserlichen Tross. Bislang ergibt sich daraus jedoch noch kein intermedialer Verweis, wenngleich sich aus der Kosmogonie des Hochmittelalters ergibt, dass die Erwähnung des Tierkreises für die göttliche Ordnung und somit für Gott selbst steht.

Die Intertextualität der Hinweise auf Sternenkonjunktionen war allerdings für einen gebildeten Leser des Hochmittelalters leicht zu lösen. Sie führen zu den *Etymologiae* Isidors von Sevilla, in denen der Hundsstern als ein Stern beschrieben wird, der in den Sommermonaten am Himmel stünde und zu Krankheiten mit Diarrhoen führe. Auch der Eintritt des Sternbildes des Löwen findet dort Erwähnung. Dieses Sternbild war nach zeitgenössischem Wissensstand in der Lage, die Hitze [der Körper] zu verdoppeln.

Anhand des von Gottfried erwähnten Eintritts des Löwen in die Sonne lässt sich das Ereignis datieren, da die Sonne immer am 1. August in den Löwen eintrat und einen Monat lang mit dem jeweiligen Tierkreiszeichen verbunden blieb. Es ist auffällig, dass es sich dabei zwar um den Tag der Kaiserkrönung durch Paschalis in Alt St. Peter handelt, aber die Krankheit bereits vor den Feierlichkeiten im Lager wahrnehmbar war, da es sich ja um den frühen Morgen handelte.

Bei den von Gottfried übermittelten Sternenkonjunktionen, so lässt sich anhand von Computersimulationen beweisen, handelt es sich nicht um Topoi. Am 1. August 1167 fand der heliakische Aufgang des Siriussterns gegen 04:10 Uhr statt, die Sonne trat um 05:20 in das Sternbild des Löwen ein, sodass davon ausgegangen werden kann, dass es sich um empirische Beobachtungen, vielleicht durch die kaiserlichen Astrologen, handelte.

Wie es die Circumstanzenlehre Ciceros vorgibt, lässt sich aus der *imago agens* in einer Gesamtschau also ableiten, was und wann auf dem Monte Mario geschah. Eine göttliche Sternenkonjunktion zeigte sich am Himmel und gleichzeitig erkrankten Menschen aus dem Tross an einer fieberhaften Erkrankung mit Diarrhoen. Dass es sich dabei um eine Gottesstrafe handelte, lässt sich aus der Kosmogonie ableiten.

Keine andere Quelle erwähnt diese Konjunktionen, sodass davon ausgegangen werden kann, dass es sich dabei um exklusive Informationen aus dem engsten kaiserlichen Kreis handelt, die nicht breit kommuniziert wurden und keine öffentliche Aufmerksamkeit erfuhren. Erst der Toledo-Brief sollte Ende der 1180er Jahre den Konjunktionsglauben bestärken. Mit einiger Vorsicht können die von Gottfried erwähnten Konjunktionen auch als Indiz für Barbarossas jahrelanges Festhalten an der schismatischen Situation gewertet werden. Immerhin galten sie als göttliche Zeichen, er selbst hatte überlebt, sodass die himmlische Botschaft nicht ihm und seinem Handeln vor Rom gegolten haben konnte, was sein Auserwähltheitsgefühl sicherlich intensivierte.

Imago agens II

Während retrospektive Diagnosen versuchen, historische Erkrankungen in moderne Kategorien einzuordnen, unterscheiden sich zeitgenössische Beschreibungen von Krankheit noch dazu von unseren Einordnungen dadurch, dass sie aus unserer Sicht abstrakt wirken können. Das ist unter anderem ihrer Einordnung in das Vier-Säfte-Schema geschuldet, das Krankheiten anhand der vier Säfte Blut, Galle, Schwarze Galle und Schleim, sowie den Primärqualitäten Wärme und Kälte erzählt. Insbesondere die Fieberlehre unterschied sich in wesentlichen Merkmalen von unserem Fieberverständnis. Fieber wurde nicht in Grad, sondern in Tagen und Intensität gemessen, galt als Dyskrasie der Körpersäfte, wobei besonders schwere Fieber, die *causonides* genannt wurden, aus der Dyskrasie der beiden Körpersäfte Blut und Galle bestanden. Diese Fieberlehre wurde vor allem in der Salernitanischen Medizin des 12. Jahrhunderts gelehrt, deren Schriften Gottfried von Viterbo bekannt waren. Er selbst gab an, Werke des Marius Salernitanus gekannt zu haben.

Die bereits erwähnten, bei Gottfried beschriebenen Symptomatiken Kopfschmerz und Durst, gehen in der Salernitanischen Fieberlehre mit denen eines solchen *causon*, Brennfiebers, einher, sodass davon ausgegangen werden kann, dass es sich bei dem von Gottfried in seinem Gedicht so häufig erwähnten Fieber um ein solches Brennfieber gehandelt habe.

Neben der häufigen Erwähnung des Fiebers in Gottfrieds Gedicht, finden sich, zerstreut in den einzelnen Zeilen, Termini aus der Humoralpathologie, wie sie im Beziehungsgeflecht Galens, aber auch bei Isidor von Sevilla in seinem Werk *De natura rerum* in der bekannten Figura V dargestellt werden. Bezeichnend ist jedoch, dass die Begrifflichkeiten, ordnet sie der Leser in die originären Beziehungsgeflechte der Humoralpathologie wieder ein, lediglich aus denen des Blutes und der Galle stammen. Verkürzt kann also ausgesagt werden, dass sich hinter dem Literalsinn der Verse vereinzelte humoralpathologische Termini befinden, die in dem Gedicht eingestreut sind, und die vom Leser bei der Lektüre wieder aufgenommen und sortiert werden müssen.

Damit wird die Krankheit auf eine abstrakte Art innerhalb der Buchseite dargestellt, kann verstanden werden als intrinsischer Bildakt, bei dem Gottfried das humoralpathologische Schema in und zwischen seinen Versen zerschellen ließ. Dieses kreative Vorgehen, das den Leser letztlich durch seine intertextuellen Bezüge in die Fieberlehre einführt, verbildlicht letztlich damit, was den Betroffenen gemeinsam geschah. Eine Aufgabe, die die Rhetorikschrift *Ad Herennium* ausdrücklich einfordert. Mehr noch sollte der Autor die Natur nachahmen, wobei das Durcheinander der humoralpathologischen Begriffe neben der Disharmonie der Säfte auch die Naturgewalt Gottes imitiert.

In der zeitlichen Leseerfahrung wird das Geschehen auf dem Monte Mario, das in anderen Quellen immer wieder als Zerschmettern oder Zermalmen der Betroffenen ausgedrückt wird, für den Leser imitiert, der mit den Augen über die verstreuten Begrifflichkeiten der Humoralpathologie steigen muss, als wenn ein Mitglied aus dem Tross durch das kaiserliche Lager geht. Dem intrinsischen Bildakt ist dabei gleichzeitig ein substitutiver Bildakt immanent, bei dem das Bild für die Körper der Opfer selbst steht und die soziale Gemeinschaft der Umgekommenen symbolisiert.

Dabei visualisiert Gottfried nicht allein die Krankheit, sondern erzeugt Mitleid als christliches Leitmotiv, denn mit dem in den Versen zerschmetterten Diagramm, beziehungsweise dessen zerstreuten humoralpathologischen Termini, wird gleichsam der Tod und das Sterben ausgedrückt.

Stand das gesamte Diagramm des humoralpathologischen Beziehungsgeflechts für das Leben, bedeutet die Auflösung dieses Geflechts im philosophischen Sinn das Sterben und den Tod. Dieses Auflösen der Gesamtheit des Lebens in Eukrasie ist als Sterbeprozess auch in Isidor von Sevillas *Etymologiae* nachzulesen. Es handelt sich bei der Auflösung des Körpers um eine Todesmetapher, die auch Innocenz III. (1161–1216) bekannt war und die über die Zeit relativ stabil blieb. Noch Goethe nutze sie und Hannah Arendt verwandte sie im 20. Jahrhundert aus Ausdruck für das Sterben, wenn sie im Selbstporträt Leonardo da Vincis den gemalten Auflösungsprozess des Künstlers sah.

Gottfrieds kreativer Prozess muss für diese *imago agens* nicht allein auf bildliche Diagramme rekurrieren. Aus dem schulischen Umfeld Gottfrieds hat sich in der Staatsbibliothek Bamberg die Darstellung eines sogenannten Krankheitsmannes aus dem 12. Jahrhundert erhalten. Dessen Aufbau der Glieder beschreibt die Extremitäten der Figur mit einzelnen humoralpathologischen Termini und den dazugehörigen Qualitäten wie Kälte und Wärme. Ein Auseinanderreißen der Begriffe, wie Gottfried es in seinem Gedicht vollzieht, hätte in der Folge das Zerschmettern des Körpers durch die Krankheit zur Konsequenz, was den in den anderen Quellen durch den Literalsinn ausgedrückten Folgen der Gottesstrafe sehr nahekommt.

Es ist auffällig, dass Gottfried in dieser *imago* den Leser vorwiegend Diagramme, ob nun das Galens oder das Isidors, erinnern lässt, die so als imaginierter In-Text in anderen Texten erscheinen. Ganz ähnlich funktionieren Figurengedichte aus der Karolingerzeit, so zum Beispiel „Vom Lob des Heiligen Kreuzes“ von Hrabanus Maurus (780–856), einem Gittergedicht, das mit In-Texten geschrieben wurde. Anders, als bei Gottfried, bei dem sich das Bild vor dem inneren Auge des Lesers vollziehen muss, handelt es sich dabei jedoch um gemalte Bilder, geometrische Formen, Worte und Zeichnungen, die jedoch zu den bedeutendsten Werken der karolingischen Buchmalerei zählen. Mit einiger Vorsicht kann vermutet werden, dass Gottfried auch hier wieder an die Gelehrsamkeit der karolingischen Kurie anknüpfen wollte.

In seinem Gedicht setzt Gottfried den Begriff des Windes mit dem der Luft gleich. Dies zeigt *en passant*, dass der kaiserliche Kaplan auch das Werk „Über die Elemente" des von ihm Lehrer genannten Salernitaners Marius Salernitanus gekannt haben muss, was in der Gottfried-Forschung diskutiert wird. Es war Marius, der in seinem Buch, in dem er teilweise Schriften aus dem Arabischen übernahm, erstmalig diese Gleichsetzung von Luft und Wind vornahm.

Zusammenfassend kann gesagt werden, dass Gottfried als einziger Autor die historische Krankheit, die die Zeitgenossen wohl als Brennfieber verstanden, preisgibt. Dazu kreierte er ein Bild, das das Wesen dieser Krankheit imitiert und drückt so, ähnlich der proalexandrinischen Quellen aus, die Betroffenen seien von der Krankheit, also von Gott, zerschmettert worden. Die Buchseite fungiert dabei gleichsam als Bildseite, die im Wesentlichen ein Figurengedicht als In-Text ausdrückt, das Krankheit erzählt, indem es narrative Diagrammatik inkludiert.

Imago agens III

Wurde durch die letzten beiden Bilder deutlich, dass sich am 1. August 1167 eine Sternenkonjunktion auf dem Monte Mario sich zeigte, und die Erkrankten von einem Brennfieber befallen wurden, an dem sie starben, legte sich Gottfried auch im Literalsinn keinerlei Beschränkungen auf. Als furchteinflößende (Gottes)Strafe bezeichnet er die Krankheit in seinem Gedicht. Auch die in den *Gesta Friderici* von Gottfried erwähnten Pfeile des Todesbogens symbolisieren eine Strafe Gottes, die als Ikonographie seit dem 12. Jahrhundert vermehrt aufkam. Das wirft die Frage auf, wofür Gott die Umgekommenen gestraft haben soll, was der dritten Circumstanz Ciceros entspricht, die innerhalb einer Gerichtsrede danach fragt, was jemand getan hat.

Ebenfalls ähnlich wie andere Quellen nutzt Gottfried Wetterphänomene, die in der Forschung lange als den vom Anonymus aus Lodi erwähnten Regen zusätzlich bezeugenden Quellenwert galten. Der kaiserliche Kaplan beschreibt, aus Süden sei ein Blitz mit Wind gekommen, jäh hätte der Wind und donnerndes Weh das Heer ins Verderben gestürzt. Für den Beweis, dass Gottfried hier den vom Lodeser überlieferten Regenguss erwähnt, fehlt allerdings ein wesentliches Element: der Regen selbst, während göttliche Naturkräfte, der Südwind, Blitze und Donner, vorhanden sind.

Diese meteorologischen Elemente sind Bestandteile der Mikrokosmos-Makrokosmos-Theorie. In Isidors Werk *De natura rerum* bezeichnet Donner sogar die göttliche Stimme selbst oder die Predigt der Heiligen, die den Gläubigen auffordern, von der Schuld ihres Zweifelns abzulassen. Blitze hingegen seien als Wunder der Heiligen zu verstehen, die durch ihr Funkeln zum Innersten der Seele durchdrängen. Die Gottesstrafe, der die Betroffenen anheimfielen, scheint also die Folge eines Zweifelns gewesen zu sein.

Gottfrieds Worte müssen dabei im Kontext des Auftretens der Erkrankung verstanden werden. Im Lager brach die Krankheit aus, als Paschalis III. bereits inthronisiert war, während man sich zweifelsohne gleichzeitig fragte, was wohl der Grund für das Auftreten der Krankheit gewesen sein könne. Es ist also möglich, dass der Tross Barbarossas einen zeitlichen Zusammenhang zwischen dem Ausbruch der Krankheit und der Inthronisierung herstellte, und einige Beteiligten an der Rechtmäßigkeit ihres Tuns selbst zweifelten oder nach einem Fehlverhalten, für das die Erkrankten gestraft wurden, suchten.

Als Gedankenexperiment kommt ebenso infrage, dass es möglich ist, dass die im Lager grassierende Krankheit Schnittmengen mit den uns als Typhus und Fleckfieber bekannten Krankheiten aufweist, die beide mit Angstzuständen, Wahnvorstellungen und unkontrolliertem und unkontrollierbarem Verhalten einhergingen. Die komplexe Gemengelage im Lager lässt sich nur erahnen, wenn wir die zeitgenössische Vorstellung einer Krankheit als Gottesstrafe und tatsächliche Ausnahmezustände zusammendenken. Dabei müssen wir nicht einzig auf die Symptome aus der retrospektiven Diagnostik zurückblicken, sondern haben auch Zeugnis aus den Annalen Genuas, die betonen, es habe einen Aufruhr unter den Soldaten des Kaisers gegeben.

Zweifelten die Erkrankten tatsächlich an der Rechtmäßigkeit der kaiserlichen Entscheidung, Paschalis III. einzusetzen, dann kam das einem Zweifel an Gott gleich und einem Majestätsverbrechen, das zudem noch, neben dem gottunmittelbaren Kaiser, den für diesen legitimen Stellvertreter Gottes auf Erden adressierte, was eine maximal brisante Situation darstellte.

Auflösung bringt hier Gottfrieds *imago agens*, in der er den Südwind zu den bei Isidor vorkommenden Phänomenen erwähnt. Dessen intertextuellen Bezug konnte ein Leser des 12. Jahrhunderts lediglich im *Liber divinorum operum* Hildegards von Bingen finden, die im dritten Buch das Zusammenspiel der Winde und deren Auswirkungen auf den menschlichen Körper beschrieb.

Der Südwind, der vom Löwenkopf im Windrad Hildegards symbolisiert wird, was wiederum mit dem Tierkreis bei Gottfried korrespondiert, zeigt das schreckliche Urteil Gottes an, das zudem nur in Erscheinung tritt, wenn es Angelegenheiten höchsten öffentlichen Interesses berührt.

Was Gottfried durch seine *imago agens* ausdrückt, ist demnach ein individuelles Gericht Gottes nach erfolgter Warnung durch den Höchsten, das als Einzelurteil über diejenigen gefällt wurde, die sich dem Kaiser entgegensetzten. Hier wird also ein Partikulargericht ausgedrückt, die das Individuum betraf und Gottfried überdies bekannt war, wie er in seinem *Pantheon* bezeugt.

Imago agens IV

Die vierte Circumstanz bei Cicero bedingt die Beschreibung der Antithese der Gerichtsrede, bei der es möglich ist, alles aufzuführen, was dem Fall zu- oder abträglich sei. Diese Gegenargumente müssen, so Cicero, zu dem Genannten sehr weit entfernt sein, wie die Kälte von der Hitze, wie das Leben vom Tod.

Nach der bereits in *imagines agentes* erfolgten Beschreibung Roms als von der Fieberhitze gequälten Ort als eine Art *locus terribilis* ergibt sich im Gedicht Gottfrieds ein abrupter Bruch. Beschrieben wird im Folgenden nur mehr Barbarossa und dessen Aufenthalt auf dem Monte Amiata. Es ist davon auszugehen, dass es sich dabei um einen poetischen Raum handelt, denn der Ortswechsel weicht deutlich vom Itinerar des Kaisers ab, der nun auf dem höchsten Berg der Toskana steht, wodurch sich die Bewegung des Herrschers nicht nur horizontal, sondern auch himmelwärts vollzieht und als makrokosmische Himmelsnähe gedeutet werden kann. Gleichzeitig erinnert das Hinaufsteigen des Herrschers in die Bergeshöhe auch an den Aufstieg Moses auf den Berg Sinai, drückt also gleichsam eine legislative Macht Gottes aus.

Der von Gottfried erdachten und von der Antike ausgehenden *prosapia imeprialis* nach könnte auch eine Bezugnahme an das Epos Alexanders des Großen impliziert sein, der im Alexanderlied Leos von Neapel einen hohen Berg erstieg, und sich von Greifen noch dazu höher in den Himmel tragen ließ – die Luftfahrt Alexanders, die mit der *superbia* konnotiert wurde, der Barbarossa bei Gottfried eindeutig nicht anheimfällt, da er auf dem Berg stehenbleibt, somit die gottgemachten Barrieren akzeptiert. Doch abseits von Assoziationen an bekannte Werke bilden diese Implikationen im Sinne der Antithese keine *imago agens*.

Ein lieblicher Ort aber, ein *lucus amoenus* sei der Monte Amiata gewesen, gibt Gottfried an, wobei sich durch Silbenähnlichkeiten (*memoria verborum*) auditive Anklänge an den *locus amoenus*, der antithetisch zum *locus terribilis* steht, ergeben. Der Lustort, der literaturwissenschaftlich gut untersucht ist, ist von bedeutungsmäßiger, funktioneller und struktureller Vielfalt geprägt, kann aber auch als Ort der Gerichtsbarkeit Gottes eingesetzt werden, was mit den Assoziationen korrespondierte. Die Naturschilderungen des Lustortes wurden von den Autoren nicht willkürlich eingesetzt, sondern orientierten sich an den rhetorischen Musterstücken zum *locus amoenus*, wie sie von Bernardus Silvestris oder Matthäus von Vendôme im 12. Jahrhundert verfasst wurden. Während die Naturschilderung des Bernardus als verloren gilt, nimmt jedoch seine *Cosmographia* den *locus amoenus* als Ideal irdischer Schönheit wieder auf. In der Forschung ist bekannt, dass Gottfried dessen Schriften bekannt waren. Infrage käme auch die *Ars versificatoria* des Matthäus' als Musterbeschreibung Gottfrieds, wobei vor allem dort die Requisiten des Lustortes, also seine Ausstattung, direkte Auswirkungen auf die Sinne haben.

Die Ausstattung, die Gottfried dem *locus amoenus* auf dem Monte Amiata beigibt, sind weise gewählt. Antithetisch zur Fieberhitze Roms benennt er Quellen und einen Wald, die bei Matthäus von Vendôme für das Kühle stehen, aber auch mit der *Cosmographia* korrespondieren, in der Bäume ebenfalls für die Mäßigung der Hitze und zudem noch für die Abschirmung des Ortes eingesetzt werden, was der Einzelstellung des Kaisers in der Passage entspricht.

Obwohl Gottfried eine Erkrankung des Kaisers erwähnt, antizipiert die Ausstattung des Lustortes dessen Heilung bereits auf einer sinnlichen Ebene. Er erscheint unversehrt (*sanus et incolomis*) inmitten der lieblichen Natur. Der Begriff *sanus* ist dabei pointiert gewählt, da er sich von dem, in Arengen genutzten *salus*-Begriff abgrenzt, der für das Gemeinwesen stand. *Sanus* bezieht sich demnach auf den charismatischen Charakter, auf die Einzelperson des Kaisers, der als heil und körperlich unversehrt attribuiert wird, was einem göttlichen Freispruch gleichkommt. Der als unversehrt geltende Herrscher verkörpert auf dem Berg nun in einer Mischung aus physischem, politischem und heiligem Körper das „lebende Gesetz", verkörpert als lebende Antithese also selbst das Zurückweisen jedweder Anklage. Der gesunde Herrscherkörper als *lex viva* wird zur Legitimation *per se*. Auf abstrakte Weise erinnert diese Himmelsnähe des Kaisers, der unmittelbar bei Gott als gleichsam gottunmittelbarer Kaiser heil und Heilung erfährt, an das Motiv des *Christus medicus*, da es Gott selbst zu sein scheint, der den Herrscher sphärisch rettet und ihn an Vorbild in die Natur stellt.

Umgeben von der schönen All-Natur des Monte Amiata gerät Kaiser Friedrich Barbarossa demnach zum perfekten Mikrokosmos, zum von Gott befähigten und legitimierten Herrscher, der noch dazu, nach Bernardus Silvestris, seine positiven Eigenschaften an die Nachkommen weitergibt, wodurch gleichsam Heinrich VI. als Spross der *prosapia imperialis* legitimiert wird.

Imago agens V

Die Folgen, die sich aus dem Fall ergeben, bilden die letzte Ciceronische Circumstanz. Für sie wählt Gottfried als *imago agens* eine vergleichsweise einfache narrative Diagrammatik. Er beschreibt das Rad der Fortuna, der personifizierten Glücksgöttin, die durch den „Trost der Philosophie" des Boethius im Mittelalter eine breite Rezeption erfuhr.

Bereits das Rad der Göttin selbst, das darauf hinweist, dass Herrscher schicksalhaft thronen, stürzen, liegen oder die Höhe erklimmen können, beinhaltet mnemonische Implikationen. Es als *imago agens* einzusetzen, kann ebenfalls auf die *Ars versificatoria* verweisen, da Matthäus in seiner Rhetorik durch Mustersätze, die er seinen Schülern empfahl, auf die Einsatzmöglichkeiten hinwies und Gottfrieds Vers nahezu identisch mit dem Mustersatz in der *Ars versificatoria* ist.

Wichtig war es, dass Fortuna nicht beliebig literarisch angewandt werden konnte, sondern man zwischen dem Schicksal (*fortuna*) und dem Unglück (*casus*) unterscheiden musste, da das Unglück vergänglich sei, das Schicksal aber dauerhafter. Bemüht Gottfried in seiner Überschrift noch die Erwähnung des Falls der Römer (*post casum*), ist es am Ende das dauerhafte Schicksal, ausgedrückt durch das Rad der Fortuna, das die Kaiserlichen als Opfer der Erkrankung ereilt. Wieder jedoch, obwohl der Fall der Römer das Schicksal der Kaiserlichen zu bedingen scheint, sind damit aber die intertextuellen Bedingungen für eine *imago agens* nicht erfüllt, für die offenbar der Trost der Philosophie selbst als intertextueller Verweis bemüht werden muss um auf eine auf die Zukunft gerichtete Konsequenz, die sich aus der Schilderung der Lage ergibt, zu verweisen. Grundsätzliches Deutungsangebot ist zwar, dass auch nach der Erkrankung vor Rom Barbarossa noch herrschte, doch anders sah es für die Familien der Umgekommenen aus, die Angehörige verloren hatten.

Die thematische Schnittmenge zwischen Gottfrieds Gedicht, der die weinenden Mütter bei der Übergabe der Knochen ihrer Söhne erwähnt, Ciceros Rhetorik und dem „Trost der Philosophie" ist das Mitleid. *De inventione* ruft ausdrücklich dazu auf, durch Bilder Mitleid beim Zuhörer/Leser zu evozieren, damit der Leser es sähe, als sei er selbst dabei. Bereits das Weinen der Mütter, das Wehklagen, ist ein Stilmittel, das nach Cicero zu Mitleid beiträgt. Relevant war Cicero auch, dass das Unglück unvorhergesehen eintreten musste, sodass es nicht wundert, dass Gottfried die weinenden Mütter in Erwartung einer Ehrung für die Söhne an den Hof kommen lässt, wo sie mit deren Tod unerwartet konfrontiert werden. Auch die weinenden Mütter selbst erinnern an die *mater dolorosa*, die in der Compassio-Dichtung zum Tragen kam, und zu deren Gattung Gottfrieds Gedicht damit im höfischen Kontext gezählt werden kann.

Vor allem ist es aber auch der Verlust der Angehörigen, der es zu ermöglichen scheint, im „Trost der Philosophie" selbst nach der Intertextualität zu suchen. Im zweiten Buch hält Fortuna Boethius vor Augen, dass das Schicksal sich nicht endgültig abgewandt habe, solange die Familie noch lebt. Allein der Verlust von Angehörigen, die das Kostbarste an Erdenglück darstellen, ist der größtmöglich anzunehmende Schicksalsschlag.

Die Folgen aus der Erkrankung sind demnach der dauerhafte und wirkmächtige Schicksalsschlag gegen die Hinterbliebenen, die damit Mitleid verdienen – was wieder an die Herrschertugenden der Milde anknüpft. Dieses dauerhafte Schicksal ist von den Umgekommenen, so erfuhren wir aus den aktiven Bildern, durch Ungehorsam gegenüber dem Kaiser und die deshalb erlittene Gottesstrafe, menschengemacht, was eine Beurteilung der Opfer der Erkrankung als schlechte Menschen impliziert. Doch im vierten Buch des „Trostes der Philosophie" verhandeln Boethius und die Philosophie den Unterschied zwischen Gut und Böse. Die Schlechten entgehen ihrer Gottesstrafe nicht, sie sind bereits durch Gott gestraft. Nach Boethius macht es keinen Sinn, schlechte Menschen zu hassen, da ihre Lasterhaftigkeit einer geistigen Krankheit gleichkommt, während die Weisheit und die Vernunft gute Menschen davon abhält, schlechte Menschen zu hassen. Wie körperlich kranke Menschen, verdient die schlechten Menschen Mitleid.

Die Nachwelt also sollte in der Folge Gottfrieds Erzählung die Opfer der Krankheit nicht weiter bewerten, da das göttliche Urteil bereits vollzogen war, und deren Familien zudem das größtmögliche Schicksal widerfahren war. Die Bemühungen um Mitleid mit den Umgekommenen, für die sich der kaiserliche Kaplan hier einsetzt, richten sich dabei einerseits an die künftigen Rezipienten seiner Verse, gründen aber eventuell auch in der eigenen Empirie Gottfrieds, der die Bewertungen der Verstorbenen im zeitgenössischen Kontext selbst erlebt haben wird.

Ausblick

Die Auswertung der Quellen zu den Ereignissen auf dem Monte Mario im Tross Barbarossas zeigen die hochkomplexe Gemengelage der zeitgenössischen Deutung und Bewältigung der Zeitgenossen allzu deutlich. Wie es im Hochmittelalter nicht „die eine" Medizin gab, gab es nicht „die eine" Deutung. Die Zeitgenossen suchten nach Antworten, oftmals in seinerzeit aktuellen Medizinbüchern, nahezu immer aber vor dem Hintergrund der eigenen Lebenswirklichkeit und der eigenen politischen und theologischen Ausrichtung und Oboedienz. Krankheit wurde an Herrschaft gebunden und Herrschaft an Krankheit. Selbst unversehrt zu bleiben, war kein Garant für eine Unantastbarkeit der herrscherlichen Position. Zeitgleich konnte Krankheit vor dem Hintergrund der eigenen Gottesgläubigkeit und Krankheitskonzepte, wie bei Gottfried von Viterbo, das Bonding an den Herrscher intensivieren, und war geeignet, dessen Gottesunmittelbarkeit nicht nur zu unterstreichen, sondern geriet durch die eigene Empirie nahezu zum Gottesbeweis an sich. Krankheit, vor allem das Überleben einer Krankheit, eröffnete die Perspektive eines Survivors, und so ist auch die historiographische Überlieferung des kaiserlichen Kaplans in *imagines agentes* als eine der Folgen der Krankheit zu verstehen. Damit erweist sich Krankheit als kultureller Katalysator bereits im Hochmittelalter, und nicht erst zur Zeit des Schwarzen Todes, der geeignet war, Transfers zu ermöglichen, an die vorher nicht gedacht wurde. Nicht immer war die vollkommene Physis des Herrschers Ausdruck einer guten Herrschaft. Symptome von Krankheit konnten zu Stigmatisierung führen, zu gesellschaftlicher Ausgrenzung, zur vollständigen Veränderung der sozialen Rolle und auch den Status tangieren. Krankheit konnte Ekel und Abscheu hervorrufen. Krankheit konnte politisch instrumentalisiert werden. Einige Fragen wurden beantwortet, andere bleiben offen, wobei der interdisziplinäre Ansatz der Arbeit, die exemplarisch die anscheinende Katastrophe vor Rom, als die sie sich nicht zeigt, verhandelte, für andere Perioden fruchtbar gemacht werden kann. Wie verhielten sich Herrscher in Pandemien und Epidemien? Flohen sie allein vor der Krankheit als solche, oder mussten sie aus Sorge vor den sozialen Konsequenzen, man denke an Clemens VI., der sich in der Hochzeit der Pest nicht gezeigt haben soll, auch die Sorge um die eigene moraltheologische Unversehrtheit intensivieren? Gibt es andere *imagines agentes* in den *Gesta Friderici*? Wie gestaltete sich medizinethisches Handeln im Mittelalter und wie waren die ethischen Argumentationen im Spannungsfeld zwischen Caritas und Gottesstrafe? Wie verhält es sich mit der Sinnesgeschichte der Medizin im Mittelalter, die wir vielleicht sogar rekonstruieren könnten? Wie gehen wir in der Zukunft mit dem Gedankenexperiment retrospektive Diagnose um, wenn sich gerade sinnesgeschichtliche Implikationen oder der Verdacht auf Verwirrtheitszustände auf anderem Weg geschichtswissenschaftlich nicht erklären lassen würden? Da wir technisch in der Lage sind, den Sternenhimmel der Vergangenheit sichtbar zu machen: welche iathroastrologische Erkenntnisse lassen sich daraus gewinnen?

Medizin wurde im Mittelalter holistisch gedacht. Sie war kein hinter Mauern verborgenes Phänomen, sondern umfasste das gesamte Leben mit all seinen Komponenten. Es macht daher Sinn, so scheint mir, gerade medizinische Phänomene, die das Mittelalter berühren, nicht nur medizinisch, sondern auch sozialgeschichtlich, kulturgeschichtlich nie als Einzelphänomene zu betrachten, sondern auch die Zusammenhänge zwischen Politik und Medizin sowie Krankheit neu zu beleuchten.

Anhang

Abkürzungsverzeichnis

ADB	Allgemeine Deutsche Biographie
Bamb.	Staatsbibliothek Bamberg
BNF	Bibliothèque nationale de France
CCCM	Corpus Christianorum Continuatio Medievalis
CCSL	Corpus Christianorum Series Latina
HZ	Historische Zeitschrift
LDO	Liber Divinorum operum
LexMA	Lexikon des Mittelalters
NDB	Neue Deutsche Biographie
QFIAB	Quellen und Forschungen aus italienischen Archiven und Bibliotheken
RF	Romanische Forschungen
WLB	Württembergische Landesbibliothek
ZrP	Zeitschrift für romanische Philologie

Abbildungsverzeichnis

Quellen- und Literaturverzeichnis

Quellen

A. Ungedruckte Quellen

Anonymus, Weingartener Stifterbüchlein, WLB, Cod. hist. 4° at. 584.
Anonymus, De zodiaci et de ventis, BNF, ms. lat. 7028.
Anonymus, Opus philosophico-theologicum, Bamb. Msc. Patr. 47.
Anonymus, De scemate humano, Bamb. Ms. med. 6.
S. Dionysii Areopagitae, Libri a Iohanne Scotto translati, Bamb. Msc. Patr. 66.
S. Hieronymi, Epistolae cum Dialogo adversus Pelagianos, Bamb. Msc. Patr. 80.
Godefridus Viterbiensis, Pantheon, BNF, Ms. lat. 4849.
Hrabanus Maurus, Liber de laudibus sanctae crucis, BNF Ms. lat. 2423.
Isidorus Hispalensis, De natura rerum, Bayerische Staatsbibliothek, Clm. 16128.

B. Filme

Barbarossa: Renzi Martinelli, Sony Pictures 2009.

C. Gedruckte Quellen

Adam von Cremona, Ärztliche Verhaltensmaßregeln auf dem Heerzug ins Heilige Land, ed. Fritz Hönger, Leipzig 1933.
Albert von Stade, Annales Stadensis, ed. J. M. Lappenberg, in: MG. SS XVI, Hannover 1859, S. 283–374.
Albertus Milioli, Liber de temporibus et aetatisbus et Cronica imperatorum, ed. Oswald Holder-Egger, in: MG. SS XXXI, Hannover 1903, S. 336–668.
Alkuin von York, De rhetorica et virtutibus, ed. C. Halm, in: ders. (Hg.): Rhetores latini minores, Leipzig 1863, S. 525–550.
Annales Aquenses, ed. Georg Waitz, in: MG. SS XXIV, Berlin 1879, S. 34–39.
Annales Augustani minores, ed. G. H. Pertz, in: MG. SS X, Hannover 1852, S. 8–11.
Annales Camerascenses, ed. G. H. Pertz, in: MG. SS XVI, Hannover 1859, S. 510–554.
Annales Ceccanenses, ed. G. H. Pertz, in: MG. SS XIX, Hannover 1866, S. 275–302.
Annales Cremonenses, ed. Oswald Holder-Egger, in: MG. SS XXXI, Hannover 1903, S. 1–21.
Annales Egmundani, ed. G. H. Pertz, in: MG. SS XVI, Hannover 1859, S. 445–479.
Annales Isingrimi Maiores, ed. L. Weiland, in: MG. SS XVII, Hannover 1861, S. 312–315.
Annales Laubienses, ed. G. H: Pertz, in: MG. SS IV, Hannover 1841, S. 9–28.
Annales Palidenses, ed. G. H. Pertz, in: MG. SS XVI, Hannover 1859, S. 51–96.
Annales Parchenses, ed. G. H. Pertz, in: MG. SS XVI, Hannover 1859, S. 598–608.
Annales Placentini Gibellini, ed. G. H. Pertz, in: MG. SS XVIII, Hannover 1863, S. 411–457.
Annales Pragenses, ed. G. H. Pertz, in: MG. SS III, Hannover 1839, S. 119–121.

Annales Ratisponenses, ed. W. Wattenbach, in: MG. SS XVII, Hannover 1861, S. 579–590.
Annales Ratisponenses Supplementum, ed. F. Baethgen, in: MG. SS XXX/2, Leipzig 1934, S. 757–747.
Annales S. Blasii et Engelbergenses, ed. G. H. Pertz, in: MG. SS XVII, Hannover 1861, S. 275–282.
Annales S. Disibodi, ed. G. Waitz, in: MG. SS XVII, Hannover 1861, S. 6–30.
Annales Sangallenses Maiores, ed. Arx, in: MG. SS I, Hannover 1826, S. 73–85.
Annales Genovesi di Caffaro e de'suoi continuatori dal MXCIX al MCCXCII, ed. Luigi Tommaso Belgrano, in: Fonti per la Storia d'Italia, Bd. 1, Rom 1890.
Augustinus von Hippo, Contra Faustum Manichaeum, ed. Migné, in: Patrologia Latina, Bd. 42, Paris 1865, Sp. 208–582.
Bernardi Silvestris, De mundi universitati libri duo sive megacosmos et microcosmos, ed. Carl Sigmund Barach/Johann Wrobel, Frankfurt/Main 1964.
Bernardino Busti, Rosarium sermonum per quadragesimam ac in omnibus diebus, tam dominicis, quam festis per annum. Necnon de unaquaq. Materia praedicabilium, Brixen 1588.
Bernardo Maragone, Annales Pisani, ed. Muratori, in: Raccolta degli storici Italiani dal cinquecento al millecinquecento, Bd. VI., Teil I, Città di Castellano 1936.
Bernhard von Clairvaux, Vita Sancti Malachiae episcopi, in: B. Winkler (Hg.): Bernhard von Clairvaux. Sämtliche Werke, Bd. 1, übers. von K. Stand-Walsh, Innsbruck 1990, S. 437–610.
Boethius, Consolatio philosophiae, ed. Ernst Gegenschatz/Olof Grigon, Düsseldorf/Zürich 2002.
Boson, Alexandre III, Le Liber pontificalis. Texte, introduction et commentaire, Bd. 2, ed. Louis Duchesne, Paris 1955.
Burchard von Ursberg, Chronicon, ed. Oswald Holder-Egger, in: MG. SS rer. Germ. in us. schol. XVI, Hannover 1916, S. 1–127.
Carmen de bello Saxonico, ed. und übers. von Franz-Josef Schmale, in: Quellen zur Geschichte Kaiser Heinrichs IV. Die Briefe Heinrichs IV., das Lied vom Sachsenkrieg, das Leben Kaiser Heinrichs IV. (= Ausgewählte Quellen zur deutschen Geschichte, Bd. XII), Darmstadt 1963, S. 144–188.
Chronica Collecta a Magno Presbytero, ed. Wilhelm Wattenbach, in: MG. SS XVII; Hannover 1880, S. 1–299.
Chronica Fuldensis. Die Darmstädter Fragmente der Fuldaer Chronik (= Archiv für Diplomatik, Beiheft 1), ed. Heinemeyer, Köln/Wien 1976.
Chronica regia Coloniensis, ed. Waitz, in: MG. SS rer. Germ. in us. schol. XVII, Hannover 1880, S. 1–299.
Chronicon Montis Sereni, ed. E. Ehrenfeuchter, in: MG. SS XXIII, Hannover 1874, S. 138–226.
Cicero, De inventione, ed. Theodor Nüßlein, Düsseldorf/Zürich 1988.
Collectaneum Exemplorum et Visionum Clarevallense e Codice Trecensi 946 (= CCCM, Bd. 208), ed. Olivier Legendre, Turnhout 2005.

Chronica Reinhardsbrunnensis, ed. Oswald Holder-Egger, in: MG. SS XXX/1, Hannover 1896, S. 514–656.

Cronica S. Petri Erfordensis moderna, ed. Oswald Holder-Egger, in: MG. SS XXX/1, Hannover 1896, S. 354–472.

Das Lorscher Arzneibuch, ed. und übers. von Ulrich Stoll/Gundolf Keil, in: Gundolf Keil (Hg.): Das Lorscher Arzneibuch (Handschrift Msc. Med. 1 der Staatsbibliothek Bamberg), Bd. 2, Stuttgart 1989.

Decretum sive Concordantia discordantium canonum, ed. Emil Friedberg (= Corpus Iuris canocici, Bd. I), Graz 1959 [zuerst Leipzig 1879].

Der Alexanderroman des Archpresbyters Leo (= Sammlung mittellateinischer Texte 6), Heidelberg 1913.

Die Aachener Vita Karoli Magni des 12. Jahrhunderts, neu ed. und übers. von Helmut und Ilse Deutz, (= Veröffentlichungen des Bischöflichen Diözesanarchivs, Bd. 48), Siegburg 2002.

Die Geschichte der Welfen mit der Steingadener Fortsetzung, ed. M. Becher, in: Ausgewählte Quellen zur deutschen Geschichte des Mittelalters (= Freiherr vom Stein-Gedächtnisausgabe, Bd. 18), Darmstadt 2007.

Diplomata regum et imperatorum Germaniae, Bd. 10: ed. Heinrich Appelt, Hannover 1979.

Diplomata regum et imperatorum Germaniae, Bd. 10, 2: ed. Heinrich Appelt/Rainer Maria Herkenrath, Hannover 1979.

Ecclcesiastica Officia. Gebräuche der Zisterzienser aus dem 12. Jahrhundert (= Quellen und Studien zur Zisterzienserliteratur, Bd. VII), ed. und übers. von M. Herzog/J. Müller, hg. von Kassian Lauterer/Fritz Wagner/Frank Erich Zehles, Mehrerau/Langwaden/Berlin 2003.

Ex Aimoni Continuatione Sangermanensi, ed. Waitz, in: MG. SS XXVI, Hannover 1882, S. 151–152.

Ex Annalibus Teokesburiensibus, ed. Liebermann/Pauli, in: MG. SS XXVII, Hannover 1885, S. 464–470.

Ex Annalibus Winchecombensibus, ed. Pertz, in: MG. SS XXVII, Hannover 1885, S. 481.

Ex Chronico quod dicitur Willelmi Godelli, ed. Pertz, in: MG. SS XXVI, Hannover 1882, S. 195–198.

Ex Gaufridi de Bruil prioris Vosiensis Chronica, ed. Oswald Holder-Egger, in: MG. SS XXVI, Hannover 1882, S. 198–203.

Ex Annales Melrosensibus, ed. Felix Liebermann/Reinhold Pauli, in: MG. SS XXVII, Hannover 1885, S. 432–442.

Galen, Über die Arten der Fieber. In der arabischen Version des Hunain Ibn Ishak, ed. und übers. von Matthias Wernhard, München 2004.

Gervais von Melkley, Ars poetica, ed. Jürgen Gräbner, Münster 1965.

Gilbert von Tournai, „Eruditio regum et principum“, in: Fürstenspiegel des Frühen und Hohen Mittelalters (= Ausgewählte Quellen zur deutschen Geschichte des Mittelalters. Freiherr vom Stein-Gedächtnisausgabe, Bd. 45), ed. und übers. von Hans-Hubert Anton, Darmstadt 2006, S. 288–325.

Gottfried von Viterbo, Memoria seculorum, ed. Waitz, in: MG. SS XXII, Hannover 1872, S. 94–106.
———, Pantheon, ed. Waitz, in: MG. SS XXII, Hannover 1872, S. 107–307.
———, Pantheon sive Universitatis libri qui chronici appelantur XX. Omnes omnium seculorum et gentium, tam sacras quam prophanas Historias complectentes, ed. B. J. Herold, Basel 1559.
———, De nominatio regnorum imperio subiectorum, ed. L. Delisle, in: Littérature latine et histoire du Moyen Âge, Paris 1890, S. 41–50.
———, Gesta Friderici, ed. Waitz, in: MG. SS XXII, Hannover 1872, S. 307–334.
———, Speculum regum, ed. Georg Waitz, in: MG. SS XXII, Hannover 1872, S. 21–93.
———, Liber universalis, ed. Waitz, in: MG. SS XXII, Hannover 1872, S. 94–106.
———, Liber universalis, Teiledition Oliver Killgus, in: ders. (Hg.): Studien zum Liber universalis des Gottfried von Viterbo, München 2010, S. 177–278.
Gunter, Ligurinus. Ein Lied auf Kaiser Friedrich Barbarossa, aus dem Lateinischen übersetzt und erläutert von Gerhard Strekkenbach, Sigmaringendorf 1995.
Hélinand von Froidmont, De bono regimine principis, in: Jacques-Paul Migné (Hg.): Patrologia Latina 212, Paris 1855, Sp. 735–744.
Heriberti Turritani Archiepiscopi, Liber visionum et miraculorum Clarevallensium (= CCCM 277), ed. Giancarlo Zichi/Graziano Fois/Stefano Mula, Turnhout 2017.
Hildegard Bingensis, Causae et Curae, ed. Ortrun Riha, Beuron 2011.
———, Liber Divinorum operum. Das Buch vom Wirken Gottes, Beuron 2013.
———, Liber Divinorum operum (= CCCM, Bd. XCII), ed. A. Derolez, Turnhout 1996.
———, Epistolarium II (= CCCM, Bd. XCIA), ed. L. van Acker, Turnhoult 1993.
———, Scivias, Pars III (= CCCM, Bd. XLIIIA), ed. A. Führkötter, Turnhoult 1973.
Historia calamitatum ecclesiae Salisburgensis, ed. und übers. von Bernhard Zeller, in: Herwig Wolfram (Hg.): Quellen zur Salzburger Frühgeschichte, Wien/München 2006, S. 298–319.
Honorius Augustodunensis, De imagine mundi, in: Jacques-Paul Migné (Hg.): Patrologia Latina 172, Paris 1895, Sp. 116–186.
———, De philosophia libri quatuor, in: Jacques-Paul Migné (Hg.): Patrologia Latina 172, Paris 1895, Sp. 40–101.
———, Elucidarium, in: Yves Lefèvre (Hg.): L'Elucidarium et les Lucidaires. Contribution, par l'histoire d'un texte, à l'histoire des croyances religieuses en France au Moyen Âge (= Bibliothèque des écoles françaises d'Athènes et de Rome 180), Paris 1956.
Hrabanus Maurus, De rerum naturis seu de universo, in: Jacques-Paul Migné (Hg.): Patrologia Latina 111, Paris 1841, Sp. 9–613.
Hugo von St. Victor, De tribus maimis circumstantiis gestorum, ed. William M. Green, in: Speculum 18 (1943), S. 488–492.
———, Libellus de formatione Arche, in: Hugonis de Sancto Victore Opera (CCCM 176), ed. Patrice Sicard/D. Poirel, Turnhout 2001, S. 120–161.
Isidori Hispalensis, Etymologiarium sive originum, ed. A. M. Lindsay, Oxford 1911.
———, De natura rerum, ed. Gustav Becker, Amsterdam 1967.

Iohannes Codagnellus, Annales Placentini, ed. Oswald Holder-Egger, in: MG. SS rer. Germ. in us. schol. XXIII, Hannover 1901, S. 1–116.

Johann von Salisbury, Opera omnia, Epistolae, Bd. 2, ed. J. A. Gilles, Berlin 1969 [zuerst London 1848].

Johann von Salisbury, Policraticus. Eine Textauswahl., ed. Matthias-Lutz Bachmann/Alexander Fidora/Andreas Nieberger, übers. von Stefan Seit, Freiburg/Basel/Wien 2008.

Lotharii Cardinalis, De miseria humane Conditionis, I, 9, ed. und übers. Ulrich Nonn, in: Quellen zur Alltagsgeschichte im Früh- und Hochmittelalter, Darmstadt 2003, S. 244–245.

Magister Ferrarius, Curae Magistri Ferrarii, ed. Piero Giacosa, in: Magistri Salernitani nondum editi: Catalogo ragionato della Esposzione di Storia della medicina aperta in Torino nel 1898, Mailand/Rom/Florenz 1901, S. 1–64.

Magister Tolosanus, Chronicon Faventinum, ed. Giuseppe Rossini (= Rerum Italicarum Scriptores, Nuova edizione, Bd. 28/1), hg. von Lodovico Antonio Muratori, Bologna 1939.

Marbode von Rennes, Liber de lapidis sive de geminis, in: John M: Riddle: Marbode of Rennes' (1035–1123) „De lapidibus" considered as a medical treatise with text, commentary and C. W. King's translation. Together with text and translation of Marbode's minor works on stones (= Sudhoffs Archiv, Beiheft 20), Wiesbaden 1977.

Marius, On the Elements. A Critical Edition and Translation by Richard C. Sale. Los Angeles 1976.

Matthäus von Vendôme, Ars versificatoria, ed. Edmond Faral, in: Les arts poétiques du XIIe et du XIIIe siècle, recherches et documents sur la technique littéraire du Moyen Âge, Paris 1958, S. 109–193.

Maurus Salernitanus, Commentarius, in: Morris Harold Saffron: "Maurus of Salerno: Twelfth-century 'Optimus Physicus' with his commentary on the Prognostics of Hippokrates", in: Transactions of the American Philosophical Society, Held at Philadelphia for Promoting Useful Knowledge 62.1 (1972), S. 22–53.

———, De febribus compositis et continuis. De sinochide et causonide, ed. Salvatore de Renzi, in: Collectio Salernitana, Bd. III, Neapel 1854, S. 28–30.

———, De flebotomia, ed. R. Burschaeper, Leipzig 1919.

Mirabilia Urbis Romae, Die Wunderwerke der Stadt Rom, ed. und übers. von Gerlinde Huber Rebenich/Martin Wallraff et al., Freiburg 2014.

Otto episcopus Frisingensis, Gesta Friderici I Imperatoris, ed. Waitz, in: MG. SS rer. Germ. in us. schol. 46, Hannover 1912, S. 1–346.

Ottonis de Sancto Blasio, Chronica, ed. und übers. von Franz-Josef Schmale (= Ausgewählte Schriften zur deutschen Geschichte des Mittelalters, Bd. XVIII a), Darmstadt 1998.

Ottonis Morenae eiusdemque continuatorum Libellus de rebus a Frederico imperatore gestis, in: Franz-Josef Schmale (Hg.): Quellen zu den Italienzügen und zum Kreuzzug Friedrichs I. (= Ausgewählte Quellen zur deutschen Geschichte des Mittelalters, Freiherr vom Stein-Gedächtnisausgabe, Bd. XVIIa), ed. und übers. von F. Güterbock/O. Holder-Egger et al., Darmstadt 1986, S. 34–239.

Rahewini, Gesta Friderici I Imperatoris Appendix, ed. Waitz, in: MG. SS rer. Germ. in us. schol. 46, Hannover 1912, S. 347–351.

Rhetorica ad Herennium, ed. und übers. Theodor Nüßlein, Düsseldorf/Zürich 1994.

Roberti de Monte, Chronica, ed. Bethmann, in: MG. SS VI, Hannover 1843, S. 475–535.

Romuald von Salerno, Chronicon, ed. Garufi, in: L. A. Muratori (Hg.): Rerum Italicarum scriptores. Nuova Edizione 7, 1, Città di Castello/Bologna 1935.

S. Gregorii Magni, Moralia in Iob, ed. Marci Adriaen (= CCSL 143), Turnhout 1979.

S. Thomae Aquinatis, In Aristoteles Libros. De sensu et sensato. De memoria et reminiscentia. Commentarium³, ed. Raimondo M. Spiazzi, Turin 1973.

———, Summa Theologica. Vollständig ungekürzte deutsch-lateinische Ausgabe der Summa Theologica. Übersetzt von Dominikanern und Benediktinern Deutschlands und Österreichs, Bd. 10, hg. von der Albertus-Magnis-Akademie Walberg bei Köln, Heidelberg/Graz 1995.

Sicardus von Cremona, Cronica, ed. Oswald Holder-Egger, in: MG. SS XXXI, Hannover 1903.

Thomas Cantimpratensis, Liber de natura rerum. Editio princeps secundum codices manuscriptos, ed. Helmut Boese, Berlin 1973.

Vincenz von Prag, Annales a 1140–1167, ed. Wilhelm Wattenbach, in: MG. SS XVII, Hannover 1861, S. 658–683.

Walter Daniel, The Life of Aelred of Rievaulx & the Letter to Maurice (= Cistercian Fathers 57), ed. und übers. von F. Powicke, Michigan 1994.

Darstellungen

Acht, Peter, „Christian I.“, in: NDB, Bd. 3, Berlin 1957, S. 226–227.

Ackermann, Rafaël, „Mittelalterliche Kirchen als Gerichtsorte“, in: Zeitschrift der Savigni-Stiftung für Rechtsgeschichte, 110 (1993), S. 530–545.

Adamietz, Joachim, Ciceros *de inventione* und die Rhetorik Ad Herennium, Marburg 1960.

Al-Abtah, Jallal/Baumgärtel, Friedrike, „Tabelle 20.2“, in: dies. (Hg.): I care – Pflege, Stuttgart 2015.

Albrecht, Michael von, Geschichte der römischen Literatur von Andronicus bis Boethius und ihr Fortwirken, Bd. 1, 3, Berlin 2013.

Allen, Anita L., Wha Privacy isn't Everything: Feminist Reflections on Personal Accountability, Lanham 2003.

Alt, P.-A./Eming, J./Renz, T., „Einleitung“, in: dies. (Hg.): Magia daemonica, magia naturalis, zouber. Schreibweisen von Magie und Alchemie im Mittelalter und Früher Neuzeit (= Episteme in Bewegung. Beiträge zu einer transdisziplinären Wissensgeschichte, Bd. 2), Wiesbaden 2015, S. 1–18.

Anschütz, Willy, Zwei Fieberschriften des Breslauer Codex Salernitanus und die Fieberlehre Der Schule von Salerno, Leipzig 1919.

Anton, Hans-Hubert, Fürstenspiegel und Herrscherethos in der Karolingerzeit, Bonn 1968.

Appel, Heidi/Françoise-Kettner, Hedi/Lux, Gerda, „Das Verhältnis von Pflege und Medizin. Ergebnisse einer Diskussion“, in: Pflege und Medizin im Streit (= Jahrbuch für kritische Medizin und Gesundheitswissenschaft, Bd. 8), Hamburg 1982, S. 28–38.

Appelt, Heinrich, Die Urkunden Friedrichs I. Hannover 1975.

Arbeiter, Achim, Alt-St. Peter in Geschichte und Wissenschaft. Abfolge der Bauten, Rekonstruktion, Architekturprogramm, Berlin 1988.

Arendt, Hannah, Vita Activa oder vom tätigen Leben[20], München 2002 [zuerst München 1967].

———, Wahrheit und Lüge in der Politik. Zwei Essays, München 1972.

———, Vom Leben des Geistes. Das Denken. Das Wollen[10], München 2020 [zuerst New York 1977].

———, Denktagebuch, Bd. 2, München 2003.

Ariès, Philippe, L'homme devant la mort, Paris 1977.

Avril, François/Zaluska, Yolanta, Manuscrits enluminés d'origine italienne I (VIe–XIIe siècles). Paris 1980.

Baader, Gerhard, „Zur Terminologie des Constantinus Africanus“, in: Medizinhistorisches Journal, 2 (1967), S. 36–53.

———, „Die Entwicklung der medizinischen Fachsprache im hohen und späten Mittelalter“, in: Gundolf Keil/Peter Assion (Hg.): Fachprosaforschung. Acht Vorträge zur mittelalterlichen Artesliteratur, Berlin 1974, S. 88–123.

Baaken Gerhard, „Zur Beurteilung Gottfrieds von Viterbo“, in: Karl Hauck/Hubert Mordek (Hg.): Mittelalter. Festschrift für Heinz Löwe, Köln 1978, S. 373–396.

Backmund, Norbert, Die mittelalterlichen Geschichtsschreiber des Prämonstratenserordens, München 1972.

———, „Burchard von Uesberg“, in: Die deutsche Literatur des Mittelalters. Verfasserlexikon, Bd. 1, begründet von Norbert Stammler, Berlin/New York 1978, Sp. 1119–1121.

Bader, Lena/Gaier, Martin/Falk, Wolf (Hg.), Vergleichendes Sehen, Paderborn 2010.

Baisch, Martin/Freienhofen, Evamaria/Lieberich, Eva, „Einleitung“, in: dies. (Hg.): Rache-Zorn-Neid. Zur Faszination negativer Emotionen in der Kultur des Mittelalters, Göttingen 2014, S. 9–26.

Bär-Vetsch, Walter, Kraft aus einer anderen Welt. Zeichen und Handlungen des Volksglaubens und der Frömmigkeit in Uri, Altdorf 2019.

Barach, C. S., „Einleitung. Bernhard von Chartres. Sein Leben, seine Lehrwirksamkeit, seine Schriften“, in: ders./Johann Wrobel (Hg.): Bernardi Silvestris: De mundi universitate Libri duo sive megacosmos et micrososmos, Frankfurt/Main 1964, S. VII–XXI.

Bartlett, Robert, “Symbolic Meaning of Hair in the Middleages”, in: Transactions of the Royal Historical Society, 4 (1994), S. 43–60.

Batta, Ernst, Römische Paläste und Villen. Annäherung an eine Stadt, Frankfurt/Main/Leipzig 1992.

Bauer, Joachim, Wie wir werden, wer wir sind. Die Entstehung des menschlichen Selbst durch Resonanz, Berlin 2019.

Baumbach, Hendrick, „Der König befiehlt Gewalt. Typologie, Aufbau und Sprache königlicher Gewaltaufforderungen in Konflikten aus dem römisch-deutschen Reich des 15. Jahrhunderts“, in: Claudia Garnier (Hg.): Konzepte und Funktionen der Gewalt im Mittelalter, Berlin 2021, S. 129–164.

Becher, Matthias, „Welf VI., Heinrich der Löwe und der Verfasser der Historia Welforum“, in: Karl-Ludwig Ay/Lorenz Meier/Joachim Jahn (Hg.): Die Welfen. Landesgeschichtliche Aspekte ihrer Herrschaft, Konstanz 1998, S. 151–172.

Bedini, Balduiono Gustavo, Breve prospetto delle Abazie Cisterciensi d’Italia, Casamari 1965.

Bédoyère, Guy de la, The Discovery of Penicillin, London 2005.

Belting, Hans, „Das Fassadenmosaik des Atriums von Alt St. Peter in Rom: Friedrich Gerke zum 60. Geburtstag“, in: Wallraff-Richartz-Jahrbuch, 23 (1961), S. 37–54.

Berges, Wilhelm (Hg.), Fürstenspiegel des hohen und späten Mittelalters, Stuttgart 1938.

Berns, Jörg Jochen, „Schmerzende Bilder. Zu Machart und mnemonischer Qualität monströser Konstrukte in Antike und Früher Neuzeit“, in: Roland Borgards (Hg.): Schmerz und Erinnerung, München 2005, S. 25–56.

Beumann, Helmut, „Die Hagiographie »bewältigt«. Unterwerfung und Christianisierung der Sachsen durch Karl den Großen“, in: ders.: Ausgewählte Aufsätze aus den Jahren 1966–1986, Sigmaringen 1987, S. 289–323.

Billen, Josef, Baum, Anger, Wald und Garten in der mittelhochdeutschen Heldenepik, Münster 1965.

Bischof, Ulrich, Ernst Ferdinand Ohme, Dresden 1997.

Bláhóva, Marie, „Vincenz. 5. Vincenz von Prag“, in: LexMA, Bd. 8, München/Zürich 1997, Sp. 1707 f.

Blaich, Markus C., „Pfalz Pöhlde-Palithi“, in: Nachrichten aus Niedersachsens Urgeschichte, 84 (2015), S. 125–127

Blumberg, Hans, Ein mögliches Selbstverständnis: Lebensthemen, Stuttgart 1997.

Blumenroth, Isabel, Das Alexandrinische Schisma in Briefen und Ideenwelt des Arnulf von Lisieux und Johannes von Salisbury (= Papsttum im mittelalterlichen Europa, Bd. 10), Böhlau 2021.

Boehm, Gottfried, Was ist ein Bild?, München 1994.

Bogen, Steffen/Thürlemann, Jens, „Jenseits der Opposition von Text und Bild. Überlegungen zu einer Theorie des Diagrammatischen“, in: Alexander Patschovsky (Hg.): Die Bildwelt der Diagramme des Joachims von Fiore. Zur Medialität religiös-politischer Programme im Mittelalter, Ostfildern 2003, S. 1–22.

Böhme, Gernot/Böhme, Hartmut, Feuer, Erde, Wasser, Luft. Eine Kulturgeschichte der Elemente, München 2014.

Boiadjev, Tzootcho, Die Nacht im Mittelalter, Würzburg 2003.

Bojckov, Michail A., „Aromatibus conditur. Zu welchem Zweck und mit welchen Methoden wurden die Leichen der Herrscher konserviert?“, in: Hugo O. Bizarri/Martin Rohde (Hg.): La mort du roi : réalité, littérature, représentation/Der Tod des Königs: Realität, Literatur, Repräsentation, Wiesbaden 2022, S. 71–102.

Boockmann, Friederike, Studien zum Pantheon des Gottfried von Viterbo, München 1985.

Borchardt-Birbaumer, Brigitte, Imago noctis. Die Nacht in der Kunst des Abendlandes, Wien/Köln/Weimar 2003.

Bosselmann-Cyran, Kristian, „Reliquie“, in: Werner E. Gerabek/Bernhard D. Haage/Gundolf Keil et al. (Hg.): Enzyklopädie Medizingeschichte, Berlin/New York 2005, S. 1231 f.

Brandenburg, Hugo, „Das Baptisterium und der Brunnen des Atriums von Alt St. Peter“, in: Boreas, 26 (2003), S. 55–71.

———, Die konstantinische Petersbasilika am Vatikan in Rom: Anmerkungen zu ihrer Chronologie, Architektur und Ausstattung, Regensburg 2017.

Brecht, Olga, Fleckfieberforschung im Ersten Weltkrieg im Spiegel der Deutschen und Münchener medizinischen Wochenschrift, Heidelberg 2008.

Bredekamp, Horst, Sankt Peter in Rom und das Prinzip der produktiven Zerstörung, Berlin 2000.

———, Der Bildakt, Berlin 2015.

———, Thomas Hobbes „Der Leviathan“. Das Urbild des modernen Staates und seine Gegenbilder (1651–2001), Berlin 2003.

Broser, Tanja, Der päpstliche Briefstil im 13. Jahrhundert. Eine stilistische Analyse der Epistole et dictamina Clementis pape quarti (= Beihefte zum Archiv für Diplomatik, Schriftgeschichte, Siegel- und Wappenkunde, Bd. 017), Köln/Weimar 2018.

Buc, Phillipe, Heiliger Krieg. Gewalt im Namen des Christentums, Darmstadt 2015.

Büchel, K. H. et al, „Synthese und Eigenschaften von Clotrimazol und weiteren antimykotischen 1-Triphenylmethylmidazolen“, in: Arzneimittel-Forschung, 22 (1972), S. 1260–1272.

Bucher, Günter, Die sakrale Baukunst Italiens im 11. und 12. Jahrhundert, Köln 1987.

Bühler, Arnold, Herrschaft im Mittelalter, Ditzingen 2013.

Buntz, Herwig, Die deutsche Alexanderdichtung des Mittelalters, Stuttgart 1973.

Burke, Peter, Augenzeugenschaft. Bilder als historische Quellen, Berlin 2001.
Burkhardt, Stefan, Die Erzbistümer Köln und Mainz im Vergleich (= Mittelalter-Forschungen, Bd. 22). Ostfildern 2008.
Büttner, Andreas, Königsherrschaft im Mittelalter, Berlin/Boston 2018.
Campion, Nicholas, The Medieval and Modern Worlds. History of Modern Astrology, Auckland 2009.
Campopiano, Michele, "Cosmology, Theology of History and Ideology in Godfrey of Viterbo's Pantheon", in: ders./Henry Bainton (Hg.): Universal Chronicles in the High Middle Ages, York 2017, S. 121–1450.
Cappuccino, Caterina: „Die Schüler des Papstes. Die Beziehungen kurialer Eliten zur Schule von St. Viktor im 12. Jahrhundert", in: Angelika Kemper/Christian Domening (Hg.): Wissen in mittelalterlichen Gemeinschaften: Diskurse – Ideale – soziale Räume, Berlin 2022, S. 115–134.
Carruthers, Mary, The Craft of Thought. Meditation, Rhetoric, and the Making of Images, 400–12000, Cambridge 1988.
———, „The Poet as Master Builder: Composition and Locational Memory in the Middle Ages", in: New Literary History, 24, 4 (1993), S. 881–904.
——— Ziolokowski, Jan M. (Hg.), The Medieval Craft of Memory, Pennsylvania 2002.
———, The Book of Memory. A Study of Memory in Medieval Culture, Cambridge 2008.
Caspary, Wolfgang/Mössner, Jürgen/Stein, Jürgen, Therapie gastroenterologischer Krankheiten, Heidelberg 2008.
Celli, Angelo, „La malaria nella storia medievale di Roma", in: Archivio delle Reale Società Romana di storia patria, 47 (1924), S. 5–44.
———, Storia della malaria nell'Agro romano, Castello 1925.
Chandelier, Joël, Avicenne et la médicine en Italie. Le Canon dans les universités (1200–1350), Paris 2017.
Christie Yves, Das Jüngste Gericht, Regensburg 2001.
Clark, Charles West, The Zodiak Man in Medieval Astrology, Colorado 1979.
Clausberg, Karl, „Zukunft voraus! Hildegards Heil(ungs)geschichtliches Weltbild", in: Christoph Markschies/Ingeborg Reichle/Jochen Brüning/Peter Deuflhard (Hg.): Atlas der Weltbilder, Berlin 2011, S. 90–101.
Clauss, Martin, Kriegsniederlagen im Mittelalter. Darstellung – Deutung – Bewältigung, Paderborn 2010.
———, „Der Krieg als Mittel der Kommunikation: Die narrative Funktion eines Gottesurteils", in: Thomas Honegger/Gerlinde Huber-Rebenich/Volker Leppin (Hg.): Gottes Werk und Adams Beitrag. Formen der Interaktion zwischen Mensch und Gott im Mittelalter, Berlin 2014, S. 128–141.
———, „Der König als Krieger. Zum Verhältnis von Königtum und Krieg im Mittelalter", in: ders./Andrea Stieldorf/Tobias Weller (Hg.): Der König als Krieger. Zum Verhältnis von Königtum und Krieg im Mittelalter. Beiträge der Tagung des Zentrums für Mittelalterstudien der Otto-Friedrich-Universität Bamberg (13.–15. März 2013), Bamberg 2015, S. 9–22.

Clements, Hamilton, „Sudden Death in Early Medieval England and the Anglo-Saxon Fortunes of Men“, in: Thea Tomaini (Hg.): Dealing With the Dead. Mortality and Community in Medieval and Early Modern Europe (= Explorations in Medieval Culture, Bd. 5), Leiden/Boston 2018, S. 36–97.
Conejo da Pena, Antoni: "Without You, no One is Happy. The Power of the Image of Health from Ancient Rome to Early Middle Ages", in: ders./Pol Bridgewater Mateu: The Medieval and Early Modern Hospital. A Physical and Symbolic Space (= IRCVM-Medieval Culture, 15), Rom 2023, S. 17–44.
Conklin, Jeffrey, "Hypertext: An Introduction and Survey", in: Computer, 20 (1987), S. 17–41.
Cooter, Roger/Harrisson, Mark/Sturdy, Steve (Hg.), Medicine and modern Warfare, Amsterdam 1999.
Courcelle, Pierre, La consolation de philosophie dans la tradition littéraire. Antécédents et postérité de Boèce (= Études Augustiennes 8), Paris 1967.
Courtois, J., „Halitose“, in: Ned Tijdschr Tandheelk, 94 (1987), S. 56–62.
Csendes, Peter, Heinrich VI. Gestalten des Mittelalters und der Renaissance, Darmstadt 1993.
Curtius, Ernst R., „Zur Literaturästhetik des Mittelalters“, in: ZrP, 58 (1938), S. 129–232.
———, „Rhetorische Naturschilderungen im Mittelalter“, in: RF, 55 (1942), S. 219–256.
———, Europäische Literatur und lateinisches Mittelalter, Bern 1948.
D'Alessandro, V., „Romuald von Salerno“, in: LexMA, Bd. 7, Stuttgart 1977, Sp. 1019.
Dale, Richard C., „Marius“, On The Elements' And The Twelfth Century Science of Matter, in: ProQuest, 3, 1 (1972), S. 191–218.
de Blaauw, Sible, Cultus et décor. Liturgia e architettura nella Roma tardoantica e medievale Basilica Salvatoris Sanctae Mariae Sancti Petri (= Studi e testi, Bd. 356), Rom 1994.
Demek, Jindřich, „K mocenskému postavení a osudům jedné vedlejší větve Přemyslovců“, in: Medievalia Historica Bohemica, 1 (1991), S. 89–144.
Dendorfer, Jürgen: „Von wem hat er denn das Kaisertum, wenn er es nicht vom Papst hat? – Päpste, Kaiser und das Lehnswesen“, in: Karl-Heinz Rueß (Hg.): Päpste in staufischer Zeit, Göppingen 2020, S. 60–78.
Deutinger, Roman, Rahewin von Freising. Ein Gelehrter des 12. Jahrhunderts (= MGH-Schriften, Bd. 47), Hannover 1999.
———, „Kaiser und Papst: Friedrich I. und Hadrian IV.“, in: Jürgen Dendorfer/ders.: Das Lehnswesen im Hochmittelalter: Forschungskonstrukte – Quellenbefunde – Deutungsrelevanz, Ostfildern 2010, S. 329–346.
Deutz, Helmut, Geistliches und geistiges Leben im Regularkanonikerstift Klosterath im 12. und 13. Jahrhundert, Siegburg 1990.
Dinzelbacher, Peter, Angst im Mittelalter. Teufels-, Todes,- und Gotterfahrung: Mentalitätsgeschichte und Ikonographie, Paderborn/München 1996.
———, „Pestbild“, in: Werner E. Gerabek/Bernhard D. Haage/Gundolf Keil/Wolfgang Wegner (Hg.): Enzyklopädie Medizingeschichte, Berlin/New York 2005, S. 1128.
Dobell, Clifford, Antony van Leeuwenhoek and his "little animals", New York 1960.

Dold, Peter, System Depression. Ganzheitliche Therapie: Bewegung, Ernährung, Stärkung des Familiensystems, Stuttgart 2015.
Dorninger, Maria, Gottfried von Viterbo. Ein Autor in der Umgebung der frühen Staufer, Stuttgart 1997.
———, „Modern Readers of Godfrey“, in: Thomas Förster (Hg.): Godfrey of Viterbo and his Readers. Imperial Tradition and Universal History in Late Medieval Europe (= Church, Faith and Culture), Burlington 2015, S. 13–36.
Dorschel, Andreas, Ideengeschichte, Göttingen 2010.
Dotzauer, Winfried, Geschichte des Nahe-Hunsrück-Raumes von den Anfängen bis zur Französischen Revolution, Stuttgart 2001.
Dunbabin, Jean, „The Distinctive Elements Among Godfrey of Viterbo's Political Ideas“, in: Thomas Förster (Hg.): Godfrey of Viterbo and his Readers. Imperial Tradition andUniversal History in Late Medieval Europe (= Church, Faith and Culture), Burlington 2015, S. 36–46.
Ebert, Sabine, Das Geheimnis der Hebamme, München 2006.
Eckart, Wolfgang U./Jütte, Robert, Medizingeschichte. Eine Einführung, Köln/Weimar/Wien 2007.
Eckart, Wolfgang U., Geschichte, Theorie und Ethik der Medizin, Berlin 2013.
———, Medizin und Krieg. Deutschland 1914–1924, Paderborn 2014.
———, „gesunte und lebenthaft. Heil an Körper und Seele in der mittelalterlichen Iathrotheologie, Elementelehre und Diätetik“, in: T. Bulang/R. Töpfer (Hg.): Heil und Heilung. Die Kultur und Selbstsorge in der Kunst und Literatur des Mittelalters und der frühen Neuzeit, Heidelberg 2020, S. 19–40.
Egen, Christoph, Was ist Behinderung? Abwertung und Ausgrenzung von Menschen mit Funktionseinschränkungen vom Mittelalter bis zur Postmoderne, Bielefeld 2020.
Egl, Richard, „Geschichte für kommunale Eliten. Die Pisaner Annalen des Bernardo Maragone“, in: QFIAB, 89 (2009), S. 63–112.
Elkeles, Thomas, Arbeitsorganisation in der Krankenpflege – zur Kritik der Funktionspflege, Frankfurt/Main 1991.
Endreva, Maria, Kulturgeschichte des Deutschen Mittelalters, Haskovo 2014.
Engelhart, Dietrich von, „Diätetik“, in: Werner E. Gerabek/Bernhard D. Haage/Gundolf Keil et al. (Hg.): Enzyklopädie Medizingeschichte, Berlin/New York 2007, S. 299–303.
Engels, Odilo, „Des Reiches heiliger Gründer. Die Kanonisation Karls des Großen und ihre Beweggründe“, in: Hans Müllejans (Hg.): Karl der Große und sein Schrein in Aachen, Aachen 1988, S. 37–46.
Ennen, Leonard, Geschichte der Stadt Köln, meist aus den Quellen des Kölner Stadt-Archivs, Köln/Neuß 1863.
Erkens, Franz-Rainer, „Buße in Zeiten des Schwarzen Todes: Die Züge der Geißler“, in: Zeitschrift für historische Forschung, 26, 4 (1999), S. 483–513.
Eryüzlu, Hüseyin, Die Italienpolitik Friedrich Barbarossas und die Auseinandersetzung mit der Kurie, Hamburg 2009.

Esch, Arnold, „Überlieferungs-Chance und Überlieferungs-Zufall als methodisches Problem des Historikers“, in: Historische Zeitschrift, 240 (1985), S. 529–570.
———, Wege nach Rom, München 2003.
Eschenbruch, Nicholas/Hänel, Dagmar/Unterkircher, Alois (Hg.), Medikale Räume. Zur Interdependenz von Raum, Körper, Krankheit und Gesundheit, Bielefeld 2010.
Escudero, Maria José Ortúzar, Die Sinne in den Schriften Hildegards von Bingen (= Monografien zur Geschichte des Mittelalters, Bd. 62), Stuttgart 2016.
Face, Richard D., „Secular History in Twelfth-Century Italy: Caffaro of Genoa“, in: Journal of Medieval History, 6, 2 (1980), S. 169–184.
Faral, Edmond, Les arts poétiques du XIIe et du XIIIe siècle, recherches et documents sur la technique littéraire du Moyen Âge, Paris 1924.
———, „Le ms. 511 du “Hunterian Museum” de Glasgow. Notes sur le mouvement poétique et l'histoire des études littéraires en France et en Angleterre entre les années 1150 et 1252“, in: Studi medievali, 9 (1936), S. 18–119.
Fawcetts, Richard/Oram, Richard, Melrose Abbey, Stoud 2004.
Feldmann, Karin, Herzog Welf und Sein Sohn. Das Ende des süddeutschen Welfenhauses (mit Regesten), Tübingen 1971.
Fichtner, Gerhard, „Christus als Arzt. Ursprünge und Wirkungen eines Motivs“, in: Frühmittelalterliche Studien, 16 (1982), S. 1–18.
Ficker, Julius, Reinald von Dassel. Reichskanzler und Erzbischof von Köln, Köln 1850.
Finckh, Ruth, Minor Mundus Homo. Studien zur Mikrokosmos-Idee in der mittelalterlichen Literatur, Göttingen 1999.
Fischer, Hermann, „Friedrichs I. Barbarossa vierter Römerzug“, in: Jahresbericht. Fürstlich-Stolberg'sches Gymnasium zu Wernigerode, Wernigerode 1869, S. 1–38.
Flasch, Kurt, Was ist Gott? Das Buch der 24 Philosophen, München 2022.
Folz, Robert, Le souvenir et la légende de Charlemagne dans l'empire germanique médiéval, Paris 1950.
Förster, Thomas, „Der Prophet und der Kaiser: Staufische Herrschaftsvorstellungen am Ende des 12. Jahrhunderts“, in: Stefan Burkhardt/Thomas Metz/Bernd Schneidmüller/Stefan Weinfurter (Hg.): Staufisches Kaisertum im 12. Jahrhundert: Konzepte, Netzwerke, politische Praxis, Regensburg 2010, S. 253–293.
———, „Godfrey of Viterbo and his Readers: Introduction“, in: ders.: Godfrey of Viterbo and his Readers. Imperial Tradition and Universal History in Late Medieval Europe (= Church, Faith and Culture), Burlington 2015, S. 1–12.
Foucault, Michel, Die Geburt der Klinik. Eine Archäologie des ärztlichen Blicks, München 1988.
Franke, Birgit, „Herrscher über Himmel und Erde. Alexander der Große und die Herzöge von Burgund“, in: Marburger Jahrbuch für Kunstwissenschaft, 27 (2000), S. 121–169.
Freise, Eckhart, „Kalendarische und annalistische Grundformen der Memoria“, in: K. Schmid/J. Wollasch (Hg.): Der geschichtliche Zeugniswert des liturgischen Denkens im Mittelalter (= Münsterische Mittelalter-Schriften, Bd. 48), München 1984, S. 441–562.

Freuding, Janosch, Fremdheitserfahrung und Othering. Ordnungen des „Eigenen“ und „Fremden“ in interreligiöser Bildung, Bielefeld 2022.

Freytag, Hartmut, „Honorius“, in: Die deutsche Literatur des Mittelalters. Verfasserlexikon, begründet von Wolfgang Stammler, Bd. 4, Berlin/New York 1983, S. 120 ff.

Fried, Johannes, „Die Bamberger Domschule und die Rezeption von Frühscholastik und Rechtswissenschaft in ihrem Umkreis bis zum Ende der Stauferzeit“, in: ders. (Hg.): Schulen und Studium im sozialen Wandel des hohen und späten Mittelalters (= Vorträge und Forschungen, Bd. 30), Ostfildern 1986, S. 163–20.

Friedrichs, Elias, Manheit und Kampf in der Literatur des Mittelalters. Ritterliche Gewalt zwischen Praxeologie und Konventionalität am Beispiel des „Iwein“ und der „Steirischen Reimchronik“, Berlin 2023.

Funke, Nikolas/Gahlen, Gundula, Ludwig, Ulrike (Hg.), Krank vom Krieg. Umgangsweisen und kulturelle Deutungsmuster von der Antike bis in die Moderne (= Krieg und Konflikt, Bd. 14), Frankfurt/New York 2022.

Gadamer, Hans-Georg, Wahrheit und Methode. Grundzüge einer philosophischen Hermeneutik, Tübingen 2010.

Garcia, Amaranta Saguar, „The Concept of Imago Agens in Celestina: Text and Image“, in: Celestinesca, 39 (2015), S. 247–274.

Geimer, Peter, „Vergleichendes Sehen oder Gleichheit aus Versehen?“, in: Lena Bader/ Martin Gaider/Falk Wolf (Hg.): Vergleichendes Sehen, Paderborn 2010, S. 45–69.

Georgi, W., „R. v. Dassel“, in: LexMA, Bd. 7, München 1995, Sp. 418.

Gerabek, Werner E., „Laudatio anlässlich des 60. Geburtstages von Professor Dr. med. Dr. phil. Gundolf Keil am 17. Juli 1994“, in: Würzburger medizinhistorische Mitteilungen, Bd. 13, S. 533–535.

———, „Robert Koch“, in: Horst Kant (Hg.): Harenberg Lexikon der Nobelpreisträger. Alle Preisträger seit 1901. Ihre Leistungen, ihr Leben, ihre Wirkung, Harenberg/ Dortmund 1998, S. 42 f.

Giese, Martina, „Über die Gesta Friderici Ottos und Rahewins von Freising. Anmerkung zur Editions- und Überlieferungsgeschichte“, in: Mitteilungen des Instituts für österreichische Geschichtsforschung, 119 (2011), S. 311–330.

Giesebrecht, Wilhelm von, Geschichte der deutschen Kaiserzeit, V, 2, Leipzig 1888.

Gillingham, J. B., „Why Did Rahewin Stop Writing Gesta Friderici?“, in: The English Historical Review, 83, 327 (1968), S. 294–303.

Glaser, Andrea, Der Held und sein Raum. Die Konstruktion der erzählten Welt im mittelhochdeutschen Artusroman des 12. und 13. Jahrhunderts, Frankfurt/Main 2004.

Goering, Timothy D., „Einleitung“, in: ders. (Hg.): Ideen-Geschichte heute. Traditionen und Perspektiven, Bielefeld 2007, S. 7–54.

Goetz, Hans-Werner, „Johannes von Salisbury“, in: LexMA, Bd. 5, München/Zürich 1991, Sp. 599 ff.

———, „Die Gegenwart der Vergangenheit im früh- und hochmittelalterlichem Geschichtsbewusstsein“, in: HZ, 255 (1992), S. 61–67.

———, „‚Konstruktion der Vergangenheit‘. Geschichtsbewusstsein und ‚Fiktionalität‘ in der hochmittelalterlichen Chronistik, dargestellt am Beispiel der Annales Palidenses“,

in: J. Laudage (Hg.): Von Fakten und Fiktionen. Mittelalterliche Geschichtsdarstellungen und ihre kritische Aufarbeitung, Köln/Weimar/Wien 2003, S. 225–257.
———, Vorstellungsgeschichte. Gesammelte Schriften zu Wahrnehmungen, Deutungen und Vorstellungen im Mittelalter, Bochum 2007.
———, Geschichtsschreibung und Geschichtsbewusstsein im hohen Mittelalter (= Orbis medieavalis, Bd. 1), Berlin 2008.
Goez, Werner, „Zwei-Schwerter-Lehre“, in: LexMA, Bd. 9, München/Zürich 1998, Sp. 725–726.
Gordon, Noah, The Physician, New York 1986.
Görich, Knut, Die Ehre Friedrich Barbarossas. Kommunikation, Konflikt und politisches Handeln im 12. Jahrhundert, Darmstadt 2001.
———, „Kaiserin Beatrix“, in: Karl-Heinz Rueß (Hg.): Frauen der Staufer (= Schriften zur staufischen Geschichte und Kunst, Bd. 25), Göppingen 2006, S. 43–48.
———, „Die Staufer“, in: Matthias Puhle/Claus-Peter Hasse (Hg.): Heiliges Römisches Reich Deutscher Nation (962–1806), Essays, Dresden 2006, S. 187–197.
———, Friedrich Barbarossa. Eine Biographie, München 2011.
———, „Karl der Große – ein ‚politischer Heiliger‘ im 12. Jahrhundert?“, in: Ludger Körntgen/Dominik Waßenhoven (Hg.): Religion and Politics in the Middle Ages: Germany and England by Comparison, Berlin 2013, S. 117–155.
———, Friedrich Barbarossa. Der erste Stauferkaiser, München 2022.
———, „Entscheiden für den Moment? Friedrich Barbarossa belohnt die Treue der Stadt Cremona“, in: ders./Martin Wihoda (Hg.): Herrschen und (Nicht-)Entscheiden: Politisches Handeln im Reich und Ostmitteleuropa des 12. Jahrhunderts, Köln 2024, S. 69–88.
———, „Un'avvenimento e la sua ricezione. Federico Barbarossa e Allessandro III a Venezia nel 1177“, in: Archivo storico italiano, 182 (2024), S. 3–24.
Gottschall, Dagmar, „Marius Salernitanus und Gottfried von Viterbo“, in: Sudhoffs Archiv, 75, 1 (1991), S. 111–113.
———, Das „Elucidarium“ des Honorius Augustodunensis. Untersuchungen zu seiner Überlieferungs- und Rezeptionsgeschichte im deutschsprachigen Raum mit Ausgabe der niederdeutschen Übersetzung, Tübingen 1992.
Grabmann, Martin, Die Geschichte der scholastischen Methode, Bd. 2, Freiburg im Breisgau 1911.
Grandauer, G., Die Jahrbucher von Vincenz und Gerlach (= Die Geschichtsschreiber der deutschen Vorzeit, 2, 67), Leipzig 1889.
Gransden, Antonia, Historical Writing in England, c. 550–1307, London 1974.
Grau, Dietrich, Das Mittagsgespenst (daemonium meridianum). Untersuchungen über seine Herkunft, Verbreitung und seine Erforschung in der europäischen Volkskunde, Bonn 1966.
Green, Monica H.: Making women's medicine masculine: the rise of male authority in pre-modern gynaecology, Oxford 2008.
———, „Medicine in France and England in the Long Twelfth Century: Inheritors and Creators of European Medicine“, in: Charlotte Denoël/Francesco Siri (Hg.): France et

Angleterre : manuscrits médiévaux entre 700 et 1200 (= Bibliogia, Bd. 57), Turnhout 2020, S. 363–388.
Grillo, Paolo: „La città distrutta e la guerra. Como dalla fine des conflitto contro Milano alla 'ricostruzione' di Federico Barbarosssa (1127–1159)", in: Archivo storico. Giornale Della Società storica lombarda, 149 (2023), S. 15–28.
Gronenborn, Detlev/Schreg, Rainer, „Krisen und ihre Bewältigung – Aspekte einer Bilanz", in: dies./Falko Daim (Hg.): Strategien zum Überleben: Umweltkrisen und ihre Bewältigung. Tagung des Römisch-Germanischen Zentralmuseums, 19./20. September 2008, Mainz 2011, S. 303–310.
Groten, Manfred, „Klösterliche Geschichtsschreibung: Siegburg und die Kölner Königschronik", in: Rheinische Vierteljahresblätter 61 (1997), S. 50–78.
Gründel, Johannes, Die Lehre von den Umständen der menschlichen Handlungen im Mittelalter (= Beiträge zur Geschichte der Philosophie und Theologie des Mittelalters, Bd. 39), Heft 5, Münster 1963.
Gübele, Boris, Deus vult, Deus vult: Der christlich Heilige Krieg im Früh- und Hochmittelalter, Ostfildern 2018.
Gundlach, Wilhelm, Heldenlieder der Deutschen Kaiserzeit[3], Innsbruck 1970 [zuerst 1899].
Günther, Rainer, „Das wunnecliche Tal", in: Euphorion. Zeitschrift für Literaturgeschichte, 55, 4 (1961), S. 341–404.
Gurjewitsch, Aaron, Das Weltbild des mittelalterlichen Menschen, München 1997.
———, „Die Darstellung von Persönlichkeit und Zeit in der mittelalterlichen Kunst", in: Archiv für Kulturgeschichte, 71, 1 (1989), S. 1–44.
Güterbock, Ferdinand, „Zur Edition des Geschichtswerks Otto Morenas und seiner Fortsetzer I. Die Überarbeitung der ursprünglichen Fassung", in: Neues Archiv der Gesellschaft für ältere deutsche Geschichtskunde, 48, ½ (1930), S. 116–147.
———, „Zur Edition Otto Morenas II. Das Lodeser und das Mailänder Werk", in: Neues Archiv für ältere deutsche Geschichtskunde, 49, 1 (1932), S. 126–149.
Haage, Bernhard D., „Die Wertschätzung von Naturwissenschaft und Medizin in der Deutschen Dichtung des Mittelalters", in: Sudhoffs Archiv, 70 (1986), S. 206–220.
———, „Wissenschafts- und bildungstheoretische Reminiszenzen nordfranzösischer Schulen bei Gottfried von Straßburg und Wolfram von Eschenbach", in: Würzburger medizinhistorische Mitteilungen, 8 (1990), S. 91–135.
———, „Medizin und Dichtung (Mittelalter)", in: Werner E. Gerabek/Bernhard D. Haage/Gundolf Keil et al.: Enzyklopädie Medizingeschichte, Berlin/New York 2005, S. 929–932.
———, „Salerno, Medizinschule von", in: Werner E. Gerabek/Bernhard D. Haage/Gundolf Keil et al.: Enzyklopädie Medizingeschichte, Berlin/New York 2005, S. 1281 f.
Haas, Alois M., Todesbilder im Mittelalter, Darmstadt 1989.
Haring, Johannes, Leitfaden der Krankenpflege in Frage und Antwort. Für Krankenpflegeschulen und Schwesternhäuser[8], Berlin 194.
Hartinger, Walter/Helm, Winfried, „Die laidige Sucht der Pestilenz". Kleine Kulturgeschichte der Pest in Europa, Passau 1986.

Hartmann, Florian: „Wie sag' ich's dem Kaiser? Friedrich Barbarossa als fiktiver Kommunikationspartner in der italienischen Rhetoriklehre“, in: Karl-Heinz Rueß (Hg.): Friedrich Barbarossa, Göppingen 2017, S. 32–47.

Hartmann, Philipp Karl, Die Theorie des ansteckenden Typhus und seiner Behandlung, Wien 1812.

Hartoog, Elisabeth den, „On Dating the Abbey Church of Rodulc (Klosterrath) and it's Romanesque Sculpture“, in: Zeitschrift für Kunstgeschichte, 74, 1 (2011), S. 3–28.

Haufe, Friedrich, „Bildkult und digitale Revolution“, in: nd-aktuell vom 8. Juni 2022 „Bildkult und digitale Revolution“, in: nd-aktuell vom 8. Juni 2022 (https://www.nd-aktuell.de/artikel/1164303.kulturhistorie-bildkult-und-digitiale-revolution.html, zuletzt aufgerufen am 29.11.2023, 10:33).

Hausmann, Friedrich, „Daniel I:“, in: NDB, Bd. 3, Berlin 1957, S. 508.

———, Gottfried von Viterbo: Kapellan und Notar, Magister, Geschichtsschreiber und Dichter, in: Alfred Haverkamp (Hg.): Friedrich Barbarossa. Handlungsspielräume und Wirkweisen des staufischen Kaisers (= Vorträge und Forschungen, Bd. 40), Sigmaringen 1992, S. 603–662.

Hayward, Anthony, „Later Winchecombe Annals“, in: Grame Dunphy/Christian Batu (Hg.): Encyclopedia of the Medieval Chronicle, seit 2016 online geführt (https://referenceworks.brillonline.com/entries/encyclopedia-of-the-medieval-chronicle/later-winchcombe-annals-SIM_000971?s.num=23&s.rows=50&s.start=20, zuletzt aufgerufen am 20.11.2023).

Hegermann, Harald, „Krieg II“, in: Gerhard Krause/Gerhard Müller (Hg.): Theologische Realenzyklopädie, Freiburg im Breisgau 1986, S. 19–27.

Heidebüchel, Franz/Kramer, Hermann, „Annales Rodenses“, in: Heimatblätter des Landkreises Aachen, 45 3/4, Aachen 1990.

Heinemeyer, Walter, „Die Darmstädter Fragmente der Fuldaer Chronik“, in: ders. (Hg.): Chronica Fuldensis. Die Darmstädter Fragmente der Fuldaer Chronik, Köln/Wien 1976, S. 19–21.

Helgeland, John/Daly, Robert J./Burns, Patout, Christians and the Military. The Early Experience, London 1987.

Hennebert, Fréderic, „Alexandre II“, in: Biographie Nationale de Belgique, Bd. 1, Brüssel 1866, Sp. 216 f.

Henschel, August, „Der älteste medicinische Codex der Breslauer Universitätsbibliothek“, in: Janus. Zeitschrift für Geschichte und Literatur der Medicin in Verbindung mit mehreren Gelehrten des In- und Auslandes, 1 (1846), S. 369–384.

Herbers, Klaus, Geschichte des Papsttums im Mittelalter, Darmstadt 2010.

Herde, Peter, „La catastrofe alle porte di Rome dell'agosto 1167. Uno studi storio-epidemiologico“, in: Bulletino dell'istituto storico Italiano per il medioevo e archivio Muratoriano, 96 (1990), S. 175–200.

———, Die Katastrophe von Rom im August 1167: eine historisch epidemiologische Studie zum vierten Italienzug Friedrichs I. Barbarossa (= Sitzungsberichte der wissenschaftlichen Gesellschaft an der Johann-Wolfgang-Goethe-Universität Frankfurt am Main, Bd. XXVII), Stuttgart 1991.

———, Gesammelte Abhandlungen und Aufsätze 2, 1 (= Studien zur Papst- und Reichsgeschichte, zur Geschichte des Mittelmeerraums und zum kanonischen Recht im Mittelalter, erster Halbband), Stuttgart 2002.

Hering, Bernhard, Das Gesetz Christi, Freiburg 1957.

Herkenrath, Rainer Maria, Reinald von Dassel. Reichskanzler und Erzbischof von Köln, Graz 1962.

———, „Ein Legastheniker in der Kanzlei Barbarossas. Studien zum kaiserlichen Notar Arnold II D (1152–1155)“, in: Archiv für Diplomatik, 33 (1987), S. 169–291.

Herweg, Mathias, "Otto of St. Blasien", in: The Encyclopedia of the Medieval Chronicle, Bd. II, Leiden/Boston/Brill 2010, S. 1175–1176.

Herzfeld, Marie, Leonardo da Vinci der Denker, Forscher und Poet. Aus seinen veröffentlichten Schriften, Jena 1926.

Hilsch, Peter, Die Bischöfe von Prag in der frühen Stauferzeit, ihre Stellung zwischen Reichs- und Landesgewalt von Daniel I. (1148–1167) bis Heinrich (1182–1197), München 1969.

His, Wilhelm, Die Front der Ärzte, Bielefeld/Leipzig 1931.

Hitzer, Bettina, Krebs fühlen. Eine Emotionsgeschichte der Krebserkrankung im 20. Jahrhundert, Berlin 2017.

———, "The Odor of Disgust: Contemplaining the Dark Side of the 20th-Century Cancer History", in: Emotion Review 12 (https://psycnet.apa.org/doi/10.1177/1754073919897293, zuletzt aufgerufen am 19.10.2023, 10:54).

Hof, Jan, De abdij van Egmond van de aanvang tot 1573 (Hollandse Studiën 5), Haarlem 1973.

Hoffmann, Hartmut, „Langobarden, Normannen, Päpste. Zum Legitimationsproblem in Unteritalien“, in: QFIAB, 58 (1978), S. 137–180.

Hofmeister, A., „Praefatio“, in: MG. SS rer. Germ. in us. schol 47, Hannover 1912, S. XVII–XXII.

Holder-Egger, Oswald, „Über die historischen Werke des Johannes Codagnellus von Piacenza“, in: Neues Archiv der Gesellschaft für ältere deutsche Geschichtskunde, 16 (1891), S. 253–346, 575–609.

———, „Einiges zur Quellenkritik der Chronik Sicards“, in: Neues Archiv der Gesellschaft für ältere deutsche Geschichtskunde, 29 (1903), S. 471–555.

———, „Annales Cremonenses“, in: MG. SS XXXI, Hannover 1903, S. 1–3.

Holzmann, R., Wilhelm Wattenbach: Deutschlands Geschichtsquellen im Mittelalter. Deutsche Kaiserzeit, Bd. 1, Heft 4, Berlin 1943.

Hoye, William J., „Die mittelalterliche Methode der Quaestio“, in: Norbert Herold/Bodo Kensmann/Sibille Mischer (Hg.): Philosophie: Studium, Text und Argument, Münster 1997, S. 155–178.

Hübner, Wolfgang, Körper und Kosmos. Untersuchungen zur Ikonographie der zodiakalen Melothesie, Wiesbaden 2013.

Humphrey, Illo, Boethius. His Influence on the European Unity of Culture from Alcuin of York († 804) to Thierry of Chartres († 1154), Nordhausen 2010.

Illich, Ivan, Im Weinberg des Textes. Als das Schriftbild der Moderne entstand, München 2020.

Irtenkauf, Wolfgang, „Weingartener Welfenchronik“, in: Stuttgarter Zimelien. Württembergische Landesbibliothek – aus den Schätzen ihrer Handschriftensammlung, hg. von der WLB, Stuttgart 1985.

Janauschek, Leopold, Originium Cistercensium Tomus Primus, Wien 1877.

Jankrift, Kay Peter, „Vom Pesthauch zu Yersinia pestis“, in: Stefan Leenen/Alexander Berner/Sandra Maus et al. (Hg.): Pest! Eine Spurensuche (Katalog der gleichnamigen Ausstellung des LWL-Museums für Archäologie in Herne 2019–2020), Darmstadt 2019, S. 20–29.

———, Krankheit und Heilkunde im Mittelalter (= Geschichte kompakt), Darmstadt 2012.

———, „Zur Einführung: Vom Tohuwabohu zum irdischen Abbild des Gottesreiches. Die Physis des Herrschers in ihrer Bedeutung für das Naturgeschehen“, in: ders./Alexander Kargerer/Christian Kaiser/Maria Ángeles Martin Romera: Natur und Herrschaft. Analysen zur Physik der Macht, Berlin/Boston 2016, S. 1–24.

———, „Cor nostrum. Der leprakranke Herrscher und die Vorstellung über den ‚Aussatz‘ in der mittelalterlichen Medizin“, in: Mariacarla Gadebusch Bondio/Beate Keller/Ulrich Pfisterer: Macht der Natur – gemachte Natur: Realitäten und Fiktionen des Herrscherkörpers zwischen Mittelalter und Früher Neuzeit, Florenz 2019, S. 235–254.

———, „Kräfte zwischen Himmel und Erde. Magie in mittelalterlichen Krankheitskonzeptionen“, in: Walter Bruchhausen (Hg.): Hexerei und Krankheit. Historische und ethnologische Perspektiven (= Medizin und Kulturwissenschaft. Bonner Beiträge zur Geschichte, Anthropologie und Ethik der Medizin, 1), Münster 2003, S. 23–46.

———, Mit Gott und schwarzer Magie. Medizin im Mittelalter, Darmstadt 2005.

Jansen, Thomas, „Christus medicus (Christus als Arzt)“, in: Werner E. Gerabek/Bernhard D. Haage/Gundolf Keil et al.: Enzyklopädie Medizingeschichte, Berlin/New York 2007, S. 260 f.

Janz, Karin, Wachs. In Zeichen zeigen. Glauben in der Innerschweiz, Stans 2007.

Jettenberger, Marion, Ekel. Professioneller Umgang mit den Ekelgefühlen in Gesundheitsfachberufen, Berlin 2017.

Jochmann, Georg, Lehrbuch der Infektionskrankheiten für Ärzte und Studierende, Berlin 1914.

Johannek, Peter, “Otto von St. Blasien”, in: Die deutsche Literatur des Mittelalters, Verfasserlexikon, Bd. 7, begrundet von Wolfgang Stammler, Berlin/New York 1989, Sp. 206–208.

Juhani, Norri, „Causonides“, in: ders. (Hg.): Dictionary of Medical Vocabulary in English, 1375–1550. Body Parts, Sicknesses, Instruments and Medical Preparations, London/New York 2016, S. 176.

Jütte, Robert, Geschichte der Sinne. Von der Antike bis zum Cyberspace, München 2000.

Kantorowicz, Ernst H., Die zwei Körper des Königs. Eine Studie zur politischen Theologie des Mittelalters, München 1990 [zuerst Princeton 1957].

Kaufmann, Fritz, Die Bakteriologie der Salmonella-Gruppe, Kopenhagen 1941.

Kauntze, Mark, Authority and Imitation: A Study of the Cosmographia of Bernard Silvestris, Leiden/Boston 2014.

Kellermann, Karina, „Wissen im Wandel. Von Kosmos, Körper und Kometen“, in: Heinz-Dieter Heimann/Martin-Maximilian Langner/Mario Müller et al. (Hg.): Weltbilder des mittelalterlichen Menschen, Berlin 2007, S. 53–68.

Kelly, Douglas, "The Scope of the Treatment of Composition in the Twelfth- and Thirteenth-

Century Arts of Poetry", in: Speculum, LXI (1966), S. 261–278.

Kern, Ernst, „Echter und vermeintlicher Fortschritt in der Medizin“, in: Würzburger medizinhistorische Mitteilungen, 9 (1991), S. 417–429.

Kerste, Alexander, Astrofotografie für Einsteiger. Der Leitfaden von den ersten Milchstraßen-Bildern zur Deep-Sky-Fotografie, Heidelberg 2019.

Kestner, Otto, „Alpenpässe und römische Malaria in der mittelalterlichen Kaiserzeit“, in: Historische Vierteljahresschrift, 30 (1935), S. 686–719.

Killgus, Oliver, Studien zum Liber universalis Gottfrieds von Viterbo, Augsburg 2001.

Kirklin, Deborah/Richardson, Ruth (Hg.), Medical Humanities. A practical Introduction, London 2001.

Kist, M./Stein, J., „Salmonellosen“, in: Wolfgang F. Caspary/Manfred Kist/Jürgen Stein (Hg.): Infektiologie des Gastrointestinaltraktes, Heidelberg 2006, S. 207.

Klein, Ulrich, „Kardinaltugenden“, in: Historisches Wörterbuch der Philosophie, Bd. 4, Basel 1976, Sp. 695–696.

Klemm, Friedrich, „Daniel Gabriel Fahrenheit“, in: NDB, Bd. 4, Berlin 1959, S. 746–747.

Klibansky, Raymond/Panofsky, Erwin/Saxl, Fritz, Saturn und Melancholie. Studien zur Geschichte der Naturphilosophie und Medizin, der Religion und der Kunst[8], Frankfurt/M. 2015 [zuerst 1964].

Knaebele, Susanne/Wagner, Silvan/Wittmann, Viola, „Gott und Tod in der höfischen Kultur des Mittelalters“, in: dies. (Hg.): Gott und Tod. Tod und Sterben in der höfischen Kultur des Mittelalters, Berlin 2011, S. 9–32.

Knorr, Susanne/Schierz, Kai Uwe (Hg.), Rom sehen und sterben…: Perspektiven auf die Ewige Stadt. Um 1500–2011, Bielefeld/Leipzig/Berlin 2011.

Kohl, H. (Hg.), Die Chronik Ottos von St. Blasien, Leipzig 1941.

Kohl, Karl-Heinz, Die Macht der Dinge. Geschichte und Theorie sakraler Objekte, München 2003.

Kollmann-Obwegeser, Stefanie, „Körper und Raum: Das Konzept des homo inferior und homo exterior in höfischen und geistlichen Texten des Mittelalters“, in: Elisabeth Vavra (Hg.): Die Welt und Gott – Gott und die Welt?: zum Verhältnis von Religiosität und Profanität im „christlichen Mittelalter“, Heidelberg 2019, S. 123–132.

König, Erich, „Der Verfasser der Historia Welforum“, in: ders. (Hg.): Historia Welforum, ed. und übers. von ders. (Schwäbische Chroniken der Stauferzeit, Bd. 1), Stuttgart/Berlin 1938, S. VII–XIV.

Kortüm, Hans-Henning, Kriege und Krieger. 500–1500, Stuttgart 2020.

Kostka, Ulrike: „Krankheit und Heilung. Zum theologischen Verständnis von Gesundheit und Krankheit und zur therapeutischen Konsequenz der Theologie“, in: Jahrbuch für christliche Sozialwissenschaft 47 (2006), S. 051–076.

Kraß, Andreas, Stabat mater dolorosa. Lateinische Überlieferungen und volkssprachliche Übertragungen im deutschen Mittelalter, München 1998.

Kraus, Hans, "Alois Pollender", in: Bergischer Geschichtsverein (Hg.): Wuppertaler Biographien, Bd. 4, Wuppertal 1958, S. 65–72.

Krauss, Lawrence M., A Universe from Nothing. Why There is Something Rather Than Nothing, New York 2012.

Kremling, Horst, „Historische Betrachtungen zur präventiven Heilkunde", in: Würzburger medizinhistorische Mitteilungen, 24 (2005), S. 222–260.

———, „Zur Entwicklung der klinischen Diagnostik", in: Würzburger medizinhistorische Mitteilungen, 23 (2004), S. 233–261.

Krieg, Heinz, Herrscherdarstellungen in der Stauferzeit. Friedrich Barbarossa im Spiegel seiner Urkunden und der staufischen Geschichtsschreibungen, Ostfildern 2003.

Kristeller, Paul Oskar, „Neue Quellen zur Salernitaner Medizin des 12. Jahrhunderts", in: Gerhard Baader/Gundolf Keil (Hg.): Medizin im mittelalterlichen Abendland, Darmstadt 1982, S. 191–208.

Kristeva, Julia, Powers of Horror. An Essay on Abjection, New York 1982.

Kübler-Ross, Elisabeth, On Death and Dying, New York 1969.

Kunz, H., „Leopold Horner (1911–2005): Nestor der präparativen organischen Chemie", in: Angewandte Chemie 117 (2005), Sp. 7833.

Kunze, C. F., Lehrbuch der practischen Medizin mit besonderer Rücksicht auf pathologische Anatomie und Histologie, Bd. 2, Leipzig 1870.

Laib, Friedrich/Schwarz, Franz Joseph: Studien über die Geschichte des christlichen Altars, Stuttgart 1857.

Langer, E., „Theodor Nasemann", in: ders./H. Löhe (Hg.): Die Dermatologen deutscher Sprache: biobibliographisches Verzeichnis, Leipzig 1955, S. 221.

Langosch, Karl, „Gottfried von Viterbo", in: ders. (Hg.): Die Deutsche Literatur des Mittelalters. Verfasserlexikon, Bd. V Nachträge, Berlin 1955, Sp. 272–285.

Larner, Melissa/Peto, James (Hg.), Krieg und Medizin, Göttingen 2009.

Lauda, Ernst, Lehrbuch der inneren Medizin, Bd. 3, Wien 1951.

Laudage, Christiane, Kampf um den Stuhl Petri. Die Geschichte der Gegenpäpste, Freiburg im Breisgau 2012.

Laudage, Johannes, „Der Hof unter Friedrich Barbarossa. Eine Skizze", in: ders./Yvonne Leiverkus (Hg.): Rittertum und höfische Kultur in der Stauferzeit, Köln/Weimar/Wien 2006, S. 75–92.

———, Friedrich Barbarossa (1152–1190), Regensburg 2009.

Lehnen, Joachim, Adventus principis. Untersuchungen zu Sinngehalt und Zeremoniell der Kaiserankunft in den Städten des Imperium Romanum, Frankfurt/M. 1997.

Leven, Karl-Heinz, „Krankheiten – historische Deutung versus retrospektive Diagnose", in: Norbert Paul/Thomas Schlich (Hg.): Medizingeschichte: Aufgaben, Probleme, Perspektiven, Frankfurt/New York 1998, S. 153–185.

———, „Medizingeschichte", in: Das Mittelalter 26, 1 (2021), S. 193–200.

Liebsch, Jennifer Marie: „Friedrich Barbarossa – Zur imaginären Präsenz eines verschollenen Kaisers", in: Romedio Schmitz-Esser/Katharina Zeppezauer-Wachauer

(Hg.): Death Matters – Dead Matter. Materialität und Immaterialität des Todes im Mittelalter (= Beihefte zur Mediävistik, Bd. 28), Lausanne/Berlin/Brüssel/New York/Oxford 2023, S. 93–106.
Liverani, Paolo, „La pigna vaticana. Note storiche", in: Bollettino. Monumenti musei a gallerie pontifice, 6 (1986), S. 51–63.
Löser, Angela Paula, Verhaltens- und Krankenbeobachtung in der Altenpflege leicht gemacht. Eine praktische Anleitung auch für Pflegehilfskräfte, Hannover 2005.
Löwenstein, Bedrich, Der Fortschrittsglaube: europäisches Geschichtsdenken zwischen Utopie und Ideologie, Darmstadt 2015.
Lückerath, Carl August, „Coloniensis ecclesia, Coloniensis civitas, Coloniensis terra. Köln in der Chronica regia Coloniensis und in der Chronica S. Pantaleonis", in: Jahrbuch des kölnischen Geschichtsvereins, 71 (2000), S. 1–41.
Ludz, Ursula/Wild, Thomas, Eichmann war von empörender Dummheit. Gespräche und Briefe, München 2011.
Lutter, Christina/Kollmann, Stefanie/Mair, Maria, „Einleitung", in: Christina Lutter (Hg.): Funktionsräume, Wahrnehmungsräume, Gefühlsräume. Mittelalterliche Lebensformen, Wien 2011, S. 9–16.
Lutterbach, Hubertus, „Tonsur", in: Karl Walter (Hg.): Lexikon für Theologie und Kirche 3, 10, Freiburg im Breisgau 2001, Sp. 1107–1108.
Lutz, Eckart Conrad, „Diagramm, Diagrammatik und diagrammatisches Denken", in: ders./Vera Jerjen/Christine Putzo (Hg.): Diagramm und Text. Diagrammatische Strukturen und die Dynamisierung von Wissen und Erfahrung, Wiesbaden 2014, S. 9–22.
Lück, Heiner, „‚Unrechte' und ‚rechte' Gewalt. Beobachtungen zur gegenseitigen Bedingtheit zweier zentralen Kategorien im Text und in den Glossen des Sachsenspiegels", in: Claudia Garnier (Hg.): Konzepte und Funktionen der Gewalt im Mittelalter, Berlin 2021, S. 37–64.
Lützelschwab, Ralf, Flectat cardinales ad velle suum? Clemens VI. und sein Kardinalskolleg. Ein Beitrag zur kurialen Politik in der Mitte des 14. Jahrhunderts, München 2007.
———, „Kometen und Kalamitäten oder Vom Nutzen astrologischen Wissens an der Peripherie", in: Anti Selart/Matthias Thumser (Hg.): Livland – eine Region am Ende der Welt? Forschungen zum Verhältnis zwischen Zentrum und Peripherie im späten Mittelalter, Köln 2017, S. 461–482.
———, „Papst und Pest in Avignon", in: LWL-Museum für Archäologie (Hg.): Pest. Eine Spurensuche, Darmstadt 2019, S. 100–111.
Macfarlane, Gwyn, Alexander Fleming, the Man and the Myth, Cambridge 1984.
Madersbacher, Lukas, „Medievalismus ohne Mittelalter? Die Anachronie der Bilder in Game of Thrones", in: Anna Gamper/Thomas Müller (Hg.): „Beyond the Wall": Game of Thrones aus interdisziplinärer Perspektive, Wiesbaden 2022, S. 39–58.
Maeck, Gerda, Die Weltchronik des Albert von Stade. Ein Zeitzeugnis des Mittelalters. Studien zur Geschichtsschreibung Alberts von Stade, Lehrte/Norderstedt 2001.
Manitius, Karl, „Zur Überlieferung des sogenannten Auctor ad Herennium", in: Philologus, ½ (1956), S. 62–66.

Mann, Thomas, Fiorenza, Berlin 1906.
Marek, Kristin: Die Körper des Königs. Effigies, Bildpolitik und Heiligkeit, Paderborn 2009.
Matter, E. Ann, "Alcuin's Question-And-Answer-Texts", in: Rivista di Storia della Filosofia, 45, 4, (1990), S. 645–656.
Mayer, Franz, Geschichte Österreichs mit besonderer Rücksicht auf Kulturgeschichte, Bd. 1, Wien 1874.
McCormick, Michael, "Annales Ianuenses", in: Alexander P. Kazhdan/Alice Mary Talbot (Hg.): The Oxford Dictionary of Byzantium, Vol. 1, New York/Oxford 1991, S. 104.
Meier, Christel, „Die Quadratur des Kreises. Die Diagrammatik des 12. Jahrhunderts als symbolische Denk und Darstellungsform", in: Alexander Patschovsky (Hg.): Die Bildwelt der Diagramme des Joachims von Fiore. Zur Medialität religiös-politischer Programme im Mittelalter, Ostfildern 2003, S. 23–54.
Menges, Markus/Kittner, Jens M. (Hg.), Gastrointestinale und hepatobiliäre Infektionen, Berlin 2023.
Michler, Markwart, „August Wilhelm Henschel", in: NDB, Bd. 8, Aachen 1969, S. 556–557.
———, „Xanthos-Citrinus-Gelb. Zur Bedeutung der Farbe ‚gelb' in der antiken Heilkunde", in: Würzburger medizinhistorische Mitteilungen, 23 (2004), S. 508–512.
Miethke, Jürgen, Mittelalterliche Politiktheorien. Vier Entwürfe des Hoch- und Spätmittelalters, Baden-Baden 2007.
Molinier, Auguste, „Annales Ceccanenses", in: Louis Poulin (Hg.): Les Sources de l'histoire de France – Des origines aux guerres d'Italie, Bd. III. Les Capétiens, 1180–1328, Paris 1903, S. 21.
———, „Annales Placentini Gibellini (1154–1284)", in: Collections numériques de la Sorbonne, 3 (1903), S. 168–169.
Moulinier, Laurence, „La fortune du De urinis de Maurus de Salerne et ses volgarizzsamenti inédits ", in: Mélanges de l'école française de Rome, 122, 22 (2010), S. 261–278.
Moureau, Sébastien, „Physics in the Twelfth Century: The Porta Elementorum of Pseudo-Avicenna's Alchemical De Anima and Marius' De Elementis", in: Archives d'histoire doctrinale et littéraire du Moyen Âge, 80 (2013), S. 147–222.
Mullen, Brian/Brown, Rupert/Smith, Cullen, "Ingroup as a Function of Salience, Relevance, and Status", in: European Journal of Social Psychology, 22, 2 (1992), S. 103–122.
Müller, Friedhelm L., Kritische Gedanken zur antiken Mnemotechnik und zum Auctor ad Herennium, Stuttgart 1996.
Müller, Harald: „Des Kaisers Götzenbild. Friedrich I. Barbarossa und seine Päpste im Alexandrinischen Schisma (1159–1177)", in: Karl-Heinz Rueß (Hg.): Päpste in staufischer Zeit, Göppingen 2020, S. 79–94.
Müller, Michael, Die Annalen und Chroniken im Herzogtum Bayern 1250–1314 (= Schriftenreihe zur bayerischen Landesgeschichte, Bd. 77), München 1983.
Müller, P. L., „Florens III:", in: ADB, Bd. 7, Leipzig 1877, S. 126.
Müller, Sabine, „Alexander, Ptolemäus, Vespasian und das Motiv der göttlichen Auserwählung durch Heilkräfte", in: Michael Nagenborg/Sabine Müller/Melanie

Möller/Michael Rosentreter: Vom Geheimen und Verborgenen. Enthüllen und Entdecken in der Medizin, Bochum/Freiburg 2017, S. 13–30.

N.N., „Inkubationszeit“, in: Pschyrembel. Klinisches Wörterbuch[267], Berlin/Boston 2012, S. 1006.

N.N., Der Spiegel 6 (01.02.2020).

N.N., E-Journal für Erzählforschung DIEGESIS 6, 1 (2017) – Krankheit erzählen I: Literatur.

N.N., „Historiker sieht Coronakrise als Zäsur“, in: Oldenburger-Onlinezeitung (https://www.oldenburger-onlinezeitung.de/nachrichten/historiker-sieht-coronakrise-als-zaesur-37340.html, 22. Juli 2020, 11:41, zuletzt aufgerufen am 17.11.2023).

Nash, Penelope: „Italy and her (German) Invaders. Otto III's and Frederick Barbarossa's Early Tours of Italy – Pomp, Generosity and Ferrocity“, in: Christopher Heath/Robert Houghton (Hg.): Conflict and Violence in Medieval Italy (568–1154), Amsterdam 2022, S. 243–264.

Nechutovà, Jana, Die lateinische Literatur des Mittelalters in Böhmen. Aus dem Tschechischen übersetzt von Hildegard Bukovà und Václav Bok (= Bausteine zur Slavischen Philologie und Kulturgeschichte, Reihe A: Slavistische Forschungen. Neue Folge, Bd. 59), Köln/Weimar/Wien 2007.

Nesselrath, Arnold, „Il Cortile della Pigna: introduzione al restauro“, in: Bollettino. Monumenti musei a gallerie pontifice, 34 (2016), S. 315–320.

Niedenthal, Tobias, „Klostermedizin. Von Monte Cassino nach Bingen“, in: Spektrum der Wissenschaft, 7 (2019), S. 72–78.

Oehring, Sieglinde, „Konrad I. von Wittelsbach“, in: NDB, Bd. 12, Berlin 1980, S. 510 f.

Oppl, Ferdinand, Das Itinerar Kaiser Friedrich Barbarossas (1152–1190) (= Forschungen zur Kaiser- und Papstgeschichte des Mittelalters, Beihefte zu J. F. Böhmer, Regesta Imperii), Wien/Köln/Graz 1978.

———, „Barbarossa in Bedrängnis: zur uneinheitlichen Datierung eines Diploms aus dem Spätsommer 1167“, in: Deutsches Archiv für die Erforschung des Mittelalters, 43 (1987), S. 194–201.

———, Friedrich Barbarossa, Darmstadt 2009.

Outhwaite, Patrick: Christ the Physician in Late-Medieval Religious Controversy. England and Medieval Europe (= Health and Healing in the Middle Ages, 7), Woodbridge/Rochester 2024.

Pauls, Emil, „Die Heiligsprechung Karls des Großen und seine kirchliche Verehrung in Aachen bis zum Schluss des 13. Jahrhunderts“, in: Zeitschrift des Aachener Geschichtsvereins, 25 (1903), S. 335–354.

Perrez, Meinhard/Michel, Gisela, „Verarbeitung somatischer Krankheiten“, in: R. Schwarzer (Hg.): Gesundheitspsychologie (= Enzyklopädie der Psychologie, Serie Gesundheitspsychologie, Bd. 1), Göttingen 2005, S. 283–301.

Petersohn, Jürgen, „Kaisertum und Kultakt in der Stauferzeit“, in: ders. (Hg.): Politik und Heiligenverehrung im Hochmittelalter (= Vorträge und Forschungen, Bd. 42), Sigmaringen 1994, S. 101–146.

———, Kaisertum und Rom in spätsalischer und staufischer Zeit. Romidee und Rompolitik von Heinrich VI. bis Friedrich II. (= MGH-Schriften, Bd. 62), Hannover 2010.

Pfeifer, Michael, Der Weihrauch. Geschichte, Bedeutung, Verwendung, Regensburg 2018.

Pinoteau, Hervé/Vaulchier, Jean de, La symbolique royale française : V^e^–XVIIIe siècle, La Roche-Rigault 2003.

Pittaluga, Stefano, „Boezio, Goffredo da Viterbo e la ruota della Fortuna“, in: Andreas Bihrer/Elisabeth Stein (Hg.): Nove de veteribus. Mittel- und neulateinische Studien für Paul Gerhard Schmidt, Leipzig 2004, S. 504–510.

Plassmann, Alheydis, „Normannen und Anglo-Normannen im Umgang mit gegnerischen Toten (1066–1214): Anglo-normannische ‚ritterliche‘ und keltische ‚barbarische‘ Kriegsführung“, in: Martin Clauss/Ansgar Reiß/Stefanie Rüther (Hg.): Vom Umgang mit den Toten. Sterben im Krieg von der Antike bis zur Gegenwart (= Krieg in der Geschichte, Band 94), Paderborn 2019, S. 365–382.

Pohl, Mareike, Fliehen-Kämpfen-Kapitulieren. Rationales Handeln im Zeitalter Friedrich Barbarossas, Stuttgart 2014.

Pollock, Melissa, „Tewkesbury Annals“, in: Grame Dunphy/Christian Batu (Hg.): Encyclopedia of the Medieval Chronicle, seit 2016 online geführt (https://referenceworks.brillonline.com/entries/encyclopedia-of-the-medieval-chronicle/tewkesbury-annals-SIM_02406, zuletzt aufgerufen am 20.11.2023).

Pongratz, Stephan, Gottes Werk und Bosos Beitrag. Die Bewältigung des Alexandrinischen Schismas (1159–1177) in den Papstviten des Kardinals Boso, Wien/Köln 2023.

———, „Frieden um jeden Preis? Beobachtungen zum Agieren Papst Alexanders III. in den Verhandlungen mit Kaiser Friedrich Barbarossa (1159–1177)“, in: QFIAB (2023), S. 183–202.

Prietzel, Malte, „Der Tod auf dem Schlachtfeld. Töten und Sterben in der Chronik des Hundertjährigen Kriegs“, in: Birgit Emich/Gabriela Signori (Hg.): Kriegs/Bilder in Mittelalter und Früher Neuzeit (= Zeitschrift für historische Forschung, Beiheft 42), Berlin 2009, S. 61–92.

Prinz, Felix, „Das Retabel aus dem Trinitatis-Hospital in Hildesheim. Ein Bildobjekt zur Bewältigung von Krankheit und Gebrechen“, in: ders./Claudia Höhl/Gerhard Lutz (Hg.): ZeitenWende 1400: Hildesheim als europäische Metropole, Regensburg 2019, S. 215–228.

Probst, Christian, „Reine Spekulation“, in: Deutsches Ärzteblatt, A 91 (1994), S. 843–844.

Quernheim, German/Zegelin, Angelika: Berufsstolz in der Pflege. Das Mutmachbuch², Bern 2022.

Raccagni, Gianlucca, “The Crusade Against Frederick II: A Neglected Piece of Evidence”, in: The Journal of Ecclesiastical History, 67, 4 (2016), S. 721–740.

Rassow, Peter, Honor imperii. Die neue Politik Friedrich Barbarossas 1152–1159. Durch den Text des Konstanzer Vertrags ergänzte Neuausgabe, Darmstadt 1961.

Reinharz, Jonathan, Historical Perspectives on Smell, Illinois 2014.

Repetti, Emanuela, „Borgo di San Genesio“, in: dies.: Dizionario geografisco fiscio storico della Toscana, Florenz 1846, S. 336, 352–353.

Reudenbach, Bruno, „Das Mikrokosmos-Makrokosmos-Schema des Isidor von Sevilla“, in: Christoph Markschies/Ingeborg Reichle/Jochen Brüning/Peter Deuflhard (Hg.): Atlas der Weltbilder, Berlin 2011, S. 32–41.

Rexroth, Frank: Fröhliche Scholastik. Die Wissenschaftsrevolution des Mittelalters, München 2018.

———, „Transformation des Rituellen. Überlegungen zur ‚Disambiguierung' symbolischer Kommunikation während des langen 12. Jahrhunderts", in: Barbara Stollberg-Rillinger/ Tim Neu/Christina Brauner (Hg.): Alles nur symbolisch? Bilanz und Perspektiven der Erforschung symbolischer Kommunikation, Köln/Weimar/Wien 2013, S. 69–94.

Ribi, Alfred, Neurose – an der Grenze zwischen krank und gesund: Eine Ideengeschichte zu den Grundfragen des Menschseins, Berlin/Heidelberg 2005.

Riha, Ortrun, „Mikrokosmos Mensch. Der Naturbegriff in der mittelalterlichen Medizin", in: Peter Dilg (Hg.): Natur im Mittelalter: Konzeptionen-Erfahrungen-Wirkungen, Berlin 2013, S. 111–123.

———, „Körperwelten. Säfte und Symbole. Konzepte mittelalterlicher Medizin", in: Spektrum der Wissenschaft, 2 (2002), S. 48–53.

Robert-Koch-Institut, RKI-Ratgeber Typhus abdominalis (https://www.rki.de/DE/Content/Infekt/EpidBull/Merkblaetter/Ratgeber_Typhus_Paratyphus.html, letzter Zugriff am 16.10.2023, 14:20).

Rohr, Christian, Extreme Naturereignisse im Ostalpenraum: Naturerfahrungen im Spätmittelalter und am Beginn der Neuzeit, Köln 2007.

Roll, Ulrike, „Cholera", in: Werner E. Gerabek/Bernhard D. Haage/Gundolf Keil et al. (Hg.): Enzyklopädie Medizingeschichte, Berlin/New York 2005, S. 257–258.

Rosenberg, Charles E., „Disease in History: Frames and Framers", in: The Milbank Quarterly, 67 (1989), S. 1–15.

———, Golden, Jane (Hg.): Framing Disease. Studies in Cultural History, New Brunswick/ New Jersey 2017.

Rouse, H./Rouse Mary A., „Johannes von Salisbury und die Lehre vom Tyrannenmord", in: Max Kerner (Hg.): Ideologie und Herrschaft im Mittelalter, Darmstadt 1982, S. 241–267.

Rudolf, Hans Ulrich, „Kostbare Buchmalerei als politisches Manifest. Das Weingartner Stifterbüchlein", in: Im Oberland, 1 (2008), S. 11–19.

Ruh, Kurt, Geschichte der abendländischen Mystik, München 1996.

Russel, Frederick H., The Just War in The Middle Ages, London/New York/Melbourne 1975.

Saffron, Morris Harold, "Maurus of Salerno: Twelfth-century 'Optimus Physicus' with his commentary on the Prognostics of Hippocrates", in: Transactions of the American Philosophical Society. Held at Philadelphia for Promoting Useful Knowledge, 62, 1 (1972), S. 5–104.

Saint-Exupéry, Antoine de, Pilote de guerre, Paris 1942.

Sarti, Laury, „Die langsame Scheidung vom Imperium. Wahrnehmung und Bewältigung im Zeugnis galllo-fränkischer Briefe (476–800)", in: Matthias Becher/Hendrik Hess (Hg.): Kontingenzerfahrungen und ihre Bewältigung zwischen Imperium und regna: Beispiele aus Gallien und angrenzenden Gebieten vom 5. bis zum 8. Jahrhundert, Göttingen 2021, S. 375–404.

Schäfer, Dietrich, „Mittelalterlicher Brauch bei der Überführung von Leichen", in: Sitzungsberichte der Preußischen Akademie der Wissenschaft, 26 (1920), S. 478–498.

Schäfers, Bernhard (Hg.), Einführung in die Gruppensoziologie. Geschichte – Theorien – Analysen, Wiesbaden 1999.
Schefers, Hermann, „Iste est laudabilis ordo. Ein Beitrag zum Stellenwert der Medizin am Hof Karls des Großen und zum Problem der karolingischen ‚Hofschule'. Friedrich Prinz zum 75. Geburtstag gewidmet", in: Kloster Lorsch. Handreichungen zur Geschichte, Archäologie und Kunstgeschichte des Klosters Lorsch, Lorsch 2009, S. 269–283.
Scheffer-Broichhorst, Paul, „Literaturbericht", in: HZ, 29 (1873), S. 441–446.
Schellhaase, Jörg, Entwicklungsmethoden und Architekturkonzepte für Web-Applikationen. Erstellung und Administration Web-basierter Lernumgebungen, Wiesbaden 2001. Schenk, Gerrit Jasper, Zeremoniell und Politik. Herrschereinzüge im spätmittelalterlichen Reich, Köln 2003.
Schild, W., „Talion", in: LexMA, Bd. 8, München/Zürich 1997, Sp. 446 f.
Schilling, Otto, „Tugend", in: Lexikon für Theologie und Kirche, Bd. X, Freiburg 1938, S. 325–326.
Schipperges, Heinrich, „Einflüsse arabischer Medizin auf die Mikrokosmosliteratur des 12. Jahrhunderts", in: Paul Wilpert (Hg.): Antike und Orient im Mittelalter (= Miscellanea Mediaevalia 1), Berlin 1962, S. 129–154.
———, Hildegard von Bingen: Welt und Mensch. Das Buch De operatione Dei aus dem Genter Codex übersetzt und erläutert, Salzburg 1965.
———, Der Garten der Gesundheit. Medizin im Mittelalter, München/Zürich 1985.
Schlieben, Barbara, „Neugier im Mittelalter", in: HZ, 296, 2 (2013), S. 330–353.
Schlippenbacher, Carina/Jacobi, Frank, „Psychische Gesundheit: Definition und Relevanz", in: Public Health Forum, 22, 82 (2014), S. 1–5.
Schludi, Ulrich, „Advocatus sanctae Romanae ecclesiae und specialis filius beatri Petri: der römische Kaiser aus päpstlicher Sicht", in: Stefan Burghardt/Thomas Metz/Bernd Schneidmüller/Stefan Weinfurter (Hg.): Staufisches Kaisertum im 12. Jahrhundert: Konzepte, Netzwerke, politische Praxis, Regensburg 2010, S. 41–73.
Schmale, Franz -Josef, Schmale, Franz-Josef: „Isingrim", in: NDB, Bd. 10, Berlin 1974, S. 196 f.
———, „Die österreichische Annalistik im 12. Jahrhundert", in: Deutsches Archiv für die Erforschung des Mittelalters, 31 (1975), S. 199–203.
———, Wilhelm Wattenbach: Deutschlands Geschichtsquellen im Mittelalter, Bd. I, Berlin 1976.
———, „Chronica regia Colonensis", in: Kurt Ruh/Gundolf Keil/Werner Schröder (Hg.): Die deutsche Literatur des Mittelalters. Verfasserlexikon², Bd. 1, Berlin/New York 1978, Sp. 1255–1256.
—/Schmale-Ott, Irene, „Das Werk", in: dies. (Hg.): Quellen zur Geschichte Kaiser Heinrichs VI. Die Briefe Heinrichs IV., das Lied vom Sachsenkrieg, Brunos Sachsenkrieg, das Leben Kaiser Heinrichs IV. (= Ausgewählte Quellen zur deutschen Geschichte, Bd. XII), Darmstadt 1963, S. 20–27.
Schmidt-Biggemann, Wilhelm, „Robert Fludds Theatrum memoriae", in. Jörg Jochen Berns/Wolfgang Neuber (Hg.): Ars memorativa. Zur kulturgeschichtlichen Bedeutung der Gedächtniskunst 1400–1750, Tübingen 1993, S. 154–169.

Schmitz-Esser, Romedio, Der Leichnam im Mittelalter. Einbalsamierung, Verbrennung und die kulturelle Konstruktion des toten Körpers, Ostfildern 2014.

Schneble, Hansjörg, Krankheit der ungezählten Namen. Ein Beitrag zur Sozial-, Kultur- und Medizingeschichte der Epilepsie anhand ihrer Benennungen vom Altertum bis zur Gegenwart, Bern/Stuttgart/Toronto 1987.

Schneider, Ilse, „Die Schule von Salerno als Erbin der antiken Medizin des 12. Jahrhunderts", in: Philologus, 115, 1 (1971), S. 278–291.

Schneidmüller, Bernd: „Konsensuale Herrschaft. Ein Essay über Formen und Konzepte politischer Ordnung im Mittelalter", in: Paul-Joachim Heinig/Sigrid Jahns/Hans-Joachim Schmidt/Rainer Christoph Schwinges/Sabine Wefers (Hg.): Reich, Regionen und Europa in Mittelalter und Neuzeit. Festschrift für Peter Moraw, Berlin 2000, S. 53–87.

Schnith, Karl, „Robert von Torigny", in: LexMA, Bd. 7, München 1995, Sp. 912 f.

Schomann, Heinz, Kunstdenkmäler in Italien: Toskana, Darmstadt 1990.

Schönberger, Rolf, „Tugenden II", in: Joachim Ritter (Hg.): Historisches Wörterbuch der Philosophie, Bd. 10, Basel 1998, Sp. 1548–1554.

Schöner, Erich, Das Viererschema der antiken Humoralpathologie, Wiesbaden 1964.

Schulten, Walter, „Kölner Reliquien. Die Gebeine der Heiligen Drei Könige", in: Anton Legner (Hg.): Ornamenta Ecclesiae. Kunst und Künstler der Romanik in Köln, Bd. 2, Köln 1985, S. 75.

Schulz-Grobert, Jürgen, „Narrative ‚Wetterfühligkeit'. Naturbilder in witterungsbedingten Ereignisfolgen der mittelhochdeutschen Epik", in: Peter Dilg (Hg.): Natur im Mittelalter, Berlin 2003, S. 243–253.

Schulz, E., „Zur Entstehungsgeschichte der Werke Gottfrieds von Viterbo", in: Neues Archiv der Gesellschaft für ältere deutsche Geschichtskunde, 46 (1926), S. 87–131.

Schulz, Matthias, „Der codierte Christus. Figuration als Bild-Text-Dynamik im De laudibus sanctae crucis des Hrabanus Maurus", in: Zeitschrift für Kunstgeschichte, 79 (2016), S. 10–43.

Schünemann, Monja, „Monika Krohwinkel oder wie die Psychosomatik in die Pflege kam", in: Alexa Geisthövel/Bettina Hitzer (Hg.): Auf der Suche nach einer anderen Medizin. Psychosomatik im 20. Jahrhundert, Berlin 2019, S. 405–414.

———, „Überlegungen zu den Funeralien König Heinrichs V. († 1422)", in: Francia, 48 (2021), S. 279–292.

Schüppel, Katharina Christa, „Drei französisch beeinflusste Kruzifixdarstellungen des frühen 12. Jahrhunderts. Das Udenheimer Kruzifix, das Kreuzigungsfresko am Südportal der Kathedrale S. Giusto in Susa und das Kruzifix der Abteikirche S. Salvatore als Monte Amiata", in: Mainzer Zeitschrift. Mittelrheinisches Jahrbuch für Archäologie, Kunst und Geschichte, 100 (2005), S. 69–86.

Schütte, Jana Madlen, Medizin im Konflikt. Fakultäten, Märkte und Experten in Deutschen Universitätsstädten des 14. bis 16. Jahrhunderts (= Education and Society in the Middle Ages and Renaissance, 53), Leiden/Boston/Brill 2017.

Schwarzmaier, Hansmartin, „Mittelalterliche Handschriften des Klosters Ottobeuren. Versuch einer Bestandsaufnahme", in: Studien und Mitteilungen zur Geschichte des Benediktiner-Ordens und seiner Zweige, 73 (1973), S. 7–48.

Schweizer, Verena: „Königtreues Zentrum in Burgund? Besançon und Friedrich I. Barbarossa“, in: Jessica Nowak/Jens Schneider/Anne Wagner (Hg.): Ein Raum im Umbruch? Herrschaftsstrategien in Besançon im Hochmittelalter, Wien 2019, S. 125–132.

Scott, Walter, Melrose Abbey. The Border Antiquities of England and Scotland, Cambridge 2012.

Secomska, Kristina, „The Miniature Cycle in the Sandormierz Pantheon and the Medieval Iconography of Alexander's Indian Campaign“, in: Journal of the Warburg and Courtauld Institutes 38 (1975), S. 53–71.

Sicard, Patrice, Diagrammes Médiévaux et exégèse visuelle. Le libellus de formatione arche de Hugues de Saint-Victor (= Bibliotheka Victorina IV), Paris/Turnhout 1993.

Silverstein, Theodore, „The Fabulous Cosmogony of Bernardus Silvestris“, in: Modern Philology, 46 (1948/1949), S. 92–116.

Società Jesu (Hg.), Civiltà Cattolica, Rom 1904.

Sollbach, Gerhard E., Zwischen den Stühlen: Studien zur Wahrnehmung des Alexandrinischen Schismas in Reichsitalien (1159–1177), Berlin 2012.

Spataro, Alberto, „La Catastrophe romana del Barbarossa (1167): interpretazioni culturali di uno shock istituzionale“, in: Guido Cariboni (Hg.): Dopo l'apocalisse: rappresentare lo shock e progettare la rinascita (secoli X–XIV): atti del convegno internazionale, Brescia, 14–16 settembre 2021, Mailand 2023, S. 357–366.

Staatssekretär des Innern (Hg.), Anleitung zur Gesundheitspflege an Bord von Kauffahrteischiffen, Berlin 1888.

Stanislaw-Kemenah, Alexandra-Kathrin: Von der Hand Gottes berührt?! Krankheit, Alter und Armut im Spiegel von Bittgesuchen zur Aufnahme in Dresdner Hospitäler, in: Cordula Nolte: Domo debilis. Behinderte – Kranke – Versehrte in der Gesellschaft des Mittelalters (= Studien und Texte zur Geistes- und Sozialgeschichte des Mittelalters, 3), Korb 2009, S. 225–244.

Staber, Josef, Kirchengeschichte des Bistums Regensburg, Regensburg 1966.

Stein, J./Kist. M., „Shigellenenteritis“, in: Wolfgang F. Caspary/Manfred Kist/ Jürgen Stein (Hg.): Infektiologie des Gastrointestinaltraktes, Heidelberg 2006. S. 245–248.

Stiefel, Andrea/Geist, Christine/Harder, Ulrike, Hebammenkunde: Lehrbuch für Schwangerschaft, Geburt, Wochenbett und Beruf, Stuttgart 2013.

Stolberg, Dietrich, Die amerikanische Seelsorgebewegung. Darstellung und Kritik. Mit einer Dokumentation, München 1970.

Stolberg, Michael, Die Geschichte der Palliativmedizin. Medizinische Sterbebegleitung von 1500 bis heute, Frankfurt/Main 2011.

———, „Möglichkeiten und Grenzen einer retrospektiven Diagnostik“, in: Waltraud Pulz (Hg.): Zwischen Himmel und Erde. Körperliche Zeichen der Heiligkeit, Stuttgart 2012, S. 209–227.

———, Learned Physicians and Everyday Medical Practise in the Renaissance, Berlin/ Boston 2022.

Struve, Tilman, Die Entwicklung der organischen Staatsauffassung im Mittelalter (= Monographien zur Geschichte des Mittelalters, Bd. 16), Stuttgart 1978.

Stürner, Wolfgang, Die Staufer. Eine mittelalterliche Herrscherdynastie, Bd. 1: Aufstieg und Machtentfaltung (975–1190), Stuttgart 2020.

Stürzbecher, Manfred, „Jochmann, Georg", in: NDB, Bd. 10, Berlin 1974, S. 488–489.

Suckale-Redlefsen, Gude, Die Handschriften des 12. Jahrhunderts der Staatsbibliothek Bamberg, Wiesbaden 1995.

Sudhoff, Karl, „Zur Anatomie des Vindicianus. Handschriftenstudie", in: Archiv für Geschichte und Medizin, 8, 6 (1915), S. 414–423.

———, „Konstantin der Afrikaner und die Medizinschule von Salerno", in: Sudhoffs Archiv, 23 (1930), S. 293–298.

Summer, Michael, „Early Medieval 'warrior' Images and the Concept of Gefolgschaft", in: Eloora Bennett/Guido: Berndt/Stefan Esders/Laury Sarti (Hg.): Early Medieval Militarization, Manchester 2021, S. 314–330.

Synnott, Anthony, The Body Social: Symbolism, Self and Society, London 1993.

Szabó, Thomas, Herrscherbild und Reichsgedanke. Eine Studie zur höfischen Geschichtsschreibung unter Friedrich Barbarossa, Freiburg 1971.

———, „Römisch-rechtliche Einflüsse auf die Beziehung des Herrschers zum Recht. Eine Studie zu vier Autoren aus der Umgebung Friedrich Barbarossas", in: QFIAB, 53 (1973), S. 34–48.

Thießen, Malte, „Seuchen sind die sozialsten aller Krankheiten", in: Newsportal der Uni Münster vom 15. April 2020 (https://www.uni-muenster.de/news/view.php?cmdid=10952, zuletzt aufgerufen am 17.11.2023).

Thoenes, Christof, „Studien zur Geschichte des Petersplatzes", in: Zeitschrift für Kunstgeschichte, 26, 2 (1963), S. 97–145.

Thomas, Günter/Isolde Karle: „Krankheitsdeutung in der postsäkularen Gesellschaft", in: dies. (Hg.): Krankheitsdeutung in der postsäkularen Gesellschaft. Theologische Ansätze im interdisziplinären Gespräch, Stuttgart 2009, S. 9–22.

Thomson, Rodney Malcom, „Marius of Salerno", in: Notes and Queries, 70 (2023), S. 49–51.

Thoss, Dagmar, Studien zum Locus Amoenus im Mittelalter (= Wiener romanistische Arbeiten, Bd. X), Wien 1972.

Timpener, Evelien, Diplomatische Strategien der Reichsstadt Augsburg. Eine Studie zur Bewältigung regionaler Konflikte im 15. Jahrhundert, Köln 2017.

Tolleis, Michael, Geschichte des öffentlichen Rechts in Deutschland I, München 1988.

Tomasek, Tomas, „Kranke Körper in der mittelhochdeutschen höfischen Literatur. Eine Skizze zur Krankheitsmotivik", in: Klaus Riddler/Otto Langer (Hg.): Körperinszenierungen in mittelalterlicher Literatur. Kolloquium am Zentrum für interdisziplinäre Forschung der Universität Bielefeld, Berlin 2002, S. 97–115.

Tuczay, Christa Agnes, Kulturgeschichte der mittelalterlichen Wahrsagerei, Berlin/Boston 2012.

Uebach, Christian, Die Ratgeber Friedrich Barbarossas (1162–1167), Düsseldorf 2007.

Ueding, Gerd/Steinbrink, Bernd, Grundriß der Rhetorik. Geschichte. Technik. Methode[3], Stuttgart 2005.

Vasina, Augusto, „Medieval Urban Historiography in Western Europe“, in: Deborah Mauskopf Delivannis (Hg.): Historiography in the Middle Ages, Leiden/Boston 2003, S. 317–352.

Veeh, Michael, Auf der Reise durch die Erzählwelten hochhöfischer Kultur: Rituale und Inszenierungen höfischer und politischer Vollkommenheit im „Wigalois“ des Wirnt von Grafenberg, Münster 2013.

Velimirovic, B./Sixl, W., „Rickettsiosen, Ehrlichosen und Bartonellosen“, in: Werner Lang/ Thomas Löscher (Hg.): Tropenmedizin in Klinik und Praxis, Stuttgart 2000, S. 317.

Voigt, Julius Paul, Die Pöhlder Chronik und die in ihr enthaltenen Kaisersagen, Halle 1879.

Volkmer, Michael/Werner Karin (Hg.), Die Corona-Gesellschaft. Analysen zur Lage und Perspektiven für die Zukunft, Bielefeld 2020.

Vollmer, Matthias, Fortuna diagrammatica. Das Rad der Fortuna als bildhafte Verschlüsselung der Schrift Consolatione philosophiae, Frankfurt/Main 2009.

von den Brincken, Anna-Dorothee, “Imago mundi. Marginalien zum ‚Weltbild‘ des Honorius Augustodunensis”, in: Ingrid Craemer-Ruegenberg/Andreas Speer (Hg.): Scientia und ars im Hoch- und Spätmittelalter (= Miscellanea Mediaevalia, Bd. 22/2), Berlin/New York 1994, S. 819–828.

———, „Mappa mundi und Chronographia. Studien zur imago mundi des abendländischen Mittelalters“, in: Thomas Szabò (Hg.): Studien zur Universalkarthographie des Mittelalters, Bd. 229, Göttingen 2008, S. 17–55.

Waitz, Georg, „Die Geschichtsschreiber nach der Zeitfolge geordnet, vom 5. bis zum 16. Jahrhundert. Beschreibung von Handschriften, welche in den Jahren 1839–1842 näher untersucht worden sind“, in: Archiv der Gesellschaft für Ältere Deutsche Geschichte zur Beförderung einer Gesammtausgabe der Quellenschriften, Hannover 1876, S. 242–428.

Waldenfels, Bernhard: Ordnung im Zwielicht, München 2013.

Wallach, Luitpold, Alcuin and Charlemagne: Studies in Carolingian History and Literature (= Cornell Studies in Classical Philology, Bd. 32), Ithaka 1959.

Wallis, Faith: “Maurus of Salerno”, in: Thomas F. Glick/Steven John Livesay/ders.: Medieval science, technology, and medicine: an encyclopedia, New York 2005, S. 334.

Wappler, Frank/Tonner, Peter, Bürkle, Hartmut, Anästhesie und Begleiterkrankungen. Perioperatives Management des kranken Patienten, Stuttgart 2006.

Watson, Arthur, „Saligia“, in: Journal of the Warburg and Courtauld Institutes, 10 (1947), S. 148–150.

Wattenbach, Wilhelm, Deutschlands Geschichtsquellen im Mittelalter bis zur Mitte des dreizehnten Jahrhunderts, Bd. 2, Berlin 1894.

———, Die Jahrbücher von Pöhlde (= Geschichtsschreiber, Bd. 61), Leipzig 1941.

———, Deutschlands Geschichtsquellen im Mittelalter. Deutsche Kaiserzeit, Bd. I, Berlin 1943.

—/Schmale, F. J., Deutschlands Geschichtsquellen im Mittelalter. Vom Tode Kaiser Heinrichs V. bis zum Ende des Interregnum, Bd. 1, Darmstadt 1976.

Weber, Loren, Godfrey of Viterbo’s “Pantheon”: Origin, Evolution and later Transmission, Los Angeles 1993.

Weber, Till, Kaiser Friedrich I. und das Heeresaufgebot für die Italienzüge, ausgehend von lehens- und dienstrechtlichen Zeugnissen und in Orientierung am Beispiel der Erzbischöfe von Köln und Mainz, Berlin 1992.

Weidringer, Johann Wilhelm/Weiss, Wolfgang/Sefrin, Peter, „Massenanfall von Verletzten“, in: Schutzkommission beim Bundesministerium des Innern (Hg.): Gefahren und Warnungen. Drei Beiträge, Bonn 2009, S. 9–26.

Weinfurter, Stefan, Das Reich im Mittelalter. Kleine deutsche Geschichte von 500–1500, München 2008.

Weise, Anton, Krankheiten im Mittelalter. Was verbargen sie und warum wurden sie geheim gehalten?, in: Michael Nagenborg/Sabine Müller/Melanie Möller/Michael Rosentreter: Vom Geheimen und Verborgenen. Enthüllen und Entdecken in der Medizin, Bochum/Freiburg 2017, S. 31–42.

Weißer, Christoph, „Iathromathematik“, in: Werner E. Gerabek/Bernhard D. Haage/Gundolf Keil et al. (Hg.): Enzyklopädie Medizingeschichte, Berlin/New York 2005, S. 652–655.

Weltecke, Dorothea, „Die Konjunktion der Planeten im September 1186: Zum Ursprung einer globalen Katastrophenangst“, in: Saeculum. Jahrbuch für Universalgeschichte, 54, 2 (2003), S. 179–212.

Werner, Matthias, „Cronica S. Petri Erfordensis moderna“, in: LexMA, Bd. 3, Stuttgart 1977, Sp. 353.

Werner, Thomas Gregor, Die Seuchen der Kreuzzüge: Krankheit und Krankenpflege auf den bewaffneten Pilgerfahrten ins Heilige Land, Würzburg 2009.

Wetherell, Margaret/Laflèche Michelynn/Berkeley, Robert (Hg.), Identity, Ethnic Diversity and Community Cohesion, London 2007.

WHO, The European Mental Health Action Plan 2013–2020, Kopenhagen 2015.

Wiemeyer, J., „Gesundheit auf dem Spiel? – Serious Games in Prävention und Rehabilitation“, in: Deutsche Zeitschrift für Sportmedizin, 61, 11 (2010), S. 252–257.

Wirth, Uwe, „Hypertextuelle Aufpfropfung als Übergangsform zwischen Intermedialität und Transmedialität“, in: Urs Meyer/Roberto Simanowski/Christoph Zeller: Transmedialität. Zur Ästhetik paraliterarischer Verfahren, Göttingen 2006, S. 19–38.

Wolff, Katharina, Die Theorie der Seuche. Krankheitskonzepte und Pestbewältigung im Mittelalter, Stuttgart 2021.

Woolfork Cross, Donna, Pope Joan: A Novel, New York 1996.

Wöpking, Jan, Raum und Wissen. Elemente einer Theorie epistemischen Diagrammgebrauchs, Berlin 2016.

Woziniak, Thomas, Naturereignisse im frühen Mittelalter. Das Zeugnis der Geschichtsschreibung vom 6. bis 11. Jahrhundert (= Europa im Mittelalter. Abhandlungen und Beiträge zur historischen Komparatistik; Bd. 31), Berlin 2020.

Wulz, Wolfgang, Der spätstaufische Geschichtsschreiber Burchard von Ursberg. Persönlichkeit und historisch-politisches Weltbild (= Schriften zur südwestdeutschen Landeskunde, Bd. 18), Stuttgart 1982.

Yates, Francis, The Art of Memory, London 1966.

———, Gedächtnis und Erinnern. Mnemonik von Aristoteles bis Shakespeare, Berlin 2001.

Zanchettin, Vitale, „Il Cortile della Pigna: storia e conservazione“, in: Bollettino. Monumenti musei a gallerie pontifice, 34 (2016), S. 267–313.
Zeidler, Henning/Beat, Michel, Differentialdiagnose rheumatischer Erkrankungen[4], Heidelberg 2009.
Zeilinger, Kurt, „Die Notare der Reichskanzlei in den ersten Jahren Friedrich Barbarossas“, in: Deutsches Archiv, 22 (1966), S. 472–555.
———, „Das erste roncaglische Lehensgesetz Friedrich Barbarossas, das Scholarenprivileg (Authentica habita) und Gottfried von Viterbo“, in: Römisch-Historische Mitteilungen, 26 (1984), S. 191–217.
Zeißberg, Heinrich von, „Gerlach. Abt von Mühlhausen“, in: ADB, Bd. 9, Leipzig 1879, S. 7–8.
Ziegler, Philipp, The Black Death, Gloucestershire 2010.
Zimmermann, Volker, „Krankheit und Gesellschaft: Die Pest“, in: Sudhoffs Archiv, 72, 1 (1988), S. 1–13.

Medizingeschichte im Kontext

Herausgegeben von Karl-Heinz Leven, Mariacarla Gadebusch Bondio, Hans-Georg Hofer, Livia Prüll und Nadine Metzger

Die Reihe *Medizingeschichte im Kontext* veröffentlicht Studien, die Themen aus der Geschichte der Medizin und des Gesundheitswesens in wissenschafts- und kulturhistorischer Perspektive betrachten. Die Reihe versteht sich zugleich als Fortsetzung der von Ludwig Aschoff 1938/39 mit zwei Heften begründeten, von Eduard Seidler 1971-1994 mit 17 Bänden weitergeführten *Freiburger Forschungen zur Medizingeschichte*. Die Bände 1 bis 11 (1999 bis 2004) wurden von Karl-Heinz Leven und Ulrich Tröhler herausgegeben.

Band 1 Christine Hummel: Das Kind und seine Krankheiten in der griechischen Medizin. Von Aretaios bis Johannes Aktuarios (1. bis 14. Jahrhundert). 1999.

Band 2 Cécile Mack: Henriette Hirschfeld-Tiburtius (1834-1911). Das Leben der ersten selbständigen Zahnärztin Deutschlands. 1999.

Band 3 Susanne Mende: Die Wiener Heil- und Pflegeanstalt *Am Steinhof* im Nationalsozialismus. 2000.

Band 4 Bernhard Gessler: Eugen Fischer (1874-1967). Leben und Werk des Freiburger Anatomen, Anthropologen und Rassenhygienikers bis 1927. 2000.

Band 5 Jochen Binder: Zwischen Standesrecht und Marktwirtschaft. Ärztliche Werbung zu Beginn des 20. Jahrhunderts im deutsch-englischen Vergleich. 2000.

Band 6 Cécile Mack: Die badische Ärzteschaft im Nationalsozialismus. 2001.

Band 7 Beate Waigand: Antisemitismus auf Abruf. Das Deutsche Ärzteblatt und die jüdischen Mediziner 1918-1933. 2001.

Band 8 Georg Schomerus: Ein Ideal und sein Nutzen. Ärztliche Ethik in England und Deutschland 1902-1933. 2001.

Band 9 Barbara Rabi: Ärztliche Ethik – Eine Frage der Ehre? Die Prozesse und Urteile der ärztlichen Ehrengerichtshöfe in Preußen und Sachsen 1918-1933. 2002.

Band 10 Bernd Grün / Hans-Georg Hofer / Karl-Heinz Leven (Hrsg.): Medizin und Nationalsozialismus. Die Freiburger Medizinische Fakultät und das Klinikum in der Weimarer Republik und im „Dritten Reich". 2002.

Band 11 E. Caroline Jagella: Ignaz Schwörer (1800–1860). Freiburger Geburtshelfer zwischen Romantik und Positivismus. Ein Beitrag zur Geschichte der medizinischen Ethik im 19. Jahrhundert. 2004.

Band 12 Stephan Anis Towfigh: Das Bahá'ítum und die Medizin. Ein medizinhistorischer Beitrag zum Verhältnis von Religion und Medizin. 2006.

Band 13 Nils Kessel: Geschichte des Rettungsdienstes 1945–1990. Vom „Volk von Lebensrettern" zum Berufsbild „Rettungsassistent/in". 2008.

Band 14 Jette Sophia Jung: Erfolg und Scheitern der Hegar-Operation. Eine wissenschaftsgeschichtliche Untersuchung über die Kastration der Frau im 19. Jahrhundert. 2007.

Band 15 Jasmin Beatrix Mattes: Die Stationsbenennungen des Klinikums der Albert-Ludwigs-Universität Freiburg im Breisgau. Erinnerungskultur, kollektives Gedächtnis und Umgang mit nationalsozialistischer Vergangenheit. 2008.

Band 16 Simon Reuter: Im Schatten von Tet. Die Vietnam-Mission der Medizinischen Fakultät Freiburg (1961–1968). 2011.

Band 17 Ute Caumanns / Fritz Dross / Anita Magowska (Hrsg. / red.): Medizin und Krieg in historischer Perspektive. Beiträge der XII. Tagung der Deutsch-Polnischen Gesellschaft für Geschichte der Medizin, Düsseldorf 18.-20. September 2009. Medycyna i wojna w perspektywie historycznej. Prace XII. konferencji Polsko-Niemieckiego Towarzystwa Historii Medycyny, Düsseldorf 18 do 20 września 2009 r.. 2012.

Band 18 Philipp Rauh / Karl-Heinz Leven: Ernst Wilhelm Baader (1892-1962) und die Arbeitsmedizin im Nationalsozialismus. 2013.

Band 19 Eva Brinkschulte / Mariacarla Gadebusch Bondio (Hrsg.): Norm als Zwang, Pflicht und Traum. Normierende versus individualisierende Bestrebungen in der Medizin. Festschrift zum 60. Geburtstag von Heinz-Peter Schmiedebach. 2015.

Band 20 Eva Brinkschulte / Fritz Dross / Anita Magowska / Marcin Moskalewicz / Philipp Teichfischer (Hrsg./red.): Medizin und Sprache – Die Sprache der Medizin. Medycyna i język – język medycyny. 2016.

Band 21 Jessica Tannenbaum: Medizin im Konzentrationslager Flossenbürg 1938 bis 1945. Biografische Annäherungen an Täter, Opfer und Tatbestände. 2017.

Band 22 Simone Kahlow: Archäologie des Hospitals. *Pauperes et infirmi* in Fürsorgeinstitutionen nördlich der Alpen vom 12. bis zum 19. Jahrhundert. 2020.

Band 23 Dana Derichs: Die Medizinstudentinnen der Universität Erlangen in der Weimarer Republik und im Nationalsozialismus. 2022.

Band 24 Robert Davidson: Gustav Kolb und die Reformpsychiatrie in Erlangen 1911–1934. 2022.

Band 25 Jan Esse: Malaria in Südwest- Afrika Deutsche Kolonialmedizin 1884–1915. 2022.

Band 26 Georg- Benedict Brand: The Origins and Development of Roger J. Williams' Concept of Biochemical Individuality. 2024.

Band 27 Eva Maria Hofer: Bei Vollmond auf dem Dach. Medizin- und Kulturgeschichte des Schlafwandelns in der Frühen Neuzeit. 2025.

Band 28 Monja K. Schünemann: 1167 vor Rom. Studien zum Krankheitsausbruch auf dem vierten Italienzug Kaiser Friedrichs I. Barbarossa. 2025.

www.peterlang.com

www.ingramcontent.com/pod-product-compliance
Ingram Content Group UK Ltd.
Pitfield, Milton Keynes, MK11 3LW, UK
UKHW022220051026
15624UKWH00002B/264